U0348646

碘美普尔400全身应用

病例荟萃

主审◎金征宇

主编◎宋　彬　李真林　高剑波

居胜红　夏黎明

科学技术文献出版社

SCIENTIFIC AND TECHNICAL DOCUMENTATION PRESS

·北京·

图书在版编目（CIP）数据

碘美普尔400全身应用病例荟萃 / 宋彬等主编. —北京：科学技术文献出版社，2021. 4

ISBN 978-7-5189-7491-7

Ⅰ. ①碘⋯ Ⅱ. ①宋⋯ Ⅲ. ①造影剂—临床应用—病案—汇编 Ⅳ. ①R981

中国版本图书馆CIP数据核字（2020）第253967号

碘美普尔400全身应用病例荟萃

策划编辑：张　蓉　责任编辑：吕海茹　陶文娟　责任校对：王瑞瑞　责任出版：张志平

出 版 者　科学技术文献出版社
地　　址　北京市复兴路15号　邮编 100038
编 务 部　（010）58882938，58882087（传真）
发 行 部　（010）58882868，58882870（传真）
邮 购 部　（010）58882873
官方网址　www.stdp.com.cn
发 行 者　科学技术文献出版社发行　全国各地新华书店经销
印 刷 者　北京地大彩印有限公司
版　　次　2021 年 4 月第 1 版　2021 年 4 月第 1 次印刷
开　　本　787×1092　1/16
字　　数　554千
印　　张　26.5
书　　号　ISBN 978-7-5189-7491-7
定　　价　298.00元

主编简介

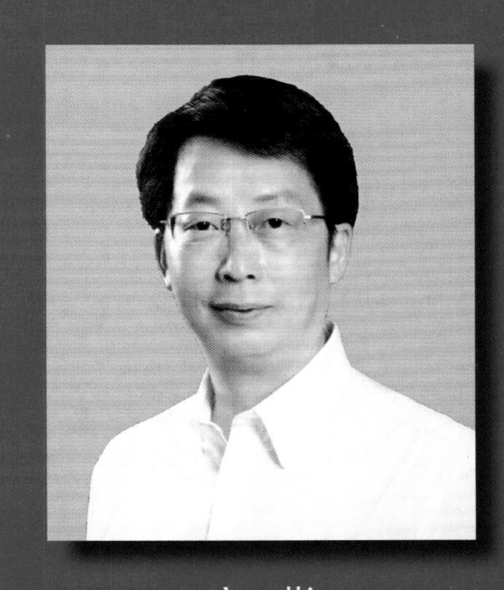

宋　彬

教授，主任医师，博士研究生导师。四川大学华西医院放射科主任暨医学影像中心主任。

学术任职

现任四川大学华西医院教授委员会委员，四川省卫生健康委员会放射医学质量控制中心主任，中华医学会放射学分会常务委员、副秘书长，对外交流合作工作委员会主任，中国医师协会放射医师分会副会长，对外交流合作委员会主任，中国医学影像技术研究会副会长，黄河医学影像论坛理事长，四川省医学会放射专业委员会前任主任委员，四川省医师协会放射医师分会名誉主任委员，成都医学会常务理事司库（Treasurer），亚洲腹部放射学学会执委会委员。担任临床医学专业8年制规划教材《医学影像学》、临床医学专业5年制规划教材《医学影像学》及全国高等学校教材《医学影像学》（供临床医学专业研究生用）编委。

专业特长

以腹部疾病（特别是肝、胆、胰、脾、胃肠道、门静脉系统等）的影像学诊断、功能性显像、分子影像学评价和腹部放射解剖学为亚专业方向。从事全身各个器官、系统的影像学检查和诊断工作，擅长腹部疾病的影像学诊断。

科研教学

作为课题负责人，先后承担了14项科研课题（包括国家自然科学基金、教育部博士点基金等）。作为课题主要研究人员（分课题负责人）和骨干参加了17项国家级和省部级科研课题。培养博士研究生10名、硕士研究生21名。以第一作者或通讯作者发表学术论文200余篇，其中SCI收录38篇。

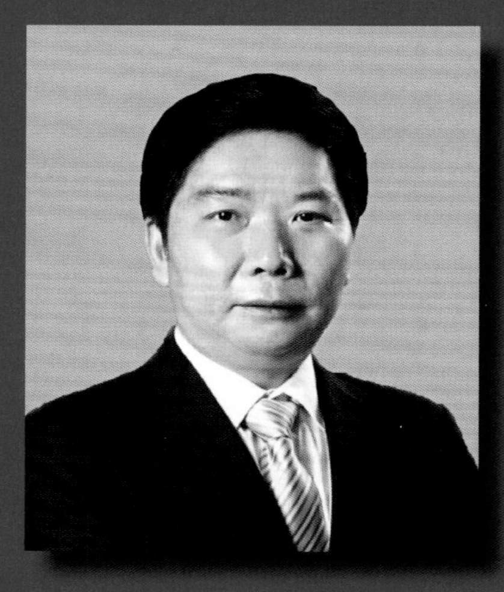

李真林

教授，主任技师，博士研究生导师。四川大学华西临床医学院影像技术系主任，四川大学华西医院放射科副主任。

主编简介

学术任职

现任中华医学会影像技术分会候任主任委员，中国医师协会医学技师专业委员会副主任委员，四川省医学会医学影像技术专业委员会候任主任委员，四川省医师协会放射影像技师分会会长，四川省放射医学质控中心副主任。担任*The British Journal of Radiology*审稿人、《中华放射学杂志》《中华放射医学与防护杂志》《中国医学影像技术》《临床放射学杂志》《实用放射学杂志》等杂志编委。

研究方向

从事医学影像技术工作，主要探讨影像技术新技术、新方法，以及影像检查的规范化与个性化。以CT低剂量、灌注，MRI功能与分子成像，AI质控为研究方向。

科研成果

近5年，作为第一作者或通讯作者发表学术论文70余篇，作为负责人申报并获得国家自然科学基金1项、省级科研课题4项等。

主编简介

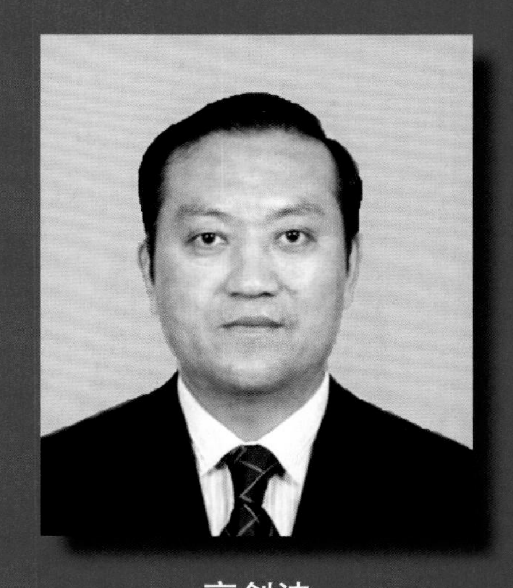

高剑波

二级教授，主任医师，医学博士，博士研究生导师。郑州大学第一附属医院副院长。

学术任职

中国医学装备协会普通放射装备专业委员会主任委员，中华医学会影像技术分会副主任委员，中华医学会放射学分会腹部学组副组长，中国医学装备协会CT工程技术专业委员会副主任委员，中国医学影像技术研究会放射学分会全国委员，河南省医学会影像技术学会主任委员，河南省医学会放射学分会副主任委员，河南省医师协会放射医师分会副会长。担任《中华放射学杂志》等国内外10余种专业期刊的常务编委或编委、10余部医学影像学专著和高校教材的主编和编委。

专业特长

从事放射影像临床、教学、科研及管理工作32年，在消化系统肿瘤和肺部疾病的临床影像学及其新技术研究方面颇有造诣。

科研成果和获奖

承担和完成国家自然科学基金等科研课题20余项。获省部级科技进步二、三等奖9项。发表学术论文300余篇，其中SCI收录30余篇。获得“河南省优秀专家”“河南省优秀中青年骨干教师”“河南省卫生健康系统先进工作者”等荣誉称号。

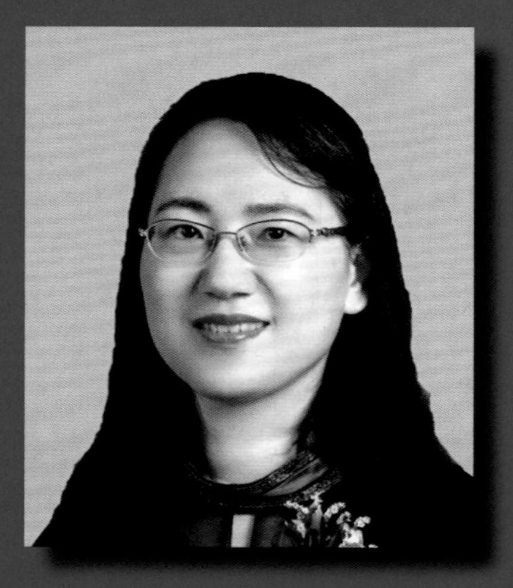

居胜红

二级教授，主任医师，印第安纳大学（Indiana University）医学院博士后，博士研究生导师。东南大学附属中大医院放射科主任，东南大学医学院副院长。

主编简介

学术任职

现任亚洲腹部放射学会执行委员，中华医学会放射学分会常委兼腹部学组副组长，中华医学会放射学分会继续教育工作委员会主任，中国医师协会放射医师分会常务委员。国家自然科学基金评审专家。担任《磁共振成像》《国际医学放射学杂志》《中华放射学杂志》《中国临床医学影像学杂志》等杂志编委，*Clinical Imaging*、*Journal of Magnetic Resonance Imaging* 等杂志审稿专家，《影像诊断应用解剖基础》杂志副主编，国家卫生和计划生育委员会“十二五”规划教材《放射诊断学》编委，受邀撰写英文专著*Extra-Cranial Applications of Diffusion-Weighted MRI*部分章节。

专业特长

擅长腹部疑难疾病影像诊断及分子影像与功能影像研究。

科研成果

科技部“重点领域创新团队”负责人，主持国家杰出青年科学基金、国家自然科学基金重点项目、国家自然科学基金重大研究计划等多个国家级科研项目。近5年发表SCI收录论文50余篇，作为通讯作者在*Radiology*发表论文，并被同期述评高度评价。被*Chinese Journal of Academic Radiology*评为2019—2020年度“优秀审稿专家”。

主编简介

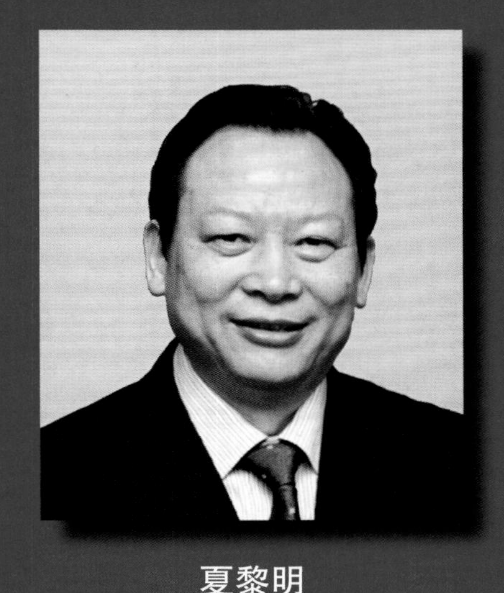

夏黎明

二级教授，主任医师，博士研究生导师，华中科技大学同济医学院附属同济医院放射科主任。

学术任职

现任中国医师协会放射医师分会常务委员兼人工智能专业委员会主任委员、心血管专业委员会副主任委员，国际心血管磁共振学会中国区委员会副主任委员，中国研究型医院学会心血管影像专业委员会副主任委员，中华医学会放射学分会磁共振学组委员，武汉医学会放射学分会主任委员，湖北省医师协会放射医师分会候任主任委员。担任《放射学实践》杂志常务副主编，《临床放射学杂志》常务编委，《中华放射学杂志》《中华解剖与临床杂志》《中国CT和MRI杂志》《磁共振成像》等杂志编委。

研究方向

主要从事心胸影像、胎儿MRI、影像AI应用与研究。

科研获奖

主持国家自然科学基金项目2项，省部级科研课题4项等，获省科技进步二等奖1项；发表学术论文100多篇，获2020年度RSNA Alexander R. Margulis科学卓越奖。

编委会

主　　审　金征宇

主　　编　宋　彬　李真林　高剑波　居胜红　夏黎明

副 主 编　陶晓峰　薛蕴菁　曾献军　薛华丹　王怡宁　雷军强

编　　委（按姓氏笔画排序）

丁爱民　抚州市第一人民医院

马　静　新疆生产建设兵团总医院

王　红　新疆医科大学第二附属医院

王　艳　新疆维吾尔自治区人民医院

王　翔　武汉市中心医院

王金岸　厦门大学附属中山医院

孔杰俊　南京市胸科医院

邓　凯　山东第一医科大学第一附属医院

邓小毅　张家港澳洋医院

宁　刚　四川大学华西第二医院

邢　伟　常州市第一人民医院

师毅冰　徐州市中心医院

吕　梁　云南省第一人民医院

吕发金　重庆医科大学附属第一医院

刘大亮　聊城市人民医院

刘玉林　湖北省肿瘤医院

刘连锋　延安大学咸阳医院

许尚文　中国人民解放军联勤保障部队第九〇〇医院

孙立新　山东省第二人民医院·山东省耳鼻喉医院

杜纯忠　杭州市临安区人民医院

李明智　江西省人民医院

杨东生　瓦房店市中心医院

杨素君　邯郸市中心医院

杨海涛　重庆医科大学附属第一医院

肖新广　郑州大学附属郑州中心医院

吴素莺　莆田市第一医院

何其舟　西南医科大学附属中医医院

何泳蓝　北京协和医院

邹建勋　丽水市人民医院

宋殿行　日照心脏病医院

张　涛　南通市第三人民医院

张水兴　暨南大学附属第一医院

张东友　武汉市第一医院
张永高　郑州大学第一附属医院
张惠英　华北理工大学附属医院
陈　彤　银川市第一人民医院
陈祖华　杭州市西溪医院
明　兵　德阳市人民医院
岳松伟　郑州大学第一附属医院
金　科　湖南省儿童医院
周　鹏　山东第一医科大学附属中心医院
郑传胜　华中科技大学同济医学院附属协和医院
单裕清　日照市人民医院
袁旭春　中国医学科学院阜外医院深圳医院
郭建新　西安交通大学第一附属医院
黄　刚　甘肃省人民医院
黄洪磊　福建省南平市第一医院
龚良庚　南昌大学第二附属医院
梁　盼　郑州大学第一附属医院
梁宗辉　上海市静安区中心医院
尉传社　合肥京东方医院
彭吉东　赣州市人民医院
游　斌　福州市第二医院
蒲　红　四川省医学科学院·四川省人民医院
詹阿来　福建省漳州市医院
詹松华　上海中医药大学附属曙光医院
蔡　炳　霞浦县医院
鞠蓉晖　中国医科大学附属第一医院鞍山医院
魏鼎泰　宁德师范学院附属宁德市医院

编写秘书　李　谋

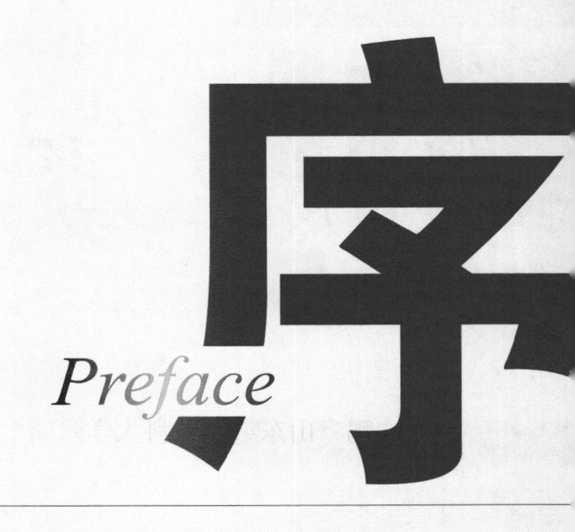

碘浓度为400 mg/mL的碘美普尔（简称碘美普尔400）在肝等腹部实质脏器的CT动态增强扫描及CT血管成像检查方面具有独特的优势，但对于如何更好地结合中高端多层螺旋CT设备，最大限度地发挥其高浓度特点，目前尚缺乏统一认识。鉴于此，宋彬教授出任主编并组织相关专家，收集了大量碘美普尔400应用于全身各个部位的病例，对碘美普尔400在全身各个部位的成像、降低辐射剂量及降低对比剂用量方面进行了详尽阐述，并推荐理想扫描方案，供读者参考。

作为在医学影像领域颇有建树的知名专家，宋彬教授曾经主编过多本优秀的专业书籍。由其主持编写的《碘美普尔400全身应用病例荟萃》全面而系统地分析了每一个病例，在每一节的文末，都有凝练的“知识点”（即病案点评），对内容进行提纲挈领的归纳概括，以便于读者学习和记忆。

医生是一个需要终身学习、不断提升临床思维的职业，相信该书不论是对临床医师还是放射科医师、技师而言，都是一本非常有价值的参考书、工具书，该书的面世也一定会为临床用好碘美普尔400带来积极的推动作用。

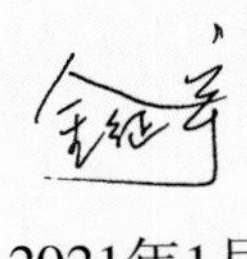

2021年1月

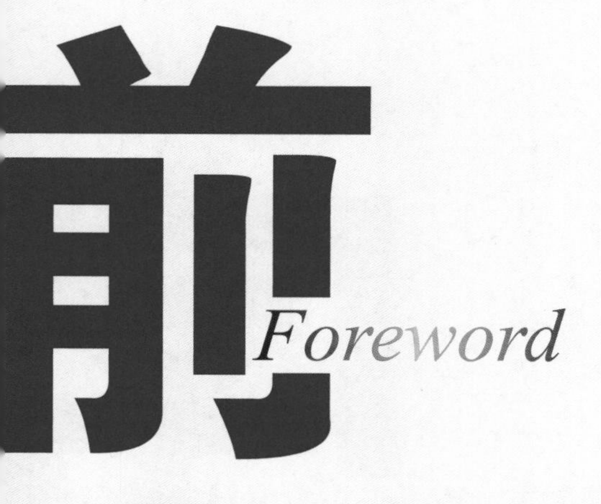

前言

本书全面介绍了碘美普尔400的相关知识，涉及碘美普尔400的理化性质、扫描方案及临床应用。本书以病例荟萃为主要内容，广泛囊括了全身各个部位的疾病，不仅可指导放射科技师进行标准的CT扫描，也可帮助其他医师学习全身各种疾病的影像特点。因此，在编写中，我们要求编委选取典型的使用碘美普尔400进行扫描的图像，以满足新颖、实用及全面的编写要求。

在本书的编写过程中，我们得到了多位德高望重的前辈专家的支持，在此表示由衷感谢！同时，我们还荣幸地邀请到众多知名专家参与编写，他们出于对影像事业的挚爱，积极寻找高质量的病例，为本书赐稿，使本书增色甚多！另外，科学技术文献出版社对本书的出版十分重视，给予了大力支持，在此一并表示衷心感谢！

由于本书编写人员较多，写作风格与技巧各异，在学术观点上难免存在片面之处，殷切期望各位专家和同道给予批评、指正！

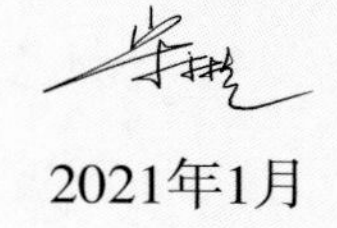

2021年1月

目 录 CONTENTS

CONTENTS

CONTENTS

第一篇

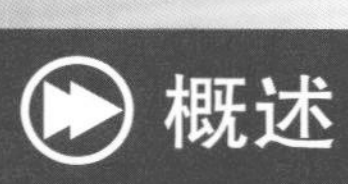

1

碘美普尔（Iomeprol，IOM）是一种非离子型单体低渗碘对比剂。碘美普尔分子毒性低、化学性质稳定、水溶性高，最高浓度可达400 mg/mL，在肝等富血供脏器CT增强及CT血管成像（computed tomography angiography，CTA）检查方面具有独特的优势。

一、碘美普尔的理化特性

碘美普尔在三碘苯环上导入了化学稳定亲水基，易溶于水。相同浓度下，碘美普尔的渗透压和粘滞度均低于同类型的非离子型含碘对比剂。药学研究表明，碘美普尔溶液在加热灭菌和长期室温贮存情况下均非常稳定，且无添加用于提高溶液稳定性的螯合剂。

二、碘美普尔的药代动力学特点

早期临床试验对碘美普尔的药代动力学研究结果表明，健康志愿者静脉注射碘美普尔后，血浆动力学呈非剂量依赖性，分布半衰期约为0.37小时，消除半衰期约为1.83小时。主要通过肾小球滤过经肾排泄，96小时平均累积尿排泄率为87.1%～91.5%。肾功能正常时，约50%的注射量在2小时内以原形从尿中排出，87%在12小时内排出，90%在24小时内排出。在轻度、中度及重度肾功能不全的患者中，碘美普尔的平均消除半衰期分别为3.67小时、6.90小时及15.10小时。碘美普尔还可经胆汁排出，注射后120小时平均累积粪便排出量随患者肾功能情况而异，在肾功能正常者中经胆汁排泄药物占注射剂量的1.6%，而在严重肾功能损害的患者中最高可达7.2%。肾透析患者，单次血液透析后，透析液中约有58%的药物。碘美普尔分子稳定性高，在体内不进行代谢降解。体外试验证实，碘美普尔不与血浆和人血清白蛋白结合。

三、碘美普尔的耐受性、不良反应及对比剂肾病风险

毒理学研究结果表明，血管内使用碘美普尔其半数致死量与急性毒性反应症状均与同类碘对比剂相似，具有高度的生物耐受性，《美国放射学院药物与对比剂委员会制定的最新ACR指南》《欧洲泌尿生殖放射学会对比剂指南》中华医学会放射学分会《碘对比剂使用指南》和专家共识均无不良反应与碘对比剂浓度相关的陈述。对于急性不良反应风险，《欧洲泌尿生殖放射学会对比剂指南》中明确指出，低渗碘对比剂之间、低渗碘对比剂和等渗碘对比剂之间没有差异。对比剂肾损伤风险方面，碘美普尔的风险与碘克沙醇、碘帕醇、碘佛醇相似，低于碘海醇和碘克酸盐。

（高剑波）

第二篇

扫描技术及序列

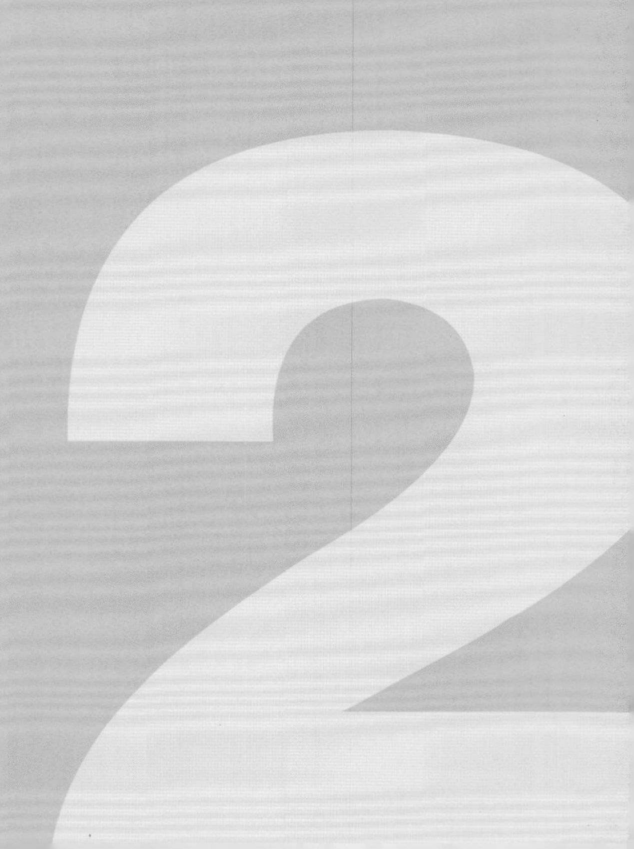

高质量的CT增强图像是正确诊断疾病及评估疗效的重要保障，而影响CT增强效果的因素多种多样，主要包含患者的具体情况，对比剂的选择、注射方案的差异及CT采集技术的不同，以下将从这几个方面进行分析。

一、患者的具体情况

患者的具体情况主要包括三个方面：一是患者的个体差异，如体重、心输出量、血管情况等；二是检查部位的不同，比如扫描头颈部CTA和扫描腹部CTA采用的具体方案是不一样的；三是所患疾病情况，检查技师应根据患者具体的病情及临床需求来确定合适的扫描方案才能得到高质量的CT增强图像。

1.患者的个体差异　首先，患者的各项身体指标直接影响着CT增强图像及CTA图像的质量。有研究表明，CT增强图像的效果与单位体重的碘量呈正相关，与患者的体重呈负相关。同样的给药方案中，体重的增加会导致血液中的碘浓度降低，从而使图像的对比度降低。对比剂注入后在体内的分布除了与患者的体重有关以外，还与身体的其他相关因素有关，如心输出量、脂肪比例等。因脂肪组织的血容量少，对比剂在脂肪组织中受到稀释的作用也较小，那么对脂肪比例较高的患者来说，对比剂则更多地分布于中心血容量和肝等实质器官。增强后动脉期的对比剂分布主要由心脏功能决定，而在门脉期对比剂的分布主要受血管的收缩–舒张影响。此外，心率会影响患者的最佳扫描时间，患者的心率越快，循环的时间相对越短；身高越高，循环的速度相对越快等。如果不能根据患者的个体差异对扫描方案进行适当调整，检查的效果也会受到影响。

2.检查部位的不同　即使是同一个患者，不同组织和器官的血流灌注也会存在差异，这些因素的不同都将导致血管和实质器官的增强程度不同。不同组织和器官的范围大小也直接会影响扫描的总时间，扫描时间受扫描参数调控，同样的扫描参数和对比剂方案是不适合用于不同的扫描部位的。因此，根据检查部位的不同，确定合适的扫描方案和给药方案，才能充分显示病变部位的血供和强化。

3.患者所患疾病情况　首先，患者所患的疾病会导致各部位血供的变化。如肝硬化患者的肝微循环障碍，流入肝的血流相对减少，肝的强化程度较非肝硬化患者略减低，而时间延长。其次，疾病种类的不同，也会产生不同的增强效果，如肝血管瘤需要扫描延迟期图像，以期与其他肿瘤进行鉴别，其延迟期强化效果会出现“灯泡征”。另外，患者意识差或病情情况不允许其正常屏气、因疾病不配合检查等也对检查效果有很大影响，临床上对于上述患者可采用大螺距、快速扫描的模式（Flash）进行扫描，注射方案也会相应改变。

二、对比剂的选择

对比剂的选择应用取决于检查目的、注射方案、扫描方案和成本等多种因素。从应用方面来说，主要关注对比剂的浓度、黏度及渗透压三个方面。

1.对比剂的浓度 碘对比剂有不同的浓度，对比剂浓度选择不恰当会导致影像扫描技术和扫描延迟时间选择不当，造成增强对比效果不理想。

首先在动脉增强检查中，动脉强化程度主要由碘流率（iodine delivery rate，IDR）决定，较高的碘流率能更好地显示高血供肿瘤及进行CTA成像。而碘流率与对比剂浓度及对比剂注射速率相关，碘流率=对比剂浓度×对比剂注射速率。从这个公式可以看出，常规使用增加注射速率来提高碘流率的方式，对于临床上部分血管情况差的患者来说，并不推荐。当对比剂的体积、注射速率和注射持续时间固定时，较高浓度的对比剂则可实现更快地输送更大剂量的碘。因此，对于血管状况不够好、无法使用大流率推注对比剂的患者，使用高浓度对比剂可以在保证碘流率、提供优质对比增强效果的前提下，适当降低注射速率，从而降低爆管的风险。其次在腹部扫描中，对比剂中较高浓度的碘可以使动脉期的肿瘤与周围肝实质之间的对比更加明显。

总体而言，使用含碘量更高的对比剂可以使血管和实质脏器有更明显的强化水平。而在门静脉期，碘浓度对强化水平没有影响，门静脉和实质脏器的强化程度由碘总量（total iodine dose，TID）决定。在扫描时，使用高浓度对比剂，结合较低的给药量与给药速度，能够更好地达到利用生理盐水将上腔静脉、右心房、右心室和肺动脉内的对比剂冲刷出去的目的。然而也有研究表明，扫描图像的噪声会随着对比剂浓度的增加而增加，因此，只从图像质量的角度来看，并不是对比剂浓度越高就越好。高浓度对比剂引起的放射状高密度伪影或不规则低密度伪影，对图像质量也有一定的影响。如果对比剂浓度过高，扫描时间选择不够精确或扫描速度过快、注射生理盐水的剂量不合适等原因都可能造成上腔静脉、右心房、右心室及肺动脉内残留对比剂，形成伪影，影响图像质量。所以，应用高浓度对比剂的同时也应适当地调整扫描方案，才能得到更好的图像。

2.对比剂的黏度 黏度在对比剂的输送和强化效果中起着很重要的作用，与高黏度的对比剂相比较，低黏度的对比剂在血管中的分布会更加均匀，降低对比剂黏度能产生更好的增强效果。对比剂的黏度受到温度的影响，温度升高，黏度会在一定程度上降低。在给药前将对比剂的温度加热至体温（37℃）程度有利于改善患者的依从性和耐受性。

3.对比剂的渗透压 除了浓度和黏度以外，对比剂的渗透压也非常重要。对比剂引起的急性不良反应多是由于对比剂的高渗透压导致，相对于高渗对比剂，等渗及低渗对比剂对心肌血管细胞影响更小，心率的变化主要由于短时间内高浓度对比剂引起渗透压的变化及对心肌供血的影响，这将直接影响患者检查的舒适度及配合程度，从而影响CT图像的质量，特别是对心脏检查的影响。

三、对比剂注射方案

临床应用中，对比剂的注射方案受患者身高体重，扫描参数，检查范围，安全性和易用性等多种因素的影响。注射方案的优化指标主要包括对比剂剂量和对比剂注射速率，根据具体情况选用合适的给药方案才能使检查到达最佳诊断效果。

1.对比剂剂量 以腹部为例，一般认为，门静脉及肝等实质脏器的强化程度取决于碘总量。给予固定对比剂剂量时不同患者之间血管和肝强化的差异会很大，根据全体重（total body weight，TBW）来计算对比剂用量可以缩小这种强化差异。其他一些身体指数如身高（height，HT）、体重指数（body mass index，BMI）、去脂肪体重（lean body weight，LBW）、体表面积（body surface area，BSA）、血容量（blood volume，BV）等均可作为计算用量的参数。尽管肝CT增强效果和体重之间存在一定的关联，但不同患者个体之间身体的脂肪比例等仍然存在区别。对于肥胖患者，仅仅依据体重并不能做到准确地计算对比剂用量。因为脂肪组织内缺乏血供，对血液中对比剂的稀释影响不大，单纯根据体重计算可能高估肥胖患者的对比剂用量。有研究证实，固定碘对比剂用量时，不同性别患者之间、不同全体重及体重指数患者的动脉和肝存在明显的强化差异，而去脂肪体重、体表面积与动脉、肝增强程度的负相关程度明显。为了更精确地估算对比剂的用量，可以采用去脂肪体重或体表面积代替全体重来进行计算，实现个体之间血管和实质脏器更加一致的强化效果。同时，如果提高注射速率可以适当降低每公斤体重的对比剂使用量。

2.注射速率

（1）对比剂注射速率的影响主要体现在动脉血管增强成像上，其对比剂注射方案应以能得到明显、均匀的动脉增强效果为目标，因为优质的增强效果有助于发现较小的血管病变。对比剂的注射速率过小，会导致对比剂在血管内弥散不均，适当提高注射速率有助于取得更好的血管增强效果。随着CT成像技术的发展，对于相同扫描范围的扫描时间在不断缩短，为了取得良好的增强效果需要增加对比剂的注射速率。需要注意的是，获得良好图像是一方面，患者的安全更重要。给药速度的提高增加了注射过程中渗漏的危险及诱发过敏反应的概率，对比剂用量的增加也会产生对比剂肾病等不良反应。在不影响增强效果的同时降低对比剂用量和注射速率对提高检查的安全性也有一定意义，因此，优质图像与安全应进行个体化权衡，首先保证安全，其次保证更优的图像质量。

（2）生理盐水注射速率：在注射对比剂之后，适当速率的注射生理盐水可以提高对比剂利用效率和增强水平。

四、CT 扫描方案

CT作为一种复杂的医用成像系统，常规平扫方案相对简单，且不受对比剂的影响。

而相对复杂的CTA及多期增强图像除了受患者本身及对比剂影响以外，CT设备的机型、扫描参数、延迟时间、重建技术与特殊后处理等对最终得到的图像影响也颇深。以下分别进行简单的分析。

1.机型　目前能进行动脉血管增强成像的CT仪器主要是64排及以上的机型，机型特点主要包括：①对图像时间分辨率的提升和覆盖范围的增宽，如128排螺旋CT，Revolution CT的宽体特性；②对图像密度分辨率和空间分辨率的提升，如能谱CT。以近几年比较受推崇的高端Revoluion CT为例，其具有16 cm宽体探测器，一次旋转即可完成对单器官（如心脏、大脑、腹部单个器官）的成像，速度更快，剂量也更低。与此同时，Revolution CT采用3D蜂巢准直器可以实现在等中心点处的散射率（scatter-to-primary ratio，SPR）降低50%以上，实现更好的图像质量；Revolution CT还采用高清容积重建（volume high definition，VHD）消除图像伪影（如杯状伪影、硬化伪影等），从而实现更优的增强图像质量。另外，0.28 s机架转速，无碳刷、非接触式新型滑环设计，ASIR-V的全新迭代重建技术，大孔径等优化技术均为获得优异的图像质量奠定了基础。

2.基本扫描参数　CT的扫描参数对图像质量的影响不可小觑，主要的基本参数包括管电压、管电流、触发方式、监测位置及阈值设置。由于CT检查，特别是增强CT扫描存在多期扫描，患者所接受的辐射剂量问题便成为了焦点，因此，在保证图像效果、满足诊断需求的同时进一步降低辐射剂量一直是大家共同追求的目标。以管电压为例，降低管电压是减少CT辐射剂量的最主要手段之一，但管电压降低的同时，图像噪声会增加，信噪比（signal to noise ratio，SNR）会下降，这时常需要增加管电流来克服噪声对图像效果的影响。但是，低管电压也限制了最大管电流的输出，对于体型较大的被检者，常无法获得优质的图像质量，这时就需结合迭代重建、ASIR-V等增加信噪比的技术来获得符合诊断要求的图像。与此同时，随着有效管电压的降低，碘剂X线衰减增加，相同剂量的碘在图像上呈现出的CT值增高。因此，如果保持信噪比恒定，则可以接受更高的噪声，适度增加管电流就可得到相同的增强图像质量。“低管电流、高碘信号”即提高碘浓度的同时降低管电流，保持信噪比不变，达到减少CT辐射剂量的目的。总的来说，这种方式受患者体型的影响较少，且无须过多地补偿管电流。因此，低管电压联合低管电流、高碘浓度的这一方案可以最大限度地降低CT辐射剂量，还可以得到较好的图像增强效果。

3.延迟时间　在CT增强检查中设置合适的延迟时间非常重要，延迟时间不够，血管增强效果和实质强化效果均不好；延迟时间过长，对比剂峰值错过，实质内对比剂流失，增强效果也不尽人意。常规多期动态增强扫描的延迟时间一般根据经验法，结合患者个体差异及对比剂的种类与注射方案，综合设置各期的延迟时间，以期能获得最佳增强效果的图像；而常规CTA检查多采用阈值触发方式扫描，根据目标血管和血液循环时间放置好的监测层面，一旦CT值到达阈值，即可触发扫描。由于不同的对比剂及给药方案会产生不同的时间–密度曲线（time-density curve，TDC），时间–密度曲线在与扫描窗重合时才能够得到最佳的增强图像。高端螺旋CT快速扫描使得多时相动态增强扫描的时间窗相应缩短，常规浓度的对比剂难以匹配更短的时间窗，而曲线峰值更高、曲线更紧凑的高浓度对比剂与快速扫描才能更匹配。因此，设置延迟时间需要检查技师根据多方面的情况，如对比剂种类、个体差异、扫描部位等进行个性化设置，才能获得最佳的增强效果。

4.重建技术与后处理 重建技术主要是指对原始图像进行重建，目前主流的重建算法是迭代重建算法，其与滤波反投影算法（filtered back projection，FBP）相比，辐射剂量更低，图像的噪声更少。降低管电压图像噪声增加，也会影响图像质量，这个时候采用正弦图迭代重建（sinogram-affirmed iterative reconstruction，SAFIRE）或者ASIR-V等可以更好地降低图像噪声并提高图像的对比度。有研究表明，在低剂量扫描条件下使用SAFIRE可提高组织的对比度，获得质量更高的图像。对于CT增强扫描来说，后处理主要含对血管、灌注、多期增强实质图像的后处理，是将CT原始横轴位图像以二维或三维图像形式再现的过程，也可以是数据、曲线形式的展现；后处理所得到的图像能够更好地展示病灶的大小、形态及位置，毗邻组织，与骨结构等的位置关系等，更加有利于临床医师进行直观观察，有助于指导手术、评价预后等。后处理又根据扫描部位、疾病情况及层厚要求等进行合适的技术选择。主要的后处理技术包括多平面重组（multiplanlar reformation，MPR）、表面阴影显示（shaded surface display，SSD）、最大密度投影（maximum intensity projection，MIP）、容积再现（volume rendering，VR）、减影成像等。

5.能谱CT 能谱CT成像（gemstone spectral imaging，GSI）的优势在于实现了多参数成像，相较于传统的单一的CT值，影像信息更丰富；同时，在具备常规CT所具备的空间分辨率和密度分辨率的基础上，还实现了能量分辨率。同时，低管电压混合能量扫描和能谱CT成像技术结合其能谱成像浏览器所产生的单能量图像（40 ~ 140 keV）在低单能量水平条件下可增加图像对比度，减少对比剂使用量。能谱CT的单能量图像（monochromatic energy images，MEI）可改变目标CT值，从而优化图像质量。特别是对于增强CT，可以明显提高对比剂的CT值从而提高对比度噪声比（contrast to noise ratio，CNR），提升图像的增强效果。仅就CNR而言，GSI结合低对比剂用量可以达到传统单电压（traditional polychromatic X-ray imaging，TPXI）结合常规剂量对比剂的成像效果。使用迭代重建算法及使用能谱扫描合并最佳单能量重建的方式可以提高增强CT成像的图像质量。

五、碘美普尔 400 临床应用概述

不管是CT辐射剂量还是碘对比剂剂量，一般的应用原则是在“尽可能合理地降低”（as low as reasonably achievable，ALARA）的前提下，使观察的器官或血管图像达到满足诊断要求的强化效果。碘美普尔400是一种非离子型水溶性碘对比剂，具有低黏、低渗

及高亲水性的理化特征。高浓度碘对比剂联合生理盐水在中高端多层螺旋CT成像中可使用较低的注射速率和较少的注射用量，符合精准影像的发展趋势。

目前碘美普尔400的应用特点主要表现在以下几个方面：①在相同的注射速率下，碘美普尔400可提供更高的碘流率，提高肝动脉及其小分支的血管强化程度。同样地，对于富血供病变，在相同注射速率下，碘美普尔400可改善病灶强化程度，改善病灶-肝对比度，增加病灶检出率；②对于血管条件不佳的患者，使用碘美普尔400结合较低的注射速率，可在保证所需碘流率的同时降低患者不适感；③在相同碘总量的前提下，碘美普尔400能获得与其他类型对比剂相同的实质期强化程度；④能否获得更佳门静脉及实质期对比，证据尚不充分，需进一步研究数据支持；⑤低管电压条件下，碘美普尔400可提供更高碘信号，匹配更低管电流，在进一步降低辐射剂量的同时，可获得满足临床诊断的图像；⑥碘美普尔400可提供更高更紧凑的时间-密度曲线，配合高端螺旋CT的扫描窗，有助于临床设定更合理的扫描方案，提供个体化的低对比剂用量方案。表2-1是部分扫描部位的具体扫描方案推荐。

表2-1　碘美普尔400CT扫描方案

扫描方案	头颈部CTA	主动脉CTA	（双能量）主动脉CTA	CT肝多期动态增强扫描	CT肝灌注
管电压	第一：80 kV 第二：140 kV	100 kV	第一：80 kV 第二：140 kV	120 kV	80 kV
管电流	第一：200 mA 第二：50 mA	CAREDOSE4D +on	第一：200 mA 第二：50 mA	CAREDOSE4D +on	CAREDOSE4D +on
触发类型	监测法	监测法	监测法	监测法	定式法
CT阈值	100 HU	100 HU	100 HU	100 HU	100 HU
ROI位置	主动脉弓	主动脉胸段	降主动脉胸段	降主动脉	降主动脉
对比剂总量	BMI＜26 kg/m^{2}者 1.3 mL/kg BMI≥26 kg/m^{2}者 46.5 mL/m^2	BMI＜26 kg/m^{2}者 1.3 mL/kg BMI≥26 kg/m^{2}者 46.5 mL/m^2	BMI＜26 kg/m^{2}者 1.3 mL/kg BMI≥26 kg/m^{2}者 46.5 mL/m^2	BMI＜26 kg/m^{2}者 1.3 mL/kg BMI≥26 kg/m^{2}者 46.5 mL/m^2	50～60 mL
流速	对比剂用量/注射时间	对比剂用量/注射时间	对比剂用量/注射时间	对比剂用量/注射时间	4～5 mL/s
生理盐水	30 mL同对比剂注射速率	30 mL同对比剂注射速率	60 mL同对比剂注射速率	30 mL同对比剂注射速率	30 mL同对比剂注射速率

续表

扫描方案	头颈部CTA	主动脉CTA	（双能量）主动脉CTA	CT肝多期动态增强扫描	CT肝灌注
扫描间隔时间	—	—	—	—	前30 s间隔2.2 s，后30 s间隔5.0 s
扫描时间	—	—	—	—	60 s
延迟时间（s）	达阈值后3 s	达阈值后最短延时	达阈值后最短延时	动脉早期：达阈值后最短延时 动脉晚期：15～20 s 门静脉期：25～30 s 延迟期：180～300 s	对比剂注射后5～7 s
螺距	—	3.2	0.8		

（李真林）

第三篇

碘美普尔400的全身应用

第一章 中枢神经系统

第一节 脑血管疾病

一、缺血性脑血管病

【病例介绍】

患者男性，61岁，因“突发意识不清伴右侧肢体无力27小时”入院。

■ **现病史** 患者入院前27小时无明显诱因突发意识不清，表现为言语不能、大小便失禁，伴右侧肢体无力，表现为行走不稳、持物不能，无恶心、发热、畏寒，无咳嗽、咳痰，无肢体抽搐等。就诊于当地医院，经治疗（具体不详）后上述症状未见明显好转，遂转至我院急诊，完善颅脑和肺部CT平扫示“左侧大脑半球脑梗死可能；肺部感染”，给予脱水、降颅压、改善循环、营养支持等治疗。现为进一步诊治，急诊以“脑梗死”为诊断收住入院。患者自发病以来，精神、睡眠、食欲差，近期体重无明显变化。

■ **查体** 神智浅昏迷，无法对答，查体欠合作，平车入院。双侧瞳孔等大等圆，对光反射存在，双眼向左部分凝视，双侧额纹、鼻唇沟对称，双侧咽反射正常。左侧肢体疼痛刺激可见活动，右侧肢体肌力0级，四肢肌张力正常，四肢腱反射正常。右侧Babinski征未引出，左侧Babinski征阴性，颈软，双侧Kernig征阴性、Brudzinski征阴性；NIHSS评分27分。

■ **实验室检查** 降钙素原0.154 ng/mL，血钾3.47 mmol/L，D-二聚体5.19 μg/mL。

■ **影像学检查** 颅脑CT平扫、颅脑动脉CTA及CT灌注（对比剂应用碘美普尔400），具体内容见下。

■ **入院诊断** ①急性脑梗死（左侧大脑半球）；②高血压 2级 很高危；③肺部感染。

■ **主要诊疗计划** 入院后予特级护理，完善神经外科急会诊，予注射用头孢哌酮钠舒巴坦钠（商品名：舒普深）抗感染，注射用尤瑞克林（商品名：凯力康）改善循环，盐酸氨溴索注射液（商品名：沐舒坦）化痰、雾化、补液、营养支持等治疗，甘露醇、呋塞米脱水降颅压。

【CT 技术】

■ **对比剂注射方案** ①颅脑动脉CTA：采用高压注射器经右上肢静脉注射碘美普尔400，剂量按碘含量250 mg/kg，速率4.5 mL/s，碘对比剂注射后，随即以相同速率注射生理盐水25 mL；②CT灌注：采用高压注射器经右上肢静脉注射碘美普尔400，剂量按碘含量250 mg/kg，速率5.0 mL/s，碘对比剂注射后，随即以相同速率注射生理盐水30 mL。

■ **CT图像采集参数** ①颅脑CT平扫：采用轴位扫描，管电压120 kV，管电流180～400 mA（Smart mA），层厚5 mm，探测器宽度160 mm，曝光时间1 s；②颅脑动脉CTA：采用螺旋扫描，团注监测层面放置于主动脉弓（气管分叉处）层面，用于探测升主动脉峰值，150 HU的 CT值作为触发阈值，延迟2 s开始触发扫描，管电压100 kV，管电流10～500 mA（Smart mA），层厚0.625 mm，层间距0.625 mm，探测器宽度40 mm，螺距0.984：1，螺旋扫描速度78.75 mm/s，螺旋扫描时间0.50 s，总曝光时间5.01 s；③CT灌注：采用轴位扫描，管电压80 kV，管电流200 mA，层厚1.25 mm/5 mm，轴位扫描时间0.50 s，总曝光时间10 s。

■ **后处理技术** MIP、VR、CT灌注脑血流量（cerebral blood flow，CBF）、脑血容量（cerebral blood volume，CBV）、平均通过时间（mean transit time，MTT）、Tmax。

【CT 图像】（图 3-1-1）

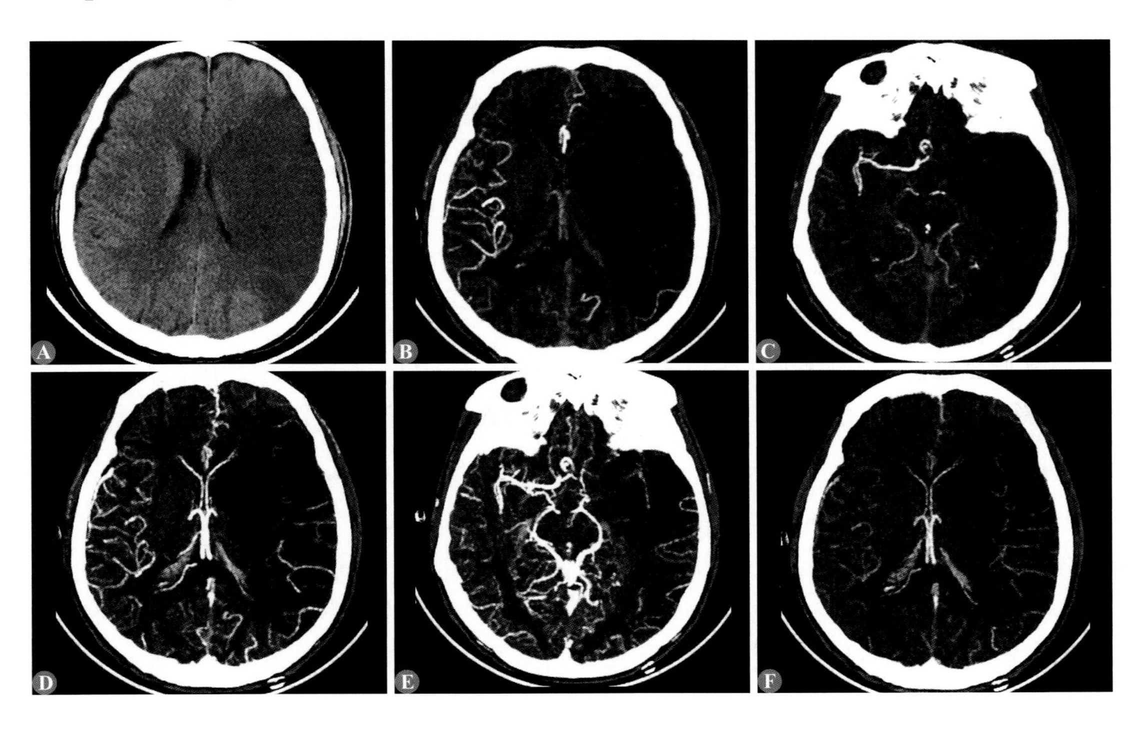

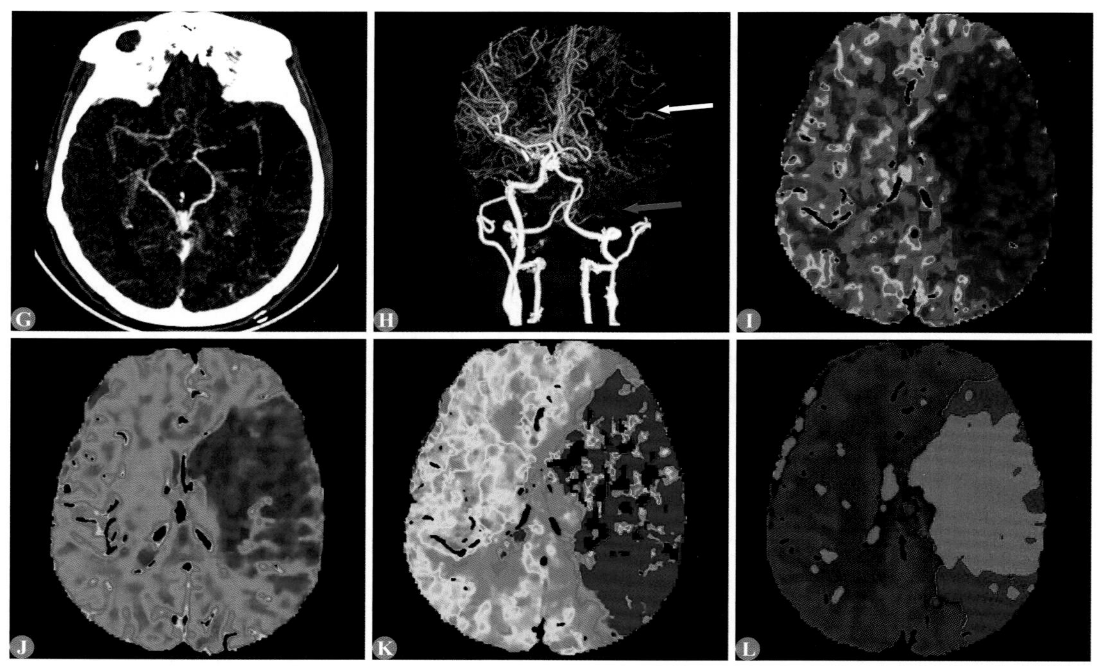

图3-1-1　急性脑梗死

A.CT平扫图像，左侧额颞顶叶大片状低密度影；B、C.多时相CTA动脉期图像；D、E.多时相CTA静脉期图像；F、G.多时相CTA静脉晚期图像，左侧侧支循环开放不佳，显影稀疏；H.CTA-MIP图像，左侧颈内动脉（蓝箭头）、左侧大脑中动脉及其分支（白箭头）未见确切显示；I.CBF图像，左侧CBF减低；J.CBV图像，左侧CBV减低；K.Tmax图像，左侧Tmax延长；L.缺血半暗带伪彩图像，梗死核心（红色）面积较大，缺血半暗带（蓝色）面积较小

【诊断依据】

根据临床病史和影像学表现，临床诊断为急性脑梗死（左侧大脑半球）。

【诊断要点】

急性缺血性脑卒中（acute ischemic stroke，AIS）又称急性脑梗死，占全部脑卒中的69.6%～70.8%，是由于脑部血管突然闭塞导致血液突然中断引起脑组织缺血缺氧而导致神经功能丧失的一种疾病，目前已成为全球第二大死亡病因。随着我国老龄化加剧，缺血性脑卒中的发病率逐年增高。AIS的临床症状主要包括突发性的单侧肢体无力或麻木、单侧面部麻木或口角歪斜、言语不清、视物模糊等，多见于50～60岁以上患有动脉硬化、糖尿病、高血压、高血脂的患者，常于休息或睡眠时发病。

根据《中国急性缺血性脑卒中诊治指南2018》，对疑为脑卒中的患者都应尽快进行脑影像学检查（CT或MRI），以排除出血性脑卒中，确立缺血性脑卒中的诊断，为进一步的临床治疗决策提供有力的支持。脑梗死的影像学特点是其病灶的范围与闭塞血管的供血区域相一致，且同时累及皮质和髓质，CT扫查表现为低密度，磁共振弥散加权成像（diffusion weighted imaging，DWI）对脑缺血非常敏感，由于细胞毒性水肿，6小时内DWI即可呈高信号。在脑梗死后期，坏死组织清除，局部可形成囊腔，CT显示密度更低，MRI T_1和T_2加权显著延长，类似脑脊液信号。

【鉴别诊断】

■出血性脑卒中　出血性脑卒中发病更急，数分钟内即可出现神经系统局灶定位症状和体征，常有呕吐、头痛等颅内压增高的症状且伴有不同程度的意识障碍。颅脑CT可用于鉴别，出血性脑卒中表现为脑实质内的高密度影，而缺血性脑卒中表现为与动脉供血区域相一致的低密度影。

■线粒体脑肌病　线粒体脑肌病（mitochondrial encephalomyopathy，ME）是一类由于线粒体结构或功能障碍所引起的遗传性疾病，可呈卒中样发作，MRI各序列与缺血性脑卒中表现类似，但其病灶范围与大脑动脉供血区域不匹配，磁共振灌注成像［灌注加权成像（perfusion weighted imaging，PWI）、动脉自旋标记（arterial spin labeling，ASL）］对于鉴别ME和AIS有重要价值，ME患者由于乳酸增加所致病变区的微血管扩张，因此，局部血流增加而呈高灌注，AIS由于血流中断，脑组织缺血而呈低灌注。

【病案点评】

AIS是神经科常见的急症，其发病率、致死率、致残率和复发率均很高。主要的流行病学危险因素包括年龄、性别，高血压、高血脂病史，烟酒史等。

根据缺血性脑卒中病因分型TOAST（the Trial of ORG 10172 in Acute Stroke Treatment）分型分类，AIS通常分为5种类型：①大动脉粥样硬化（large artery atherosclerosis，LAA）；②小动脉闭塞（small artery occlusion，SAO）；③心源性栓塞（cardioembolism，CE）；④其他明确的病因；⑤不明原因。脑梗死的临床表现依梗死部位不同而异，常见的临床表现包括突发的偏瘫和偏身感觉障碍、偏盲等，小脑或脑干梗死时常伴有共济失调等症状。脑梗死的组织病理学主要为动脉粥样硬化的基础上发生的脑动脉闭塞导致脑组织缺血缺氧坏死，在动脉粥样硬化斑块长期的形成进展过程中，可能并无明显的临床表现或仅有头晕等轻度症状，但脑组织对缺血缺氧非常敏感，一旦动脉发生闭塞，几分钟之内脑组织即可发生不可逆性的损伤，在梗死核心区域周围常存在处于缺血状态但尚未完全梗死的区域，即缺血性半暗带（ischemic penumbra，IP），缺血事件发生后，远端的侧支循环向缺血半暗带供血以限制其不可逆地进展为梗死，因此，在时间窗内及时挽救半暗带组织是急性期再灌注治疗的基础。

数字减影血管造影（digital subtraction angiography，DSA）是血管成像的金标准，能准确反映病变血管的狭窄程度和颅内侧支循环的建立情况，但DSA是一项有创检查，部分患者不能耐受。目前，CTA已成为血管评估的主要影像学方法。单时相CTA的最大局限性在于单个时间点的采集有时会错过对比剂的充盈峰值从而导致结果的误判；使用多时相CTA能在多个时间节点得到全脑软脑膜吻合支的动态充盈信息，能更加准确地反映侧支循环的血流动力学状态；也有学者对提出对CT灌注成像原始图像进行最大密度重建，重建出的CT灌注最大密度重建图（CT perfusion_source images maximum intensity map，CTP_simap）能减少传统CTP对侧支循环的低估。CT灌注从功能学角度，以血流动力学参数间接地评估侧支循环，主要包括CBV，CBF，MTT，达峰时间（time to peak，TTP）和残余功能的达峰时间（Tmax）。CTP能够区分出梗死核心区和TP，缺血核心区的MTT延长，CBV及CBF降低，TP的CBF降低、MTT延长但CBV大致正常，若CBV和CBF均显著降低且两者互相匹配，说明半暗带组织较少，患者很难从溶栓或血管内治疗中获益；Tmax>6 s通常用于评估有缺血风险的脑组织；侧支循环较好的患者，Tmax不会明显延长，但TTP会有一定程度地延长，代表着软脑膜的逆向充盈，目前而言，CTP评估侧支循环的主要缺点是缺少一个统一的标准。

AIS的特异性治疗主要包括静脉溶栓和血管内治疗。静脉溶栓是最主要恢复血流的措施，药物包括重组人组织型纤溶酶原激活物（rt-PA）、尿激酶和替奈普酶（TNK-tPA），目前认为溶栓治疗的时间窗是4.5小时或6小时内，伴有颅内出血（包括脑实质和脑室出血、蛛网膜下腔出血、硬膜下血肿等）是溶栓治疗最主要的禁忌证。溶栓治疗在恢复脑血流灌注的同时也增加了出血性转化的风险，接受静脉溶栓治疗的缺血性脑卒中患者有2%～7%的人会发生症状性颅内出血（symptomatic intracranial hemorrhage，SICH），血-脑屏障破坏、凝血功能障碍、再灌注损伤是导致出血转化的主要病理机制。血管内介入治疗包括血管内机械取栓、动脉溶栓和血管成形术，血管内机械取栓是近年来AIS治疗最重要的进展，可显著改善急性大动脉闭塞导致的脑卒中患者的预后。急性期治疗后，脑卒中康复是整体治疗中不可或缺的一部分，良好的康复训练能最大限度地减轻功能残疾，并可预防并发症。综上所述，早期诊断、早期治疗、早期康复和早期预防再发，对于AIS患者的良好预后有着重要的作用。

（薛蕴菁　　幸章力）

二、脑动脉狭窄

【病例介绍】

患者女性，76岁，因“双下肢乏力1周，加重3天”入院。

■现病史　1周前患者无明显诱因出现双下肢乏力不适，不伴双下肢活动受限、行走障碍，无头晕头痛、畏寒发热、咳嗽咳痰、胸闷气紧、恶心呕吐、腹痛腹胀等，患者未予重视，未治疗；3天前，患者进食“粽子”后出现腹泻（10余次）不适，为水样便，随后出现双下肢乏力症状加重，伴行走困难，双下肢活动受限，院前颅脑CT平扫示“脑白质脱髓鞘样改变伴多发小腔梗灶”，遂入院。

■查体　神志尚清楚，呼之不应答，可配合动作，双侧瞳孔直径3 mm，光反射灵敏，伸舌居中，全身皮肤无明显瘀斑瘀点；胸廓对称，双肺呼吸音稍粗，可闻及少许湿啰音；心界不大，心律齐，各瓣膜听诊区未闻及病理性杂音；腹软，全腹无明显压痛、反跳痛及肌紧张，肝肾区无叩击痛，肝脾未扪及。移动性浊音阴性。四肢腱反射正常。双下肢病理征未引出。

■实验室检查　白细胞计数10.70 × 10^9/L（↑）、中性粒细胞百分比78.3%（↑）。

■影像学检查　头颈部CTA（对比剂应用碘美普尔400），具体内容见下。

■入院诊断　①肢体无力待诊：脑梗死？②急性肠炎；③慢性支气管炎伴急性感染；④高血压 2级 极高危。

■主要诊疗计划　给予阿司匹林抗血小板聚集、阿托伐他汀钙调脂、胞磷胆碱钠脑保护及乙酰谷酰胺营养神经等对症治疗及抗感染治疗。

【CT 技术】

■对比剂注射方案　使用团注追踪，在胸主动脉区触发ROI，阈值为100 HU。使用双筒高压注射器（Medrad）经肘静脉团注碘美普尔400，剂量50 mL，速率5.0 mL/s，生理盐水冲管，剂量50 mL，速率5.0 mL/s。

■CT图像采集参数　Force CT，双能扫描模式，管电压80/Sn150 kV，参考管电流150/83 mA，128 mm × 0.6 mm，转速0.25 s，螺距0.5，FOV 224 mm；重建参数ADMIRE 3，重建层厚0.75 mm，层间距0.75 mm。

■后处理技术　MIP、VR。

【CT 图像】（图 3-1-2）

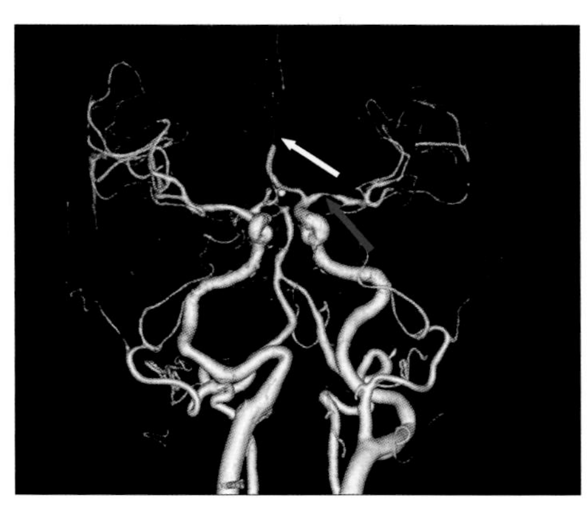

图3-1-2　前循环动脉狭窄

CTA示左侧大脑前动脉A_2段闭塞（白箭头），左侧大脑中动脉M_1段重度狭窄（蓝箭头）

【诊断要点】

老年女性，起病急，病程短；入院查体：呼之不应答1天，头颈部CTA提示左侧大脑前动脉A_2段闭塞，故考虑诊断。

【鉴别诊断】

▪ **癫痫**　患者发作性起病时，需考虑癫痫可能，但患者无肢体抽搐、牙关紧闭、意识丧失表现，故癫痫可能性小。

▪ **脑出血**　患者有双下肢活动受限等神经系统缺损体征，呼之不应答1天，但CT表现不支持此诊断，无恶心、呕吐、颅内高压表现。

▪ **脑肿瘤**　患者卒中样起病，无逐渐加重的头痛、呕吐及高级智能活动减退等症状，CT检查未见颅内占位性病变，不支持此诊断。

【病案点评】

脑梗死系各种原因所致的局部脑组织区域血液供应障碍，导致脑组织缺血缺氧性病变坏死，进而产生临床上对应的神经功能缺失表现。脑梗死依据发病机制的不同分为脑血栓形成、脑栓塞和腔隙性脑梗死等主要类型。其中脑血栓形成是脑梗死最常见的类型，约占全部脑梗死的60%。由于脑血栓形成的病因基础主要为动脉粥样硬化，因而产生动脉粥样硬化的因素是发生脑梗死最常见的病因。近期在全球范围内进行的INTERSTROKE研究结果显示，90%的脑梗死风险可归咎于10个简单的危险因素，它们依次是高血压、吸烟、腰臀比过大、饮食不当、缺乏体育锻炼、糖尿病、过量饮酒、过度的精神压力及抑郁、有基础心脏疾病和高脂血症。需要指出的是，以上大多数危险因素都是可控的。最常见的是动脉粥样硬化，且常伴有高血压、糖尿病、高脂血症等危险因素。其可导致各处脑动脉狭窄或闭塞性病变，但以大中型管径（≥500 μm）的动脉受累为主，我国颅内动脉病变较颅外动脉病变更多见。其次为脑动脉壁炎症，如结核、梅毒、结缔组织病等。此外，先天性血管畸形、血管壁发育不良等也可引起脑梗死。由于动脉粥样硬化好发于大血管的分叉处和弯曲处，故脑血栓形成的好发部位为颈动脉的起始部和虹吸部、大脑中动脉起始部、椎动脉及基底动脉中下段等。当这些部位的血管内膜上的斑块破裂后，血小板和纤维素等血液中有形成分随后黏附、聚集、沉积形成血栓，而血栓脱落形成栓子可阻塞远端动脉导致脑梗死。脑动脉斑块也可造成管腔本身的明显狭窄或闭塞，引起灌注区域内的血液压力下降、血流速度减慢和血液黏度增加，进而产生局部脑区域供血减少或促进局部血栓形成出现脑梗死症状。脑梗死的前驱症状无特殊性，部分患者可能有头晕，一过性肢体麻木、无力等短暂性脑缺血发作的表现。而这些症状往往由于持续时间较短和程度轻微而被患者及家属忽略。脑梗死起病急，多在休息或睡眠中发病，其临床症状在发病后数小时或1～2天达到高峰。神经系统的症状与闭塞血管供血区域的脑组织及邻近受累脑组织的功能有关，这有利于临床工作者较准确地对其病变位置定位诊断。以下将按主要脑动脉供血分布区对应的脑功能缺失症状介绍前循环梗死的临床表现。

脑部血液循环由颈动脉系统组成的前循环和由椎基底动脉系统组成的后循环构成。

前循环供应大脑半球前3/5，包括额叶、顶叶、颞叶、岛叶及基底节区等，主要分支有大脑前动脉、大脑中动脉、脉络膜前动脉、眼动脉及后交通动脉。大脑前动脉分为皮质支和深穿支：皮质支闭塞后表现为对侧中枢性下肢瘫，对侧肢体短暂共济失调、强握反射及精神症状等；深穿支闭塞后则出现对侧中枢性面舌瘫，上肢近端轻瘫。大脑中动脉分为皮质支和中央支：皮质支闭塞表现为对侧肢体瘫痪和感觉缺失，下肢较上肢轻，失语和体象障碍；中央支闭塞表现为对侧中枢性均等性轻偏瘫，优势半球可伴基底节性失语。脉络膜前动脉闭塞常引起三偏症状群，表现为偏身感觉障碍重于偏瘫，对侧同向偏盲重于偏身感觉障碍，感觉过度、丘脑手、患肢水肿等。分水岭脑梗死是指相邻血管供血区之间分水岭区或边缘带的局部缺血，可以发生在单侧，也可以发生在双侧，约占全部脑梗死的10%。分水岭脑梗死以60岁以上患者居多，无性别差异，患者多有颈动脉狭窄、血压降低及心排出量减少等情况。常见的部位是大脑中动脉与大脑前动脉之间的边缘带、大脑中动脉与大脑后动脉或大脑前中后动脉间的边缘带、大脑中动脉皮层支及深穿支间的边缘带。临床症状常呈卒中样发病，多无意识障碍，结合CT可分为皮质前型、皮质后型、皮质下型。

后循环供应大脑半球后2/5（枕叶及颞叶内侧）、丘脑、内囊后肢后1/3、全部脑干和小脑的血液。两侧椎动脉由锁骨下动脉根部发出，经第6至第1颈椎横突孔入颅，在脑桥下缘合成基底动脉。椎动脉分支包括脊髓后动脉、脊髓前动脉、延髓动脉、小脑后下动脉。基底动脉分支包括小脑前下动脉、脑桥支、内听动脉、小脑上动脉和大脑后动脉。大脑后动脉是基底动脉终支，分支包括皮质支（颞下动脉、距状动脉和顶枕动脉）、深穿支（丘脑穿通动脉、丘脑膝状体动脉和中脑支）和后脉络膜动脉等。后循环脑梗死（posterior circulation infarct，POCI）通常指椎基底动脉及其分支闭塞所引起的中、小梗死。

前循环梗死的诊断要点为：①中老年患者；多有脑血管病的相关危险因素病史；②发病前可有短暂性脑缺血发作（transient ischemic attack，TIA）；③安静休息时发病较多，常在睡醒后出现症状；④迅速出现局灶性神经功能缺失症状并持续24小时以上，症状可在数小时或数日内逐渐加重；⑤多数患者意识清楚，但偏瘫、失语等神经系统局灶体征明显；⑥颅脑CT早期表现正常，24～48小时后出现低密度灶；⑦DWI可以诊断超早期脑梗死。

后循环脑梗死的临床表现比较复杂，尤其多灶性后循环脑梗死的定位诊断更加困难，往往是一个梗死病灶症状或体征掩盖了另一个梗死病灶的症状或体征。临床表现依次为语言障碍、肢体无力、头晕、眩晕、呛咳、呕吐、意识障碍、行走不稳及吞咽困难；体征依次为病理征阳性、构音障碍、中枢性面瘫、肢体偏瘫、舌瘫、眼震、偏身感觉障碍及共济失调等。后循环脑梗死病灶多位于脑干、小脑、丘脑、枕叶及颞顶枕交界处，常表现为不同程度的椎基底动脉综合征，包括中脑腹侧部综合征、脑桥上外侧综合征、脑桥腹外侧综合征、延髓背外侧综合征、延髓内侧综合征、基底动脉尖综合征及闭锁综合征等，其临床表现复杂多样。CTA对于责任动脉的确定有重要价值。MRI可早期发现后循环梗死病灶，克服CT检查颅底及后颅窝受骨伪影干扰的缺点。

小脑梗死发病多为椎-基底动脉异常和心源性栓子导致，最为主要的原因就是动脉粥样硬化，而其他的因素还包括高血压、吸烟、饮食不当、缺乏体育锻炼、糖尿病、饮酒过量、腰臀比过大和过度的精神压力等。小脑梗死一般发病年龄为50～80岁，男性多于女性。小脑梗死临床表现主要为头晕、平衡障碍、共济失调与肌张力降低。头晕为小脑梗死最常见的症状之一，可为小脑梗死的先兆症状或首发症状。小脑梗死早期检出率低，早期CT阴性原因可能是检查时间过早及CT对后颅窝病变显示有局限性等原因。MRI是诊断本病极有价值的检测手段，能克服CT检查受骨性伪影干扰的缺点，分辨率高，能早期显示缺血梗死的异常信号。一般小脑梗死及时治疗，多预后良好。对于头痛重、颈部有抵抗、伴有意识障碍，脑CT、MRI提示小脑梗死范围＞3 cm，有明显脑干及第四脑室受压、变形及继发性脑积水，经内科积极治疗未显效者，必须尽快行开颅减压或脑室引流术，以挽救患者生命，避免因脑疝死亡。

一般治疗主要包括维持生命体征和预防治疗并发症。其中控制脑血管病危险因素，戒烟限酒，调整不良生活饮食方式，对所有有此危险因素的脑梗死患者及家属均应向其普及健康生活饮食方式对改善疾病预后和预防再发的重要性；启动规范化二级预防措施为重要内容，主要包括控制血压、血糖和血脂水平的药物治疗。特殊治疗主要包括溶栓治疗、抗血小板聚集及抗凝药物治疗、神经保护治疗、血管内介入治疗和手术治疗等。康复治疗主要包括加强计算力、记忆力、言语及肢体等功能训练，必要时高压氧治疗及电疗、针灸、按摩、理疗。

（明　兵　　马　春　　彭　薇）

三、脑动脉瘤

【病例介绍】

患者女性，58岁，因“突发头痛3小时，发现蛛网膜下腔出血1小时”入院。

■ **现病史**　中老年女性，急性起病，发病时间短，病情危重。

■ **查体**　T：36.4°C，P：78次/分，R：15次/分，BP：141/77 mmHg。神志清晰，对答确切，双侧瞳孔等大等圆，对光反射灵敏。

■ **实验室检查**　血常规（－），电解质、凝血功能及肝肾功能正常。

■ **影像学检查**　颅脑增强CTA（对比剂应用碘美普尔400），具体内容见下。

■ **入院诊断**　脑动脉瘤破裂并蛛网膜下腔出血。

■ **主要诊疗计划**　外科I级护理，完善相关检查，给予降颅压、止血、护胃、防治脑血管痉挛、营养神经等对症治疗；局部麻醉，介入下脑血管造影行动脉瘤弹簧圈栓塞术。

【CT 技术】

■对比剂注射方案　用高压注射器注射碘美普尔400，剂量40 mL，速率4.0 mL/s，生理盐水剂量50 mL，速率5.0 mL/s以冲管。

■CT图像采集参数　蒙片：120 kVp，300 mA，螺距0.985；CTA扫描：100 kV，300 mA，螺距0.985。

【CT 图像】（图 3-1-3）

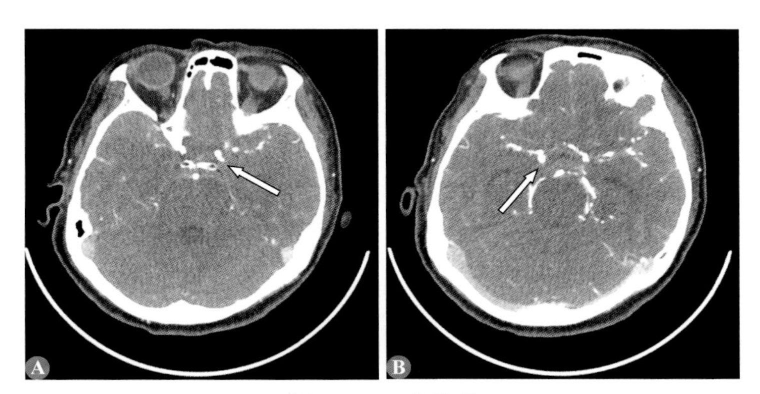

图3-1-3　动脉瘤

A.CTA示左侧大脑前动脉A_1段动脉瘤（箭头）；B.CTA示右侧大脑前动脉A_1段动脉瘤（箭头）

【诊断要点】

颅内脑动脉瘤（intracranial aneurysm）是指脑动脉局限性异常扩大造成动脉壁的一种瘤状突出。脑动脉瘤好发于位于颅底的Willis环分叉处及其主要分支，是重要的、常见的颅底血管性病变。

【CT 表现】

■无血栓动脉瘤　无血栓动脉瘤CT平扫示圆形稍高密度影，边缘清晰，增强有均匀明显强化，CTA可显示动脉瘤与其载瘤动脉的关系。

■部分血栓动脉瘤　部分血栓动脉瘤CT平扫瘤腔呈稍高密度，其外侧为“新月形”、环形或不规则形的血栓，最外层为增厚的略高密度的瘤壁，可有斑点状或纡曲线状钙化；增强扫描示瘤腔和瘤壁明显强化，血栓不强化。

■完全血栓动脉瘤　完全血栓动脉瘤CT平扫示增厚的动脉瘤壁呈环形稍高密度，常有钙化，瘤腔内密度不均匀，新鲜的血栓呈高密度；增强扫描动脉瘤壁呈环形强化，血栓不强化。

【鉴别诊断】

■ **颅内肿瘤** 鞍上区动脉瘤常误诊为鞍区肿瘤（卒中出血），肿瘤边缘不规则，邻近脑组织受压、推移，密度不均匀，大部分肿瘤周围见水肿带；而动脉瘤没有鞍区扩大，边缘光滑、规则，强化明显。

■ **脑血管畸形** 脑血管畸形一般发病年龄较轻，病变多在大脑外侧裂，大脑中动脉分布区；密度混杂，周围脑组织萎缩；CT增强扫描见增粗纡曲血管。

■ **高血压性脑出血** 高血压性脑出血年龄多在40岁以上，有高血压病史，突然起病，意识障碍较重，可有偏瘫，脑出血多位于基底节区、下丘脑，周围见水肿带，有较明显占位效应。

【病案点评】

颅内脑动脉瘤是因颅内动脉血管因先天异常或后天损伤等导致局部的血管壁损害，在血流动力学负荷和其他因素作用下，逐渐扩张形成的异常膨出。任何年龄都可发病，40～60岁常见，一旦破裂出血，致死致残率极高。

根据病因分类分为4种：先天性动脉瘤、感染性动脉瘤、外伤性动脉瘤及动脉硬化性动脉瘤。根据形态分类可分为4类：囊性动脉瘤、梭形动脉瘤、夹层动脉瘤和不规则型动脉瘤。根据大小不同又可分为4种：①小型动脉瘤（直径＜5 mm）；②中型动脉瘤（直径5～10 mm）；③大型动脉瘤（直径11～25 mm）；④巨大型动脉瘤（直径＞25 mm）。根据动脉瘤的发生部位分类，可分为11类：Willis环前循环动脉瘤、颈内动脉动脉瘤、后交通动脉动脉瘤、脉络膜前动脉动脉瘤、大脑前动脉动脉瘤、前交通动脉动脉瘤、大脑中动脉动脉瘤、Willis环后循环动脉瘤、椎动脉动脉瘤、基底动脉动脉瘤、大脑后动脉动脉瘤。根据动脉瘤壁的结构不同，又可分为真性动脉瘤和假性动脉瘤。按通俗易懂的方式进行分类，分为未破裂的颅内动脉瘤和破裂的颅内动脉瘤。

未破裂的颅内动脉瘤通常不会引起症状，或者症状较轻，比如单侧脸麻木、出现视物重影或者视物不清等。患者在行头部检查时偶然发现，或者是因为动脉瘤压迫了神经、脑组织，患者出现了头痛等不适症状。破裂的颅内动脉瘤会发生渗血，或者出血。不论是哪一种，都会造成患者突然头痛，严重者出现意识模糊、视物不清甚至失明、癫痫、眼睑下垂（指眼皮无法睁开）。当动脉瘤未破裂时，动脉瘤体可能压迫神经，导致半侧脸麻木、视物不清。动脉瘤破裂后，患者会出现颅内压升高、意识障碍等并发症，甚至发生生命危险。颅内动脉瘤一旦发生破裂，就有可能再次发生出血，造成出血部位周围的脑组织和细胞进一步损伤，而出现对应的神经症状。当颅内动脉瘤破裂后，脑部的血管可能发生无规律的狭窄，也就是医学上称为的“血管痉挛”。此时正常流向大脑的血液减少，容易发生“缺血性脑卒中”，大脑由于缺血缺氧，造成脑细胞和神经组织的死亡。当颅内动脉瘤破裂后，瘤体内的血液流出，浸润出血部位周围的脑组织（医学上称为“蛛网膜下腔出血”）。大多情况下，这些流出的血液会阻碍大脑和脊髓的体液循环（浸润脊髓的液体称为“脑脊液”），此时就会导致脑脊液过量，增加了颅内压力，进而损伤脑组织，也就是发生“脑积水”。如果是颅内动脉瘤导致蛛网膜下腔出血，就会破坏血液中的钠离子平衡，对下丘脑造成损伤（下丘脑是大脑靠下的一个部位）。当血钠水平降低时，就会导致脑细胞水肿，并发生永久性损伤。颅内动脉瘤破裂后，可能造成生命危险，而且通常发病很急，从发病到救治的时间间隔直接决定治疗效果，因此，一旦发生，要立即到急诊科就诊。检查时发现的大多数动脉瘤都没有破裂，大多数患者并不会发生破裂。

然而，每个动脉瘤的形态、位置、大小都是不同的，结合具体情况应急诊行全脑血管造影，根据影像检查判断动脉瘤位置、形态及大小，在此基础上积极治疗。

（丁爱民　　鲁广亮　　胡　凌）

四、静脉窦血栓

【病例介绍】

患者女性，27岁，因“清宫术后1周，出现头痛、呕吐”入院，头痛原因待查。

▪**现病史**　既往体健，发现怀孕后行清宫术，术后1周出现呕吐、头痛症状。

▪**查体**　神志清，四肢肌力正常，心肺及腹部未见明显异常，病理反射阴性。

▪**实验室检查**　血常规（-），肝肾功能（-）。

▪**影像学检查**　颅脑CT平扫+增强对比剂应用碘美普尔400），具体内容见下。

▪**入院诊断**　①静脉窦血栓？②蛛网膜下腔出血？③硬膜外血肿？

▪**主要诊疗计划**　针对病因对症治疗，做好术中静脉溶栓的准备，同时监测出凝血时间，防止颅内出血和再次血栓形成。

【CT 技术】

▪**对比剂注射方案**　使用高压注射器注射碘美普尔400，剂量400 mL，速率4.0 mL/s；生理盐水冲管，剂量50 mL，速率5.0 mL/s。

▪**CT图像采集参数**　蒙片：120 kVp，300 mA，螺距0.985；CTA扫描：管电压100 kV，管电流300 mA，螺距0.985。

▪**后处理技术**　MPR、VR、MIP。

【CT 图像】（图 3-1-4）

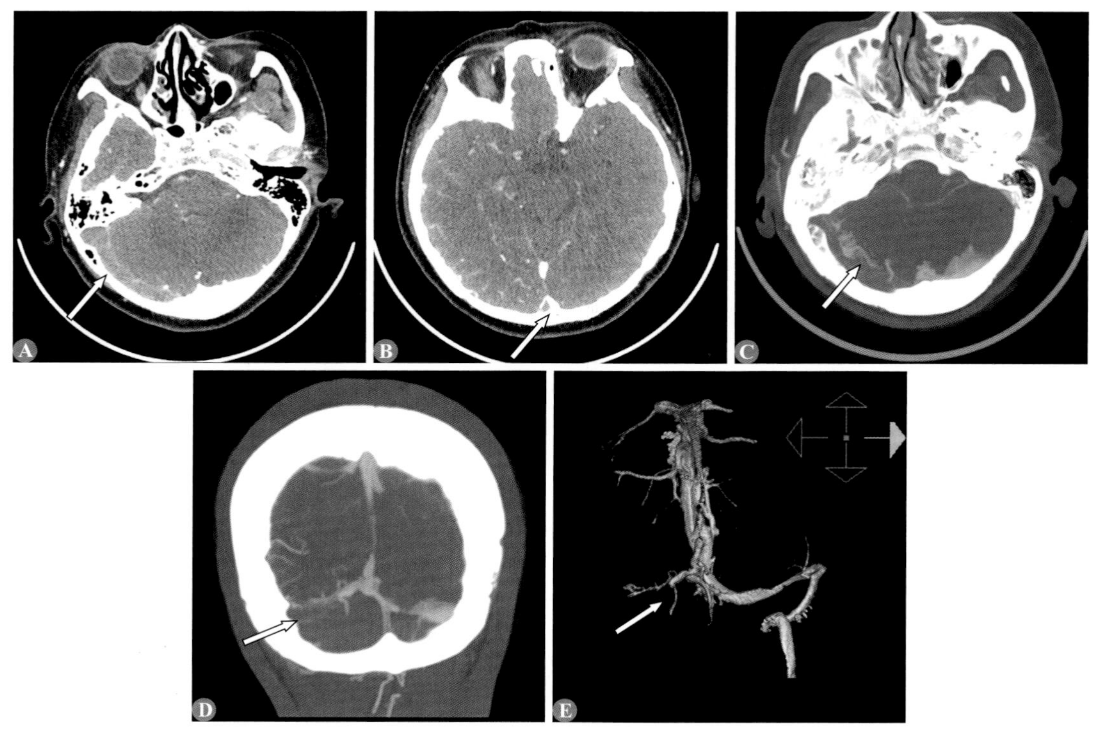

图3-1-4　静脉窦血栓

A、B.CTV示右侧乙状窦、横窦见充盈缺损，窦汇区见“空三角征”（箭头）；C～E.重建CTV示右侧乙状窦、横窦未见显影（箭头）

【诊断】

右侧乙状窦、横窦颅内静脉窦血栓形成；清宫术后血液高凝状态、血容量不足。

【诊断要点】

静脉窦血栓（cerebral venous sinus thrombosis，CVST）是一种特殊类型的脑血管疾病，是血栓引起静脉窦腔狭窄、闭塞、脑静脉血回流和脑脊液吸收障碍的一种疾病。发病率不足所有脑卒中的1‰，通常以儿童和青壮年多见。

【CT 表现】

颅内CVST形成造成静脉回流受阻，可引起以下征象：①弥漫性脑水肿，CT示广泛的脑实质低密度，脑室受压变小，脑沟与脑裂变窄或消失；②相应的静脉引流区出现两侧对称性或单侧性脑梗死，有时可见梗死区内有出血；③静脉窦内血栓高密度带状影，呈“带征”。

增强扫描可以显示静脉窦内的血栓呈低密度，静脉窦周围强化、密度升高，由于强化区表现似希腊字母δ，故称作“δ征”，也可称“空三角征”，具有诊断意义，但出现率也仅为35%～75%。

【鉴别诊断】

■ **蛛网膜下腔出血**　自发性蛛网膜下腔出血多为脑动脉瘤破裂，出血流入蛛网膜下腔，多位于脑沟、脑池，范围较广泛。

■ **硬膜下血肿**　硬膜下血肿多有外伤史，受伤部位出现颅板下血肿，邻近脑组织受推移，患者意识障碍较重。

■ **静脉窦变异**　静脉窦变异为单侧横窦发育不良或缺如，病史及颅脑增强CTV有助于鉴别。

■ **巨大蛛网膜颗粒**　巨大蛛网膜颗粒临床上无症状，可引起静脉窦或颅骨外压性改变。

【病案点评】

CVST是一种特殊类型的脑血管疾病。根据病变性质，可分为炎症型CVST和非炎症型CVST两类。炎症型CVST中海绵窦和横窦是最常受累的部位；而非炎症型CVST中上矢状窦最容易受累。横窦、乙状窦血栓形成多继发于化脓性乳突炎或中耳炎。

颅内CVST形成的临床表现缺乏特异性，其症状体征各异，可急性起病，也可历经数周缓慢起病。最常见的症状包括头痛、局灶性神经功能缺损、癫痫发作、意识障碍、视乳头水肿等。全身症状表现为不规则高热、寒战、乏力、全身肌肉酸痛、精神萎靡、皮下淤血等感染和败血症症状。

CVST形成主要有以下原因。

■ 炎性颅内静脉血栓形成均继发于感染，最常发生在海绵窦和乙状窦。常见于：①颜面部病灶，特别是危险三角内的疖、痈等化脓性病变易通过眼静脉进入海绵窦；②耳部病灶，如中耳炎或乳突炎可引起乙状窦血栓形成；③蝶窦或筛窦炎症，通过筛静脉或破坏蝶窦壁而入海绵窦；④颈深部或扁桃体周围脓肿、上颌骨骨髓炎等可沿翼静脉丛或侵入颈静脉而累及横窦、岩窦、海绵窦；⑤脑膜炎脑脓肿可经皮质静脉累及上矢状窦；⑥全身性感染，如各种细菌感染引起的败血症。

■ 非炎性颅内静脉血栓形成的病因及危险因素，包括各种导致血液呈高凝状态的疾病或综合征：全身衰竭、脱水、慢性消耗性疾病；妊娠期及产褥期；脑外伤；血液病，如真性红细胞增多症、急性淋巴细胞白血病、血小板增多症、阵发性睡眠性血红蛋白尿、先天性或获得性凝血机制障碍（抗凝血酶Ⅲ缺乏，蛋白C、蛋白S缺乏，凝血因子Vleiden突变及活性蛋白C抵抗等）；自身免疫性疾病，如Behcet病（白塞病）、系统性红斑狼疮（systemic lupus erythematosuis，SLE）、溃疡性结肠炎抗磷脂抗体（包括狼疮抗凝物和抗心脂抗体等）综合征；外科手术；先天性或获得性心脏病；长期口服避孕药；仍有20%～25%患者无病因或危险因素；同一姿势久坐，颈部血脉不通，如长期在电脑前。

CVST在年轻人群中发生率不高，尤其是出血性的CVST更是少见，一般情况下难以判断，很容易误诊误治，颅内出血后止血治疗只会加重病情。所以，遇到不明原因的出血，伴有难以解释的颅内压增高时应想到CVST。急诊全脑血管造影的影像技术发展大大提高了该病的诊断率，治疗方面也有很大的进步。

（丁爱民　鲁广亮　胡　凌）

五、烟雾病

【病例介绍】

患者女性，63岁，因“发现‘烟雾病’1月余”入院。

■**现病史**　患者1个月前因“发作性左侧肢体无力”就诊于当地医院神经内科，查颅脑MRI示“右侧额叶脑梗死”；进一步完善全脑血管造影术提示“烟雾病”，给予抗血小板、改善循环、调脂、护胃等治疗，症状好转后出院。出院后仍偶有左侧肢体无力发作，为一过性，每次持续1～5分钟，可自行恢复，无头晕、头痛，无视物模糊、旋转，无晕厥、肢体麻木，无恶心、呕吐等。今为求进一步诊治就诊于我院，门诊拟“烟雾病”收治入院。患者发病以来，精神、睡眠尚可，大小便如常，体重未见明显减轻。

■**查体**　神智清楚，言语清晰，查体合作。头颅无畸形，无压痛，颅骨无凹陷。双侧瞳孔等大等圆，对光反射灵敏。双侧深、浅感觉正常，四肢肌力、肌张力正常，四肢腱反射正常。各项神经系统查体未见明显异常。

■**实验室检查**　未见明显特殊征象。

■**影像学检查**　术前和术后的颅脑动脉CTA、CT灌注成像（对比剂应用碘美普尔400），具体内容见下。

■**入院诊断**　①烟雾病；②右侧额叶脑梗死治疗后；③短暂性脑缺血发作。

■**主要诊疗计划**　拟行右侧额颞开颅、右侧颞浅动脉-大脑中动脉M_4段搭桥术+脑-硬脑膜-颞浅动脉-颞肌-血管融合术+人工硬脑膜修补术+颅骨修补术。

【CT技术】

■**对比剂注射方案**

颅脑动脉CTA：采用高压注射器经右上肢静脉注射碘美普尔400，总剂量按碘含量250 mg/kg，速率4.5 mL/s，碘对比剂注射后，随即以相同速率注射生理盐水25 mL。

CT灌注：采用高压注射器经右上肢静脉注射碘美普尔400，总剂量按碘含量

250 mg/kg，速率5.0 mL/s，碘对比剂注射后，随即以相同速率注射生理盐水30 mL。

■ **CT图像采集参数**

颅脑动脉CTA：采用螺旋扫描，团注监测层面放置于主动脉弓（气管分叉处）层面，用于探测升主动脉峰值，150 HU的CT值作为触发阈值，延迟2 s开始触发扫描，管电压100 kV，管电流10 ~ 500 mA（Smart mA），层厚0.625 mm，层间距0.625 mm，探测器宽度40 mm，螺距0.984 : 1，螺旋扫描速度78.75 mm/s，螺旋扫描时间0.50 s，总曝光时间5.01 s。

CT灌注：采用轴位扫描，管电压80 kV，管电流200 mA，层厚1.25 mm/5 mm，轴位扫描时间0.50 s，总曝光时间10 s。

■ **后处理技术**　MIP，VR，CT灌注Tmax图、CBF图、CBV图。

【CT 图像】（图 3-1-5）

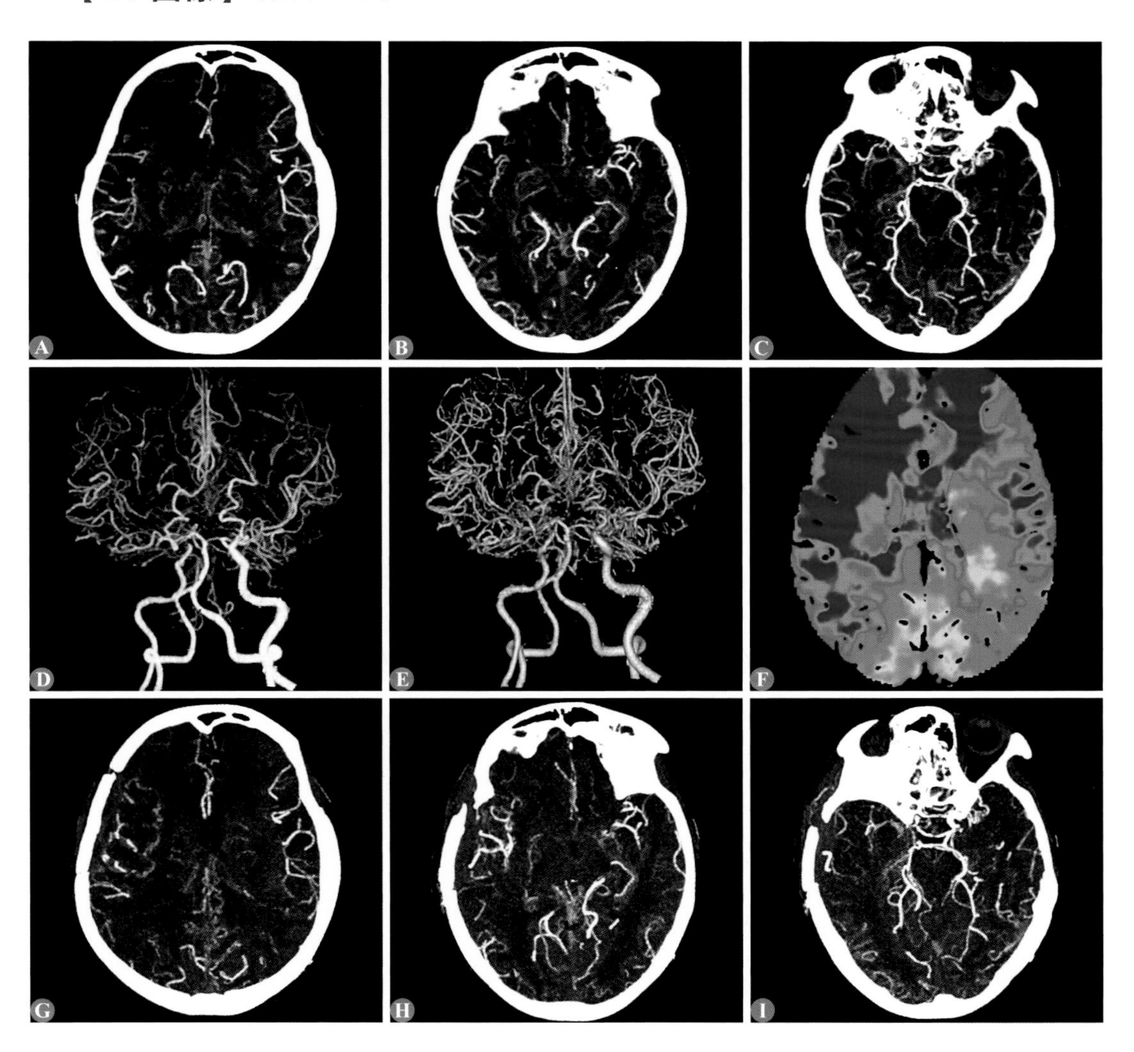

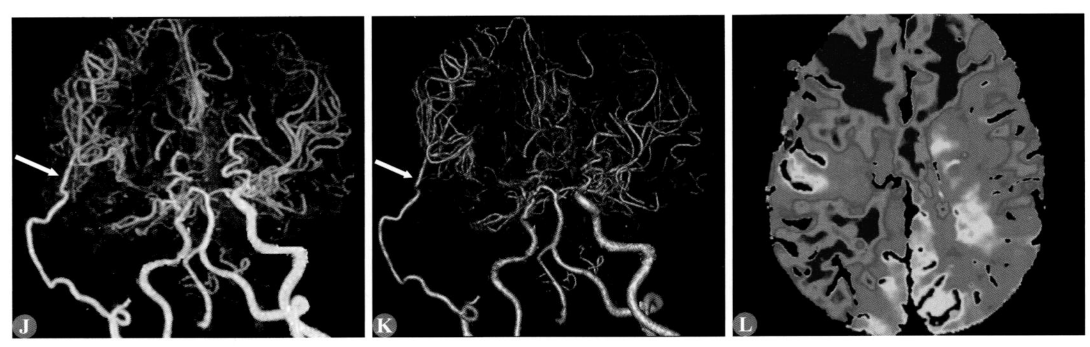

图3-1-5　烟雾病

A～C.术前CTA图像；D.术前MIP图像、E.术前VR图像，双侧颈内动脉末端和双侧大脑中动脉起始处闭塞，颅底多发异常细小血管；F.术前CT灌注Tmax图像，双侧额顶叶Tmax延长，右侧半球为著；G～I.术后CTA图像；J、K.术后MIP图像、VR图像，右侧颞浅动脉搭桥血管（箭头）；L.术后CT灌注Tmax图像，双侧额顶叶Tmax延长较前改善

【诊断依据】

经术前准备及全科讨论，行静脉吸入复合麻醉下搭桥术。触诊颞浅动脉搏动，超声检查再次确认颞浅动脉走行。分段游离颞浅动脉主干及分支；沿脑膜动脉方向剪开硬脑膜，在外侧裂周围可见2～3根直径约1.5 mm的大脑中动脉M_4段，接受搭桥的大脑中动脉M_4段于两端临时阻断，与颞浅动脉进行吻合，吻合完毕后，可见颞浅动脉血液流向大脑中动脉M_4段，未见吻合口瘘；再行血管融合术和脑脊液瘘修补术；术毕生命征平稳，神智清楚，对光反射存在，四肢可活动，拔管后安返病房。

【诊断要点】

烟雾病（moyamoya disease，MMD）是一种较少见的脑血管疾病，又称自发性脑底动脉环闭塞症，以双侧颈内动脉末端和（或）大脑前动脉、大脑中动脉起始部缓慢进展性狭窄以致闭塞，脑底出现代偿性异常血管网为特点。在东亚国家发病率较高，女性多于男性，发病年龄呈双峰型，分为儿童型和成人型，儿童型主要表现为缺血症状，成人型不仅存在缺血症状，还可因烟雾血管破裂而表现为出血症状。

以DSA为主的影像学检查是确诊MMD的主要手段，造影图像上可见双侧颈内动脉末端和（或）大脑前动脉、大脑中动脉起始部狭窄或闭塞，并伴有颅底穿支动脉扩张纡曲形成的异常血管网（烟雾血管）。目前MMD的治疗主要依靠手术，包括直接血运重建术、间接血运重建术和联合（直接+间接）血运重建术。治疗的目的是使用来自颈外动脉系统的血液来增加颅内血流，从而改善脑血流量。药物治疗可用于围手术期或对症治疗，但不能控制或逆转MMD的进展。

【鉴别诊断】

■ **颅内动脉粥样硬化性疾病**　颅内动脉粥样硬化性疾病（intracranial atherosclerotic

disease，ICAD）的发病年龄较大，且单侧发病更为多见。高分辨MRI（HR-MRI）可对狭窄及闭塞处的管壁结构清晰显示，以鉴别引起动脉狭窄的病因，与ICAD相比，MMD的大脑中动脉狭窄段的管腔外径及面积较小，呈向心性狭窄，管壁信号均匀，周围侧支血管增多，而ICAD患者的狭窄段管腔外径及面积更大，呈偏心性狭窄，管壁信号混杂，狭窄处周围侧支血管比MMD少见。

▪ **血管炎相关性烟雾综合征**　MMD是不明原因的特发性疾病，而对于自身免疫性疾病、血管炎等明确造成DSA呈MMD改变的现象称为烟雾综合征（moyamoya syndrome，MMS），HR-MRI可用于观察管壁结构以鉴别MMD和血管炎相关性烟雾综合征（Vasculitis-related moyamoya syndrome，V-MMS）。V-MMS的病变管壁常有强化，其基底节区小血管强化率、脑沟脑膜小血管强化率较MMD高。MMD和V-MMS的HR-MRI管壁表现的差异可作为鉴别两者的依据。

▪ **自身免疫性疾病**　某些自身免疫性疾病（如系统性红斑狼疮、干燥综合征）累及颅脑血管时，也会引起血管狭窄甚至闭塞，产生缺血症状，但自身免疫性疾病常伴有特异的血清学指标的异常，且影像学不会伴有颅底的异常血管网络。

▪ **动脉粥样硬化相关性烟雾综合征**　MMS是血管造影具有类似MMD表现且合并至少一种基础疾病的脑血管病变，因此，基础疾病是该脑血管病变的病因，因动脉粥样硬化造成的MMS称为动脉粥样硬化相关性烟雾综合征（atherosclerotic moyamoya syndrome A-MMS）。可通过HR-MRI进行鉴别，MMD多表现为管壁向心性增厚且增强后无或轻度强化，而管壁偏心性增厚及增强后显著强化在A-MMS中较为常见。

【病案点评】

MMD是一种慢性的脑血管疾病，以双侧颈内动脉末端和（或）大脑前动脉、大脑中动脉近端的进行性狭窄或闭塞为特征，并出现异常血管网，这种颅底部的代偿性侧支血管网络称为“烟雾血管（moyamoya血管）”，由颅底部的穿支动脉扩张纡曲形成。女性发病率较高，分为儿童型和成人型，组织病理表现为内膜增厚，中膜退化变薄，并伴有淋巴细胞浸润。MMD的发病机制尚不明确，可能与遗传、免疫炎症反应和机体内环境因素改变等有关，有研究认为*RNF213*是MMD的易感基因。

影像学检查（DSA、CTA、MRA）是诊断MMD的有效检查方式。DSA作为血管成像的金标准，可直观地观察各支血管的形态，并在注射对比剂的过程中以高时间分辨率提供从动脉期至静脉期的血流动力学信息。MMD在DSA中表现为双侧颈内动脉末端和（或）大脑前动脉、大脑中动脉近端的狭窄或闭塞，并伴有颅底的异常血管网（烟雾血管）。CTA及其各种后处理技术（MIP、VR）能显示术前的血管形态学，并能展现术后的搭桥血管。CT灌注能评价术前、术后的脑血流动力学状态。

手术是MMD目前最主要的治疗方式，可分为直接血运重建术、间接血运重建术和联合血运重建术。直接血运重建术常选择颞浅动脉作为供体动脉，大脑中动脉皮质分支作为受体动脉，最常用方式为颞浅动脉-大脑中动脉吻合术。直接血运重建术的优势在于颅内-外动脉的直接吻合，可立即增加缺血脑组织的血流量，快速改善缺血状态，但术后过度灌注综合征是导致患者神经功能恶化的严重并发症。间接血运重建术主要包括脑-硬脑膜-血管-颞肌血管融通术和脑-颞肌血管融通术等，可避免直接吻合后血流突然增加引起的过度灌注综合征等术后并发症。联合血运重建术主要包括颞浅动脉-大脑中动脉吻合术联合脑-颞肌贴敷术等方式，也已广泛应用于临床。目前，有学者认为，无论是直接/联合术式还是间接术式，对MMD患者的远期效果都是相同的，几种手术方式之间没有本质区别，其效果互为补充，因此，对于每一例患者，都应当强调个体化治疗。

（薛蕴菁　　幸章力）

第二节　颅内肿瘤

一、脑膜瘤

【病例介绍】

患者男性，51岁，以“间断头痛2个月”入院。

■现病史　患者2个月前无明显诱因出现间断头痛，每日3～4次，每次持续性约10分钟，疼痛呈针刺样，能耐受，可自行缓解，无恶心、心慌、胸闷等症状。于当地医院行MRI提示“右前颅窝脑膜瘤可能大”，为进一步诊治入我院。

■查体　双侧瞳孔等大等圆，直径3 mm，对光反射灵敏。腹壁反射正常，肌张力正常，肌力5级，肢体无瘫痪，双侧肱二头肌、肱三头肌肌腱反射正常，双侧膝反射、跟腱反射正常，双侧Babinski征阴性，双侧Hoffmann征阴性，Kernig征阴性。

■实验室检查　无特殊征象。

■影像学检查　颅脑CT平扫+增强（对比剂应用碘美普尔400），具体内容见下。

■入院诊断　右侧蝶骨嵴脑膜瘤。

■主要诊疗计划　拟行右侧蝶骨嵴脑膜瘤切除术。

【CT 技术】

■对比剂注射方案　碘美普尔400剂量40 mL，速率3.0 mL/s；生理盐水剂量20 mL，速率3.0 mL/s。

■CT图像采集参数　采用Revolution CT GSI扫描模式：80/140 kVp瞬时切换，固定管电流300 mA，探测器宽度80 mm，旋转速度0.5 s，扫描层厚和层间距5 mm，螺距0.992：1。

■ **后处理技术**　后期采用50%ASIR-V迭代水平重建图像，重建层厚及层间距为1.25 mm；并传自GE ADW 4.6后处理工作站，采用GSI Viewer中的General功能分析，选择单能量图像分析技术，重建获得40 keV单能水平图像，并进行血管重建，获得脑膜瘤主要血管的图像及能谱曲线图像。

【CT 图像】（图 3-1-6）

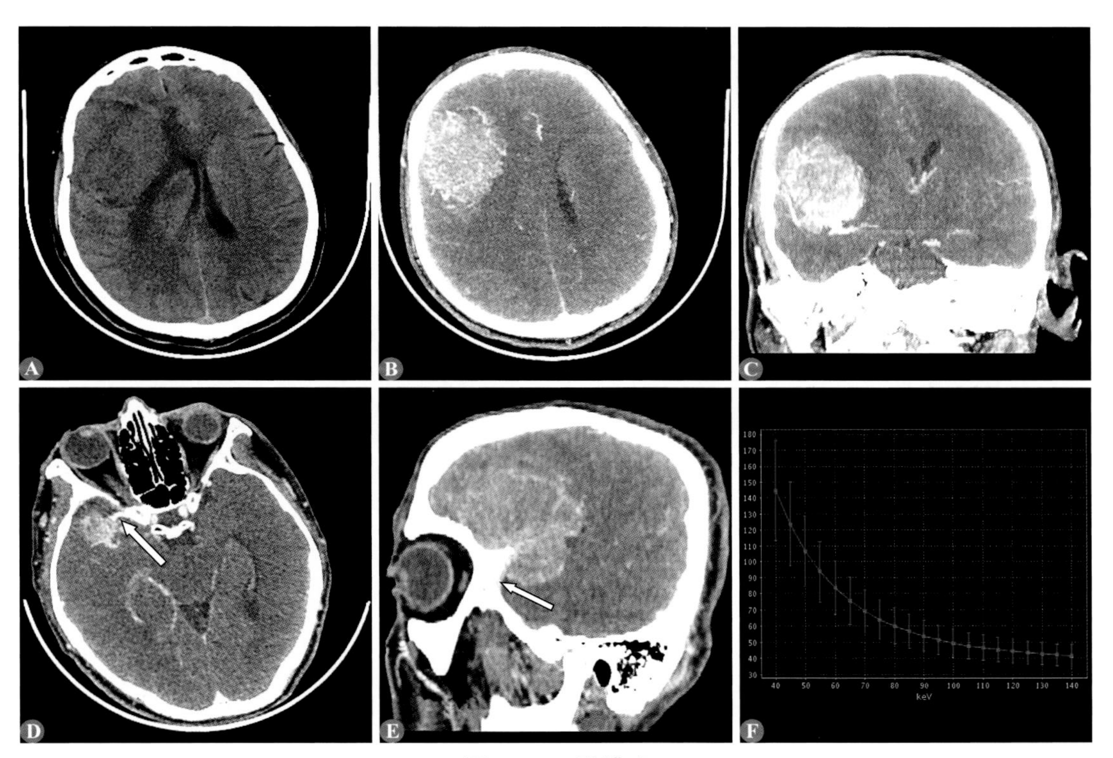

图3-1-6　脑膜瘤

A.CT平扫示右侧额颞叶团块影；B～E.CT增强示右侧额颞叶团块影内可见丰富血管，并见“硬膜尾征”（图D与图E中的箭头）；F.能谱CT（40 keV）病灶能谱曲线，可通过曲线斜率进行WHO分级诊断，本病例测得在40 keV的曲线斜率约为0.7，结合文献考虑为WHO Ⅱ级，与病理结果相符

【病理结果】

■ **手术经过**　经术前讨论及全科讨论，行右侧蝶骨嵴脑膜瘤切除术。以右侧蝶骨嵴为中心半弧形剪开硬脑膜并翻向颅底，显露右额颞叶部分脑组织及右外侧裂血管，牵开右额脑组织，可见肿瘤基底位于右侧蝶骨嵴外侧，呈红色，质软，体积约5 cm×5 cm×6 cm大小，与脑组织边界明显，电凝分离肿瘤基底，肿瘤血供极其丰富，分离完整，周围嗅神经、视神经、大脑中动脉保护良好。

■ **病理结果**　（右侧蝶骨嵴肿瘤）灰黄、灰红组织两块，大小共约6.0 cm×6.0 cm×5.0 cm，卵圆/短梭形细胞肿瘤，考虑脑膜瘤，局部伴透明细胞，WHO Ⅰ～Ⅱ级。免疫组化：CK（－），EMA（＋），GFAP（－），Oligo-2（－），S-100（－），PR（部分+），SSTR2

（+），STAT6（-），CD34（血管+），Ki-67（局灶5%+）。

【诊断要点】

脑膜瘤（meningioma）起源于蛛网膜细胞丛，是典型的脑外肿瘤。多见于中年人，女性多于男性，好发于矢状窦，大脑凸面、蝶骨嵴、嗅沟、桥小脑脚及大脑镰。少数发生于脑室内，多为单发。其形状与发生部位有关，球形脑膜瘤多具有完整包膜；扁平状脑膜瘤多数位于颅底呈片状匍匐生长，基底很宽，常侵入颅骨甚至颅外组织。

【CT 表现】

CT平扫：肿瘤边界清楚、宽基底附着于硬膜表面，与硬膜呈钝角，多数表现为均匀高密度（75%）、少数为等密度（25%），部分病灶内部混有大小不等的低密度囊变坏死区。15%～20%可见瘤内钙化，钙化大小不等，形态各异。出血罕见，部分可见中央坏死。CT增强：多数（90%）表现为明显均匀强化，少数（10%）呈轻度强化或环状强化。①肿瘤周围可见低密度水肿环；②肿瘤位于脑外，造成灰白质移位，形成“白质塌陷征”；③肿瘤可出现弥漫性或局限性骨质增生，也可出现局部骨质破坏或侵蚀；④肿瘤侵犯静脉窦，造成静脉窦阻塞等。

大多数脑膜瘤CT平扫表现为圆形或类圆形，密度稍高或呈高密度，瘤内可见钙化及囊变，瘤周常伴水肿；CT增强多数呈明显强化，并可见“广基硬膜征”和骨质改变。少数因大片组织坏死或脂肪变性导致表现不典型。

【鉴别诊断】

■ **胶质瘤**　幕上（即小脑幕上）脑膜瘤表现不典型时需与胶质瘤鉴别，胶质瘤CT平扫密度较低且常不均匀，增强后其强化程度低于脑膜瘤。

■ **垂体瘤**　当脑膜瘤发生在鞍区时，需与垂体瘤鉴别，后者CT平扫呈等密度或低密度多见，囊变常见，但钙化少见，强化程度低于脑膜瘤。

■ **听神经瘤**　当脑膜瘤发生于桥小脑角区时，需与听神经瘤相鉴别，听神经瘤无钙化，囊变多且密度不均匀，并伴随内听道改变。

【病案点评】

脑膜瘤是最常见的非胶质来源的原发性颅内肿瘤，不同亚型和级别的脑膜瘤，其生物学特性不尽相同，肿瘤预后的好坏取决于肿瘤的级别和手术切除的程度。影像学检查是诊断脑膜瘤的主要方式，传统CT诊断脑膜瘤主要通过影像特征进行定性诊断，但由于某些征象的交叉，有时很难进行准确定性及分级。能谱CT的多参数能谱成像技术，不仅提供形态学信息，同时物质分离原理，通过基物质能够帮助疾病进行定性及定量分析。研究显示能谱CT通过单能量水平下的CT值及能谱曲线，能够进行脑膜瘤病理亚型的区分。研究显示：①在低能量（40～70 keV）水平，WHO Ⅰ级和WHO Ⅱ级CT值有显著差异；②WHO Ⅰ级的能谱衰减曲线斜率均小于WHO Ⅱ级的曲线斜率；③WHO Ⅰ级的不同病理亚型在40 keV低能量水平，能谱CT值有统计学差异。高浓度对比剂能够降低给药速率，降低碘含量及对比剂潜在危害性。碘美普尔与能谱CT联合应用，一方面清晰显示肿瘤血供，另一方面单能量技术及物质分离的应用，能够提高对脑膜瘤的定性及分级诊断水平。

（岳松伟　马　静）

二、胶质瘤

【病例介绍】

患者女性，72岁，以“发作性晕厥伴言语不清40天，饮食差4天”为主诉入院。

■ **现病史**　患者家属诉患者40天前无明显诱因出现突然晕厥，摔倒在地，不省人事约10分钟后苏醒，醒后感头痛伴言语不清，无呕吐，无抽搐，无呼吸困难，无大小便失禁，随后送入当地医院就诊，先后行颅脑CT、MRI检查提示“左侧颞叶占位性病变”，经脱水降颅压，营养神经，维持内环境稳定等治疗，患者语言功能无明显好转，后为求进一步诊疗来我院，门诊以“颅内占位待查？胶质瘤？”收住我科，病程中患者神志淡漠，无癫痫发作，无大小便失禁，无恶心、呕吐。

■ **查体**　神志模糊，无明确的言语对答，但有简单的遵嘱动作，定向力、计算力及记忆力不正常。头颅无畸形，双瞳等大等圆，直径3 mm，对光反射灵敏，眼球各方活动正常，右侧肢体肌力3级，左侧肢体肌力4级、肌张力正常，腱反射及深浅感觉正常，病理征未引出。

■ **实验室检查**　血常规：中性粒细胞百分比81.2%；血生化：尿酸508 mmol/L，总胆固醇5.86 mmol/L；凝血酶原活动度66.2%；大便常规、尿常规、输血四项及术前四项未见明显异常。

■ **影像学检查**　颅脑增强CT（对比剂应用碘美普尔400），具体内容见下。

■ **入院诊断**　左侧颞叶占位待查胶质瘤?

■ **主要诊疗计划**　定向下颅内占位穿刺活检+^{125}Ⅰ内放射治疗术。

【CT 技术】

■ **对比剂注射方案**　经肘静脉注射碘美普尔400，剂量50 mL，速率5 mL/s。

■ **CT图像采集参数**　使用320排动态容积CT（Aquilion ONE）机进行扫描，管电压120 kV，管电流100 mA。然后进行增强扫描，层厚2 mm，FOV 220 mm，扫描完成后传至工作站，进行平面重组处理获得图像。

【CT图像】（图3-1-7）

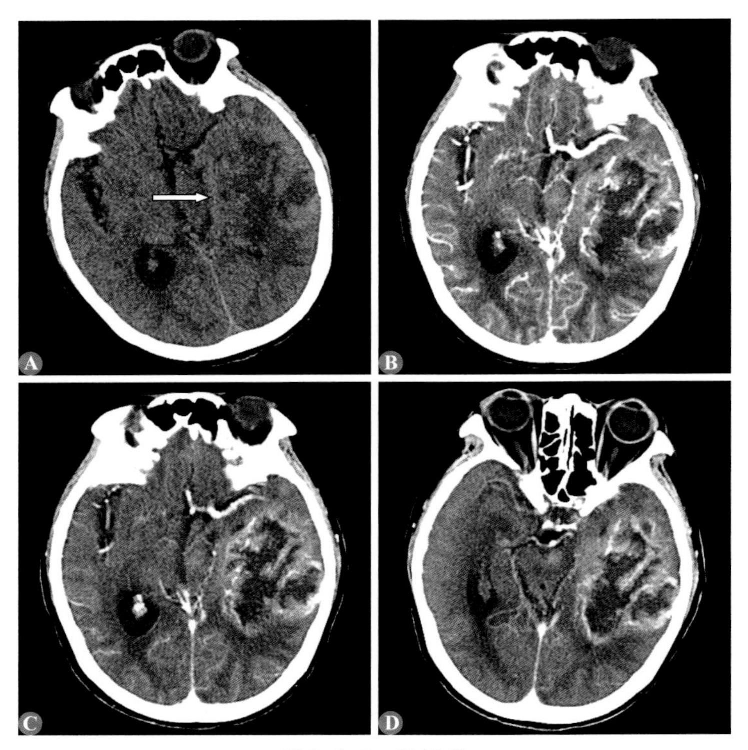

图3-1-7 胶质瘤

A.CT平扫示左侧颞叶不规则混杂低密度影（箭头），周缘见轻度低密度水肿带，占位效应明显，左侧侧脑室受压变窄，左侧外侧裂变窄；B～D.CT增强示显著不均匀花环样强化

【病理结果】

■手术经过 全身麻醉生效后患者取仰卧位，塑形囊固定头位。设计方案行立体定向，规划肿瘤中心处穿刺点，按规划路径标记穿刺点。常规术野消毒，铺无菌单。沿穿刺点切开头皮0.5 cm，电钻钻孔，置引流管进入肿瘤组织，用活检针选择两个点吸出少量脑组织，量约0.5 mL，送检。

■病理结果 星形细胞瘤。

【诊断要点】

肿瘤CT平扫表现为脑内均匀或不均匀低密度病灶，有不同程度的占位效应及瘤周水肿；Ⅰ级、Ⅱ级水肿多不明显；Ⅲ级、Ⅳ级肿瘤绝大多数都有水肿；可见出血或钙化。肿瘤的强化程度与其病理级别呈一定程度正相关，增强扫描示Ⅰ级星形细胞瘤常无强化或轻度强化，若有强化则提示局部恶变可能；部分Ⅱ级和Ⅲ级星形细胞瘤可呈环形强化，并可有强化的瘤结节；Ⅲ级、Ⅳ级星形细胞瘤边缘强化，形态多不规则或呈花环状，若沿胼胝体向对侧生长则呈蝶翼状强化。小脑星形细胞瘤多位于小脑半球，可为囊性或实性，多有水肿，可使第四脑室受压移位、闭塞，脑干受压前移，桥小脑池闭塞，幕上脑室系统扩大，形成梗阻性脑积水。

■ **毛细胞型星形细胞瘤** 毛细胞型星形细胞瘤是儿童及青少年最常见的颅内良性肿瘤，好发于幕下（小脑幕下）小脑蚓部及下丘脑，常有不同程度的囊变，CT平扫呈明显低密度，增强后肿瘤囊壁不强化或轻度强化，壁结节及实性部分常呈明显强化。可归纳为4种类型：①非强化性囊壁及显著强化的壁结节；②强化的囊壁及显著强化的壁结节；③无壁结节的假囊性病变（肿瘤中心大部坏死）；④实性或大部分为实性（常伴有不规则对比增强）病变。

■ **弥漫性星形细胞瘤** 多数弥漫性星形细胞瘤病灶周围无水肿带，一般增强后不强化或稍显强化。

■ **间变性星形细胞瘤** 间变性星形细胞瘤CT平扫表现为低、等或混杂密度影，边界不清，有明显占位效应，增强后多表现为不均匀强化。

■ **胶质母细胞瘤** 胶质母细胞瘤为高度恶性肿瘤，多与邻近脑组织分界不清，可有多脑叶受累，CT平扫多呈高低不等混杂密度影，易出血，常有重度水肿，可越过中线结构侵犯至对侧半球，呈蝶翼状生长，增强扫描后肿瘤的实质部分明显强化，坏死和囊变区不强化。

【鉴别诊断】

根据不同肿瘤的发病年龄、部位及其影像特征，多可做出正确的诊断，为治疗方案的选择提供可靠依据，但由于同一肿瘤内细胞分化程度不同，影像征象互相重叠，分级时仍有困难，需结合发病年龄、部位、肿瘤造成的密度和信号强度改变、占位征象等综合诊断。

■ **血管母细胞瘤** 血管母细胞瘤好发于40岁左右的成年人，影像学表现为典型的大囊小结节，其结节强化更为明显。

■ **髓母细胞瘤** 髓母细胞瘤好发于儿童小脑蚓部，亦可发生于成年人。肿瘤为实性，坏死囊变较少，CT增强示扫描实性部分呈轻到中度强化。成人型髓母细胞瘤多位于小脑半球，亦表现为囊性伴实性结节，CT增强示实性结节轻中度强化。

■ **生殖细胞瘤** 生殖细胞瘤为恶性肿瘤，高峰发病年龄为10～20岁，多有明显的临床表现，常同时伴有松果体区生殖细胞瘤，易沿室管膜和脑脊液转移。

【病案点评】

星形细胞瘤（astrocytic tumors）是中枢神经系统最为常见的原发性肿瘤，约占75%。肿瘤可发生在中枢神经系统的任何部位，成年人多见于幕上，额叶、颞叶多见，儿童多见于幕下。不同部位的肿瘤可产生不同的临床症状和体征，主要包括：癫痫、偏瘫、头痛、呕吐、视乳头水肿、视力视野改变、复视等。

脑星形细胞瘤是中枢神经系统常见肿瘤，属神经上皮源性肿瘤，向周围组织浸润性生长，与正常组织之间无包膜形成是其主要的生物特性。肿瘤好发于额叶，其次为颞叶、顶叶、小脑和脑干，主要位于白质内，向内可破坏深部结构，向外可侵及皮层，恶性程度较高的星形细胞瘤可经胼胝体越过中线侵犯对侧大脑半球。

依据2016年WHO中枢神经系统肿瘤分类，星形细胞瘤可分为Ⅰ～Ⅳ级：Ⅰ级为毛细胞型星形细胞瘤（pilocytic astrocytoma，PA）；Ⅱ级为弥漫性星形细胞瘤（diffuse astrocytoma，DA），取消了2007版分类中的纤维性和原浆型星形细胞瘤亚型，仅保留了肥胖细胞亚型；III级为间变性星形细胞瘤（anaplastic astrocytoma，AA）；Ⅳ级为胶质母细胞瘤（glioblastoma multiform，GBM）。其中，Ⅰ级分化良好，Ⅱ级为良恶交界，Ⅲ～Ⅳ级为恶性。分化良好的星形细胞瘤多位于大脑半球白质，肿瘤含神经胶质纤维多，可有囊变，肿瘤血管发育成熟，血-脑屏障完整；分化不良的肿瘤呈弥漫浸润生长，形态不规整，边界不清，易发生大片坏死和出血，血-脑屏障不完整，肿瘤可沿白质纤维或胼胝体纤维向邻近脑叶或对侧半球进展。

（马　静）

三、淋巴瘤

【病例介绍】

患者女性，64岁，因“乏力、间断头痛、嗜睡12天”入院。

■现病史　患者12天前出现乏力、间断头痛、嗜睡，遂至信阳市某医院就诊，查颅脑MRI示“左侧基底节区、左侧脑室、双侧大脑脚、脑桥及左侧桥小脑结合臂异常病变”。未治疗，未缓解，后出现昏睡，遂至鹤壁市某医院，给予“甘油果糖”“胞磷胆碱”等对症治疗后上述症状未见缓解。今为求进一步诊治，就诊于我院，门诊拟“脑部占位？”收治入院。患者发病以来，无发热、咳嗽、咳痰，无腹痛等，精神、睡眠、饮食欠佳，大小便正常，体重无明显减轻。

■查体　神智清楚，精神欠佳，全身浅表淋巴结未触及肿大。胸骨无压痛。双肺呼吸音清，未闻及明显干湿啰性音，心率85次/分，未闻及杂音。腹平软，无压痛及反跳痛，肝脾肋下未触及，双下肢无浮肿。

■实验室检查　免疫组化：第一次报告：AE1/AE3（－），TTF-1（－），EMA（－），CD56（－），Syn（－），CD3（－），CD20（＋），GFAP（－），Oligo-2（－），S-100（－），Ki-67（90%+）。第二次报告：CD79a（＋），CD10（＋），Bcl-2（40%+），Bcl-6（＋），MUM-1（＋），C-myc（40%）；原位杂交EBER（－）。

■影像学检查　颅脑CT平扫+增强（对比剂应用碘美普尔400），具体内容见下。

■ **入院诊断**　左侧基底节区占位待查。

■ **主要诊疗计划**　入院后完善血、尿、便常规、生化全套、免疫组化等检查，等待结果回报。

【CT 技术】

■ **对比剂注射方案**　采用高压注射器经右上肢静脉注射碘美普尔400，剂量按碘含量250 mg/kg，速率3 mL/s，碘对比剂注射后，随即以相同速率注射生理盐水25 mL。

■ **CT图像采集参数**

颅脑CT平扫：采用轴位扫描，管电压120 kV，管电流250 mA，层厚4.8 mm，曝光时间1 s。

颅脑CT增强扫描：采用轴位扫描，管电压120 kV，管电流250 mA，层厚4.8 mm；曝光时间1 s。采用经验法进行动脉期扫描，注药25 s后开始扫描，动脉期扫描完成后25 s后进行静脉期采集，静脉期扫描参数同动脉期。

■ **后处理技术**　无。

【CT 图像】（图 3-1-8）

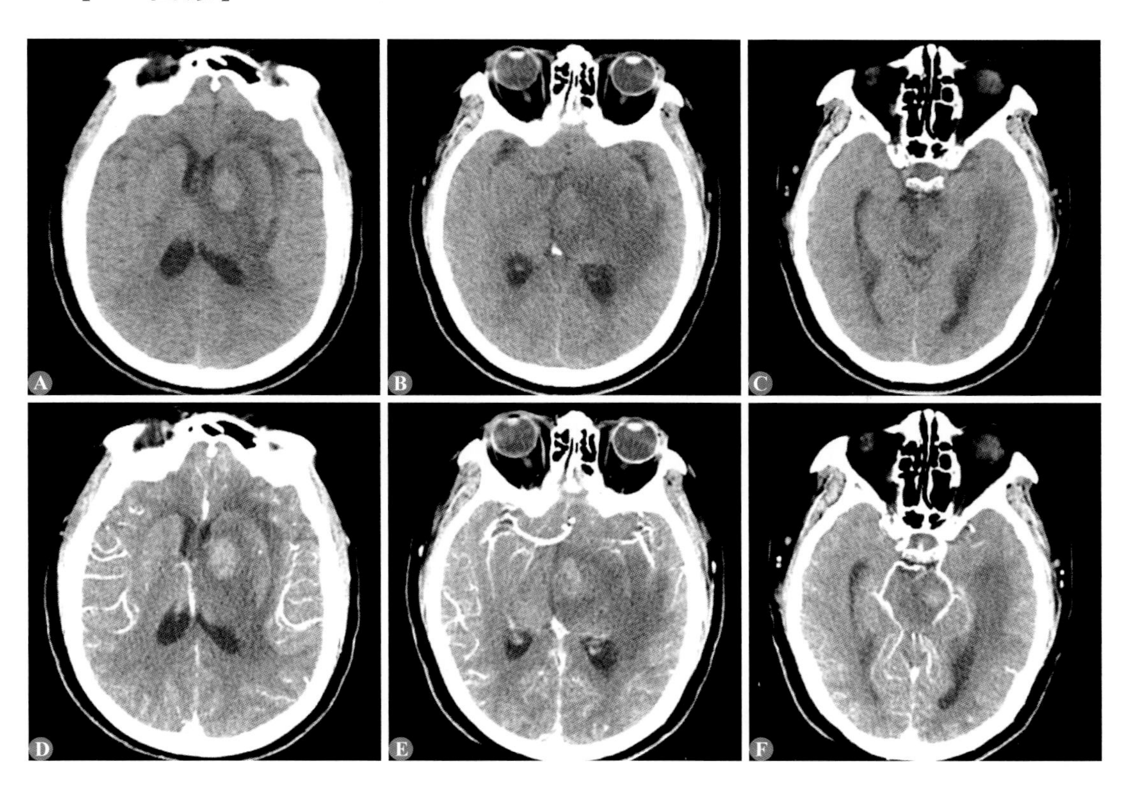

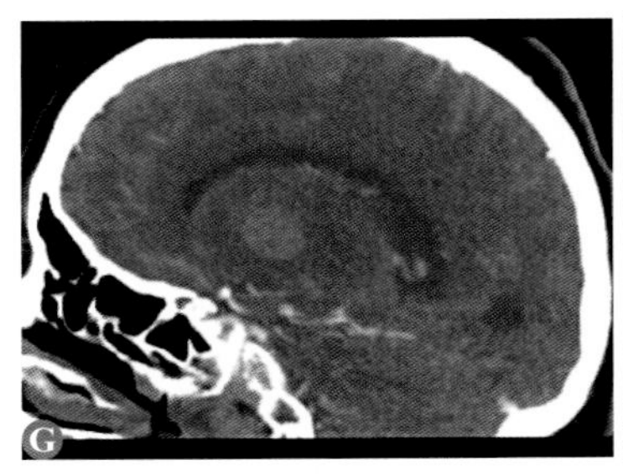

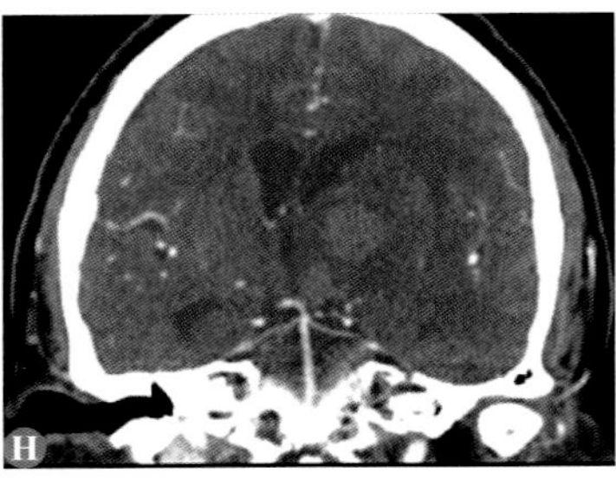

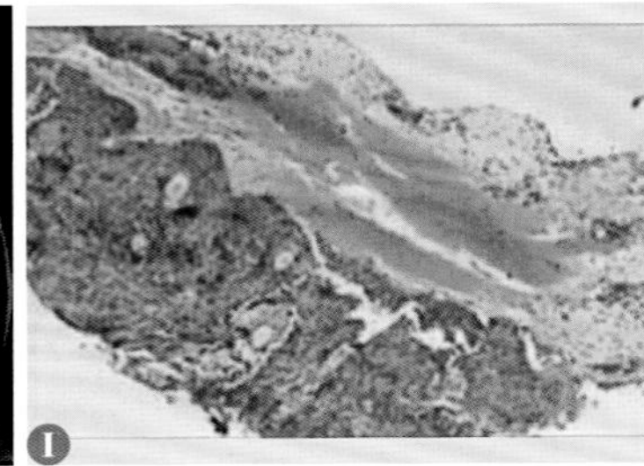

图3-1-8 脑淋巴瘤

A～C.CT平扫示颅内多发占位，大者位于左侧基底节区，病灶边界尚清，呈等-稍高密度，周围见片状低密度水肿带，左侧侧脑室受压，中线结构向右移位；D～F.CT增强示病灶不均匀强化，周围水肿无强化；G.矢状位增强图像；H.冠状位增强图像；I.病理组织图

【病理结果】

■**病理结果** （颅内肿物）穿刺活检，病理示非霍奇金B细胞淋巴瘤，高级别病变。免疫组化及原位杂交结果见实验室检查。

■**诊断** 弥漫性大B细胞淋巴瘤。

【诊断要点】

中枢神经系统淋巴瘤（central nervous system lymphoma，CNSL）为颅内少见恶性肿瘤，分为原发性中枢神经系统淋巴瘤（primary central nervous system lymphoma，PCNSL）和继发性中枢神经系统淋巴瘤（secondary central nervous system lymphoma，SCNSL）。PCNSL多为非霍奇金淋巴瘤，并以弥漫性大B细胞淋巴瘤多见，T细胞淋巴瘤少见，多见于幕上深部脑组织内，肿瘤呈弥漫性浸润或沿血管间隙袖套状浸润，瘤体无包膜。CT平扫多为表现等至稍高密度，密度较均匀，坏死、囊变、钙化少见，灶周可伴有水肿，占位效应明显，常伴有脑室系统受压及中线结构移位，增强扫描多表现为明显的均匀强化。SCNSL指难治性淋巴瘤中枢神经系统侵犯或淋巴瘤中枢神经系统复发，发病原因多与淋巴瘤的亚型、淋巴瘤原发部位、疾病分期、自身免疫状态等因素有关，其预后较PCNSL更差，同PCNSL一样，CT平扫也多表现为等至稍高密度，密度较均匀，可发生于深部脑组织，也可发生于脑部浅表，增强扫描多为明显强化。

【鉴别诊断】

■**胶质瘤** 胶质瘤为颅脑常见肿瘤，常伴有坏死、出血、钙化；淋巴瘤坏死、出血、钙化少见。胶质瘤增强多不均匀，呈“花斑样”强化，淋巴瘤强化多均匀。

■**脑膜瘤** 脑膜瘤为脑外肿瘤，起源于硬脑膜，多位于脑表面临近脑膜部位，边界清楚，常伴钙化，CT增强可见“硬膜尾征”，淋巴瘤多位于深部髓质，无“硬膜尾征”。

【病案点评】

脑淋巴瘤是中枢神经系统的少见肿瘤，分为PCNSL和SCNSL。尽管脑淋巴瘤发病率较低，但疾病进展较快，死亡率高，临床表现包括神经功能受损，如头痛、头晕，精神状态改变，癫痫等。

PCNSL以弥漫性大B细胞淋巴瘤为主，主要累及脑白质，其发病机制与肿瘤细胞上表达的一些特异性黏附分子有关，绝大多数PCNSL为B细胞性淋巴瘤，可表达B细胞免疫表型如CD19、CD20等；多为幕上肿瘤，CT呈等-稍高密度，T_1WI呈等-高信号，T_2呈等-低信号，DWI弥散受限；SCNSL指难治性淋巴瘤中枢内侵犯或淋巴瘤单独中枢内复发，乳酸脱氢酶（LDH）、预后指数（IPI）高危等是SCNSL复发的危险因素。与PCNSL不同的是，SCNSL不仅发生于深部脑组织，也可发生于颅脑浅表处，CT表现与PCNSL大致相同，平扫呈稍高密度，增强也表现为明显均匀强化。总之，目前针对CNSL的诊断方法主要有脑脊液检查及影像学（CT、MRI）检查等，但其最终诊断仍需依靠病理。目前PCNSL和SCNSL的治疗主要是化疗，根据患者的淋巴瘤分期、近期健康状态等综合判断，给予不同的化疗方案。

（岳松伟　　薛蕴菁　　王会霞　　幸章力）

四、垂体瘤

【病例介绍】

患者女性，51岁，以“视野缺损1年余”为主诉入院。

■**现病史**　患者1年前无明显诱因出现视野缺损伴视物模糊，偶伴头晕、头痛，无恶心、呕吐，无视物旋转，无多饮、多尿，就诊于当地医院，行头颅MRI示：“鞍内及鞍上肿块，考虑垂体腺瘤合并出血”。

■**查体**　颈软、无抵抗，双侧瞳孔等大等圆，对光反射灵敏，直径约3 mm，四肢肌力V级，肌张力正常，双侧Babinski征阴性。双眼视野缺损。右眼视力0.2，左眼视力0.05。

■**实验室检查**　糖化血红蛋白定量7.40%（+），三碘甲状腺原氨酸（T_3）1.28 nmol/L（-），钙2.92 mmol/L（+），磷0.76 mmol/L（-）。

■**影像学检查**　颅脑CT平扫+增强（对比剂应用碘美普尔400），具体内容见下。

■**入院诊断**　鞍区占位。

■**主要诊疗计划**　全身麻醉下行经鼻蝶鞍区占位切除术。

【CT 技术】

■**对比剂注射方案**　碘美普尔400剂量40 mL，速率3.0 mL/s；生理盐水剂量20 mL，速率3.0 mL/s。

■ **CT图像采集参数** 采用Revolution CT GSI扫描模式：80/140 kVp瞬时切换，固定管电流300 mA，探测器宽度80 mm，旋转速度0.5 s，扫描层厚和层间距5 mm，螺距0.992：1。

■ **后处理技术** 后期采用50%ASIR-V迭代水平重建图像，重建层厚及层间距为1.25 mm；并传自GE ADW 4.6后处理工作站，采用GSI Viewer中的General功能分析，选择单能量图像分析技术，重建获得100 keV、70 keV、40 keV单能水平图像，观察得出最佳单能量图像。

【CT图像】（图3-1-9）

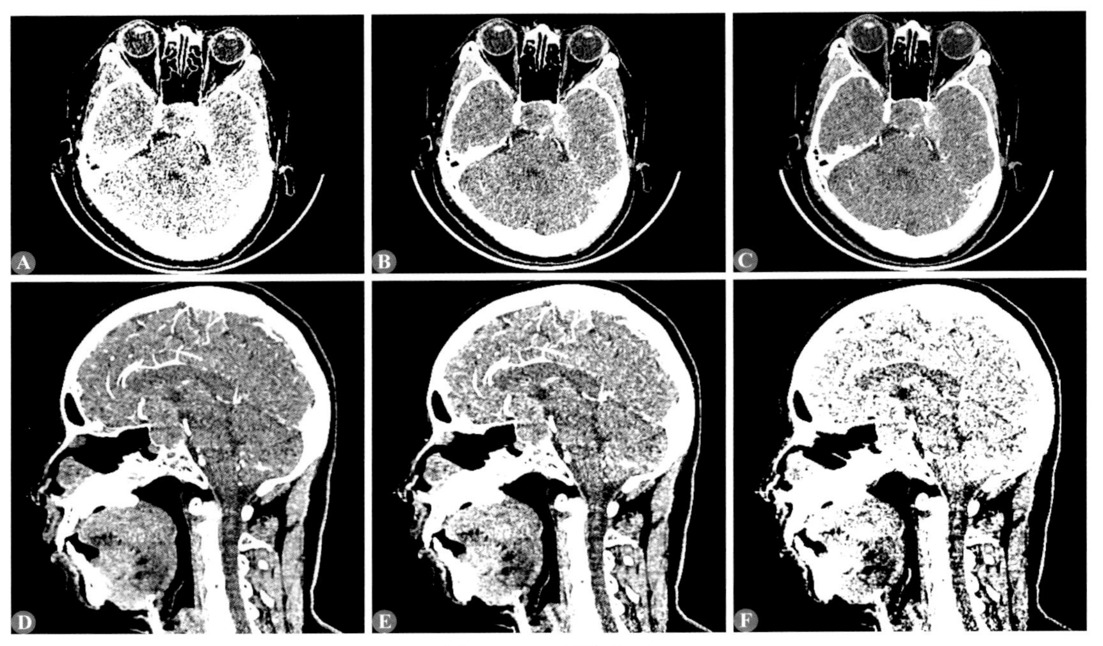

图3-1-9 垂体腺瘤

A～C.能谱CT横断位图像，分别为40 keV、70 keV、100 keV；D～F.能谱CT矢状位图像，分别为40 keV、70 keV、100 keV。鞍窝较大肿块影，肿瘤较大向上突出鞍窝生长。在一定范围内，通过提高图像keV水平，可部分消除骨质硬化伪影的干扰，对病灶和正常组织的显示更加清楚，可明显提高图像质量，但过高keV水平图像间对比度降低。因此，本组图像中以70 keV能量水平下显示最佳

【病理结果】

■ **手术经过** 经术前准备及全科讨论，行气管内插管全身麻醉成功后经鼻蝶鞍区占位切除术。术中可见灰红色肿瘤组织，血供丰富，质地较韧，内有条索状纤维组织，以刮圈和吸引器相互配合，严格按照斜坡方向、两侧及上方之顺序切除肿瘤。可见垂体位于后上方，切至肿瘤上方时可见其与鞍膈蛛网膜粘连紧密，予以钝性分离，术中蛛网膜破裂，两侧切除直至海绵窦壁。术中肿瘤大部切除，因左侧颈内动脉外侧壁重要神经及

颈内动脉分支较多，为避免术后引起严重并发症，故此处肿瘤予以少许残留。

■ **病理结果** 垂体腺瘤；免疫组化：CK（+），Syn（+），P53（30%+），ACTH（-），FSH（-），GH（-），PRL（-），LH（-），Collag-4（部分+），Ki-67（3%+）。

【诊断要点】

垂体腺瘤（pituitary adenoma）是鞍区最常见的一种生长速度缓慢的肿瘤，根据大小、形态学及免疫学特点分为垂体微腺瘤和垂体大腺瘤。

垂体微腺瘤：指直径≤10 mm，主要生长在鞍内的的垂体腺瘤。在CT平扫图像上，垂体腺瘤主要表现为等密度或低密度灶，可见垂体高度增加，垂体上缘凸出，垂体柄偏移等。增强扫描后，大多数正常垂体组织先于肿瘤组织增强，所以肿瘤表现为轻到中度强化，跟正常强化的垂体相比呈现出相对低密度；极少数肿瘤组织早于正常垂体组织增强而呈高密度影。

垂体大腺瘤：为直径＞10 mm的垂体腺瘤。大多数呈圆形，少部分呈叶或不规则形，边界较清晰。冠状位扫描显示肿瘤呈“哑铃状”，这是因肿瘤位于鞍上，中部受到鞍膈束缚所致。CT平扫瘤体大多数为等密度，也可为稍高密度、低密度，部分可发生囊变，钙化少见，形状不一。肿瘤向上压迫室间孔，向外侵犯海绵窦并可延伸至颅中窝，向后可压迫脑干，向下可进入蝶窦。增强扫描后，肿瘤的强化速度慢于正常的垂体组织并且强化的持续时间长，瘤体呈明显强化，大多数呈均匀强化，部分呈不均匀强化，液化坏死区不发生强化，极少数呈环形强化。

【鉴别诊断】

垂体微腺瘤多数症状典型，结合实验室检查和临床症状不难做出正确诊断。

垂体大腺瘤需与颅咽管瘤、脑膜瘤、生殖细胞瘤、动脉瘤鉴别。

■ **颅咽管瘤** 颅咽管瘤CT平扫示鞍区囊性或部分囊性病变，多数肿瘤的实体部分与囊壁可见钙化，钙化形态不一。增强扫描肿瘤实性部分表现为均匀或不均匀强化，囊壁为环状强化。

■ **脑膜瘤** 脑膜瘤肿瘤以宽基底与颅骨或硬脑膜相连。CT平扫表现为稍高密度肿块，多数密度均匀。增强扫描，肿瘤呈均匀一致的显著强化，边界清晰，具有典型颅内脑外肿瘤的特征。

■ **生殖细胞瘤** 生殖细胞瘤多数生长在松果体区，好发于儿童和青少年。CT平扫表现为稍高密度肿块，边缘清楚，形态不规则，密度均匀或不均匀。增强扫描表现为均一强化。如果脑室壁出现带状或结节状强化影，则提示存在室管膜侵犯。

【病案点评】

鞍窝位于颅中窝的中央部，行常规CT扫描时，普通扫描射线在穿透颞骨岩部和部分枕骨及蝶骨鞍背时较低能量的光子被大量吸收，使透射后的剩余光子的平均能量升高，即线束变硬，由于衰减系数极大的依赖于射线能量，因此，当“硬化的”线束在继续穿经鞍区内垂体等结构时，衰减系数下降，在影像上则形成低密度带影，从而形成硬化伪影，对鞍区病变的影像诊断带来干扰。

双能CT即采用高、低两种管电压同时成像，通过对两组高度匹配的能力信息在投影空间的解析，可以产生从40～140 keV间的一系列单能量图像，这样可以去除线束硬化引起的CT值“漂移”，根据不同需求，可选择不同单能量水平图像用于影像诊断。在头颅CT扫描中，在一定范围内，通过采用较高keV水平单能量图像，能够更加适合软组织的观察，并且能够有效去除常规扫描中的硬化伪影，使得垂体病变及周边侵犯表现免受伪影的干扰；此外，较高水平单能量图像能够降低图像噪声，提高图像质量，增加对疾病诊断的可靠性。

垂体增强扫描时的血管成像是判断其机能改变的诊断依据。垂体的前后叶由垂体上、下动脉供血，血管强化程度与血管内的碘浓度相关，碘浓度和对比剂对增强图像质量有着较大的影响。应用较高浓度对比剂（碘美普尔400）能够减少增强成像中对比剂的用量，减少对比剂不良反应的发生。

（岳松伟）

五、转移瘤

【病例介绍】

患者男性，52岁，因“肢体乏力、言语含糊4天”入院。

■ **现病史**　患者4天前无明显诱因出现右侧肢体无力，表现为右下肢无力，行走拖步，右上肢持筷不稳，无头晕、头痛，伴言语含糊、语速较慢，伴记忆力下降，无神智不清，无肢体抽搐等，就诊于我院急诊，行颅脑及肺部CT平扫示“①双侧颅脑多发占位，转移瘤？梗死灶？请结合临床病史；②双肺少许慢性炎症；③扫及层面可疑胃窦部肿瘤性病变，建议进一步检查”。今为进一步诊治，门诊拟“肢体无力，转移瘤？急性脑血管病？”收治入院。患者发病以来，精神一般，睡眠、食欲差，大小便正常，近1个月来体重下降8 kg。

■ **查体**　神智清楚，对答切题，查体配合；双侧瞳孔等大等圆，对光反射灵敏；双侧额纹对称，右侧鼻唇沟浅，左侧鼻唇沟正常；双侧咽反射正常，伸舌右偏；右侧肢体肌力4级，左侧肢体肌力5级，四肢肌张力正常，右侧肢体膝腱反射稍活跃，左侧肢体膝腱反射正常；指鼻试验、闭目难立征、跟-膝-胫试验均阴性；双侧Babinski征、Brudzinski征、Kernig征阴性；右侧Chaddock征阳性，左侧Chaddock征阴性；院内

NIHSS评分：4分。

■ **实验室检查**　癌抗原125（CA125）36.97 U/mL；细胞角蛋白19片段（CYFRA21-1）10.09 ng/mL；癌胚抗原（CEA）：29.74 ng/mL；神经元特异性烯醇化酶56.7 ng/mL；乳酸脱氢酶393 U/L。

■ **影像学检查**　头颅平扫+增强CT（对比剂应用碘美普尔400），具体内容见下。

■ **入院诊断**　①脑转移癌？②缺血性脑血管病？③胃癌？

■ **主要诊疗计划**　入院后完善相关检查，治疗上暂予甘露醇、呋塞米脱水降颅内压，低分子肝素抗凝治疗，必要时请肿瘤内科、消化内科协助会诊。

【CT 技术】

■ **对比剂注射方案**　颅脑CT增强扫描：采用高压注射器经右上肢静脉注射碘美普尔400，总剂量按碘含量250 mg/kg，速率3 mL/s，碘对比剂注射后，随即以相同速率注射生理盐水25 mL。

■ **CT图像采集参数**　①颅脑CT平扫：采用轴位扫描，管电压120 kV，管电流250 mA，层厚4.8 mm，曝光时间1 s；②颅脑CT增强扫描：采用轴位扫描，管电压120 kV，管电流250 mA，层厚4.8 mm，曝光时间1 s，采用经验法进行动脉期扫描，注射药物25 s后开始扫描，动脉期扫描完成后25 s后进行静脉期采集，静脉期扫描参数同动脉期。

■ **后处理技术**　无。

【CT 图像】（图 3-1-10）

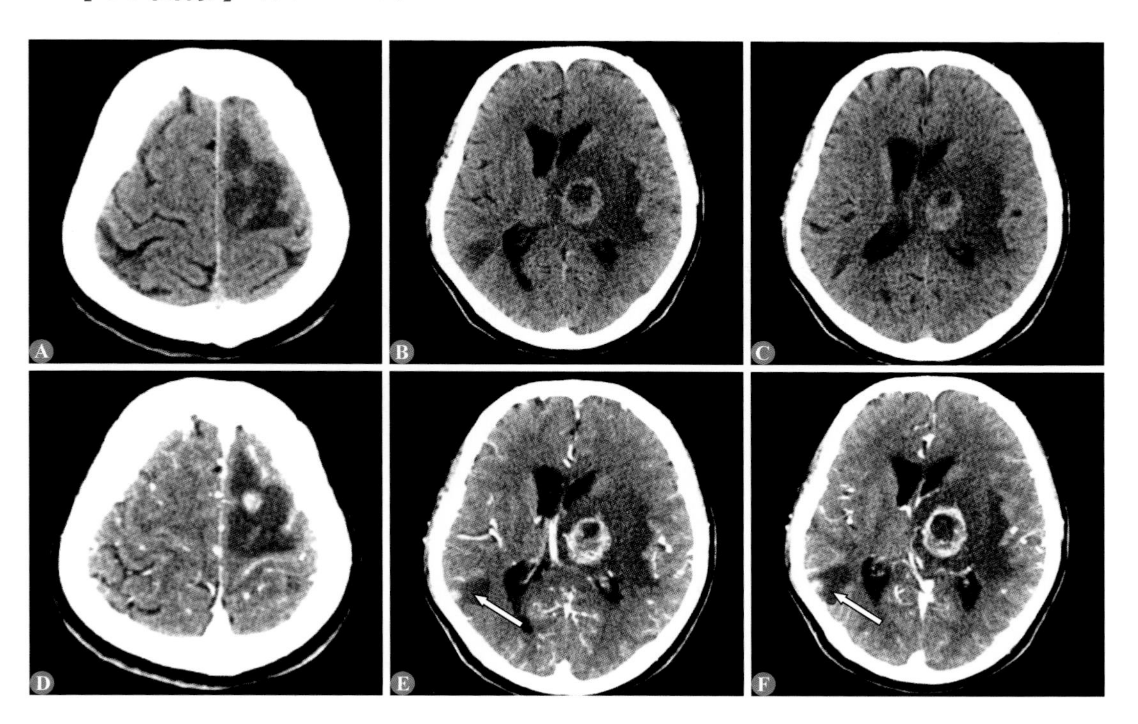

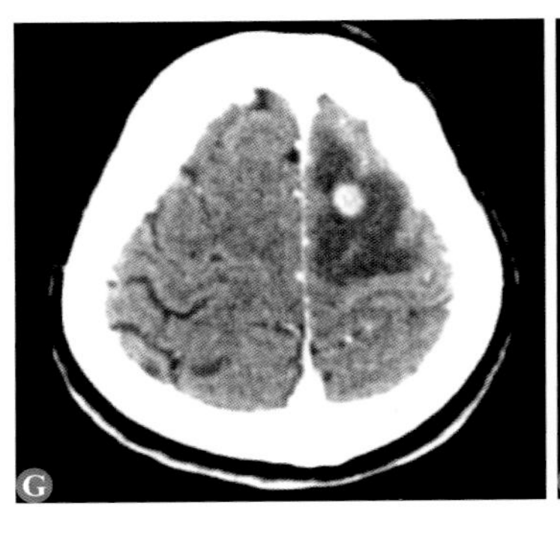
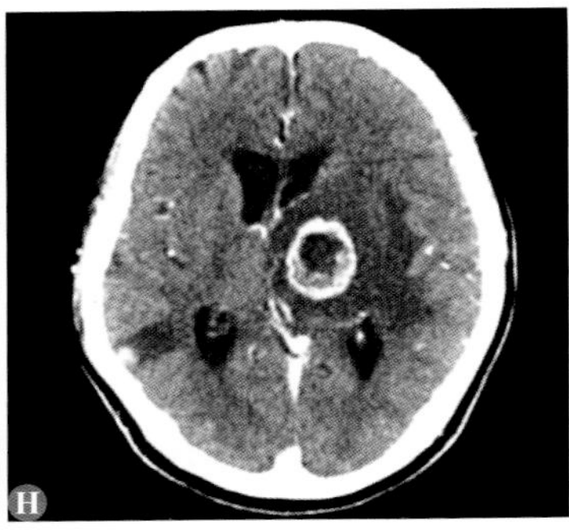
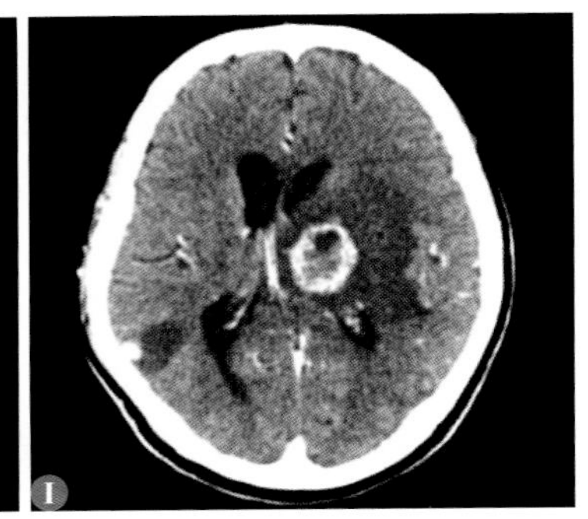

图3-1-10　脑转移瘤

A～C.CT平扫图像；D～I.CT增强图像。A.左侧顶叶见小结节灶，密度均匀，边界清楚，周围见片状水肿；B～C.左侧基底节区见肿块影，边界清楚，密度不均，内见低密度坏死区，周围见大片状水肿带，并压迫左侧侧脑室，中线结构向右移位，此外，右侧颞叶见小片状水肿带；D～F.动脉期见多发异常强化灶，左侧基底节区病灶实性部分不均匀强化，坏死部分无强化，左侧顶叶结节灶和右侧颞叶结节灶（箭头）均匀强化，病灶周围水肿均无强化；G～I.静脉期示所有病灶均呈持续性强化，病灶内坏死部分及病灶周围水肿带仍无强化

【诊断依据】

患者1个月内体重下降明显，结合患者腹部超声、腹部CT及生化检查，综合考虑为胃癌伴肝内转移、颅脑转移。

因患者服用华法林，不能行胃镜检查，告知患者及家属相关病情及预后，其表示理解，未做进一步检查及治疗。

【诊断要点】

脑转移瘤（metastatic tumor of brain）约占颅内肿瘤的10%，可发病于任何年龄，以40～60岁多见，男性发病率更高。肿瘤发生脑转移的概率由多到少依次为肺癌、乳腺癌、胃癌及结肠癌等，转移部位以双侧幕上大脑半球多见，约80%为多发，瘤体多位于皮髓质交界区，边界多清楚，肿瘤中心常伴有坏死、囊变、出血等，瘤周水肿明显，肿瘤血供多数较丰富。转移途径以血行转移多见，少数可直接侵犯或经脑脊液循环种植转移。转移瘤患者的临床表现主要有头痛、恶心、呕吐、共济失调等，有时表现极似脑卒中，需与脑卒中进行仔细鉴别。

CT检查是观察脑转移瘤的常见影像学方式，平扫示肿瘤密度不等，高、低、等或混杂密度均可，病灶多为多发，肿瘤小者多为实性结节灶，较大者则中央多有囊变坏死，瘤周常伴水肿，具有占位效应，常表现为很小的肿瘤却有广泛水肿区域，称为“小病灶、大水肿”，此为脑转移瘤的特征。增强扫描绝大多数瘤灶会发生明显强化，坏死、出血区无强化。当转移至脑膜时，增强扫描可见脑膜、室管膜或小脑幕强化。

【鉴别诊断】

■ **颅内结核球**　约20%的脑结核球呈多发，常缺乏特异性表现，分析两者的病灶形态及强化方式有助于鉴别，脑实质结核的灰白质界面模糊，CT增强扫描可见壁均匀、光整，实性强化部分多呈均匀强化，而脑转移瘤的环壁厚薄不均、内壁凹凸不平、毛糙，实性部分强化欠均匀，可呈斑片状强化，这可能与脑转移瘤易早期发生微小坏死有关，此外，脑结核占位周围的水肿较轻，而脑转移瘤的典型表现为水肿带较大。

■ **星形细胞瘤**　单发转移瘤较少见，需与星形细胞瘤进行鉴别。星形细胞瘤多位于深部髓质，病灶相对较大但灶周水肿相对较轻，磁共振波谱成像（magnetic resonance spectroscopy，MRS）有助于两者鉴别，星形细胞瘤表现为NAA峰减低，Cho峰增高，并可出现Lac峰、Lip峰，Cho峰越高、NAA峰越低，提示肿瘤的恶性程度越高；而转移瘤属于脑外肿瘤，MRS表现为无NAA峰，或NAA峰极低，是其较为特异的表现。

■ **颅内出血**　出血性脑转移瘤需与颅内出血鉴别。高血压性脑出血多有高血压病史，出血灶多位于基底节区，且出血量较大；出血性转移瘤多无明显诱因急性起病，常位于灰白质交界区，出血量较小。

【病案点评】

脑转移瘤为继发性恶性肿瘤，肺癌、乳腺癌、胃癌、结肠癌发生脑转移的概率较高。对于有癌症病史的高龄患者、影像学可见多发病灶并伴瘤周水肿时，一般可诊断为脑转移瘤。临床表现主要为邻近脑组织受侵及与压迫所致的神经功能缺损，同时伴有原发灶及全身恶病质表现。脑转移瘤多发生于大脑中动脉供血区的皮质及皮质下区，常为多发，瘤体较大时常发生坏死、囊变及出血，灶周水肿明显。可分为结节型脑转移瘤、弥漫型脑转移瘤和混合型脑转移瘤。脑转移瘤具有原发肿瘤的生物学特性，在超微结构上具有原发肿瘤的特点，所以不同类型的肿瘤在脑内形成的转移灶，其影像学表现也存在一定的差别，增强扫描对脑转移瘤的来源有一定提示作用，来自肺癌常为环形强化，来自乳腺癌多为结节样强化，黑色素瘤和绒毛膜上皮癌所致的脑转移瘤常伴有出血。

MRI也是观察脑转移癌的主要影像学方法，肿瘤在T_1WI为低信号，T_2WI为高信号，信号变化不一，增强扫描有明显强化，肿瘤T_2WI表现为低信号或等信号者，多来源于胃肠道、骨骼肌肉、黑色素瘤等。

本例患者的最终诊断为胃癌伴脑转移，胃癌最常见的转移途径为肝转移，腹部CT检查可见肝内也有转移灶，说明患者已丧失手术切除胃癌原发病灶的机会，预后较差。

（薛蕴菁　　幸章力）

第二章 头颈部

第一节　眼及眼眶内病变

一、脉络膜黑色素瘤

【病例介绍】

患者女性，57岁，因“左眼视物模糊5月余”入院。

■**现病史**　患者5个月前无明显诱因自觉左眼视物模糊，无眼红眼痛，无畏光流泪，近期患者视物模糊不改善，于我院门诊行超声检查：“左眼球内占位，左眼视网膜脱落，双眼玻璃体混浊”，诊断为“左眼脉络膜黑色素瘤”，门诊拟以“左眼脉络膜黑色素瘤”收治入院，拟手术治疗。患者自发病以来，精神可，食欲可，睡眠可，大小便正常。

■**专科检查**　Vod：1.0，矫正1.0；Vos：0.1，矫正0.1。双眼NCT：右17 mmHg，左19 mmHg。右眼结膜无充血，角膜透明，前房深浅可，虹膜纹理清，瞳孔圆，对光反射可，晶体浑浊，玻璃体少量絮状混浊，视网膜平伏，黄斑区未见中心凹反光，视乳头边界清，C/D 0.3。左眼结膜无充血，角膜透明，前房深浅可，虹膜纹理清，瞳孔圆，对光反射可，晶体浑浊，玻璃体少量絮状混浊，颞侧见两处半球形巨大占位，黄斑区未见中心凹反光，视乳头边界清，C/D 0.3。

■**影像学检查**　眼部超声：左眼球内占位，左眼视网膜脱落，双眼玻璃体混浊。腹部超声：肝胆胰脾肾未见异常。眼眶CT：左侧眼球内占位性病变。胸部CT：左肺下叶微小结节。

■**入院诊断**　左眼脉络膜黑色素瘤。

■**主要诊疗计划**　行左眼眼球摘除术。

【CT 技术】

■**对比剂注射方案**　碘美普尔400剂量50 mL，速率3.0～3.5 mL/s。

■**CT图像采集参数**　CT设备采用GE Discovery CT 750 HD螺旋CT。扫描条件：管电压120 kV，管电流240 mA，平扫横断面扫描层厚5 mm，扫描野（FOV）23.5 cm。注射对比剂后40 s行增强扫描，层厚5 mm，0.625 mm重建。

■ **后处理技术**　重建系统为PHILIPS Extended Brilliance Workspace，对增强图像进行MPR重建。

【CT 图像】（图 3-2-1）

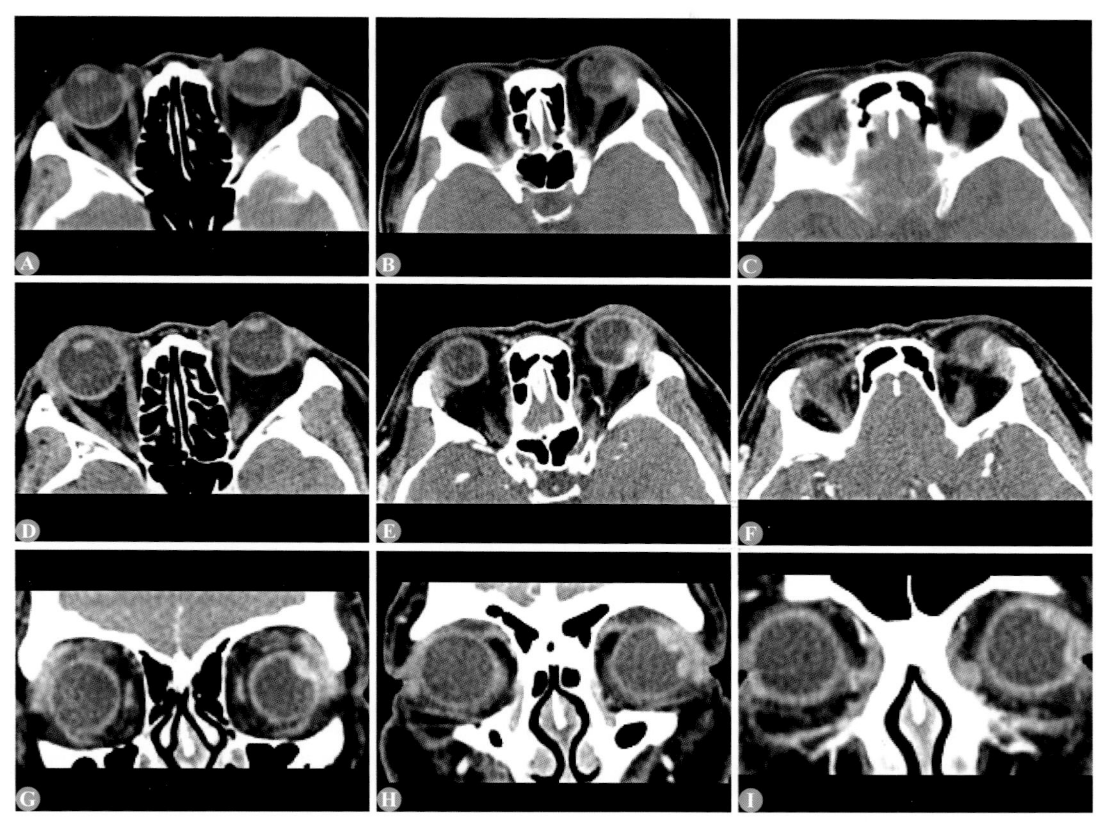

图3-2-1　脉络膜黑色素瘤

A～C.术前眼眶CT平扫示左眼球颞侧见一半球形肿块影，呈高密度，病灶宽基底紧贴眼球壁，向玻璃体突出生长，邻近眼球壁局限性增厚；D～F.术前轴位增强示病灶呈中度强化，邻近眼球壁增厚强化，眼眶骨质未见明显受侵破坏；G～I.术前冠状增强示病灶强化，边界较清晰，尚未突破眼球壁向外侵犯

【病理结果】

■ 患者入院后完善相关检查，无明显手术禁忌证，经术前准备及术前讨论，于全身麻醉下行左眼眼球摘除术，术后常规抗感染治疗。

■ **病理结果**　（左眼球）切除标本（不完整）。①组织学分型：脉络膜恶性黑色素瘤，梭形细胞型；②肿瘤大小：1.5 cm×1.5 cm×0.4 cm；③肿瘤局灶累及巩膜壁，累犯巩膜内个别神经束；④未侵及视乳头及视神经；⑤未侵及角膜、前房、玻璃体、虹膜、睫状体、脉络膜、视网膜及巩膜外；⑥送检（角膜、虹膜+晶状体）切片内均未见明显恶性成分；⑦视神经切端：（－）；⑧脉管侵犯：无；⑨肿瘤浸润淋巴细胞：无。

■ **免疫组化结果**　CK-RED（+），S100-RED（+），SOX10-RED（+），MelanA-

RED（+），Melanoma-RED（+），Cyclin D1-RED（+），BAP1-RED（+），Ki67-RED（1%+），DES-RED（少量+），SMA-RED（+）。

【诊断要点】

脉络膜黑色素瘤（choroidal melanoma，CM）是成年人最常见的原发性眼内恶性肿瘤，起源于葡萄黑膜色素细胞，多发于中老年人，常为单侧发病，双侧罕见。在早期肿瘤较小时，CT平扫仅表现为眼环局限性增厚，呈扁平状；当肿瘤增大突入玻璃体腔后，则表现为密度均匀、边界较清楚的高密度半球形或蘑菇形肿块；肿瘤较大时，外形不规则，可占据整个玻璃体腔，晚期可突破眼环向眶内生长。肿瘤扩散到巩膜外或视神经时，则可见相应部位肿块；若继发视网膜脱离，则可见视网膜脱离征象，CT平扫两者不易区分，增强扫描肿块可呈不同程度的强化而视网膜脱离区域密度不变。

CM的MRI表现具有一定的特征性，由于肿瘤内含有黑色素，而黑色素具有顺磁性作用，可明显缩短T_1和T_2弛豫时间。因此，可见其在T_1WI呈高或极高信号，T_2WI中为低信号，即特征性短T_1、短T_2信号；若较大肿块内部出现出血和坏死，在T_2WI上部分区域可表现为高信号；当伴有视网膜脱离时，T_1WI、T_2WI表现为新月形或弧形中等到高信号。钆贝葡胺（Gd-DTPA）增强后，肿瘤强化而视网膜及脉络膜下积液及眶内脂肪不强化，以资可清楚地区分肿瘤和积液及脂肪，有利于鉴别诊断。

【鉴别诊断】

■**脉络膜转移瘤**　脉络膜转移瘤指原发于全身其他部位的上皮源性恶性肿瘤，经血液循环转移至脉络膜，常见原发灶为乳腺癌，其次为肺癌和消化道癌，男性患者以肺癌占首位。转移瘤形态多为扁平型，一般沿脉络膜水平方向蔓延，很少局部隆起，常见双眼受累或单眼多灶发病，全身检查可发现原发灶。CT表现为眼环后部局限性增厚；MRI检查表现为一般组织肿瘤的特点，T_1WI为低或中信号，T_2WI为高信号。

■**脉络膜血管瘤**　脉络膜血管瘤为较常见的眼内良性肿瘤，血管瘤的MRI信号有一定特征性，以T_1WI中高信号和T_2WI高信号为特点，明显均匀强化，可达2倍以上，较CM强化明显，较大病变内可见其他肿瘤中未观察到的填充征。

■**视网膜或脉络膜下出血**　视网膜或脉络膜下出血中有些出血因浓厚或较为局限，形态类似CM而误诊。二者鉴别要点：①前者病程多较短，常表现为视力突然丧失，后者表现为视力减退或进行性减退；②前者可伴有视网膜前或玻璃体出血，后者在肿瘤早期眼底大多较清晰；③增强检查前者无强化，后者实体强化。

■**脉络膜骨瘤**　脉络膜骨瘤较少见，CT可作为常规检查方法，表现为眼球后极部轻度突向玻璃体的脉络膜致密影，呈梭形或新月形，边界光滑锐利，CT值200 HU以上，具有特征性。在MRI上T_1WI和T_2WI肿瘤均为低信号。

【病案点评】

CM是葡萄膜恶性黑色素瘤中最多的一种，也是成年人较常见的眼内恶性肿瘤，国内发病率仅次于发生在儿童的视网膜母细胞瘤，居眼内肿瘤的第二位，多为中老年。多数黄斑附近的肿瘤患者因视力下降、视物变形就诊，而眼球周边部的肿瘤在早期症状不明显，患者以视野缺损而就诊，易与其他眼部疾病混淆。部分CM患者伴有眼压升高、眼痛等继发性青光眼的表现。CM易发生转移，转移到肝、肺等远处脏器，最常见的转移方式是经巩膜导管扩散，经视神经蔓延者罕见。研究发现，侵犯视神经的黑色素瘤多为靠近视神经的体积较大的肿瘤，与非梭形细胞类型和视网膜内界膜的破裂有关，少数病例可向眼眶蔓延。CM病理组织学类型可分4型，分别为梭形细胞型、上皮细胞型、混合细胞型及其他不符合上述分类的（如坏死型，气球样细胞型等），主要以梭形细胞型为主。

眼底检查中CM多为灰褐色隆起，脉络膜血管瘤则偏暗红色，CM常伴视网膜脱离，多为灰褐色隆起。在评价CM的定位、定性和继发损害时，除了前文所述CT及MRI的应用，其他影像学检查方法如眼部B超和彩色多普勒血流成像（CDFI）、荧光素眼底血管造影及PET/CT也广泛应用于CM的诊断。超声检查无创、经济、简便，有良好的细节分辨力和空间分辨力，CDFI可显示CM体内粗大树枝状的血流信号分布，以低速、低阻的动脉型血流频谱多见。当需要与有钙化表现的肿瘤鉴别时，CT扫描是最佳选择。由于黑色素的顺磁作用，CM的MRI检查具有特征性表现，也可清晰地显示继发的视网膜脱离和肿瘤出血坏死。眼底造影检查时视网膜血管与肿瘤血管同时出现双重循环现象在CM的诊断中具有重要的价值。对弥漫性扁平型脉络膜恶性黑色素瘤，此类肿瘤多先出现巩膜穿孔，或经神经、血管、淋巴发生全身转移，该类肿瘤细胞具有生长迅速、通常血流增加，对葡萄糖、脂肪、氨基酸代谢增加，核酸合成增加，特异性受体密度或浓度增加等特点，PET/CT检查有其特有的价值，能以图像的形式直观地反应这一代谢变化的差异。

CM的治疗强调“个性化”的综合治疗，根据肿瘤的大小、位置、形态、生长速度、患眼及对侧眼的视力、全身情况等选用适合的治疗方法，或多种方法联合治疗。过去CM的标准治疗方案是眼球摘除，近年来，各种保留眼球和视力的眼内切除术、冷冻、放疗、免疫疗法等方法越来越多地被临床所应用。CM病情复杂，易早期转移，预后极差，因此，积极探索其转移浸润的发生机制，通过影像学检查方法评价CM的定位、定性和继发损害，早诊断、早治疗，对降低其死亡率，提高生存率具有十分重要的意义。

（张水兴　莫笑开　张紫旻　陈露燕）

二、眼眶海绵状血管瘤

【病例介绍】

患者女性，29岁，因“右眼视力下降1年”入院。

■ **现病史** 患者1年前无明显诱因出现右眼视力下降，无眼部疼痛、流泪、复视，曾于外院就诊，诊断为“眶内肿物”，为求手术治疗来我院，门诊以“右眼眶肿物”收治入院，拟手术治疗。患者自发病以来，饮食睡眠可，大小便正常，体重无明显改变。

■ **查体** 视力：右0.4（戴镜），左1.0（戴镜）；眼压：17.0 mmHg、18.0 mmHg；双眼睑无肿胀，结膜无充血，角膜透明，前房及瞳孔正常，双晶状体透明，眼底正常，双眼运动正常；眼球突出度：右眼17 mm，左眼15 mm，眶距100 mm。

■ **实验室检查** 无。

■ **影像学检查** 眼眶CT平扫+增强：右侧眼眶占位性病变，考虑血管瘤可能。

■ **入院诊断** 右侧眼眶血管瘤。

■ **主要诊疗计划** 拟行全身麻醉下右眼眶内肿瘤切除术。

【CT 技术】

■ **对比剂注射方案** 碘美普尔400剂量50 mL，速率3.0 ~ 3.5 mL/s。

■ **CT图像采集参数** CT设备采用GE Discovery CT 750 HD 螺旋CT。扫描条件：管电压120 kV，管电流240 mA，平扫横断面扫描层厚5 mm，FOV 23.5 cm。注射对比剂后40 s行增强扫描，层厚5 mm，0.625 mm重建。

■ **后处理技术** 重建系统为PHILIPS Extended Brilliance Workspace，对增强图像进行MPR重建。

【CT 图像】（图 3-2-2）

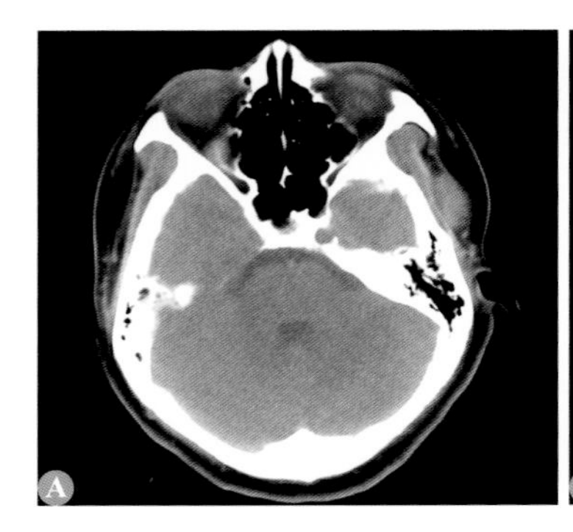

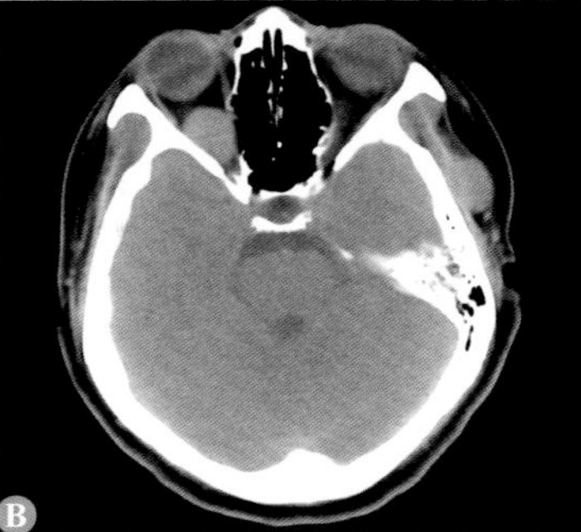

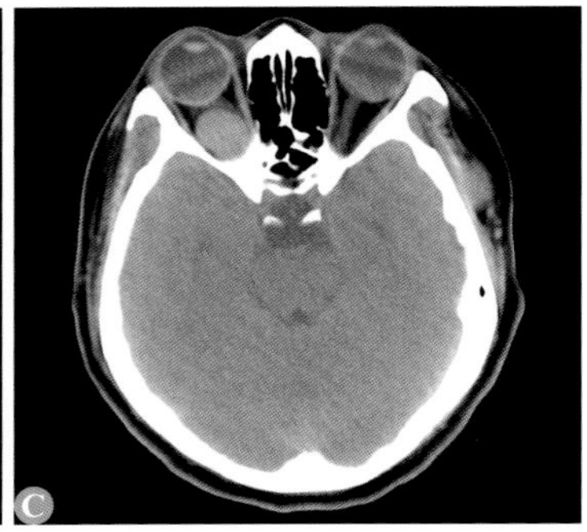

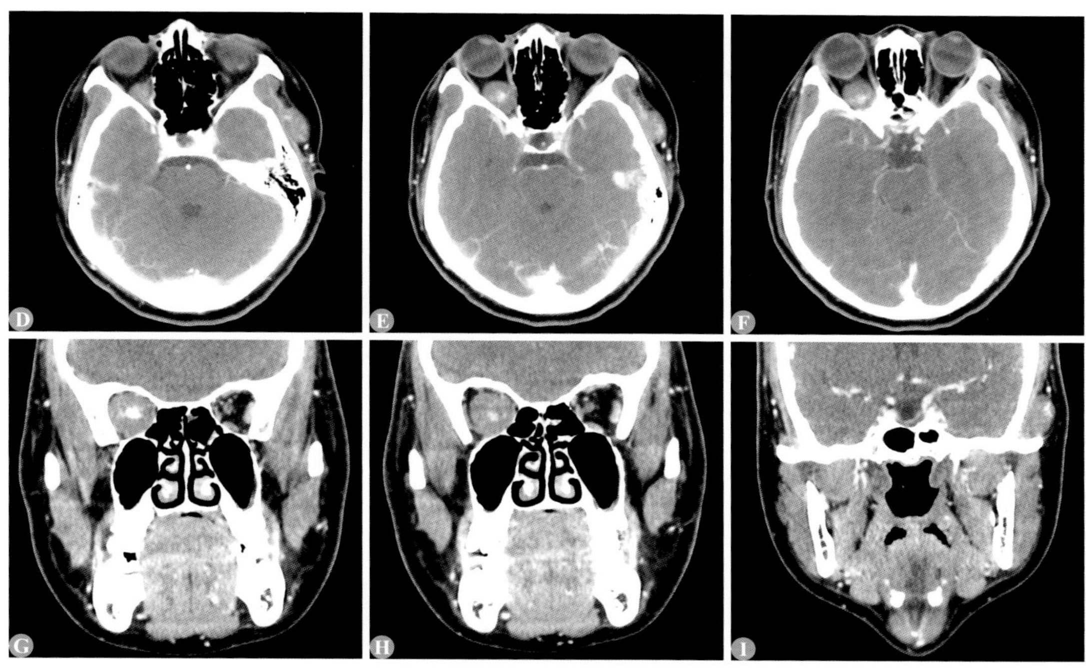

图3-2-2　眼眶海绵状血管瘤

A～C.CT平扫示右侧眼眶内肿块，呈椭圆形，边界光整，密度均匀，眼内外直肌呈受压改变，眶间脂肪存在；D～I.动态增强扫描示肿块开始为点片状强化，随时间延长，强化范围逐渐增大，呈渐进性强化表现

【病理结果】

■ **手术经过**　经术前准备及全科讨论，拟行右眼眶内肿瘤切除术。术中可见右眼眶内肿块呈暗红色，形态椭圆，完整，大小约1.5 cm × 1.5 cm × 1.0 cm，与周围组织分界清。切开后为软性实性组织，性质均匀，送病检。

■ **病理结果**　海绵状血管瘤。免疫组化结果：CD31（+），CD34（+），D2-40（-），Ki67（个别+）。

【诊断要点】

眼眶海绵状血管瘤（orbital cavernous hemangioma，OCH）为成年人最常见的眶内原发肿瘤，其CT影像学表现为肌锥内类圆形软组织肿块，多与眼外肌等密度，密度均匀，肿块边界清，周围结构呈受压移位改变；具有“眶尖空虚征”表现，即眶尖脂肪存在，肿瘤不侵及眶尖脂肪，增强扫描呈渐进性强化特点。眶内海绵状血管瘤的MRI表现，T_1WI呈等或略低信号，T_2WI呈高信号，T_2WI高信号肿块内可见线状低信号纤维分隔影，增强扫描肿瘤呈渐进性强化。渐进性强化方式对于诊断和鉴别诊断海绵状血管瘤特异度高，可为诊断提供重要依据。当肿瘤较大时，可压迫邻近眼外肌及视神经，并向外延伸，造成眶腔增大，但不侵犯邻近的眶壁骨质。

【鉴别诊断】

■ 神经鞘瘤 神经鞘瘤是眼眶较为常见的良性肿瘤，表现为眼球后方肿块，可位于眼眶肌锥内、外间隙，呈椭圆形或“哑铃形”，瘤内包括实性细胞区和疏松粘液样组织区，肿块多伴有囊变或坏死。CT图像表现为等密度肿块，内有不规则低密度区。MRI图像上实性部分呈等T_1、等T_2信号，疏松粘液样组织区及囊变部分呈长T_1、长T_2信号。增强扫描肿块强化不均匀，实性细胞区强化明显，疏松粘液样组织区无/轻度缓慢强化。

■ 淋巴管瘤 淋巴管瘤常见于儿童，多位于肌锥外，形态不规则，包绕眼球生长。肿瘤可有出血，见液-液平面。因瘤内包含不同时期出血，肿瘤表现为混杂密度/信号。

■ 视神经鞘脑膜瘤 视神经鞘脑膜瘤常见于中年女性，表现为视乳头水肿，继发视神经萎缩、视力下降。CT表现为视神经周围偏心性生长的等密度肿块，内可见钙化。MRI图像多呈等T_1、等T_2信号，增强扫描肿块强化明显，可见“轨道征”。

【病案点评】

OCH又称海绵状静脉畸形，即先天性血管发育畸形导致，是成年人最常见的眶内原发肿瘤，多单侧发病，女性多于男性，40～50岁多见，雌/孕激素水平对其进展可能有一定影响。临床表现缺乏特异性，可表现为单侧缓慢、进行性、无痛性眼突，由于肿瘤压迫，较大者可导致视力严重受损、眼球运动障碍。

海绵状血管瘤大体观表现为椭圆形实性肿块，呈暗红色，边界清楚，外有完整的包膜，切面呈海绵状，瘤内血流缓慢，内可有出血、囊变、含铁血黄素沉积及钙化等表现。镜下可见肿瘤由大小不等的血窦及纤维间隔构成，窦腔内由扁平的内皮细胞覆衬。

除了前文所述CT、MRI对海绵状血管瘤的诊断，B型超声和彩色多普勒超声技术也对其诊断有所帮助。海绵状血管瘤因有完整的包膜，使得其在超声图像上与周围组织边界清楚、光滑，有晕，瘤内回声强且分布均匀，有中等或较少声衰减，肿块具有轻度的压缩性，压迫眼球时肿瘤轴径缩短。由于海绵状血管瘤的血窦内血流缓慢，通过彩色多普勒超声也有助于诊断。

免疫组织化学染色法有助于描述OCH的特征并评价其增殖。CD31可用于证明毛细血管网的内皮层细胞的存在和血管周围区域；CD34也可用于标记血管内皮细胞。

对于无症状或偶然发现的较小OCH，经临床医生评估后，可选择定期随访；因海绵状血管瘤的包膜完整、与周围结构分界清且不易破溃，通常选择手术切除，临床上主要选择经前路开眶或外侧开眶手术摘除，经鼻内镜下手术也有使用；此外，硬化疗法等无创性治疗方法在文献中也有提及。

（张水兴　莫笑开　张紫旻　游荆晶）

第二节　鼻咽及鼻窦病变

一、鼻咽癌

【病例介绍】

患者男性，74岁，因“回吸性血涕1年余，左耳听力下降2月余”入院。

■**现病史**　患者1年前无明显诱因出现回吸性血涕，无头晕、头痛，无声音嘶哑，无饮水呛咳等其他不适。2个月前，患者出现左耳听力下降，伴耳鸣，无其他不适，后上述症状逐渐加重。于外院就诊，行鼻咽部CT平扫示“左侧鼻咽癌，并肿大淋巴结；左侧乳突炎症”，遂就诊于我院。既往“哮喘病史40余年，常于阴雨天发作，地塞米松、氨茶碱等药物治疗后可缓解”；“高血压病史3年，最高至160/98 mmHg，现口服硝苯地平片治疗，血压控制在140/90 mmHg以下”。

■**查体**　咽喉：黏膜光滑，无充血、溃疡，无新生物，软腭抬举正常，悬雍垂居中，扁桃体无肿大，咽后壁黏膜光滑，无增生、滤泡。颈部：左颈部可触及数个肿大淋巴结，相互融合，大者约2 cm × 1 cm，质硬，固定，压痛明显；右颈部可触及一肿大淋巴结，直径约1 cm，质硬，活动度差，无压痛。

■**鼻内镜检查**　左侧咽隐窝饱满，表面白色伪膜附着，不易清理。

■**影像学检查**　增强CT（对比剂应用碘美普尔400），具体内容见下。

■**入院诊断**　①鼻咽癌？②高血压 2级 高危；③糖尿病。

■**主要诊疗计划**　拟行同步放化疗及靶向治疗。

【CT 技术】

■**对比剂注射方案**　用双筒高压注射器注射碘美普尔400，剂量80 mL，速率2.0 mL/s。扫描时相及延迟时间：动脉期：阈值自动触发；静脉期：对比剂开始注射后55 s。

■**CT图像采集参数**　电压120 kV；电流100 ~ 400 mA；层厚：常规3 mm，薄层重建0.625 mm；重组间隔：常规3 mm，薄层间隔0.625 mm；FOV：35 cm × 35 cm ~ 40 cm × 40 cm；矩阵512 × 512。

■**后处理技术**　MPR。

【CT 图像】（图 3-2-3）

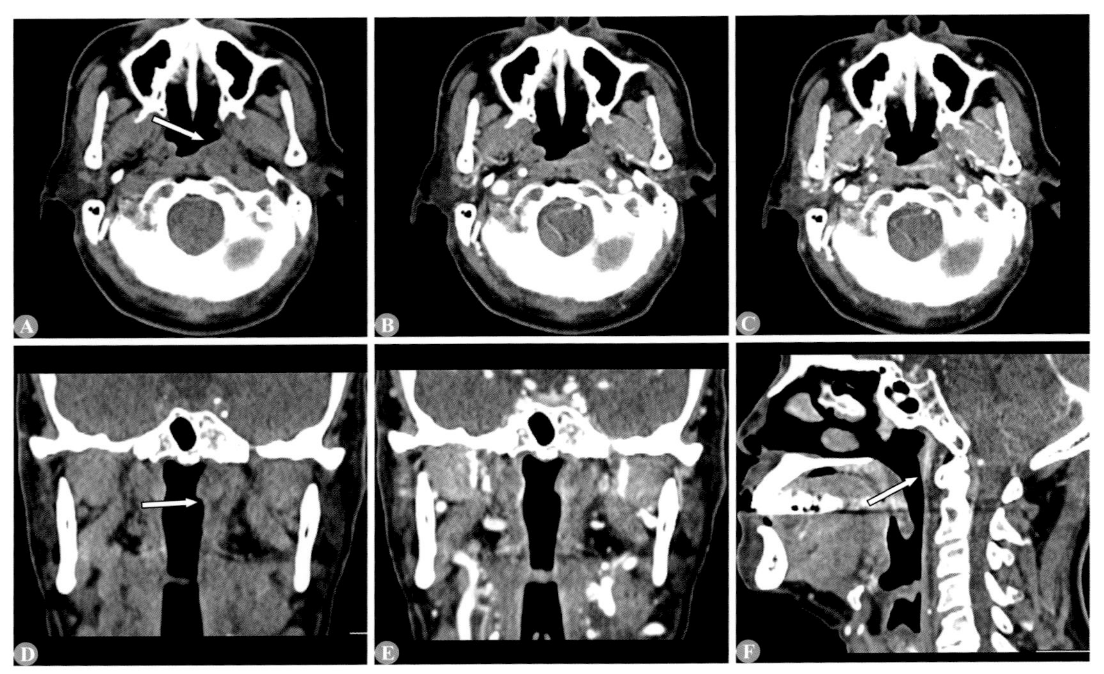

图3-2-3 鼻咽癌

鼻咽癌累及左侧咽隐窝。A.头颅CT平扫图像，鼻咽后壁见不规则软组织密度影，左侧咽隐窝变浅、消失（箭头）；B.动脉期图像，病灶呈不均匀强化；C.静脉期图像，病灶仍可见强化；D.MPR图像，病变位于鼻咽左侧壁（箭头）；E、F.静脉期MPR图像，鼻咽顶后壁病变强化明显，相应鼻咽腔变窄（箭头）

【病理结果】

■经术前准备及全科讨论，同步放化疗及靶向治疗指征，以鼻咽原发病灶区、高危淋巴结引流区为CTV行放疗DT10Gy/5F，并给予同步化疗2个周期，第1周期为“顺铂40 mg $d_{1\sim3}$”，因胃肠道反应重，第2周期同步化疗改为“洛铂50 mg d_1”。

■**病理结果**　（左侧咽隐窝）非角化性鳞状细胞癌；免疫组化：P63（+）、CK5/6（+）、P16（-）、EGFR（+）、Ki-67index（约60%）；原位杂交：EBER（+）。该免疫表型符合鼻咽癌。

【诊断要点】

鼻咽癌（nasopharyngeal carcinoma，NPC）为鼻咽部最常见的恶性肿瘤之一，大部分病理结果为鳞状细胞癌，男性多于女性，成年人多见。鼻咽癌CT平扫示肿瘤与周围肌肉组织密度相仿，一般无钙化及囊变，肿瘤浸润性生长，与周围组织分界不清；增强扫描示肿瘤呈中度强化（25 HU左右），使得肿瘤密度稍高于周围组织。鼻咽癌早期局限于黏膜间隙时，鼻咽黏膜增厚，咽鼓管隆突圆鼓，咽旁间隙变浅或消失。肿瘤进一步发展，向前侵犯翼内肌、翼管，翼板骨质吸收破坏，进入翼颌间隙，破坏上颌窦后壁可进入上颌窦腔内；经眶下裂侵犯眼眶，向前还可发展至筛窦、鼻腔后部；向下沿咽黏膜可侵犯口咽侧壁，口咽壁增厚并强化；向前下侵犯蝶窦并向两侧侵犯海绵窦，海绵窦增强范围增宽；部分鼻咽癌可沿着颈内动脉蔓延，并因此进入颅内，不经过蝶窦，双侧颈内动脉入颅孔道扩大，周围骨质吸收破坏。

【鉴别诊断】

■ **鼻咽部恶性淋巴瘤**　两者都表现为鼻咽部肿块，较难区分，但淋巴瘤一般好发于青壮年，颅骨破坏少见，淋巴转移一般无中心坏死区，淋巴瘤可为多中心，一般靠活检来鉴别。

■ **蝶窦恶性肿瘤**　蝶窦原发癌少见，肿瘤可破坏蝶窦侵犯鼻咽部，但影像学检查显示蝶窦破坏明显多于鼻咽部，病变常侵犯海绵窦及鞍区。

■ **脊索瘤**　脊索瘤骨质破坏以头颅中线（斜坡）多见，瘤体密度较低，肿瘤组织内伴有钙化斑块，鼻咽癌少见钙化。

■ **鼻咽部淋巴组织增生**　成年人可因慢性炎症导致鼻咽部淋巴增生、肥厚，青年增殖体退化不全也可显示为鼻咽顶后壁增厚，增生淋巴增强扫描呈明显强化，咽后壁头长肌显示清晰，肌间脂肪间隙显示好，无骨质破坏。

【病案点评】

鼻咽癌为鼻咽部最常见恶性肿瘤，临床表现可因肿瘤原发部位、发展方向、侵犯范围而异，常见的症状为淋巴结肿大，回缩性血涕，耳闷及听力减低，头痛，其他神经症状有面部麻木、舌偏斜、眼睑下垂、眼球固定。

鼻咽癌好发于40～60岁，男性多于女性，成年人多见。我国好发于广东省。鼻咽癌发病部位多为鼻咽部顶壁，侧壁次之，侧壁范围包括咽隐窝、咽鼓管隆起，前壁、底壁发病少见。按照形态分为菜花型、结节型、溃疡型、黏膜下浸润型，结节型最多见，黏膜下浸润型最少见。

鼻咽癌的肿瘤发展

■ **颅外发展**　①肿瘤在鼻咽腔表面形成结节向前经鼻咽侧壁侵犯鼻腔后方，进一步发展进入鼻腔内；②肿瘤超过中线至对侧鼻咽后壁、侧壁，呈巨块状；③肿瘤向下侵犯口咽达舌骨平面；④肿瘤鼻咽深部浸润，至咽旁间隙、咀嚼肌间隙。

■ **颅内发展**　①破坏邻近颅底骨质，侵犯蝶窦、海绵窦，斜坡骨质破坏进入后颅窝；②经破裂孔内颈内动脉达海绵窦，再侵犯颅内。

■ **淋巴结转移**　早期即可有淋巴结转移，鼻咽周围淋巴结丰富。

■ **远处转移**　较常见转移部位为骨骼、肺、肝。

CT能了解病变的部位、范围、侵犯程度，周围组织改变，淋巴结转移情况。对于鼻咽癌的分期、术式选择及放化疗方案有重要的指导意义。CT骨窗可显示破裂孔、卵圆孔、棘孔颈动脉管、颈静脉孔的骨质破坏，冠状位骨窗可显示蝶窦、蝶骨大翼、翼板、破裂孔、圆孔、翼管的破坏。鼻咽癌骨质侵犯可表现为单纯骨质破坏、骨质硬化或两者都有，单纯骨质破坏多见。

鼻咽癌的治疗方法为放射治疗、手术治疗。放射治疗一直是鼻咽癌治疗的首选方法，原因是多数鼻咽癌为低分化癌，对放射线的敏感度高并且原发灶和颈部淋巴引流区域容易包括在照射野内。

鼻咽癌原发灶切除术的适应证：①分化较高的鼻咽癌；②放射治疗后鼻咽局部复发病灶局限于顶后壁或顶前壁或仅累及咽隐窝边缘而无其他部位浸润，无张口困难，体质尚好者；③放疗已给予根治剂量，鼻咽原发灶尚未消失或出现抗放射现象者休息一个月后可行手术切除。禁忌证：①颅底骨质破坏或鼻咽旁浸润颅神经损害或远处转移；②肝肾功能不良，全身情况欠佳。

颈淋巴结清除术：鼻咽原发癌病灶经过放疗或化疗后，已被控制，全身状况良好，可考虑行颈淋巴结清除术。放疗不敏感的颈部单个淋巴结或放疗后有颈部孤立性淋巴结复发者，可行单纯切除术。

（孙立新　于学文　孙世宁）

二、上颌窦癌

【病例介绍】

患者男性，56岁，因“右面部肿痛半年余”入院。

■ **现病史**　1年前患者感觉右面部轻微疼痛，自行服用“甲硝唑”后症状无明显缓解，后疼痛加剧，于当地医院神经内科就诊，考虑为“三叉神经痛”，服用“卡马西平”“盐酸替扎尼定片”“甲钴胺胶囊”等药物后症状仍无缓解，疼痛持续加重并伴有轻微肿胀，取活检，病理报告示“右上颌骨增生的纤维组织及淋巴细胞背景中见低分化癌浸润，倾向鳞状细胞癌”。遂来我院就诊，门诊以“右上颌窦癌”收入病房。患者患病来，睡眠欠佳，饮食尚可，大小便无明显异常，半年来体重减轻9 kg。

■ **查体**　双侧颌面部不对称，右颌面部明显肿胀，皮肤轻微泛红，可触及一约4 cm × 5 cm大小椭圆形肿块，质硬，界欠清，触痛（++），眶下无麻木感，双侧颞下颌关节未触及明显弹响及压痛，张口度约三指，张口型向下，口内右上颌后牙颊侧牙龈与黏膜粘连，累及唇颊沟，可触及明显膨隆，触痛（++），边界欠清，右颌下可触及多个肿大粘连淋巴结，较大为3 cm × 3 cm，质硬，固定，颈深中可触及一大小约1 cm × 1 cm的淋巴结，固定，质地中等，余未见明显异常。

■ **实验室检查**　未见明显异常。

■ **影像学检查**　颅脑CT平扫+增强（对比剂应用碘美普尔400），具体内容见下。

■ **入院诊断**　右侧上颌窦癌。

■ **主要诊疗计划**　拟行术前诱导化疗。

【CT 技术】

■ **对比剂注射方案**　用双筒高压注射器注射碘美普尔400，剂量80 mL，速率2.0 mL/s。扫描时相及延迟时间：动脉期：阈值自动触发；静脉期：对比剂开始注射后55 s。

■ **CT图像采集参数**　电压120 kV；电流100～400 mA；层厚：常规3 mm，薄层重建0.625 mm；重组间隔：常规3 mm，薄层间隔0. 625 mm；FOV：35 cm×35 cm～40 cm×40 cm；矩阵512×512。

■ **后处理技术**　MPR可见病变侵入右侧眼眶。

【CT 图像】（图 3-2-4）

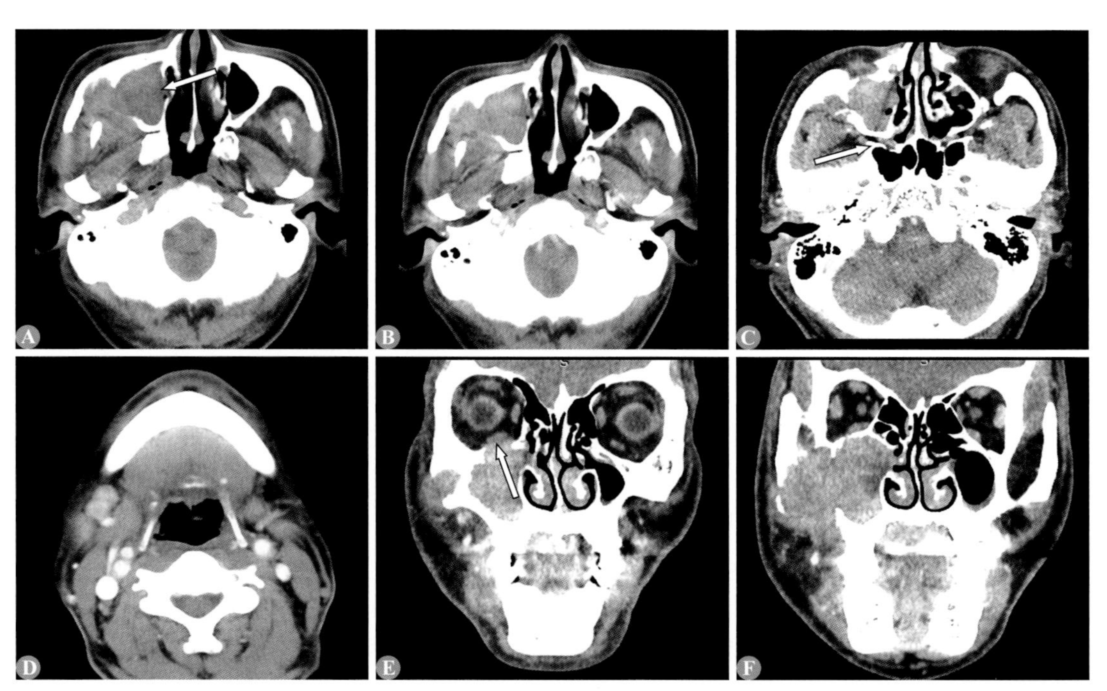

图3-2-4　右侧上颌窦癌

右侧上颌窦癌累及右侧眼眶、颞下窝。A.CT平扫示右侧上颌窦内见不规则软组织肿块影（箭头），周围窦壁明显骨质破坏；B～D.静脉期图像，病灶呈不均匀轻度强化，向后侵入颞下窝，右侧翼腭窝未见明显受累（箭头），右侧颈部见多发肿大淋巴结；E～F.MPR静脉期图像，肿块向上侵入眼眶（箭头）

【病理结果】

■经术前准备及全科讨论，行拟行术前诱导化疗。建议“N-TP”方案化疗：尼妥珠单抗200 mg（7/16）d_1+多西他赛130 mg d_2+顺铂130 mg，并给予必要的辅助支持治疗。

■病理结果 右上颌窦穿刺活检，右上颌骨增生的纤维组织及淋巴细胞背景中见低分化癌浸润，倾向鳞状细胞癌。

【诊断要点】

上颌窦癌（carcinoma of the maxillary sinus，SCC）是头颈部最常见的恶性肿瘤之一，在鼻窦恶性肿瘤中最多见，为60%～80%。其影像学表现为鼻腔、鼻窦内软组织密度肿块，边界不清，并向周围组织侵袭，窦壁骨质呈溶骨性破坏，增强后可见不均匀强化。肿瘤易侵犯鼻窦前壁和后外侧壁、翼腭窝（Pterygopalatine fossa，PPF）、眼眶及颅内。

【鉴别诊断】

■鼻内翻性乳头状瘤 鼻内翻性乳头状瘤为鼻腔外侧壁、鼻甲不规则软组织密度肿块，鼻中隔受压移位，鼻外侧壁骨质吸收破坏，增强扫描病变呈“脑回样”强化。

■淋巴瘤 本病好发于中老年，男女比例4：1，临床症状主要为鼻塞、鼻区及面颊肿胀，血涕、发热、头晕及咽痛。好发于鼻腔前部，易累及鼻前庭、鼻翼及鼻背等，可见软组织密度结节或肿块，边界尚清，增强扫描呈轻度强化。

■嗅神经母细胞瘤 嗅神经母细胞瘤好发于鼻腔顶部、筛板区的恶性肿瘤，鼻腔顶部可见不规则软组织密度肿块，病变以鼻中隔上部、鼻腔顶壁为中心向上、向下生长，可侵犯颅前窝底，增强扫描呈明显强化。

【病案点评】

上颌窦癌占耳鼻咽喉各部恶性肿瘤总数的20%，在鼻窦恶性肿瘤中最多见，为60%～80%，在日本和南非鼻窦癌发病率较高。上颌窦癌以鳞状细胞癌最为多见，其次为移行细胞癌、基底细胞癌、腺癌等，肉瘤较少见。

上颌窦癌因早期诊断较困难，多数预后不良，患者5年总生存率仅为30%～40%。主要的流行病学危险因素：①鼻腔鼻窦的上皮源性肿瘤可能与锯末、制鞋及镍的开采和提炼等职业因素有关；②HPV与鼻腔鼻窦的相关性尚未明确，可能与鼻内翻乳头瘤的恶性变有一定的关系；③与EBV无明显相关性。

上颌窦癌多发生在40岁以上男性。早期无明显症状，当出现症状或体征时，肿瘤已有一定程度的发展或已是较晚期。主要临床症状为进行性鼻塞，鼻腔异常血迹及渗液，单侧面颊部疼痛或麻木感，单侧上列磨牙疼痛或松动，眼球突出。当肿瘤侵犯至蝶窦后壁时，说明肿瘤已达到后期或无法手术根治，本例患者即为探查后发现无法手术，最终进行姑息性化疗。

除了原发肿瘤的病理学分型，手术切缘情况和颅内、眼眶侵犯程度也是影响鼻窦恶性肿瘤的独立生存预后因素。

上颌窦肿瘤常用分期如下。

T_1：肿瘤局限在上颌窦黏膜，未侵蚀或破坏骨质。

T_2：肿瘤导致骨侵蚀或破坏，包括入侵硬腭和（或）中鼻道，但不包括侵犯上颌窦后壁和翼板。

T_3：肿瘤侵犯任何下列结构：上颌窦后壁、皮下组织、眶下壁和眶内壁、翼腭窝、筛窦。

T_4a：肿瘤侵犯前眶内容物、脸颊皮肤、翼板、颞下窝、筛状板、蝶窦或额窦。

T_4b：肿瘤侵犯任何下列结构：眶上壁、硬脑膜、脑、中颅窝、除了三叉神经（V_2）的上颌分支、鼻咽或斜坡。

一般情况下，CT能更准确评估骨质的完整性，而MRI用于评估病灶范围包括周围神经或脑膜播散，可鉴别肿瘤和继发的炎症改变。在大多数临床实践中，患者术前需要完善MRI和CT两种检查。大多数外科医生认为，肿瘤侵犯的眼眶脂肪，需要行眼眶摘除术。而当肿瘤侵犯至蝶窦后壁，通常表明病灶不可手术切除。淋巴结转移在鼻窦恶性肿瘤中的发生率为25%。同侧颌下和颏下Ⅰ区淋巴结和颈静脉Ⅱ区淋巴结最易发生转移。当上颌窦是最早累及部位时，窦壁外侵犯最常发生于前壁和后外侧壁，它是一个不利的预后指标，尤其是侵犯到翼腭窝。对翼腭窝的评价尤为重要，因为肿瘤通常首先累及翼腭窝，早于通过眶下裂、圆孔、卵圆孔、翼管、海绵窦、Meckel腔侵入颅内。如果CT或T_1WI显示翼腭窝的脂肪消失或完全被软组织替代，可怀疑有肿瘤浸润。

选择何种治疗方法应根据肿瘤的病理类型、部位、累及范围和分期及患者的全身情况决定。①手术治疗：鼻侧切开术、上颌骨部分切除或全切术，必要时加眼眶摘除术；②放射治疗：适用于晚期无法手术根治、术后复发及不能耐受手术者；③化学治疗：不应首选化疗，适用于不愿接受或不适合放疗及手术或手术不彻底者。由于多数鼻腔鼻窦癌患者在就诊时属于进展期，通过影像学来诊断和评价鼻腔鼻窦癌对制订治疗方案有重要价值。

（孙立新　于学文　孙世宁）

第三节　喉咽病变

喉癌

【病例介绍】

患者男性，58岁，因“进食时咽痛4月余”入院。

■现病史 患者4个月前自觉进食时咽痛，无声音嘶哑，无发热、咳嗽、咳痰，无吞咽阻挡、饮食呛咳，无痰中带血史，无喘息、憋气及呼吸困难。自发病以来，患者饮食可，睡眠可，大小便正常，体重明显下降。

■咽喉部查体 鼻咽部黏膜光滑，舌根淋巴滤泡增生，会厌喉面见新生物。

■颈部查体 颈软，气管居中，甲状腺质软，未触及明显结节，双侧颈部触及多发肿大淋巴结，较大者直径约2 cm，质地硬，活动尚可。

■电子喉镜检查 鼻咽部黏膜光滑，咽部黏膜充血，舌根淋巴滤泡增生，会厌形态正常，会厌喉面见“菜花样”新生物，不除外累及左侧室带，双侧室带肥厚，并遮挡少量声带。

■影像学检查 颈部增强CT（对比剂应用碘美普尔400），具体内容见下。

■入院诊断 声门上型喉癌。

■主要诊疗计划 拟行全身麻醉下支撑喉镜下喉肿物活检术。

【CT 技术】

■对比剂注射方案 用双筒高压注射器注射碘美普尔400，剂量60 mL，速率2.0 mL/s。扫描时相及延迟时间：动脉期：阈值自动触发，静脉期：对比剂开始注射后55 s。

■CT图像采集参数 电压120 kV；电流100 ~ 400 mA；层厚：常规3 mm，薄层重建0.625 mm；重组间隔：常规3 mm，薄层间隔0.625 mm；FOV：35 cm × 35 cm ~ 40 cm × 40 cm；矩阵512 × 512。

■后处理技术 MPR。

【CT 图像】（图 3-2-5）

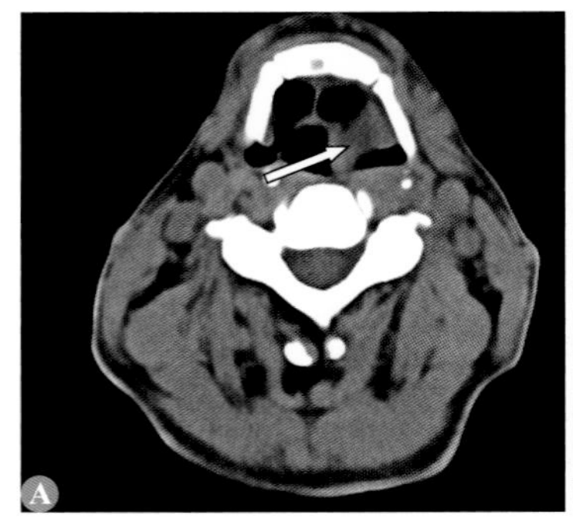

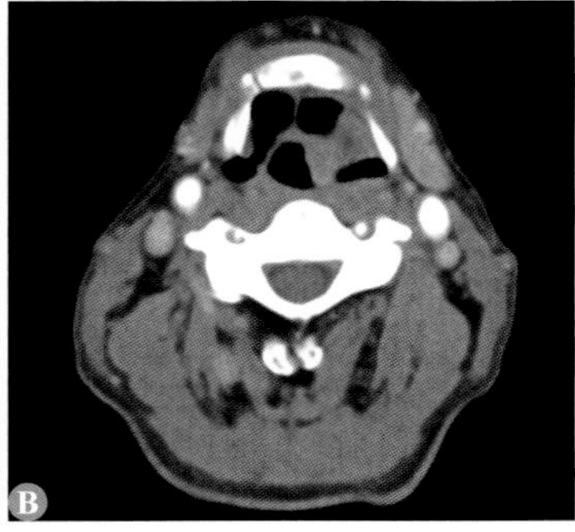

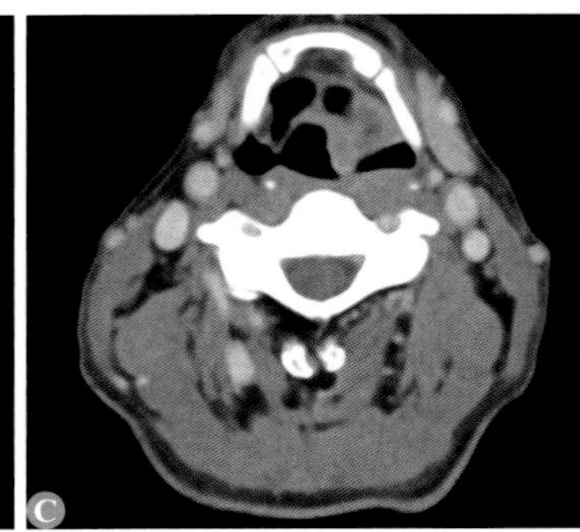

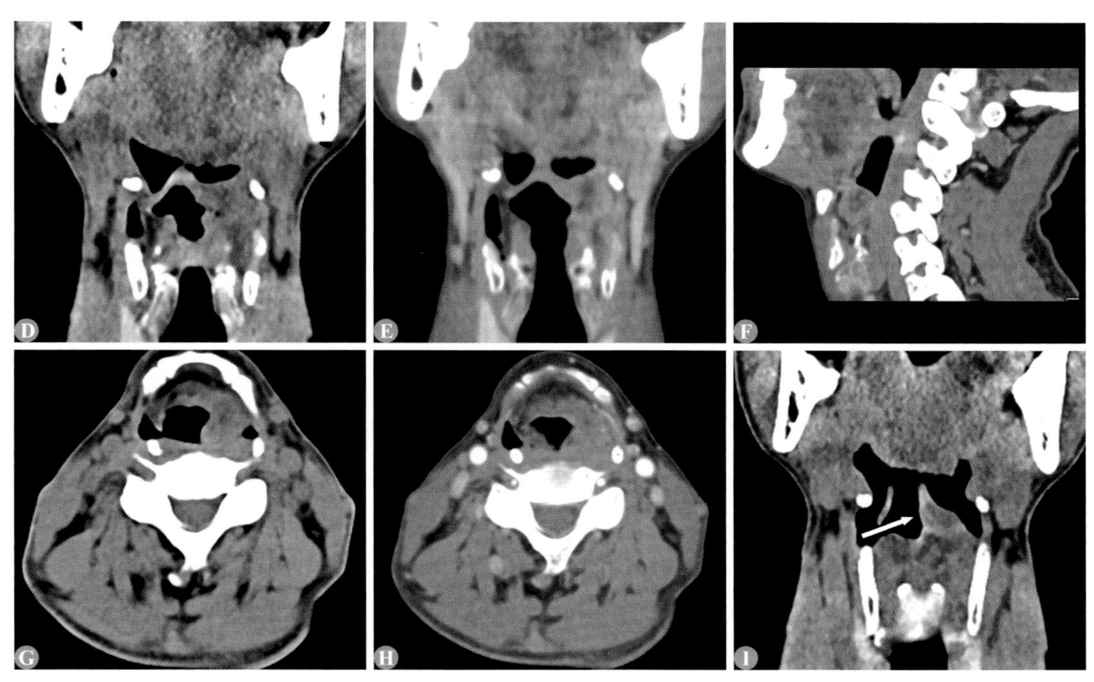

图3-2-5 声门上型会厌癌

局限于会厌喉面左侧份软组织密度肿块，左侧杓会厌皱襞受侵犯。A.CT平扫图像，会厌喉面见不规则软组织肿块影，内见低密度灶（箭头）；B.动脉期图像，病灶边缘呈不均匀强化，中心坏死区未见明显强化；C.静脉期图像，病灶强化程度减低；D～I.MPR图像，病变累及左侧杓会厌皱襞，并明显强化（箭头）

【病理结果】

■ **手术经过** 经术前准备及全科讨论，于全身麻醉下行双侧颈部淋巴结清扫+气管切开+下咽癌部分喉切除术（CHP）。术中见：肿瘤位于会厌喉面，呈“菜花样”，侵及左侧室带。双侧颈部多发淋巴结，右侧最大直径约3.0 cm，分别位于Ⅱ区动脉分叉处及V区，与颈内静脉、椎前筋膜及周围软组织稍粘连，可分离，左颈部大者1.2 cm，位于Ⅱ区，无明显阳性征象。术后病理：会厌喉面鳞状细胞癌。右颈Ⅱ区淋巴结（1/10）及右颈Ⅲ区淋巴结（1/10）均查见转移癌，余颈部淋巴结未查见转移癌。

■ **病理结果** （声门上型喉癌）穿刺活检，查见鳞状细胞癌。

【诊断要点】

声门上型喉癌（supraglottic aryngocarcinoma）是喉癌中第二常见的恶性肿瘤，仅次于声门型喉癌，其影像学表现为会厌喉面、杓会厌皱襞、室带、喉室或杓间区肿块，早期仅显示局部不规则增厚。肿瘤增强后有强化，瘤体内钙化少见，可有坏死。会厌癌可向杓会厌皱襞蔓延，也可破坏会厌软骨，侵犯会厌前间隙，传统表现为正常脂肪密度的会厌前间隙被软组织肿物取代，矢状MPR影像中显示更为清楚。会厌癌可直接侵犯舌骨或甲状舌骨膜，但大多数是经会厌前间隙侵犯上述结构，向下还可侵犯甲状软骨。原发于室带、喉室的肿瘤较少见。杓会厌皱襞肿瘤可通过杓状会厌襞的增厚进行识别，但是当肿瘤向前跨过中线，则影像学检查可能无法确定肿瘤起源于杓状会厌襞还是会厌。声门上型喉癌其淋巴结转移率较高，可以同侧或双侧转移。

【鉴别诊断】

■ **喉乳头状瘤**　从表面乳头样病变的形态，很难把两者区分，但喉乳头状瘤很少浸润喉旁间隙或会厌前间隙，而喉癌患者病变常偏居一侧为主，同时侵犯同侧喉旁间隙和喉软骨，并有局部淋巴结转移，但大部分病例确诊需行组织学检查。

■ **喉淀粉样变性**　喉淀粉样变性表面较光滑，有深部广泛浸润增厚，部分病例可有钙化斑点，这有助于定性诊断。此外，喉淀粉样变性MRI的T_2弛豫时间较短，呈等信号或略低信号。

■ **会厌炎**　会厌炎是由流感嗜血杆菌感染引起的会厌部炎症。整个声门上气道均可受累，会厌和杓状会厌皱襞是最容易受累的部位。在影像学上，正常会厌组织水肿、增厚，水肿常累及到会厌谷，但很少累及咽后壁。

【病案点评】

喉癌是头颈部比较常见的恶性肿瘤，发病率占全身肿瘤的1%～2%，以鳞状细胞癌最为常见，其次为腺癌，肉瘤极为少见。根据肿瘤的原发部位分为声门上型喉癌、声门型喉癌和声门下型喉癌。

喉癌高发年龄为50～70岁，男性多于女性。临床表现早期可感咽部不舒适或异物感，待肿瘤表面有溃烂，则有咽痛，并影响进食。声门上型喉癌患者早期无声音改变，当肿瘤累及声带才出现声嘶，此点有助于临床上与声门型喉癌相鉴别。

声门上型喉癌发病率仅次于声门型喉癌，其影像学表现为会厌喉面、杓会厌皱襞、室带、喉室肿块，早期仅显示局部不规则增厚。肿瘤增强后有强化，瘤体内钙化少见，可有坏死。声门上型喉癌可向杓会厌皱襞蔓延，也可破坏会厌软骨、侵犯会厌前间隙，传统表现为正常脂肪密度的会厌前间隙被软组织肿物取代，矢状MPR影像中显示更为清楚。

会厌癌可直接侵犯舌骨或甲状舌骨膜，但大多数是经会厌前间隙而侵犯上述结构，向下还可侵犯甲状软骨。原发于室带、喉室的肿瘤较少见，而且其临床表现不明显，当发现时肿瘤范围已很广泛，难以确定其原发部位。冠状MPR影像对喉室的原发肿瘤显示更为清楚。杓会厌皱襞肿瘤可通过杓状会厌襞的增厚进行识别，在发声或改良的Valsalva动作时所获图像显示效果更佳，冠状MPR影像有助于早期发现，但是当肿瘤向前跨过中线，则影像学检查可能无法确定肿瘤起源于杓状会厌襞还是会厌。杓会厌皱襞肿瘤可侵犯喉旁间隙，进而累及声门区或声门下区。声门上型喉癌其淋巴结转移率较高，可以同侧或双侧转移，淋巴结转移对生存率有重要意义，以鳞癌为例，出现颈部淋巴结转移时生存率降低至40%。

局限性会厌癌可以采取放射治疗或声门上喉切除术。但是，如果会厌癌侵犯会厌前间隙，只放疗是不够的。当肿块较大并向下蔓延时，可行声门上喉次全切或全喉切除术+根治性颈部淋巴结清扫术。本病例患者发现较早，病变较局限，可行声门上喉切除术。影像学检查可以对喉癌提早诊断，可以提高喉功能保留手术比例和生存率，患者5年内死亡的原因主要是局部复发和转移。

（孙立新　于学文　孙世宁）

第四节　中耳、乳突病变

听神经瘤

【病例介绍】

患者女性，44岁，因“右耳听力下降17个月，加重6个月”入院。

■现病史　患者右耳听神经瘤术后5年，17个月前无明显诱因出现右耳突发性听力下降，并右耳持续“嗡嗡样”耳鸣。6个月前，患者自觉右耳听力逐渐下降，并耳闷堵感，右耳耳鸣无明显加重，伴头昏沉感。1个月前就诊我院门诊，查纯音测听示“右耳全聋”，行内耳膜迷路水成像提示“右侧内听道肿瘤”，诊断为“听神经瘤（右）”，建议手术治疗，遂于今日收治入科。患病以来，患者精神好、饮食、睡眠正常，大小便无异常，体重无明显减轻。

■查体　双侧耳郭对称，局部无红肿，耳郭无牵拉痛，耳屏无压痛。双侧外耳道通畅、干燥，鼓膜完整，标志清。双侧乳突区无红肿、压痛。面神经检查：双侧面部活动对称，双侧额纹对称、有力；双侧闭目无露白，右侧力量稍弱；双侧鼻唇对称，示齿居中，鼓腮无漏气；右侧面神经功能Hous-Brackmann分级（以下称HB分级）Ⅱ级。

■听力学检查　纯音听阈测定：右侧全聋，左侧正常听力曲线。

■影像学检查　颅脑增强CT（对比剂应用碘美普尔400），具体内容见下。

■入院诊断　①听神经瘤？②脑膜瘤？

■主要诊疗计划　拟行全身麻醉下行经迷路入路听神经瘤切除+自体脂肪填塞术。

【CT 技术】

■对比剂注射方案　用双筒高压注射器注射碘美普尔400，剂量60 mL，速率2.0 mL/s。扫描时相及延迟时间：动脉期阈值自动触发；静脉期对比剂开始注射后55 s。

■ **CT图像采集参数** 电压120 kV；电流100 ~ 400 mA；层厚：常规1 mm，薄层重建0.625 mm；重组间隔：常规1 mm，薄层间隔0.625 mm；FOV：35 cm × 35 cm ~ 40 cm × 40 cm；矩阵512 × 512。

■ **后处理技术** MPR、骨窗（4000、700）。

【CT图像】（图 3-2-6）

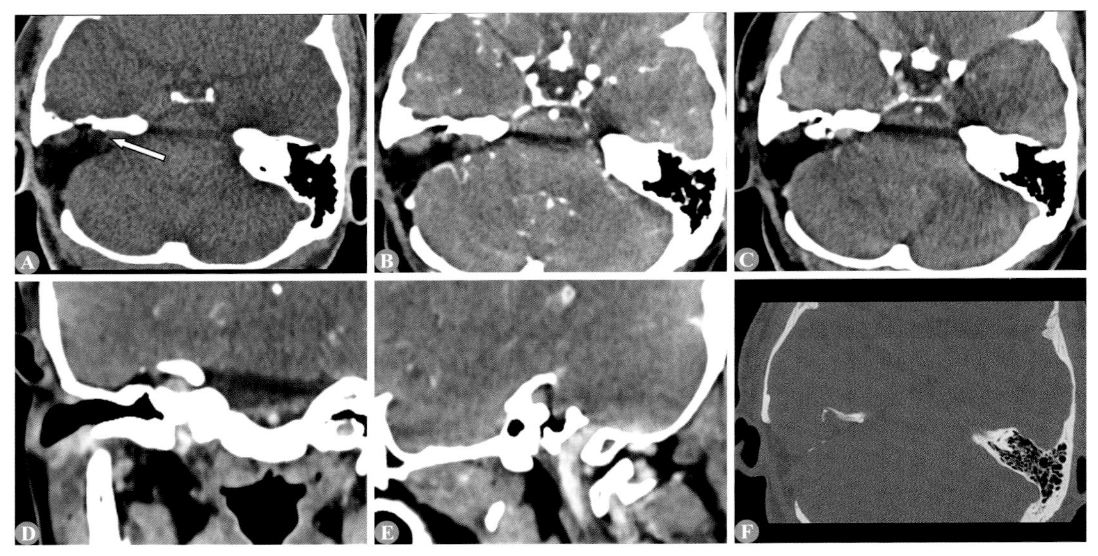

图3-2-6 右侧内听道听神经瘤术后复发

A.CT平扫图像，右侧内听道内见软组织密度小结节（箭头）；B.动脉期图像，结节明显强化；C.门脉期图像，结节仍见明显强化；D、E.MPR静脉期图像，结节明显强化，内听道扩大；F.骨窗图像，右侧听神经瘤术后

【病理结果】

■ **手术经过** 经术前准备及全科讨论，行全身麻醉下经迷路入路听神经瘤切除+自体脂肪填塞术。术中切除乳突、半规管、前庭骨质，暴露内听道，磨除内听道半周骨质，切开内听道硬脑膜，释放脑脊液，见右侧内听道内新生物，质软，不易出血。取腹部脂肪填塞术腔，术区填塞脂肪，缝合切口，加压包扎，腹部放置橡皮条引流。术中出血少，未输血。

■ **病理结果** 右侧内听道神经鞘瘤。

【诊断要点】

听神经瘤（acoustic neurinoma）是内听道最常见的良性肿瘤，影像学检查是听神经瘤诊断的主要依据。早期内听道内小听神经瘤在普通内听道X线检查没有阳性表现，头颅额枕位（汤氏位）主要观察内听道口有无扩大。CT骨扫描可见到内听道扩大及骨质吸收，肿瘤CT平扫多为均匀的等密度或略低密度，亦有部分肿瘤呈混杂密度，增强扫描大多肿块出现强化，表现多样，可为均匀、不均匀或环形强化。MRI可显示直径2 mm的小听神经瘤。MRI检查使得听神经瘤的早期发现率明显提高。MRI表现为肿瘤主体在桥小脑角区，以内听道口为中心生长，可见内听道扩大，以听神经增粗为特征，肿瘤形态大多数呈圆形或类圆形，边缘光滑。肿瘤一般呈实性、囊实性和囊性3种。实性肿瘤T_1WI呈等低或稍低信号，T_2WI呈高或稍高信号；囊实性肿瘤T_1WI呈低及等低混杂信号，T_2WI呈高及等高混杂信号；囊性肿瘤则呈长T_1、长T_2信号。增强扫描：囊实性肿瘤不均匀强化，囊性部分不强化，囊壁多呈环状强化，实性肿瘤多为均匀强化。当肿瘤较大时，邻近脑干、小脑、第四脑室受压变形。

【鉴别诊断】

■ **表皮样囊肿**　小脑脑桥角的表皮样囊肿主要为先天性胆脂瘤，是发生在颅骨（尤其是颞骨）的上皮性囊肿，系胚胎神经沟两侧外胚层迷走上皮遗留演变而成。正常发育过程中，胚胎神经上皮逐渐发育或退化，如果胚胎性神经上皮残留在颞骨，会形成上皮性囊肿，即先天性胆脂瘤。先天性胆脂瘤位置较深，可以发生在颞骨的任何部位，但主要发生在颞骨岩尖部，并向中耳乳突发展，破坏中耳及内耳组织，甚至波及枕骨斜坡。

先天性胆脂瘤出现在完整鼓膜内侧，与外耳道无连续性，没有鼓膜穿孔和耳感染的病史，因此，起病与慢性中耳感染无关。可根据其在颞骨的部位（岩尖、乳突、中耳腔）进一步分类。CT可以显示颞骨内大囊性腔，边缘有硬化圈。先天性胆脂瘤主要临床诊断依据为：①正常鼓膜内侧的白色肿块；②鼓膜松弛部和紧张部正常；③没有耳漏和鼓膜穿孔的病史；④CT表现为颞骨岩部为主的胆脂瘤样改变；⑤中耳炎的发作不是排除的标准。CT表现为颞骨岩部为主的胆脂瘤样改变。中耳炎的发作不是排除的标准。胆脂瘤有“钻缝生长”的特性，在T_2WI及T_2 FLAIR上病灶内见絮状稍高信号影；DWI呈明显高信号，增强扫描多无强化。

■ **三叉神经瘤**　起源于三叉神经节、节后神经根或周围支鞘膜的施万细胞（Schwann cell）。根据肿瘤发生的部位分为中颅窝型、后颅窝型、后-中颅窝型、颅内外型。常位于桥小脑角的上部，中心位置偏前，三叉神经瘤多跨越中后颅凹呈“哑铃状”生长，岩骨尖常伴有骨质破坏和吸收，三叉神经增粗。肿瘤多见于成年人，平均年龄40岁左右，男女之间无明显差异。临床表现主要为三叉神经的刺激症状或三叉神经破坏症状：面部疼痛，面部感觉异常如面部麻木、无痛觉或触觉，咀嚼肌无力、萎缩等。CT常显示岩尖部骨质破坏，眶上裂、圆孔、卵圆孔扩大。MRI可清楚显示肿瘤部位、大小及相邻关系。

■ **脑膜瘤**　小脑脑桥角脑膜瘤早期症状为同侧第Ⅲ、第Ⅳ、第Ⅴ、第Ⅵ对颅神经症状，如复视、眼球活动受限、面部痛觉和触觉减退。常伴有颞叶癫痫。CT显示小脑脑桥角处高密度或等密度软组织影，多呈宽基底，增强扫描多呈明显均匀强化，常有钙化，邻近颅骨多有骨质增生硬化。MRI显示肿瘤为长T_1、长T_2信号，增强扫描可见“脑膜尾征”。

【病案点评】

听神经瘤为内听道最常见的良性肿瘤之一，起源于第Ⅷ对脑神经远端或神经鞘部的施万细胞，又称神经鞘瘤（neurilemmoma）或施万细胞瘤（Schwannoma）。绝大多数肿瘤来自前庭神经，以上前庭神经最易发生，而蜗神经较少，确切地应称为前庭神经鞘瘤（vestibular Schwannoma）。

听神经瘤多见于30～60多岁的成年人，女性略多，男女之比为2：3，多为单侧发病。早期典型症状：①单侧耳鸣：耳鸣为高音调；②渐进性听力下降；③眩晕及步态不稳：常以步态不稳为主，检查可见患者步态不稳，闭目行走呈蹒跚态。本病起病和进展十分隐匿，但有时瘤体可因出血或水肿突然增大，类似梅尼埃病的发作。后期由于瘤体开始多在内听道生长，所以多以第Ⅶ和第Ⅷ对脑神经的损害症状为主。瘤体增大突出内听道，可波及第Ⅴ对脑神经，出现同侧面部麻木或类似三叉神经痛。中后期可出现同侧面部麻木、小脑症状、肢体麻痹和头痛、面瘫、神情淡漠等高颅压症状。

除了影像学检查，听神经瘤还可进行以下检查。

听力学检查：本病早期只有轻度的听力损害。当有更多的听神经纤维破坏时，才表现高频损失的感音神经性聋。严重者言语识别率下降较明显，不到30%。Bekesy听力图为Ⅲ型或Ⅳ型。音衰变试验出现异常的听觉疲劳现象。耳声发射正常，听觉脑干电反应Ⅲ、Ⅳ、Ⅴ波潜伏期延长提示蜗后病变，患侧Ⅴ波潜伏期及Ⅰ～Ⅴ波间期较健侧明显延长，两耳Ⅴ波潜伏期差超过0.4 ms，或Ⅰ波存在而Ⅴ波消失，提示桥小脑角占位病变。

声导抗：镫骨肌声反射衰减阳性。

前庭功能试验：早期患侧冷热刺激反应下降或消失。出现自发性眼震及其他中枢性反应提示瘤体增大，经常提示压迫小脑和脑干。

三叉神经试验：瘤体明显增大时，同侧角膜反射消失，皮肤触痛觉下降或消失。

听神经瘤的治疗方法为手术治疗、放射治疗。

听神经瘤可通过不同的手术入路摘除：在耳科领域里进入内听道摘除听神经瘤的手术途径主要有迷路入路、中颅窝入路、乙状窦后入路。经迷路入路用于无实用听力者，言语频率听阈＞80 dB，或患者原意放弃一侧听力时可采用经迷路入路听神经瘤摘除。其优点是通过经迷路进路，损伤小，面神经显示清楚，保存面神经结构和功能的机会大。经迷路进路不但可以开放内听道，还可以较好地暴露桥小脑角，是达到桥小脑角的最短进路。有实用听力且予保留听神经的病例主要采用经中颅窝入路。经中颅窝入路主要针对直径1.5 cm以内局限在内听道和管外＜1 cm小听神经瘤。经乙状窦后入路主要用于肿瘤＞4 cm的桥小脑角肿瘤。对于0.5～1.5 cm的肿瘤有可能能够保留听力。

伽玛刀治疗：可用于小听神经瘤治疗，但不适用于脑干受压或颅压高的患者。伽玛刀治疗后复发者，可再行手术，但手术难度增加。

（孙立新　于学文　孙世宁）

第五节 颈部血管病变

一、颈动脉体瘤

【病例介绍】

患者女性，48岁，发现右侧颈部包块3个月。

■ **现病史** 患者3个月前无明显诱因出现右颈部肿块，偶尔出现头晕不适，双上肢感觉运动正常，无黑蒙、昏厥，当时未予重视。近日来突发头晕头胀，无右上肢麻木，当时意识尚清，无晕厥，遂来我院就诊，查颈动脉CTA示“右颈动脉体瘤”。现为求进一步治疗，拟“颈动脉体瘤”收入院治疗。发病以来，患者精神、睡眠、胃纳好，大小便如常，体重无明显减轻等情况。

■ **查体** 神志清，精神可，右颈部隆起性肿块，质软，轻压痛，可触及搏动性震颤，伸舌居中，口角未见明显歪斜，双上肢等长等粗，双侧尺桡动脉搏动可扪及。四肢肌力正常。双上肢感觉运动如常。

■ **实验室检查** 未见明显异常。

■ **影像学检查** 颈动脉CTA（对比剂应用碘美普尔400），具体内容见下；颈动脉DSA造影，造影证实右颈动脉体瘤、血供丰富。

■ **入院诊断** 右颈动脉体瘤。

■ **主要诊疗计划** 拟行右颈外动脉弹簧圈栓塞术+右颈动脉体瘤切除术+颈动脉外膜切除术+任意皮瓣成形术+局部肿大淋巴结切除术。

【CT 技术】

■ **对比剂注射方案** 碘美普尔400剂量50 mL，速率3.0 ~ 3.5 mL/s。

■ **CT图像采集参数** CT设备采用GE Discovery CT 750 HD螺旋CT。扫描条件：电压100 kV，电流250 mA，FOV 25 cm。注射对比剂追踪主动脉弓CT值达100 HU延迟3 s后扫描，范围主动脉弓下–颅顶，层厚5 mm，0.625 mm重建。

■ **后处理技术** 重建系统为PHILIPS Extended Brilliance Workspace，对图像进行MPR、VR、MIP重建。

【CT 图像】（图 3-2-7）

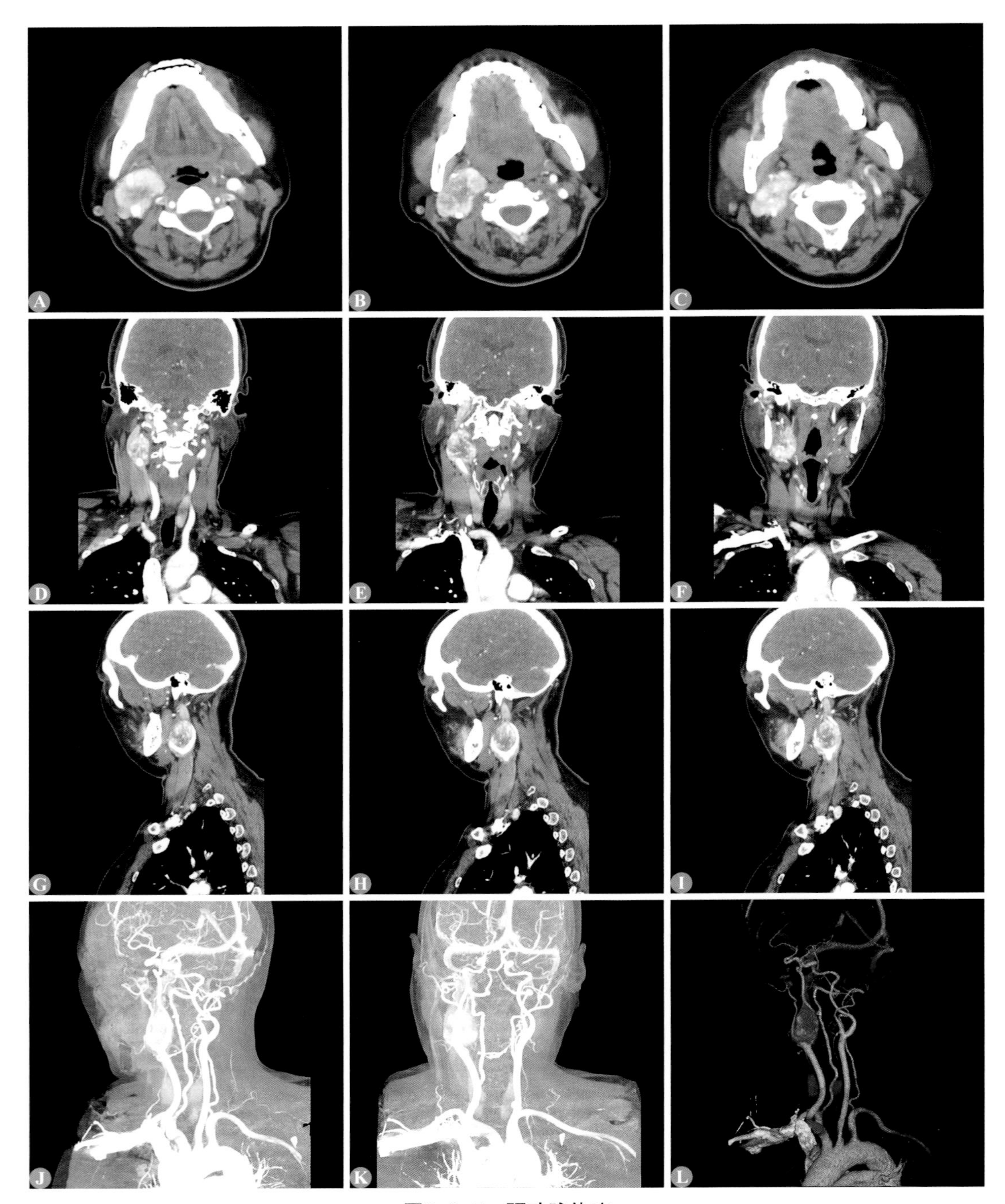

图3-2-7　颈动脉体瘤

A ~ C.轴位薄层MPR图像；D ~ F.冠状位薄层MPR示右侧颈动脉分叉处颈动脉体瘤呈斑片状明显强化并包绕颈内动脉与颈外动脉，瘤体供血丰富，可见纡曲的肿瘤血管影；G ~ I.矢状位薄层MPR图像；J ~ L.VRT示瘤体与颈动脉的关系，颈动脉体瘤位于右侧颈动脉分叉处，颈内动脉及颈外动脉移位、分离，颈动脉分叉角增大，形成“抱球状”或“高脚杯状”改变

【病理结果】

■ **手术经过**　患者入院后完善相关检查，积极术前准备，局部麻醉下行股动脉穿刺颈动脉DSA造影。造影证实右颈动脉体瘤、血供丰富，遂行右颈外动脉弹簧圈栓塞术，术后颈动脉体瘤供血减少。4天后全身麻醉下行右颈动脉体瘤切除术+颈动脉外膜切除术+任意皮瓣成形术+局部肿大淋巴结切除术，术中淋巴结送冰冻病理检查：（右颈部）淋巴组织增生性病变，倾向淋巴组织反应性增生；术后患者左上肢握力降低，后逐步恢复。患者术后恢复可，予以出院。

■ **病理结果**　（右颈部）副神经节瘤，周围见淋巴结1枚呈反应性增生。免疫组化（I20-02433）：CK（-），CHGA（部分+），S100（支持细胞+），Ki67（1%+），SYN（+）。

【诊断要点】

颈动脉体瘤（carotid body tumor，CBT）是一种较为少见的化学感受器肿瘤，发生于颈总动脉分叉部位的颈动脉体，为副神经节瘤的一种，可发生于任何年龄，女性略多于男性。肿块较小时，大部分患者无明显自觉症状，多以无意中发现颈部无痛性缓慢生长的肿块就诊，病程长者可达数年，部分肿块可扪及血管搏动或闻及血管杂音。肿块较大者可压迫邻近器官及神经，出现声嘶、吞咽困难、伸舌偏斜。颈交感神经受压时，出现Horner综合征。少数患者压迫肿块时还可发生晕厥、血压下降和心跳减慢等表现。CBT多属良性，但也可恶变。CT平扫显示双侧舌骨水平胸锁乳突肌前缘内侧椭圆形或圆形肿块，边界清晰，大部分密度较均匀，少部分病灶内可见钙化影，囊变或坏死少见，肿块与周围大血管密度类似，分界不清，亦不易显示血管是否被肿块包绕。CTA示颈动脉体瘤的特征为颈动脉分叉处的软组织肿块，边缘清楚，密度均匀，动脉期病灶明显强化，较大肿块薄层图像可显示肿块周边多发扩张纡曲的供血动脉，使肿块边缘不光滑。且病灶多呈膨胀性生长，受血管鞘的包裹和胸锁乳突肌的压迫，肿块沿鞘内神经血管生长，将神经血管包裹。因此，颈总动脉、颈外动脉多被推向肿瘤外侧，颈外动脉、颈内动脉间距变大，颈动脉分叉角扩大，呈“杯口状”，血管可受压变细。增强扫描可显示颈动脉体瘤的特征性表现，明确肿瘤与邻近血管的关系，易与其他颈部病变相鉴别。

【鉴别诊断】

■ **神经鞘瘤**　神经鞘瘤多位于颈动脉分叉的后方，与神经关系密切；内部常可见坏死囊变灶，瘤体强化程度不及颈动脉体瘤，可将颈总动脉和颈内静脉推移，但很少引起颈动脉分叉角度增大。

■ **颈动脉瘤**　颈动脉瘤与颈动脉体瘤都可表现为搏动性肿块，临床上容易混淆，增强后动脉瘤与颈动脉相通，表现为明显均匀强化，强化程度超过颈动脉体瘤。

■ **巨大淋巴结增生**　巨大淋巴结增生外形多为肾形，病灶内常见钙化，血供不如颈动脉体瘤丰富；巨淋巴增生可推移颈动脉，但不包绕和引起颈动脉分叉角增大。

■ **颈部淋巴瘤**　颈部淋巴瘤除肿大的淋巴结发生在颈动脉间隙外，还可在相邻的间隙内发生，且一般为多发，部分可融合为一体，增强病灶强化不明显，通常以病灶周围轻度强化为主，MIP很少发现颈总动脉夹角增大，且VR无丰富的肿瘤血管影。

■ **颈部血管瘤**　颈部血管瘤增强扫描多呈结节状向心性强化。

【病案点评】

颈动脉体瘤是一种少见的肿瘤，属于颈部副神经节瘤，又称化学感受器瘤，发自颈动脉体。根据Glenner和GrimLey分类，副神经节瘤分为肾上腺内和肾上腺外两大类，前者在肾上腺髓质，习惯上称为嗜铬细胞瘤。头颈部副神经节瘤主要起源于颈动脉体、颈静脉孔、迷走神经等头颈部各处的副神经节，根据肿瘤的部位不同命名，分别称为颈动脉体瘤、颈静脉球瘤、鼓室球瘤和迷走神经节瘤等。正常颈动脉体是一个细小的卵圆形或不规则形的粉红色组织，位于颈总动脉分叉处后内侧壁外鞘下，是人体最大的副神经节，直径约3～4 mm，多为颈外动脉供血，通过感受动脉血中PO_2、PCO_2及pH的变化来刺激化学感受器，通过迷走神经反射调节呼吸和循环及血压。颈动脉体的解剖结构决定了该病的发病部位，典型的颈动脉体瘤位于颈动脉分叉处，呈卵圆形，其受舌神经、迷走神经和颈上神经节纤维支配，对动脉血内的二氧化碳、酸碱度和温度等刺激起神经反射作用。由于颈动脉体瘤发病部位特殊，并且具有局部解剖结构复杂及肿瘤内血管丰富等特点，导致了手术的难度及风险性增高。

颈动脉体瘤的发病机制至今不明确，可能与慢性组织缺氧、高海拔及敏感基因的突变有关，慢性缺氧可导致体内血液成分发生变化，刺激颈动脉体增生，最终形成肿瘤，因此，流行病学调查显示高原地区发病率较高。

颈动脉体瘤可发生于任何年龄，女性略多于男性，缺乏典型的临床特征，通常表现为下颌角下方及咽旁间隙肿块，因颈动脉体瘤附着于动脉鞘，故可向左右移动，但上下活动受限，有时具有搏动感，部分肿块血供丰富，可听到血管杂音。肿块较小时，一般无症状，肿块较大时可压迫邻近器官及神经，出现声嘶，吞咽困难，伸舌偏斜，局部呼吸困难及Horner综合征。颈动脉体瘤多属良性，但也可恶变，文献报道，恶性发病率约为6%，4%双侧发病，部分有家族史，有家族史者双侧发病率增加至31%。

目前，颈动脉体瘤的诊断方法多样，如多层螺旋CT、MRI、DSA、彩色多普勒超声等，其中DSA作为诊断颈动脉体瘤的金标准是术前重要的影像评价方法。

Shamblin分型将颈动脉体瘤分为3型：Ⅰ型（局限型），肿瘤较小，位于颈总动脉分叉的外鞘内，有完整的包膜，仅与颈内外动脉相贴；Ⅱ型（部分包裹型），肿瘤中等大小，位于颈总动脉分叉部，部分包绕颈总动脉、颈内动脉及颈外动脉生长；Ⅲ型（包裹型），肿瘤体积较大，完全包绕颈总动脉、颈内动脉及颈外动脉生长。临床上确诊的颈动脉体瘤，无论有无神经血管压迫症状，均有手术指征。

手术为颈动脉体瘤主要的治疗方法，目前手术方法主要根据颈动脉体瘤的Shamblin分型来制订，包括：①单纯肿瘤切除术；②肿瘤切除+颈外动脉切除术；③肿瘤切除+颈内动脉重建（包括颈内动脉端端吻合、颈内动脉人工血管重建、颈内动脉大隐静脉重建术）；④肿瘤切除+颈内动脉结扎术。

（张水兴　莫笑开　张紫旻　陈思敏）

二、动静脉畸形

【病例介绍】

患者男性，34岁，因“颏部包块5年余”入院。

■**现病史**　患者5年前发现颏部一约“拇指”大小包块，无疼痛不适，未予重视。后包块缓慢生长、增大，仍未有不适，现患者为进一步治疗，特来我院就诊，门诊以“颏部肿瘤”收治入院。

■**查体**　颌面部发育正常，双侧面部不对称，颏部可扪及约5.5 cm × 5 cm × 5 cm大小包块，病变主要偏左侧，表面皮肤颜色正常，皮温升高，质软，边界欠清，活动度差，无触痛，不能压闭，搏动感明显。张口型正常，张口约3横指，口内下前牙区前庭沟稍膨隆，余无特殊。

■**实验室检查**　未见明显异常。

■**影像学检查**　头颈部CTA：下颌骨左侧周围见团块状等密度影，形态欠规则，边界较清，增强动脉期明显强化，其内见增多、扩张纡曲血管团影，累及左侧下颌体，致局部骨质吸收，供血动脉主要为左侧颈外动脉分支，引流静脉显示欠清，考虑为血管性病变，动静脉畸形可能大。具体见下。

■**入院诊断**　颏部包块（动静脉畸形）？

■**主要诊疗计划**　①口腔颌面外科常规护理；②完善相关检查后拟行手术治疗。

【CT 技术】

■**对比剂注射方案**　经肘正中静脉注射碘美普尔400，剂量48 mL，速率4.0 mL/s，生理盐水剂量50 mL，速率4.0 mL/s。

■**CT图像采集参数**　平扫、增强管电压分别为100 kV、120 kV，自动管电流（120 ~ 300 mA），转速0.4 s/圈，层厚5 mm，螺距0.969，FOV 25 cm，一次性完成头颈部动脉扫描，范围自主动脉弓至颅顶。

■**后处理技术**　Slab MIP（一定层厚最大密度投影成像）、Cinematic VR（实景渲染容积再现成像）。

【CT 图像】（图 3-2-8）

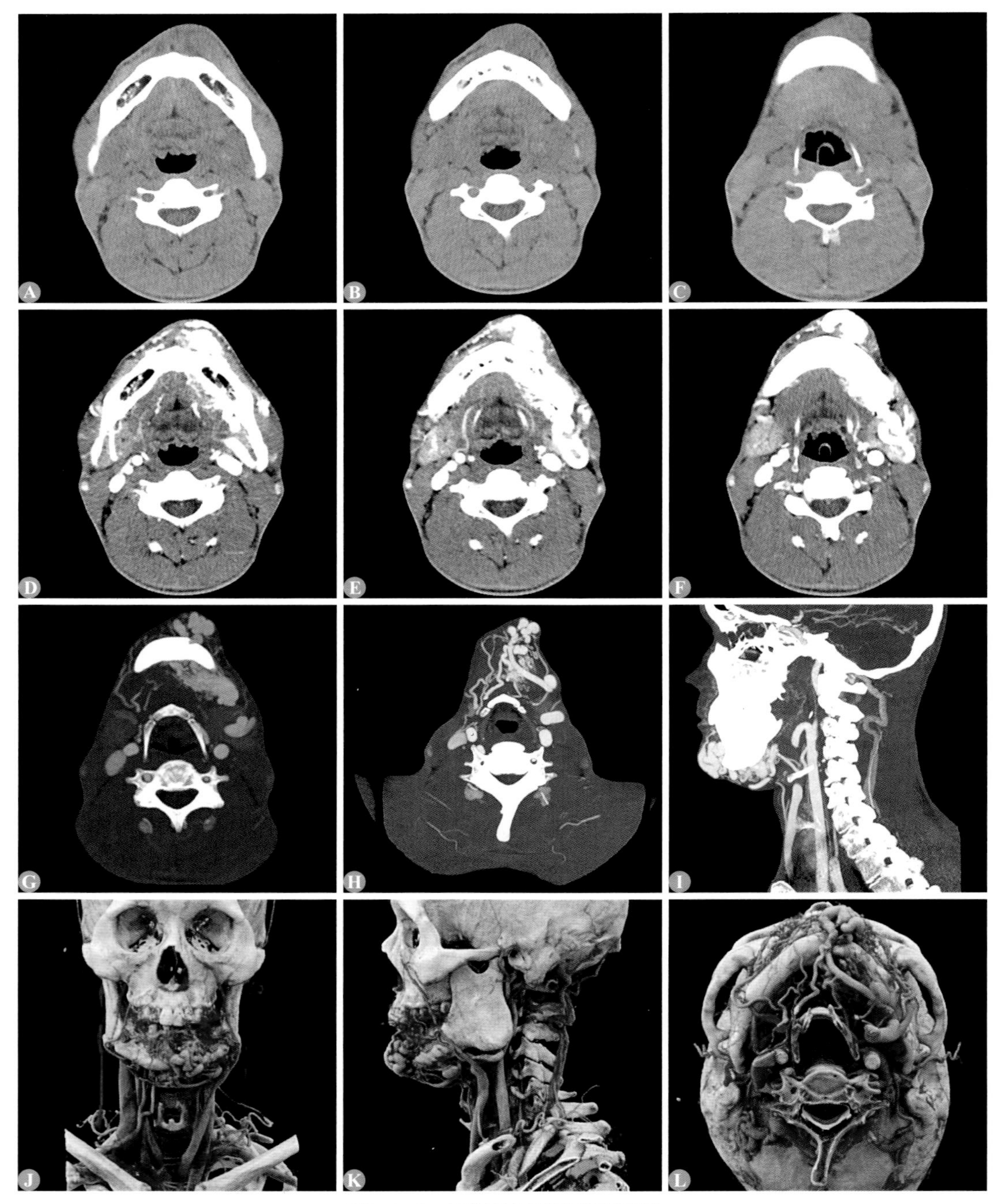

图3-2-8　下颌骨周围动静脉畸形

A ~ C.CT平扫示团块状等密度影，形态欠规则，边界较清；D ~ F.动脉期图像，病灶内见增多、扩张纡曲血管团影；G ~ I.Slab MIP示病灶内血管团影累及左侧下颌体，致局部骨质吸收，可见增粗纡曲的供血动脉及引流静脉；J ~ L.Cinematic VR清晰显示病灶与邻近下颌骨的关系，可见颈外动脉分支向病灶供血，扩张、纡曲呈不规则团块状

【诊断依据】

诊断：下颌骨左侧周围动静脉畸形。诊断依据如下。

头颈部CTA：左侧下颌骨周围见团块状等密度影，增强动脉期明显强化，其内见增多、扩张、纡曲血管团影，致局部骨质吸收，供血动脉主要为左侧颈外动脉分支，引流静脉显示欠清。

病史、体征：包块缓慢生长、增大5年余，无疼痛不适，病变质软，边界欠清，活动度差，无触痛，不能压闭，表面皮肤颜色正常，搏动感明显。

【诊断要点】

颌面颈部是颅外动静脉畸形好发部位，病灶生长较缓慢，多表现为皮肤红斑、皮温高、可触及搏动或震颤，还引起外观畸形、重要组织器官受压，局部可出现疼痛、顽固性溃疡或反复且逐渐加重的出血，严重者因长期血流动力学异常可致心力衰竭。CTA表现为供血动脉增粗、增多，引流静脉扩张、纡曲，形成畸形血管团，VR、MIP、MPR等CT后处理技术可清晰显示供血动脉、引流静脉解剖结构及其周围组织关系。

【鉴别诊断】

无。

【病案点评】

动静脉畸形是由于胚胎时期血管发生、发育异常，导致动脉与静脉间缺乏正常毛细血管床而直接沟通的一种罕见脉管畸形。头颈颌面部是颅外动静脉畸形的好发部位，往往累及复杂的解剖结构，不仅造成功能损害，还可造成严重的外观畸形和颜面损毁，需彻底清除病灶及核心瘘口才能治愈，是目前国际公认的重大难治疾病。

动静脉畸形临床采用Schobinger分期，Ⅰ期（静止期）：无症状，病灶不明显，或仅表现为葡萄酒色斑或血管瘤消退期的外观，触诊皮温升高；Ⅱ期（扩张期）：通常在青春期开始，肿物增大，肤色加深，侵及皮肤和深部结构，触诊可及搏动、震颤，听诊可闻及杂音；Ⅲ期（破坏期）：出现自发性坏死、慢性溃疡、疼痛或出血等症状；Ⅳ期（失代偿期）：因长期血流动力学异常并发高排低阻性心功能不全或心力衰竭。动静脉畸形在CT平扫图像上表现为等或稍高密度的团块影，可伴钙化，增强后典型的表现为强化的畸形血管巢、供血动脉增粗增多、引流静脉扩张纡曲，VR、MPR等CT后处理技术可清晰显示供血动脉、引流静脉解剖结构及其周围组织关系。

现目前动静脉畸形的治疗方式包括介入栓塞、无水乙醇介入治疗、外科手术、联合治疗、口服靶向药物治疗等，临床根据患者病情、病灶解剖结构、病灶血管构筑特点、血流动力学特点合理选择不同的治疗方式。

（吕发金）

三、Castleman 病

【病例介绍】

患者女性，17岁，因“发现左颈根部无痛性肿物5个月”入院。

■ **现病史** 患者5个月前发现左颈根部有一肿物，无痛，“鸽子蛋”大小，病程中肿物生长缓慢，无疼痛，无破溃溢脓，无声嘶，无吞咽异常，无夜间呼吸困难及打鼾。

■ **查体** 左颈根部胸锁乳突肌前缘触及一大小约7 cm × 7 cm肿物，表面皮肤正常，质地软，边界清，活动度不佳，无压痛，气管轻度右偏，肿物不随吞咽上下活动。口腔检查无特殊，张闭口正常，咬合关系正常。

■ **辅助检查**

CT（2019-12-09）：左颈部富血供占位。

SPECT-CT：甲状腺左叶旁肿块，显像剂浓聚后快速消退，甲状旁腺来源证据不足，建议病理。

CT（2020-01-09）：左颈部占位，神经源性肿瘤可能。

MRI：左甲状腺后下方肿块，倾向良性，神经源性肿瘤或Castleman病可能。穿刺活检报告（2020-03-19）：左颈部淋巴组织增生性病变，倾向为反应性增生（Castleman病？），建议切除活检。

■ **入院诊断** 左颈部肿物。

■ **主要诊疗计划** 拟行左颈部肿物切除术。

【CT 技术】

■ **对比剂注射方案** 碘美普尔400剂量50 mL，速率3.0 ~ 3.5 mL/s。

■ **CT图像采集参数** CT设备采用SIEMENS SOMATOM Definition Flash螺旋CT。扫描条件：管电压100 kV，管电流300 mA，平扫横断面扫描层厚5 mm，FOV 24 cm。注射对比剂后40 s行增强扫描，层厚5 mm，0.8 mm重建。

■ **后处理技术** 重建系统为PHILIPS Extended Brilliance Workspace，对增强图像进行MPR重建。

【CT 图像】（图 3-2-9）

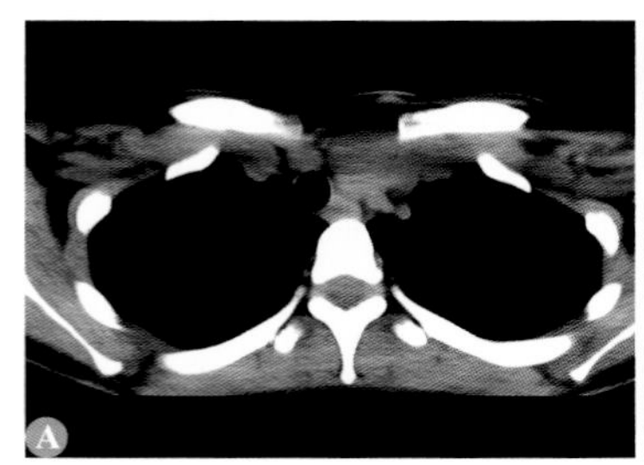

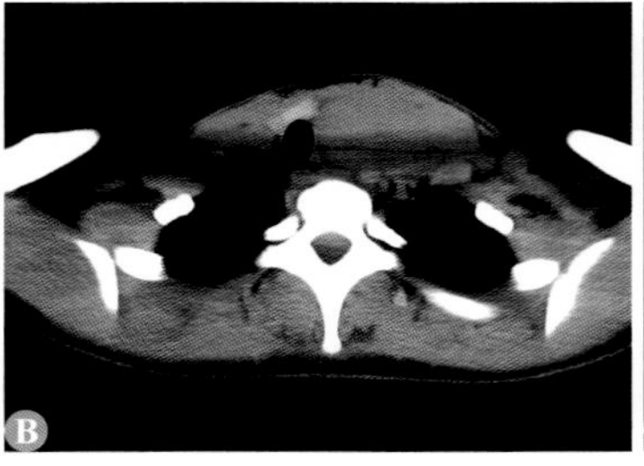

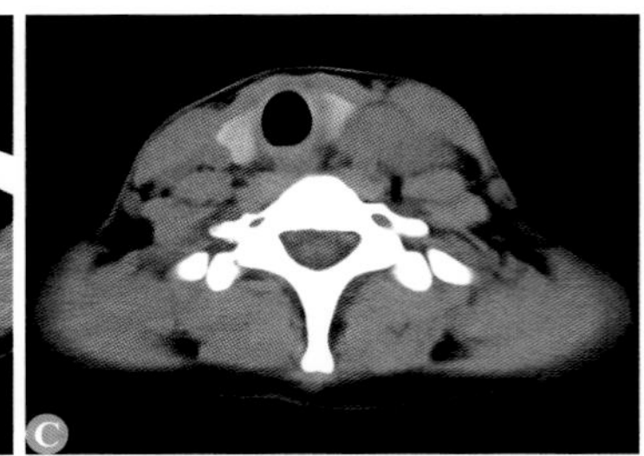

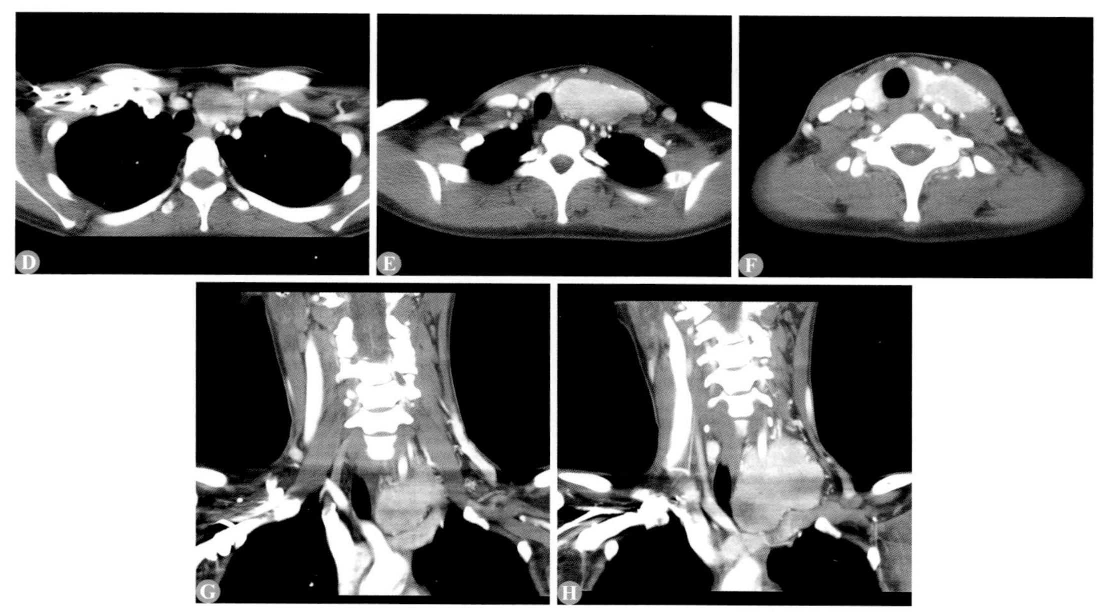

图3-2-9　Castleman病

A～C.轴位CT平扫图像，甲状腺左叶旁见一不规则、分叶状稍低密度影，边界清晰，密度较均匀，甲状腺左叶受推压；D～H.动脉期图像，增强扫描病灶明显强化，内见小片状不强化坏死区

【病理结果】

■ **手术经过**　经术前准备及全科讨论，患者平卧于手术台，常规消毒铺巾，左颈部弧形切口，向上下及内外分别翻瓣，颈根部离断胸锁乳突肌，向上翻起，显露肿物，见颈内静脉及迷走神经位于肿物表面，颈总动脉位于肿物深面，游离并保护颈总动脉及迷走神经，切除颈内静脉，完整拆除肿物。术中病理诊断：（左颈）淋巴组织增生性病变，Castleman病待排，具体待石蜡切片免疫组化结果。创面冲洗止血后缝合胸锁乳突肌。置入引流管1根自后方引出。缝合切口。术中麻醉满意，无副损伤，术程顺利，术毕安返病房。

■ **病理结果**　（左颈）淋巴组织增生性病变，Castleman病首先考虑。免疫组化：CD3（部分+），CD20（部分+），CD38（散在+），CD10（滤泡+），CD34（血管+），Bcl-2（滤泡-），Bcl-6（滤泡+），MUM-1（散在+），Ki67（滤泡强+），PGM-1（散在+），CD30（个别+），PAX5（局灶+）。

【诊断要点】

Castleman病（Castleman disease，CD），又称为巨大淋巴结增生症，是一种少见的以不明原因淋巴结肿大为特征的慢性淋巴组织增生性疾病。临床分型为局限型、多中心型。局限型-透明血管型（hyaline vascular type，HV）：CT平扫表现为类圆形或分叶状软组织肿块，边缘清晰，多数密度均匀，可见典型的分支状或斑点状钙化灶，散在或簇状分布；增强扫描当病灶直径<5 cm时，多为明显均匀强化，当病灶直径>5 cm时多为不均匀强化，内部可见裂隙状的无强化区，延迟扫描无强化区范围缩小或消失，是局限型HV-CD的重要征象，提示病灶内小血管透明变性、纤维化和瘢痕的存在；肿块周边可见粗大滋养动脉和（或）引流静脉。局限型-浆细胞型（plasma cell type，PC）：CT平扫表现为类圆形或分叶状软组织肿块，边缘清晰，密度均匀，可有钙化；增强扫描病灶多数呈明显均匀强化。多中心型CD（multicentric CD，MCD）：CT平扫示多发淋巴结增大，边缘清晰，多数密度均匀；增强扫描呈明显均匀强化，当病灶直径>5 cm时多为不均匀强化；伴有肺内浸润时表现为淋巴细胞性间质性肺炎。PC-CD与淋巴瘤具有一定相关性，当PC-CD伴胸腹腔积液或脾明显增大时，应考虑继发淋巴瘤可能。

【鉴别诊断】

■ **淋巴瘤** 颈部淋巴瘤最常见为继发于头颈部其他器官的淋巴瘤，也可原发于颈部淋巴结，或为全身病变的一部分。其典型表现为双侧、多发、密度均匀的肿大淋巴结，坏死较少，多无钙化，可融合成团，可侵犯颈部任何区域淋巴结，颈后三角及浅表淋巴结受侵更多见于恶性淋巴瘤。强化方式：常见均匀轻-中度强化。

■ **淋巴结转移癌** 该部位的淋巴结转移多见于老年男性，上呼吸道、消化道鳞癌淋巴结转移多见，表现为颈部淋巴结肿大，质硬、无痛、多发、固定等；病灶内部易出现液化、坏死、边缘不规则强化伴中央坏死区。

■ **颈动脉体瘤** 颈动脉体瘤病灶位置通常固定，位于颈总动脉分叉处；常包绕颈动脉强化，造成颈内外动脉分离移位，肿瘤血供丰富，可显示“胡椒盐征”，因而需与透明血管型Castleman病鉴别。

■ **颈部外周神经源性肿瘤** 颈部外周神经源性肿瘤可分为神经纤维瘤和神经鞘瘤（多见）；神经鞘瘤病理上主要有两个部分：Antoni A区和Antoni B区，肿瘤内二者的构成比多寡不一形成密度的差别；增强扫描囊变部分不强化，实质部分呈轻、中度强化。

【病案点评】

Castleman病是一种少见的良性疾病，具有血供丰富的特点。该病好发于纵隔，其次常累及胸部淋巴组织（70%）、颈部淋巴组织（15%）、腹腔骨盆组织（12%）和腋窝淋巴组织（3%）。发生在任何年龄段，甚至婴幼儿，但多发于成年人，研究显示透明血管型Castleman病多发生于男性患者，平均年龄在40岁；浆细胞型Castleman病平均年龄在65岁。

至今病因未明，较为公认的是可能与白细胞介素-6（IL-6）过度分泌和人类疱疹病毒-8（HHV-8）感染相关，发病机制与免疫缺陷有关。

临床上局限型Castleman病最常见（占90%以上），其病理分型90%为透明血管型，10%为浆细胞型，多见于30～40岁女性，以无症状单发肿块为主要表现，也可因体检或其他疾病检查时被发现，切除预后良好；多中心型Castleman病少见，约占10%，其病理分型多为浆细胞型，中位年龄约50岁，患者年龄较局限型Castleman病大，常为多部位淋巴结肿大，并伴发热、乏力、体重减轻、肝大、脾大及实验室检查异常（贫血），或POEMS综合征，同时也可累及肺部，治疗以放化疗和免疫抑制为主，预后不良，易复发或发展成恶性淋巴瘤、浆细胞瘤或卡波西肉瘤等，5年存活率仅约65%。

局限型Castleman病CT表现具有一定的特征性：①肿块多为软组织密度；②部分瘤体内可见“树枝状”、放射状及“星芒状”钙化；③动脉期病灶明显强化，门静脉期和延迟期呈持续强化，呈早进晚出的强化方式，此型强化特点病理基础是由于瘤体内大量明显小血管增生，淋巴窦消失和透明血管穿过外套层进入生发中心形成丰富血管网；④病灶周围出现“卫星灶”，“卫星”结节强化方式与肿块强化方式一致，多由滋养血管及周边反应性增生的小淋巴结所构；⑤研究认为病灶内部会出现裂隙状低密度影，但并非坏死，且认为该特点也是诊断Castleman病的重要征象之一，裂隙状低密度灶可能为增生的小血管透明样变和纤维化，瘤灶内裂隙状、条片状低密度影可出现延迟强化，也有认为病灶内低密度区是由于血管内皮细胞过度增生而使血管腔狭窄闭塞，对比剂不能进入所致。

多中心型Castleman病常为全身多部位的多发淋巴结增大，CT平扫呈均匀软组织密度，增强扫描呈明显均匀强化，MCD伴有肺内浸润时表现为淋巴细胞性间质性肺炎，主要为大量淋巴细胞和浆细胞在肺实质内浸润，CT主要表现为“磨玻璃样”病灶、边缘模糊并呈小叶中心性分布的小结节、支气管血管束增厚、小叶间隔增厚及薄壁肺气囊。

单中心型Castleman病和多中心型Castleman病在治疗方法的选择上是不同的，单中心型Castleman病以手术切除为主，多中心型Castleman病以化疗和放疗为主。所以准确判断分型对治疗有重要指导意义。

（张水兴　莫笑开　张紫旻　陈宇炼）

第六节　腮腺病变

腮腺混合瘤

【病例介绍】

患者男性，36岁，因“发现右侧腮腺区肿物3月余”入院。

■现病史　患者3个月前无意间发现右侧腮腺区有一肿物，3个月来肿物缓慢增大，未行任何治疗，无明显不适，常规浅表器官彩超提示“右侧腮腺肿物，混合瘤待排，大小为3.5 cm × 3.5 cm × 3.6 cm”，患者自述病程中肿物区无不适，无面部表情运动障碍，局部无明显外伤感染病史，睡眠饮食尚可，近期体重无明显减轻。

■ **查体** 口外：双侧颌面部不对称，右侧腮腺区突出，可见右侧腮腺下极有一质地中等肿物，上界为乳突，下至下颌角部，前界为咬肌后缘，后界为胸锁乳突肌上方前缘，表面皮肤色泽正常，无压痛，肿物活动度尚可，质地中等，位于腮腺包膜下，无明显波动感。

■ **实验室检查** 血、尿、便常规，凝血功能、生化、肿瘤系列、乙肝及免疫未见明显异常。

■ **影像学检查** 颌面部CT平扫+增强，MRI平扫+增强，具体内容见下。

■ **入院诊断** 右侧腮腺区肿物待查：①多形性腺瘤？②乳头状囊腺瘤？③黏液表皮样癌？④腺样囊性癌？

■ **主要诊疗计划** 拟行右侧腮腺浅叶肿物切除+面神经解剖+右侧腮腺浅叶切除术。

【CT 图像】（图 3-2-10）

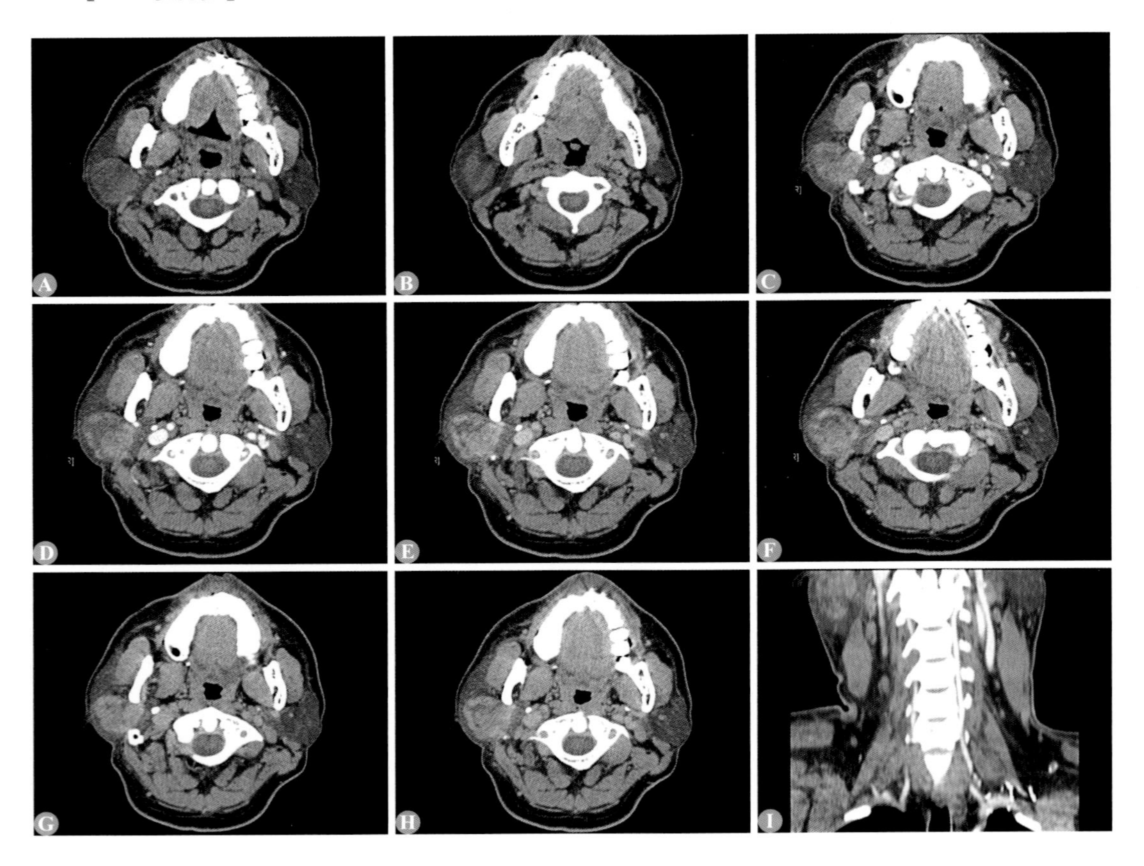

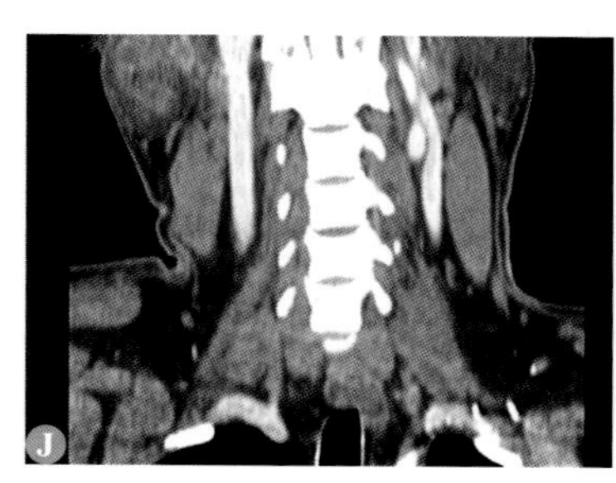
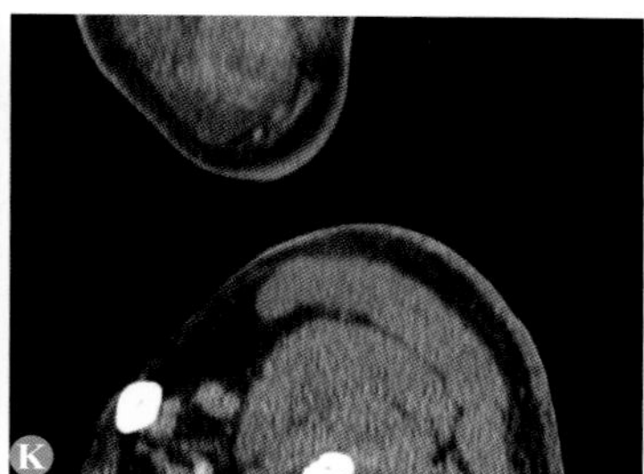
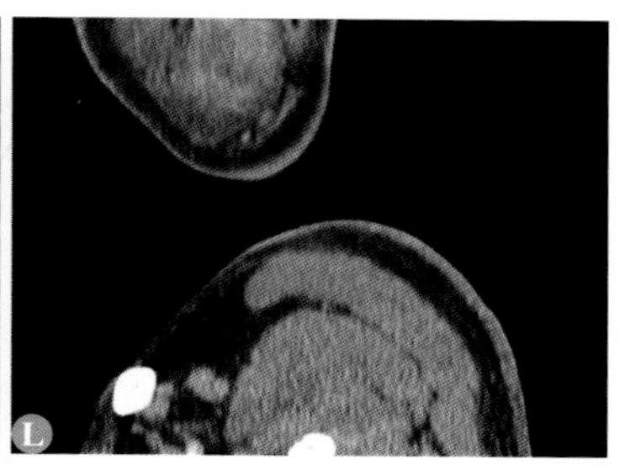

图3-2-10 右侧腮腺混合瘤

类圆形占位，其内密度欠均匀，边缘光整，与周围脂肪间隙清晰，大小约28 mm×20 mm。A、B.CT平扫图像；C、D.动脉期图像，病灶呈明显不均匀强化；E、F.静脉期图像，其内可见条片状未强化区；G、H.延迟期图像；I～L.增强矢状位+冠状位图像，增强后呈明显不均匀强化

【病理结果】

■ **手术经过** 全身麻醉下行右侧腮腺浅野肿物切除术。切开皮肤、皮下组织及颈阔肌，显露腺体，沿腮腺咬肌筋膜表面向前分离皮瓣至咬肌前缘，向后显露外耳道软骨、胸锁乳突肌前缘，寻找面神经总干：沿腺体的后缘和下缘与胸锁乳突肌之间做钝性分离，显露二腹肌后腹，于乳突尖的上方约1 cm处，在二腹肌与外耳道软骨交角的平分线向深部钝性分离，向下约1 cm即可找到总干及斜行越过其浅面的耳后动脉，沿总干向远心端游离出各分支。沿面神经浅面，从总干向分支小心钝性分离，逐步剪开腺体，同时逐步将浅叶腺体及肿瘤翻起，将各分支完全游离，将浅叶及瘤体逐步翻起，切除。

■ **病理结果** 免疫组化：S-100（+）、SMA（-）、GFAP（+）、CK/5（+）、CK/广（+）、EMA（+）、CK/H（+）、P63（+）、Ki-67阳性率约2%。该免疫表型可符合多形性腺瘤。

【诊断要点】

腮腺混合瘤为最常见的唾液腺良性肿瘤，是口腔颌面部最常见的肿瘤之一。

CT表现：①单发，圆形、卵圆形软组织肿块或结节，少数呈分叶状，边界清晰；②密度均匀，一般高于腮腺，可合并囊变、钙化；③动态增强呈延迟渐进性强化的特征性改变（与基质中细胞外间隙丰富，对比剂在其中停留时间长、延迟廓清有关）。

【鉴别诊断】

■ **基底细胞腺瘤** ①好发于老年女性；②单发多见于腮腺浅叶，以囊实性多见；③CT表现为增强后强化明显且有壁结节，但无明显包绕血管或“贴边血管征”。

■ **腮腺腺淋巴瘤** ①病变好发于腮腺后下象限，腮腺浅叶后下方；②CT平扫时密度与软组织类似，即稍高于含脂肪的正常腮腺，表现为稍高或等密度肿块，囊变区呈较低密度，边界清楚，有完整包膜，表现为与周围腺体及病灶内部略有差异的稍低密度的薄环，病灶血供较丰富，增强扫描病灶明显强化。

■ **腮腺腺癌** ①病灶一般较大，形态不规则，密度不均匀，边缘模糊，相邻的筋膜与脂肪间隙消失；②腮腺造影显示涎腺管充盈不规则，可有浸润破坏。

【病案点评】

腮腺混合瘤又称多形性腺瘤，来源于腮腺上皮，是一种含有腮腺组织、黏液和软骨样组织的腮腺肿瘤，故称“混合瘤”。

腮腺混合瘤多见于青壮年，一般无明显自觉症状，生长缓慢，病程可达数年甚至数十年之久。早期表现为无痛性肿块，边界清楚，质地中等，可活动，通常可持续3年以上，随后肿瘤突然生长加速、移动性减少甚至固定，出现疼痛或瘙痒或虫爬感等感觉异常，少数出现面神经麻痹现象。

目前确诊仍需靠组织病理学检查。病理学检查分为非侵袭型腮腺混合瘤、微侵袭型腮腺混合瘤（肿瘤侵入包膜外≤1.5 mm）和侵袭型腮腺混合瘤（肿瘤侵入包膜外>1.5 mm）3类。非侵袭型腮腺混合瘤和微侵袭型腮腺混合瘤的颈淋巴结转移率及远处转移率低，侵袭型腮腺混合瘤的颈淋巴结转移率及远处转移率均高，远处转移部位依次为肺、骨（特别是脊柱）、腹部和中枢神经系统。

CT表现：形态规则，多为圆形或椭圆形，界限清楚，边缘光滑，密度均匀一致，较大病变内部密度可不均匀，其内可有低密度的液化坏死、陈旧出血和囊变区。增强扫描，较小的病变强化可不明显，较大的肿块可呈不均匀强化。周围及皮下脂肪层清晰，咬肌、翼内肌、胸锁乳突肌、二腹肌后腹等均清晰可见。

治疗原则及方案

■ 手术治疗：为主要治疗方法：①原发灶切除：发生于腮腺者，应行肿瘤及全腺叶切除。非侵袭型腮腺混合瘤和微侵袭型腮腺混合瘤一般保留面神经，但如术前已有面瘫或术中见面神经穿过瘤体或面神经与瘤体粘连难以分离，应切除面神经。侵袭型腮腺混合瘤，当肿瘤紧贴面神经时应考虑切除面神经，发生于颌下腺者，应行颌下腺和肿瘤切除，当肿瘤紧贴舌下神经时应考虑切除舌下神经；②颈淋巴组织清扫：对N_0期非侵袭型腮腺混合瘤和微侵袭型腮腺混合瘤患者不作选择性颈淋巴清除术，而侵袭型腮腺混合瘤一般应行选择性颈淋巴清除术。若证实有颈部转移均应行根治性颈淋巴清扫术。

■ 放射治疗：手术足够切除的非侵袭型腮腺混合瘤和微侵袭型腮腺混合瘤术后一般不行放疗，而侵袭型腮腺混合瘤术后一般常规行放疗。

■ 药物治疗：侵袭型腮腺混合瘤术后应考虑化疗；3种类型有远处转移者术后均应行化疗。

（王　红）

第七节　颌骨病变

一、成釉细胞瘤

【病例介绍】

患者女性，28岁，因“左侧下颌无痛性肿物发现2月余”入院。

■现病史　患者2个月前发现左侧下颌无痛性肿物，逐渐增大，偶伴左侧下唇麻木，消炎治疗后无明显变化，颌面部增强CT示：“左下颌骨囊实性肿瘤”，遂来我院就诊，门诊以“左下颌骨肿瘤”收入院。

■查体　颌面部尚对称，张口度及张口型基本正常，双侧鼻唇沟对称，眼裂对称，闭眼正常，双侧额纹对称，口唇无畸形，双侧颌下可触及1 cm大小肿大淋巴结，稍有触痛，质地中等，边界清，活动可，颈部未触及肿大淋巴结。左侧下颌骨外侧可扪及明显膨隆，质地中等，边界清，与下颌骨外形延续。下唇无麻木。左颊侧可见明显局部黏膜肿物膨隆，呈肉芽状，局部白色假膜覆盖，前自左下4远中，后至翼颌韧带，上下均至前庭沟，直径约5 cm × 4 cm，质地中等，边界清，累及牙齿未见明显松动，无明显渗出破溃。口内恒牙列，未见明显异常。舌体感觉无麻木，伸舌活动正常不受限。

■实验室检查　血清丙氨酸氨基转移酶6 U/L，前白蛋白0.140 g/L，血清蛋白电泳55.0%，血清尿素氮2.3 mmol/L。尿pH 7.5，尿血红蛋白（++），尿红细胞112.40个/μL。

■影像学检查　颅脑增强CT（对比剂应用碘美普尔400），具体内容见下。

■入院诊断　左下颌骨成釉细胞瘤。

■主要诊疗计划　拟行全身麻醉下左侧下颌骨开窗+牙拔除术。

【CT 技术】

■对比剂注射方案　碘美普尔400剂量50 mL，速率3.0 ~ 3.5 mL/s。

■CT图像采集参数　CT设备采用SIEMENS SOMATOM Definition Flash 双源螺旋CT。扫描条件为100 kV/300 mA，横断面扫描层厚为5 mm，平扫加增强扫描。

■后处理技术　重建系统为PHILIPS Extended Brilliance Workspace，对增强图像进行1.25 mm重建及MPR、VR重建。

【CT 图像】（图 3-2-11）

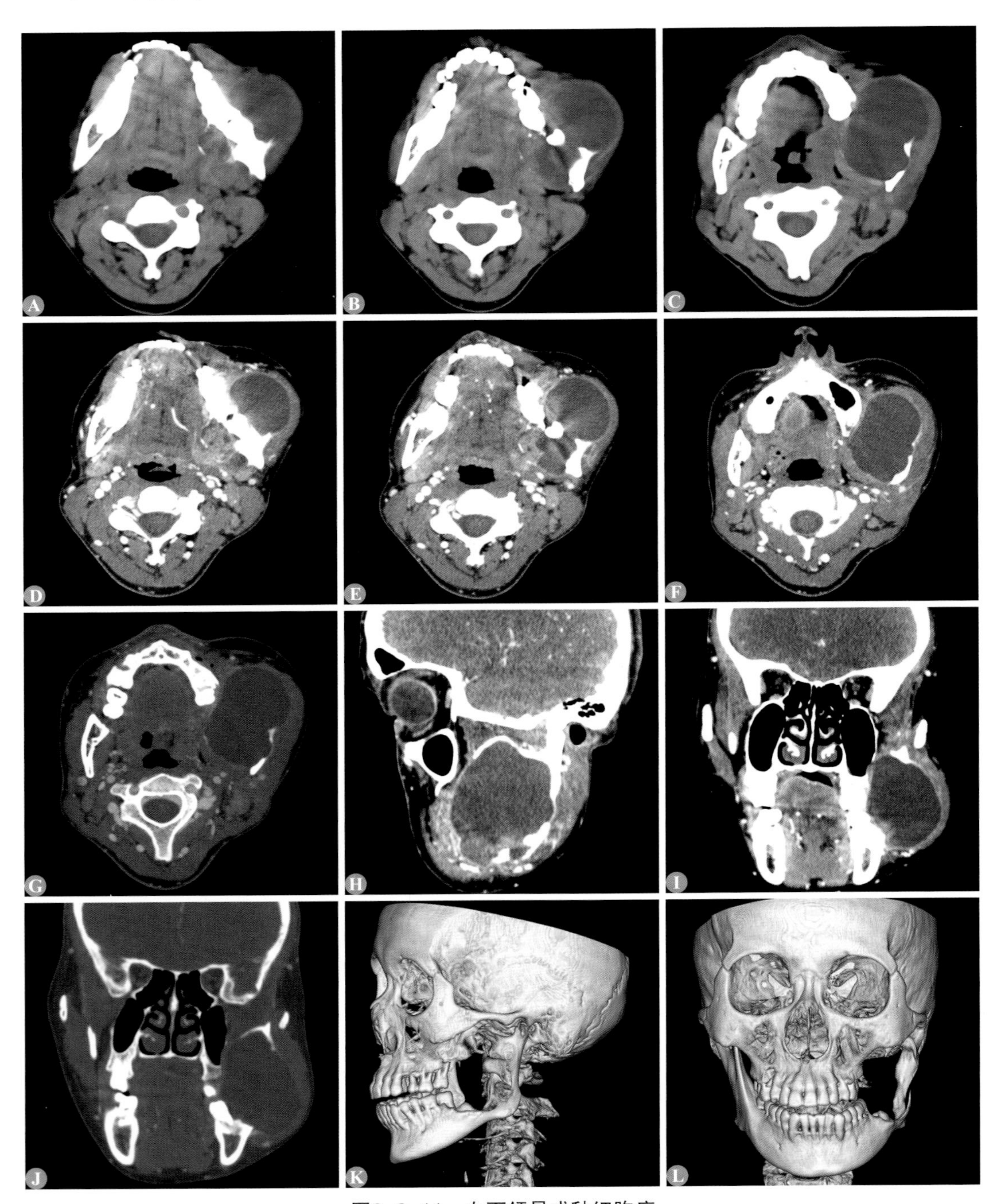

图3-2-11　左下颌骨成釉细胞瘤

A～C.CT平扫图像，左下颌骨体部、角部及升支见膨胀性骨质破坏，内见低密度影，边界清楚，向颊侧膨胀明显，边缘骨皮质不连续；D～F.增强图像，病灶下部实性部分呈明显强化，囊性部分无强化；G.横断位骨窗；H～I.MPR图像，冠状位及斜矢状位，病灶下部局部强化实性部分；J.MPR图像，冠状位成像，向颊侧突出明显；K～L.VR图像，左下颌骨后部骨质类圆形缺损

【病理结果】

■患者入院后完善各项术前检查，排除手术禁忌证，全身麻醉下行左侧下颌骨开窗+牙拔除术，手术顺利。

■**病理结果** （左下颌骨）成釉细胞瘤，局部呈囊性，肿瘤破坏骨皮质达黏膜下，黏膜溃疡形成。免疫组化：AE1/AE3（+），CKH（+），P63（+），CK14（+），CK19（+），Ki67（约1%～5%+），Vim（少量+），S100（－）。

【诊断要点】

下颌骨成釉细胞瘤（ameloblastoma）较上颌骨明显多见，约80%以上下颌骨成釉细胞瘤位于下颌骨磨牙区和下颌升支。上颌骨成釉细胞瘤主要位于上颌磨牙区。

大多数成釉细胞瘤成类圆形肿块，边界清楚，周围有硬化线。少数较大者形态不规则。促结缔组织增生型边界不清。影像表现上，成釉细胞瘤绝大多数呈明显膨胀性生长。CT表现可呈实性、囊性或囊实性，有单房型或多房型2种生长类型，多房型多见，分房大小不一，骨性间隔完整或不完整。由于肿瘤细胞分化不一致，故肿瘤各部分生长不均，致肿瘤边缘骨皮质多呈分叶状或波浪状，呈明显膨胀性改变，向唇颊侧膨胀明显。肿瘤可以含牙，多为未萌出的第三磨牙，也可造成相邻牙根的截断性吸收或邻牙的脱落。增强后见病变实性部分、分隔明显强化，囊性部分无强化。病变边缘骨皮质可不连续，周围软组织多不会受累。

【鉴别诊断】

■**牙源性角化囊肿** 牙源性角化囊肿是一种良性的、单囊或多囊的牙源性肿瘤，有潜在的侵袭性，可单发或多发，后者常伴发基底细胞痣综合征。75%发生于下颌骨，特别好发下颌第三磨牙区及升支。牙源性角化囊性瘤膨胀不明显，且多沿着颌骨长轴生长。牙源性角化囊性瘤邻牙可以移位，但邻牙脱落和牙根吸收很少见。牙源性角化囊性瘤一般呈纯囊性，壁薄且均匀。

■**牙源性黏液瘤** 牙源性黏液瘤的分隔较成釉细胞瘤纤细，其特点为分隔呈直线或"火焰状"排列。

■**含牙囊肿** 含牙的成釉细胞瘤易与含牙囊肿混淆。含牙囊肿边缘光滑，分叶少见，呈类圆形或椭圆形，牙根极少吸收，囊内密度均匀，呈水样低密度，看见囊壁包绕牙颈部，增强后无强化实性部分。

【病案点评】

成釉细胞瘤是常见的牙源性上皮性良性肿瘤之一，生长缓慢，但有局部侵袭性，如切除不彻底，复发率很高，但基本无转移倾向。肿瘤来源于成釉器或牙板的残余上皮，或牙周组织中的上皮剩余，发生于颌骨以外的成釉细胞瘤可能由于口腔黏膜基底细胞或上皮异位发展而来。

发病原因目前尚不清楚，一些与正常牙发育过程相关的基因异常可能在其组织学发生中发挥作用。它可能来源于牙源性上皮或牙源性上皮剩余，包括成釉器、Malassez上皮剩余、Serres上皮剩余、缩余釉上皮及牙源性囊肿的衬里上皮。成釉细胞瘤多发生于30～50岁，也可发生于儿童，无明显性别和种族差异，80%以上的病例发生于下颌骨，其中70%位于磨牙升支区，临床病程7周至50年不等。

早期无自觉症状，后期颌骨膨隆，多向唇颊侧发展，压迫性生长可引起面部畸形和功能障碍。上颌骨的成釉细胞瘤增大时可波及鼻腔发生鼻塞，侵入上颌窦并波及眼眶、鼻泪管时可使眼球移位、流泪及复视。下颌骨的成釉细胞瘤增长时，骨质受压吸收变薄，扪之可有“乒乓样”感。

成釉细胞瘤有多种亚型，包括实性/多囊型（solid/multicystic type）、骨外/外周型（extraosseous/peripheral type）、促结缔组织增生型（desmoplastic type）和单囊型（unicystic type）。实验室检查无特异性指标。

本病以外科手术治疗为主。实性型及促结缔组织增生型成釉细胞瘤选择根治性手术预后较好，外周型成釉细胞瘤治疗以刮治术治疗为宜。单囊型成釉细胞瘤首选刮治术治疗及开开窗减压术。

（陶晓峰　　杨功鑫）

二、颌骨骨肉瘤

【病例介绍】

患者男性，30岁，因“发现下颌肿物3月余”入院。

■ **现病史**　患者3个月前刷牙时发现下前牙区无痛性“蚕豆”大小肿物。于当地口腔医院就诊时怀疑“囊肿”，未行任何治疗。后肿物呈渐进性增大，伴疼痛。1个月前出现下唇麻木。于常州某医院行CBCT示“下前牙2–2骨质密度稍减低，疑似占位性影像，疑似骨皮质破坏，骨质病变向软组织侵犯”，后于常州市某医院局部麻醉下取活检病理示“下颌骨恶性肿瘤，考虑为软骨母细胞型骨肉瘤”，建议至我院就诊。今为求进一步治疗来我院，病理会诊意见：（下颌骨）恶性肿瘤，见成软骨，累及软组织，考虑为骨源性肿瘤，倾向成软骨细胞瘤型骨肉瘤，门诊以“下颌骨骨肉瘤”收入院，拟行进一步治疗。

■ **查体**　双侧颌面部不对称，下颌稍向右偏斜，双侧耳前区未闻及明显弹响及压痛，张口度三指，张口型向下，口内35–47唇侧牙龈可触及肿物，局部可见缝线，质硬，固定，边界欠清，触痛阳性，35–45舌侧牙龈可触及肿物，质硬，边界欠清，舌活动度可，伸舌无偏斜，双侧颌下可触及约1.5 cm × 1.5 cm肿大淋巴结，质中，活动度可。

■ **实验室检查**　尿血红蛋白弱阳性，黏液（MUCS）阳性，结晶阳性，尿pH 7.5，电导率7.7 mS/cm，大血小板比率43.2%，血清蛋白电泳67.0%，载脂蛋白A-I 1.19 g/L。

■ **影像学检查**　增强CT（对比剂应用碘美普尔400），具体内容见下。

■ **入院诊断**　下颌骨骨肉瘤。

■ **主要诊疗计划**　入院后完善各项化疗前检查，排除明显化疗禁忌证。行“AP方案”化疗，并给予必要的支持辅助治疗。

【CT 技术】

■ **对比剂注射方案**　碘美普尔400剂量50 mL，速率3.0 ~ 3.5 mL/s。

■ **CT图像采集参数**　CT设备采用GE Discovery CT 750 HD 螺旋CT。扫描条件为120 kV/240 mA，横断面扫描层厚为5 mm，平扫加增强扫描。

■ **后处理技术**　重建系统为PHILIPS Extended Brilliance Workspace，对增强图像进行1.25 mm重建及MPR、VR重建。

【CT 图像】（图 3-2-12）

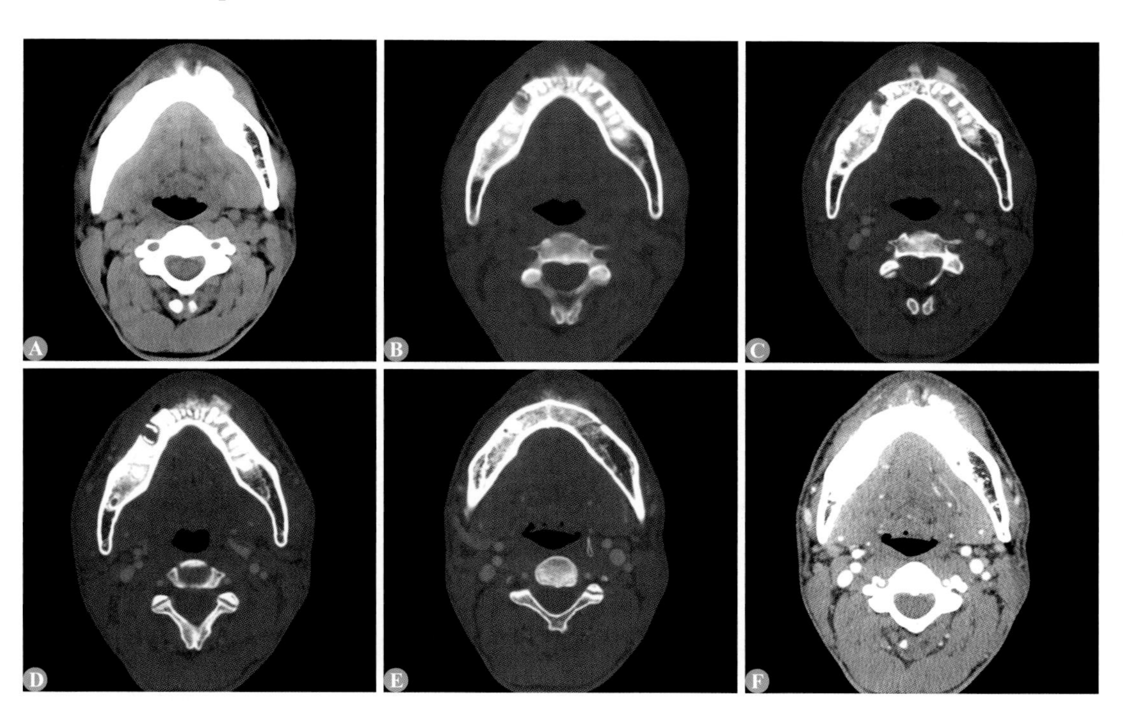

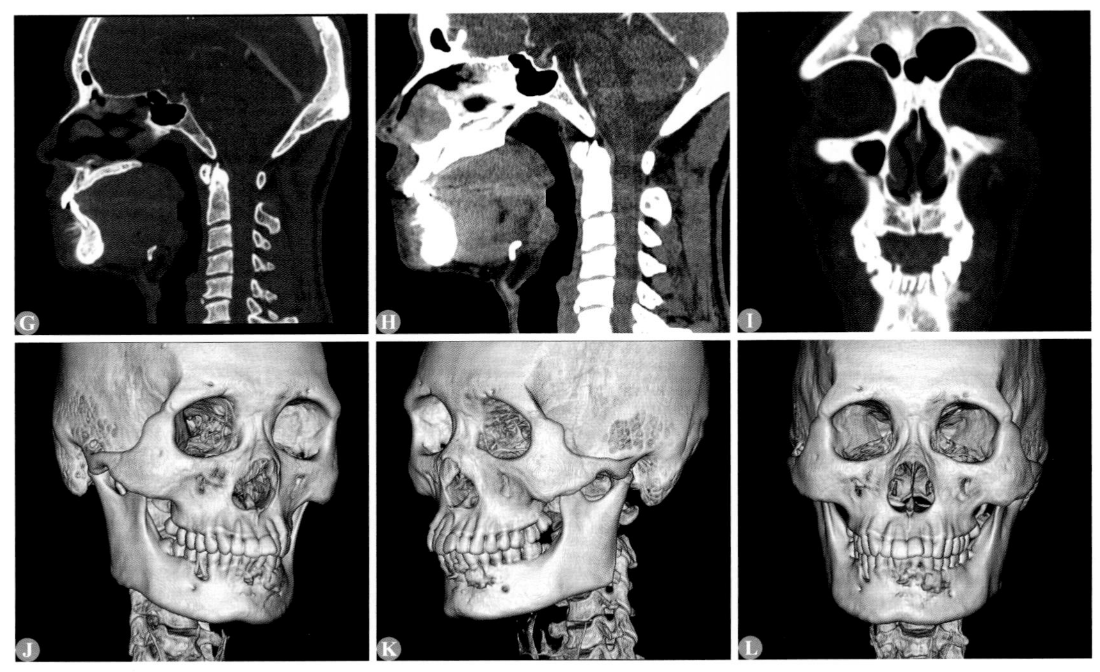

图3-2-12　下颌骨颏部骨肉瘤

A、B.CT平扫横断位图像，分别为软组织窗和骨窗。下颌骨颏部见放射状瘤骨形成，周围见软组织肿块影；C～F.增强后骨窗和软组织窗横断位图像，病灶软组织肿块部分呈明显强化，边界不清；G～I.MPR矢状位和冠状位图像，可见明显的针状/放射状瘤骨形成；J～L.VR示下颌骨颏部凸起的不规则瘤骨

【病理结果】

■入院后完善各项化疗前检查，排除明显化疗禁忌证。行“AP”方案化疗：顺铂170 mg d_1+吡柔比星40 mg $d_{1\sim3}$。并给予必要的支持辅助治疗。治疗过程顺利，无严重化疗不良反应。

■**病理结果**　（下颌骨）恶性肿瘤，见成软骨，累及软组织，考虑为骨源性肿瘤，倾向成软骨细胞瘤型骨肉瘤。

【诊断要点】

颌骨骨肉瘤（gallbladder cancer，GBC）中上下颌骨骨肉瘤的发病概率基本相等，都多见于上下颌骨后部。颌骨骨肉瘤多呈不规则形，无清晰边界。成骨性骨肉瘤的边缘多为“日光放射状”或针状瘤骨形成，长短不一，参差不齐。如病变穿破颌骨骨皮质和外层的骨膜，可见“Codman三角”。周围见明显软组织肿块影，增强后软组织肿块部分明显强化。溶骨性骨肉瘤在颌骨中相对少见一些，呈溶骨性骨质破坏，伴软组织肿块形成。混合型则溶骨及成骨均可见。病变可侵犯周围软硬组织，引起感觉异常或张口受限等症状。

【鉴别诊断】

■ **促结缔组织增生型成釉细胞瘤**　促结缔组织增生型成釉细胞瘤表现为颌骨的膨胀性骨质改变，内骨质典型者呈蜂窝状，肿瘤骨与正常骨分界不清。并且膨胀的骨包壳内可同时见到软组织密度影和液性密度影。一般无骨膜反应，周围无软组织肿块形成。

■ **尤文肉瘤**　尤文肉瘤多发生在上下颌骨后部，下颌骨多于上颌骨。骨膜反应典型时为“葱皮样”“Codman三角”可见，有时与成骨性骨肉瘤骨膜反应类似，但是，成骨性骨肉瘤内部多是成骨高密度，而尤文肉瘤内部多以溶骨性骨质破坏为主要表现，CT表现为低密度。

■ **骨母细胞瘤**　骨母细胞瘤主要位于上下颌骨的承牙区和颞下颌关节附近。通常骨母细胞瘤多局限于骨内生长，伴有骨皮质穿破者少见。即使病变穿破骨皮质，其破坏程度也较轻微，软组织肿块形成者则更为少见。周围可见硬化的骨皮质线。内部多表现为软组织密度间混杂钙化或骨化区，有时甚至可见水样CT值和高密度钙化、骨化同时存在。临床上，骨母细胞瘤一般不会引发颌面部感觉和功能异常，而骨肉瘤和软骨肉瘤多可引起面部感觉异常和张口受限等。

【病案点评】

骨肉瘤是骨的原发性恶性肿瘤，颌骨骨肉瘤在所有骨肉瘤中，占比不到10%。但同其他骨恶性肿瘤相比，颌骨骨肉瘤是较为常见的疾病之一，这和全身恶性骨肿瘤的分布情况基本一致。

骨肉瘤的确切病因不明，但继发性骨肉瘤患者多有原发病变可寻。就颌骨骨肉瘤而言，超过10%的骨肉瘤可发生于放射治疗后。

骨肉瘤好发于年轻人，10～20岁最为多见，但是颌骨骨肉瘤的平均发病年龄较颌骨外的骨肉瘤晚10年左右，发病高峰年龄在30～40岁。继发性骨肉瘤的发病年龄多明显高于普通型骨肉瘤，男性较女性多见，无明显种族差异。

大体病理上，颌骨骨肉瘤为肉质或质硬肿瘤。病变常破坏骨皮质并与软组织包块相关联。成骨性骨肉瘤呈灰褐色和不规则颗粒状，或致密硬化，偏黄白色。成软骨性骨肉瘤偏白色或黄褐色，并有不同程度钙化，其切面可呈“鱼肉样”或有黏液物质。组织病理学上，骨肉瘤主要由瘤细胞和骨样基质构成。普通型骨肉瘤常被称为“梭形细胞”肿瘤。事实上，骨肉瘤的肿瘤细胞一般是高度间变的多形性肿瘤，细胞形态多样，可以是上皮样、浆细胞样、纺锤形、椭圆形、小圆细胞、透明细胞、单核或多核巨细胞或梭形细胞。在大多数骨肉瘤中，其一般兼有两种或两种以上的细胞类型。普通型骨肉瘤可以产生不等量的软骨和（或）纤维组织。根据肿瘤基质的类型不同，可将普通型骨肉瘤分为3种亚型：成骨性骨肉瘤（osteoblastic osteosarcoma）、成软骨性骨肉瘤（chondroblastic osteosarcoma）和成纤维性骨肉瘤（fibroblastic osteosarcoma）。有资料显示：成骨性骨肉瘤最为多见，成纤维性骨肉瘤次之，成软骨性骨肉瘤再次之。成骨性骨肉瘤的基质主要是骨和（或）骨样基质，诊断骨肉瘤需要对骨样基质有准确的认识，镜下见，骨样基质是致密、粉染和无规则形态的细胞间物质。成软骨性骨肉瘤有明显的软骨样基质，多为倾向于高恶性等级的透明软骨，且常见黏液样或其他类型的软骨成分。成纤维性骨肉瘤的组织学形态与纤维肉瘤和恶性纤维组织细胞瘤基本相似，其特点为：肿瘤由高等级梭形细胞和含量极少的骨样基质构成，内软骨成分或有或无。实验室检查无特异性指标。

临床上，颌骨骨肉瘤早期可表现为无痛性或疼痛性面部肿胀。病变迅速增大后，常伴有牙齿松动、牙齿移位、面部肿大畸形、溃疡和出血等。部分患者可伴发感觉异常（麻木或失明）和颌面部功能障碍（张口受限）等。

治疗颌骨骨肉瘤多以手术切除为主，放疗或化疗为辅。经过彻底手术切除的骨肉瘤，一般预后良好。未经治疗的骨肉瘤一般在局部浸润生长和全身迅速的血行扩散之后导致死亡。骨肉瘤可全身多部位转移，但肺转移是最为常见的部位。颌骨骨肉瘤的复发率高，而转移率相对较低。

（陶晓峰　　杨功鑫）

第八节　颈部软组织病变

一、口底皮样囊肿

【病例介绍】

患者女性，29岁，因“左颌下区无痛性渐大肿物1月余”入院。

现病史　患者1个月前发现左颌下区肿物，约“核桃”大小，否认疼痛麻木不适，于外院就诊诊断为“淋巴结炎”，行消炎治疗，无明显好转。后肿物逐渐增大，患者自觉吞咽困难，夜间呼吸不畅，于南京市某口腔医院就诊急诊给予消炎治疗后，肿胀缓解，穿刺见“咖啡色液体”。近期来我院就诊，门诊以“左颈神经鞘瘤”收治入院。自患病来，患者睡眠可，胃纳可，大小便正常，体重无明显减轻。

查体　左颌下区见肿物，大小约8 cm，表面光滑，质地中等，边界清，周围组织无浸润感，无活动，口底可见肿物膨隆，以左侧为主，过中线。舌活动自如，伸舌左偏。颈部未触及肿大淋巴结。

实验室检查　白细胞计数13.5×10^9/L，红细胞计数3.44×10^{12}/L，血红蛋白浓度106 g/L，红细胞比容0.316，淋巴细胞百分比5.9%，嗜中性粒细胞百分比85.1%。

影像学检查　颌面部增强CT（对比剂应用碘美普尔400），具体内容见下。

■ **入院诊断** 左侧颌下肿物。

■ **主要诊疗计划** 拟行全身麻醉下左颌下区肿物切除术。

【CT 技术】

■ **对比剂注射方案** 碘美普尔400剂量50 mL，速率为3.0 ~ 3.5 mL/s。

■ **CT图像采集参数** CT设备采用SIEMENS SOMATOM Definition Flash 螺旋CT。扫描条件为100 kV/300 mA，平扫横断面扫描层厚为5 mm，FOV 24 cm。注射对比剂后40 s行增强扫描，层厚5 mm，0.8 mm重建。

■ **后处理技术** 重建系统为PHILIPS Extended Brilliance Workspace，对增强图像进行MPR重建。

【CT 图像】（图 3-2-13）

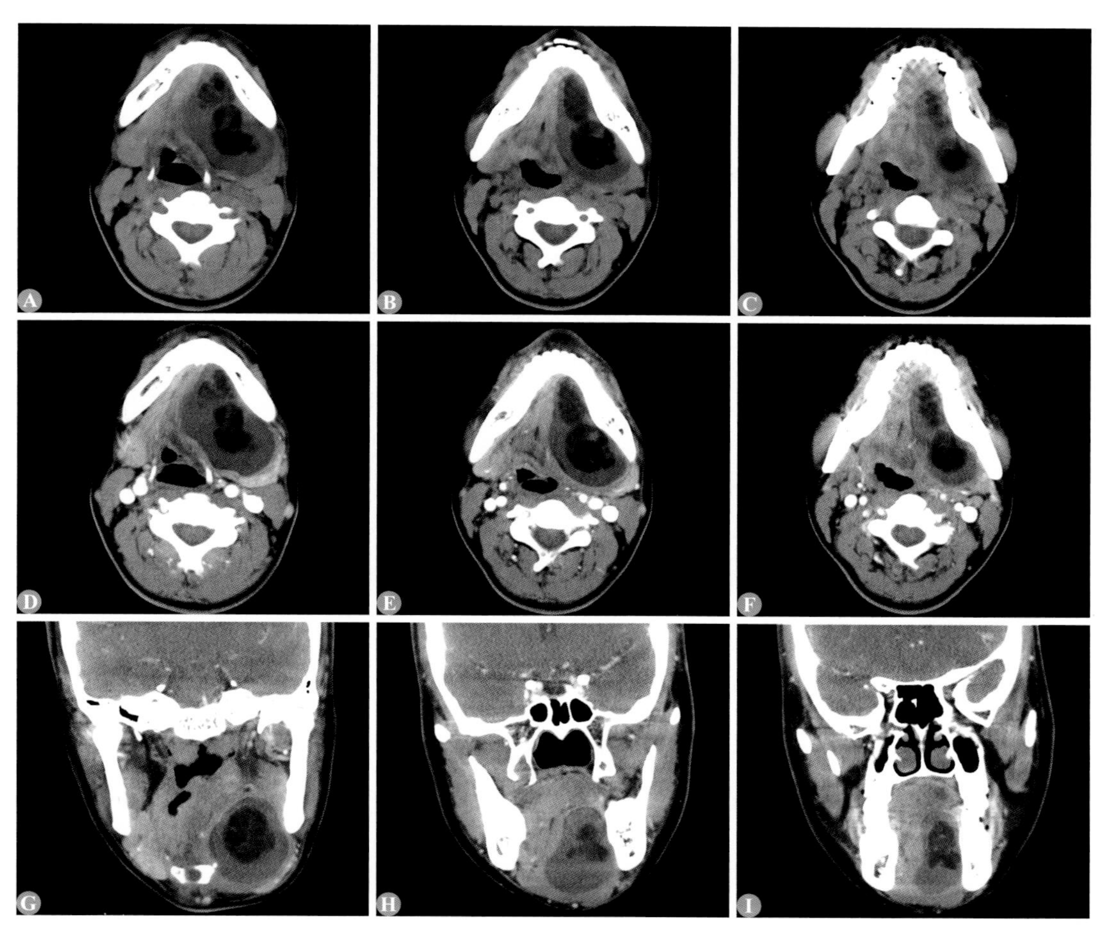

图3-2-13 口底皮样囊肿

A ~ C.CT平扫图像，左侧口底见不规则混杂低密度肿块影，内部见液性密度及团块状脂肪密度影；D ~ F.动脉期图像，病灶实质部分未见明显强化，病灶边界清晰，口底软组织及左侧颌下腺受压推移，邻近颌骨未见骨质破坏；G ~ I.MPR图像

【病理结果】

■ **手术经过** 经术前准备及全科讨论，行全身麻醉下行左颌下区肿物切除术。术中见肿物位于颌下腺深面，大小约3 cm × 3.5 cm，质软，囊壁与舌神经粘连，术中分离保护舌神经，将肿物及颌下腺一并切除。术中冰冻病理：（左口底）增生炎性纤维囊壁样组织，急慢性炎症细胞及组织细胞浸润，冰冻切片未见明显衬里上皮，倾向囊肿伴重度感染，具体待石蜡多取材。

■ **病理结果** （左口底）皮样囊肿，伴感染。

【诊断要点】

颌面颈部的皮样囊肿（dermoid cyst）好发于中线区域，常见部位为眼眶（50%）、口底（25%）和鼻部（16%）。口底皮样囊肿通常以下颌舌骨肌为界将口底区囊肿分为口内型皮样囊肿（舌下区）和口外型皮样囊肿（颏下和下颌下区）两种。口内型皮样囊肿占多数（52%），依次为颏下区（26%）和下颌下区（6%），约16%的皮样囊肿可跨越口内和口外区域。

皮样囊肿多为圆形或类圆形表现。病变边缘光滑清晰。CT平扫囊肿壁薄而光滑，呈软组织密度表现，增强CT囊壁可有强化表现，也可无明显强化。MRI上，囊肿一般在T_1WI上表现为低信号，在T_2WI上呈略高信号。内部结构超声上，CT上皮样囊肿呈单囊状结构表现，其内CT值变化因其内部结构不同而异，或呈均匀脂肪密度表现，或呈水液密度改变，少数病变内还可见钙化；部分病变内可有脂-液平面显示。MRI上，皮样囊肿的信号变化亦随其内容物而异。若病变内含脂肪，则其在T_1WI和T_2WI上均为高信号表现；若其内含液体，则表现为T_1WI上的低或中等信号和T_2WI上的高信号。若病变内有点片状钙化，则为低信号表现。CT和MRI均可见皮样囊肿呈“大理石袋”表现（sack of marble appearance）。此表现与病变内脂肪结构融合成结节并镶嵌于囊肿液体有关。增强CT和MRI上，皮样囊肿的内容部分无强化表现。

位于口底区的皮样囊肿可推移口底区肌肉组织，如下颌舌骨肌、颏舌肌和颏舌骨肌。部分直径较大的皮样囊肿还可侵占口咽腔，致气道明显变小。

【鉴别诊断】

■ **舌下囊肿** 舌下囊肿是一种因外伤或感染而发生于舌下腺或舌下间隙小涎腺的潴留性囊肿，又称舌下腺黏液囊肿。通常分为单纯性舌下囊肿和潜突型舌下囊肿，前者属于口内型舌下囊肿，病理上囊壁衬以鳞状上皮、立方上皮或柱状上皮；后者常由前者破裂发展形成外渗性囊肿，可位于口内，也可位于口外，囊液从舌下间隙向颌下间隙扩展，可能由下颌舌骨肌前2/3存在发育性裂隙或缺陷致舌下腺下颌舌骨肌疝而形成，其发生率文献报道不一，相对单纯性舌下囊肿少见，病理上潜突型舌下囊肿的囊壁是肉芽组织和纤维结缔组织，无典型上皮衬里，是假性囊肿。单纯性舌下囊肿多表现为舌下间隙类圆形薄壁囊性肿物，单侧常见，双侧少见，潜突型舌下腺囊肿可表现为主体部分在颌下区，并见一细长的尾部延伸进口内舌下间隙，表现为“尾征”，具有特征性。舌下囊肿MRI典型表现为长 T_1、长 T_2信号，也可由于其蛋白含量高表现为短 T_1信号，增强后囊肿中心部分不强化。

■ **甲状舌管囊肿**　甲状舌管囊肿是儿童及成年人最为常见的先天性颈部囊性病变，由胚胎期甲状舌管导管退化不全形成，可发生于舌后1/3舌盲孔区至甲状腺床之间的任何区域。根据与舌骨的关系，甲状舌管囊肿分为舌骨上区、舌骨区、舌骨下区，其中舌骨区及舌骨下区病变占80%。舌骨上区及舌骨区病变多位于中线区，肿物围绕舌骨内外生长，同时累及皮下及会厌前间隙，有时可伸入口底，提示舌盲孔起源；舌骨下区病变多位于中线旁。

■ **表皮样囊肿**　表皮样囊肿起源于胚胎外胚层，是上皮组织诱导分化后的残骸来源的囊性病变，较为少见，好发生于皮肤浅表如眼睑、耳下、口底等区域，镜下表皮样囊肿内衬明显角化的复层鳞状上皮，纤维囊壁厚薄不一，不含有皮肤附属结构，囊内可有胆固醇结晶及角蛋白等成分。表皮样囊肿MRI多呈边界清晰的类圆形肿物，呈长 T_1、长 T_2信号，DWI显示囊肿呈不同程度的高信号。

【病案点评】

颌面颈部的皮样囊肿是指起源于胚胎期发育性上皮剩余的囊性病变。发生于口底的皮样囊肿为第一和第二鳃弓处外胚层结构陷入所致。皮样囊肿一词常同其他一些不同的病理实体相混淆，包括良性囊性畸胎瘤（benign cystic teratoma），实际上，皮样囊肿、表皮样囊肿和畸胎样囊肿均属于畸胎瘤类疾病。皮样囊肿起源于胚胎的外胚层和中胚层。在头颈部，皮样囊肿属于较为少见的先天性异常，但其较表皮样囊肿和畸胎样囊肿多见。皮样囊肿的发病年龄多在20～30岁，无明显性别差异。在全身皮样囊肿中，发生于头颈部者仅占7%。

组织学上，皮样囊肿的囊壁较厚，为2～6 mm，含皮肤及其附件。剖面观察示：囊肿内含干酪样物质，可呈棕褐色、黄色或白色；也可含血液或慢性出血产物。镜下见，皮样囊肿内衬角化鳞状上皮且含有皮肤结构，包括皮脂腺、发囊、血管、汗腺和脂质。

临床上，皮样囊肿多表现为头颈部皮下或黏膜下无痛性缓慢生长的肿块。触诊有弹性和“面团感”。直径较大的病变可压迫气道，引发呼吸困难。有继发感染者可使病变突然增大。为预防或减少囊肿的复发，治疗上多以完整手术切除囊肿为主。皮样囊肿预后良好，但约5%的皮样囊肿可恶变为鳞状细胞癌。

（陶晓峰　张紫旻）

二、舌鳞状细胞癌

【病例介绍】

患者男性，80岁，因“左舌缘渐大肿物伴疼痛3个月”入院。

■ **现病史** 患者3个月前发现左侧舌缘有一肿物，进食时有疼痛感，3个月来未行治疗，肿物渐大，疼痛感明显。1周前至我院门诊就诊，行左舌肿物活检术，病理提示“（左侧舌缘）鳞状细胞癌，建议手术治疗”，现收治入院。患者自发病以来，饮食及睡眠情况可，大小便正常，体重无明显变化，否认出血、破溃等，进食时左侧舌缘疼痛明显。

■ **查体** 面部外形基本对称、正常，皮肤色、形、质无异常。开口度可，开口型向下。张闭口时双侧颞下颌关节区无弹响。双侧颈部未及明显肿大淋巴结。口内无牙颌，口腔卫生一般。左侧舌缘见一肿物，活检术后改变，周围黏膜色红，范围约3 cm × 2 cm × 1.5 cm，质地中等，基底部浸润感明显，范围过中线，触痛明显。舌体活动度受限，伸舌左偏，余口腔黏膜未见明显异常。

■ **实验室检查** 白细胞计数9.9×10^{9}/L，红细胞计数3.83×10^{12}/L，血红蛋白浓度93 g/L，血小板计数311×10^{9}/L，C反应蛋白40.27 mg/L，D–二聚体2.03 mg/L。

■ **影像学检查** 颌面部增强CT（对比剂应用碘美普尔400），具体内容见下。

■ **入院诊断** 左舌肿物（鳞状细胞癌）。

■ **主要诊疗计划** 拟行全身麻醉下左侧舌肿物扩大切除+左侧肩胛舌骨上淋巴结清扫+邻近瓣修复术。

【CT 技术】

■ **对比剂注射方案** 碘美普尔400剂量50 mL，速率3.0 ~ 3.5 mL/s。

■ **CT图像采集参数** CT设备采用GE Discovery CT750 HD螺旋CT。扫描条件为120 kV/240 mA，平扫横断面扫描层厚5 mm，FOV 23.5 cm。注射对比剂后40 s行增强扫描，层厚5 mm，0.625 mm重建。

■ **后处理技术** 重建系统为PHILIPS Extended Brilliance Workspace，对增强图像进行MPR重建。

【CT 图像】（图 3-2-14）

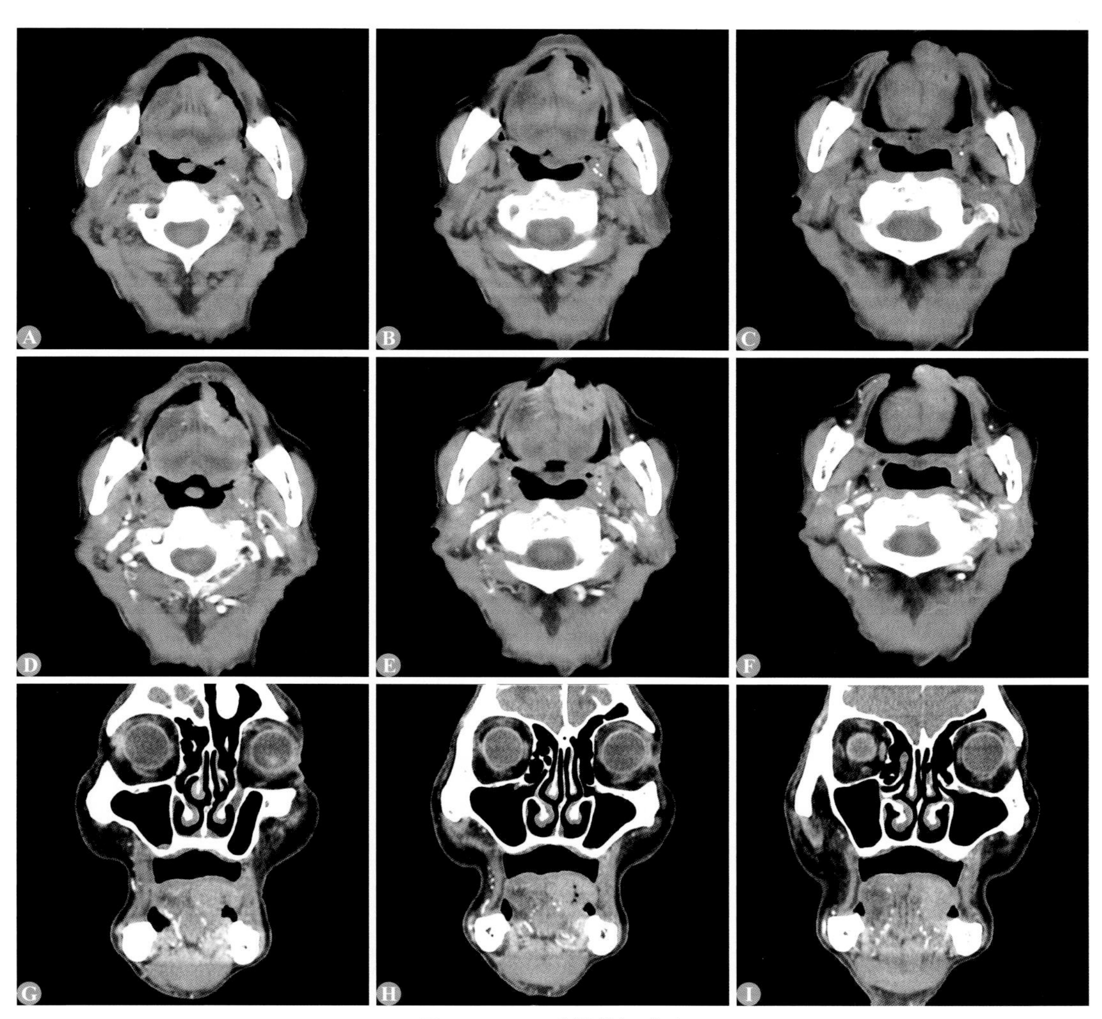

图3-2-14　舌鳞状细胞癌

A～C.CT平扫图像，左舌前缘见不规则软组织肿块影，表面凹凸不平；D～F.动脉期图像，增强后肿块明显强化；G～I.MPR图像，肿块向下侵犯口底结构，邻近颌骨未见骨质破坏

【病理结果】

■ **手术经过**　经术前准备及全科讨论，行全身麻醉下左侧舌肿物扩大切除+左侧肩胛舌骨上淋巴结清扫+邻近瓣修复术。术中见肿物大体位于左舌前方，累及中线，于肿物外1 cm设计切除边缘，将左舌肿物及部分舌组织一同完整切除后送检冰冻：（左舌）黏膜鳞状细胞癌；送检切缘：（前、后、内、外、底）均阴性。

■ **病理结果**　（左舌）黏膜鳞状细胞癌，高-中分化，DOI：>10 mm。送检切缘：（前、后、内、外、底）均阴性（-）。免疫组化：AE1/AE3（+），CKH（+），CK5/6（+），P16（-），Ki67（约10%～20%+），CD31（-），S100（-），EZH2（约

80%～90%+）。

【诊断要点】

口腔和口咽鳞状细胞癌（squamous cell carcinoma，SCC）好发部位为牙龈、颊、下唇、硬腭、软腭复合体、舌前2/3（包括舌背、舌腹和舌侧缘）和口底。口咽SCC多见于舌根，其他发病部位还包括会厌、扁桃体（窝和柱）、舌扁桃沟、由软腭下面和悬雍垂构成的后壁和上壁形态和边缘大多数口腔和口咽SCC呈不规则形态，边缘不清。少数仅表现为黏膜溃疡的SCC可在CT和MRI上表现为假阴性。

CT平扫：口腔和口咽SCC为软组织密度表现；增强CT：SCC常表现为明显强化，密度多不均匀。平扫MRI：病变多表现为T_1WI上的中等信号和T_2WI上的中等信号或不均匀高信号，部分病变还可在T_2WI上呈低信号表现；增强MRI：T_1WI病变强化明显。

口腔和口咽SCC的所在位置不同，其可侵犯的邻近解剖结构也不尽相同。舌前2/3和舌根区黏膜SCC的侵犯范围为向下扩散至口底，向外侵犯下颌骨体，向上累及口咽侧壁和顶壁的软腭，向后通过舌根侵犯会厌间隙和软骨。口底黏膜SCC的侵犯范围为，向上侵犯舌体，向后侵犯舌根和下颌下间隙，向前和向外侵犯下颌骨体。牙龈黏膜SCC的邻近结构侵犯：下颌牙龈SCC可侵及下颌牙槽骨、口底、颊肌和颊间隙；上颌牙龈SCC可侵犯腭、上颌牙槽骨、上颌结节和上颌窦。X线检查可见吸收的牙槽骨呈“扇形”改变。腭部黏膜SCC的侵犯范围：向后外可累及咽旁间隙，向上可破坏腭骨水平板，侵至鼻腔、上颌窦颌面深部间隙和颅底，向下可累及舌体和舌根部。颊黏膜SCC的侵犯范围：可向颌面深部的下间隙侵犯，也可破坏上颌结节和下骨前缘。咬肌和翼内肌常可受累。

CT和MRI适宜于评价原发病变的范围和颈部淋巴结转移情况。在大多数情况下，MRI因能较CT更准确地显示病变的范围及其对周围组织结构的影响，而多被视为影像检查的首选。

【鉴别诊断】

■ **淋巴瘤**　CT和MRI上，发生咽、舌和口底区的淋巴瘤多为黏膜异常增厚和块状表现，病变密度和信号分布较为均匀，少有坏死灶出现。淋巴瘤还可同时伴有颈部淋巴结病变，CT和MRI上其多表现为多个大小不一、密度和信号均匀的肿块。增强CT和MRI上，淋巴瘤一般少有SCC淋巴结转移所特有的环形强化表现。

■ **小涎腺来源恶性肿瘤**　黏液表皮样癌及腺样囊腺癌好发于涎腺，舌部少见，好发于舌根部，活动度差，与周围组织粘连，易沿神经管道向周围浸润，不同于鳞癌好发于舌体侧缘。颈部淋巴结转移较SCC少见，CT密度及MRI信号可混杂，常见多发囊腔及附壁结节，增强扫描间隔和附壁结节不均匀强化。

■ **血管瘤** 舌部好发血管瘤，CT呈软组织密度肿块，T_1WI呈低信号、T_2WI呈高信号，可见钙静脉石，较大病灶中央可见瘢痕组织、血栓形成，典型表现为快进慢出，不同于SCC的T_2WI稍高信号，且ADC值远高于鳞癌。

【病案点评】

口腔和口咽SCC是一种具有不同程度鳞状分化的侵袭性上皮性肿瘤，有早期广泛淋巴结转移倾向，主要发生于40～70岁烟酒嗜好者。近10年来，年轻患者明显增加，尤其是男性SCC，可占口腔和口咽恶性肿瘤的90%以上，多起源于衬里黏膜，极少数来自小涎腺和软组织。对进展期口腔和口咽SCC而言，有时很难辨别其原发部位所在，但总体上口腔SCC多于口咽SCC。

临床上，小体积口腔和口咽SCC患者常无任何症状或症状不明显。早期患处可出现红色病损、红白相间病损或白色病损。多数患者就诊时就已表现为晚期病损和体征。口腔和口咽SCC的病变部位不同，其相应的临床表现也可各异。病变可表现为黏膜增生和溃疡疼痛、耳部牵涉性疼痛，口臭，语言、张口和咀嚼困难，吞咽疼痛和困难，出血，消瘦和颈部肿大等。

SCC多以手术切除治疗为主，放疗和化疗为辅。SCC切除是否完整充分可影响其预后及是否出现复发。口腔和口咽SCC的颈部淋巴结转移较为多见，主要发生于颈上部，其中颈Ⅱ区（下颌下区）淋巴结转移最多见。和颈部淋巴结转移相比，口腔和口咽SCC的远处转移较为少见，转移的部位主要在肺。

（陶晓峰　　张紫旻）

第三章 肺部

第一节 肿瘤

一、中央型肺癌

【病例介绍】

患者男性，62岁，因“咳嗽20天，发现左肺肿块1天”入院。

现病史 患者20天前无明显诱因出现咳嗽，无咳痰、发热。门诊行肺部CT提示“左肺上叶肿块并阻塞性炎症，双肺多发磨玻璃密度结节，纵隔淋巴结增大，双侧肋骨及胸椎骨骨质破坏”。患者近20天体重减轻5 kg，ECOG评分1分。

查体 T：36.3℃，P：62次/分，R：16次/分，BP：100/70 mmHg。神清语明，慢性病容，巩膜无黄染，口唇略发绀。左肺呼吸音减弱，未闻及干湿性啰音。浅表淋巴结未触及肿大。腹软，无压痛、反跳痛及肌紧张。双下肢未见浮肿。

实验室检查 癌胚抗原（CEA）21.16 ng/mL（+），细胞角蛋白19片段（CYMRAZH）7.89（+）ng/mL，血清糖类抗原724（CA72-4）0.66 U/mL（-），血清糖类抗原199（CA19-9）0.76 U/mL（-），甲胎蛋白（AFP）1.13 ng/mL（-）。

影像学检查 肺部增强CT，具体内容见下。

入院诊断 ①左肺肿瘤性病变伴阻塞性炎症；②双肺多发磨玻璃密度结节；③纵隔淋巴结增大；④双侧肋骨、胸椎转移灶。

主要诊疗计划 拟行局部麻醉下CT引导下穿刺活检术。

【CT技术】

对比剂注射方案 用双筒高压注射器静脉快速推注碘美普尔400，剂量50 mL，速率3 mL/s。

CT图像采集参数 设备：GE Optima 660型64排128层螺旋CT机，患者取平卧位，于吸气末屏气扫描。扫描参数：管电压120 kV，管电流240 mA，层厚7.5 mm，层间距7.5 mm，矩阵512×512。扫描范围：肺尖开始扫描至肺底，患者一次屏气。平扫结束后行增强扫描，动脉期扫描延迟时间20 s，静脉期扫描延迟时间65 s，重建层厚1.5 mm。

■ **后处理技术** 薄层重建层厚1.25 mm，MPR矢状及冠状位图像。

【CT 图像】（图 3-3-1）

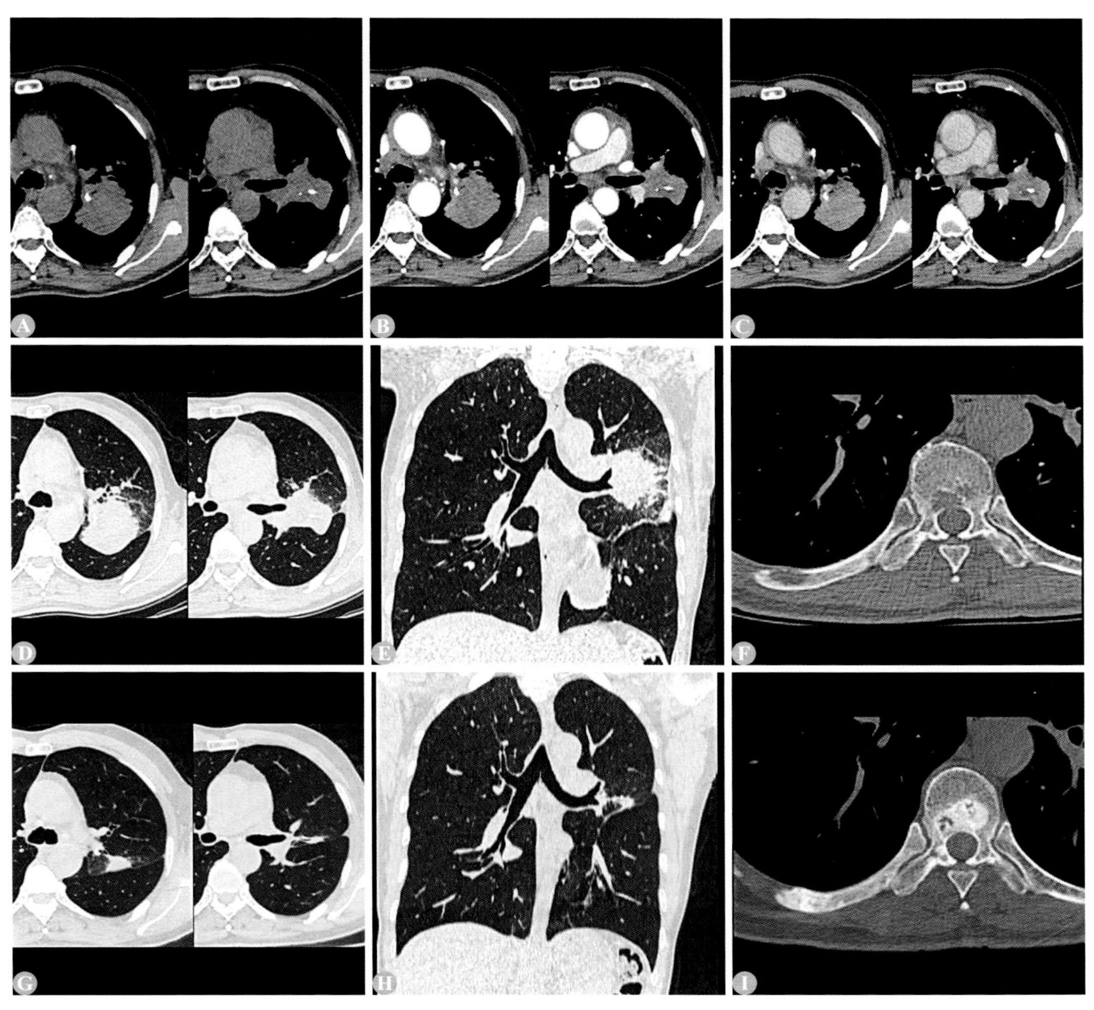

图3-3-1 左肺中央型肺癌穿刺活检术后

左肺上叶中央型肺癌（腺癌），伴左肺上叶阻塞性炎症，双肺多发磨玻璃密度结节，纵隔淋巴结增大，双侧肋骨、胸椎转移。A ~ C.（2019-10-23）肺部CT平扫+增强检查示左肺门增大，左肺上叶肿块，平扫CT值约40 HU，增强后呈不均均匀强化，动脉期、静脉期CT值分别约44 ~ 68 HU、48 ~ 72 HU，且病灶与左肺动脉分界不清；D ~ F.（2019-10-23）平扫肺窗、骨窗示病灶较大，分叶状，肋骨、胸椎椎体见骨质破坏；G ~ I.（2020-7-13）药物治疗（埃克替尼靶向药联合双膦酸盐）复查CT肺窗、骨窗示左肺上叶病变明显缩小，肋骨及胸骨病变呈成骨性改变

【病理结果】

■ **手术经过** CT引导下穿刺活检，患者俯卧位，CT平扫并选择病变中心为穿刺层面，选择并标记穿刺点，穿刺区皮肤常规消毒、铺巾，局部麻醉，选择皮肤到病灶的最短距离为穿刺路径，避开血管、肋间神经。在CT引导下，将穿刺针插入病灶内，进针时

嘱患者屏气，取材3次，伴少量坏死组织，无明显并发症，获得标本送病理检查。

■ **病理结果** （左肺上叶）腺癌。镜下见细胞呈异型性，结构不一，呈小条索状排列，细胞核较大。

【诊断要点】

中央型肺癌（central lung cancer）是指发生在肺段或肺段以上支气管的肺癌，为呼吸系统最常见的恶性肿瘤之一，其生长方式可分为管内型、管壁型和管外型。中央型肺癌的影像学表现早期可为肺叶及肺段支气管管壁增厚、腔内结节，进展期瘤体可表现为形态不规则的肿块，支气管狭窄、截断，且狭窄范围较局限；支气管阻塞性改变可表现为阻塞性肺炎、阻塞性肺不张、阻塞性肺气肿及阻塞性支气管扩张。增强检查瘤体呈轻-中度强化，其周围不张的肺组织强化明显，可见肺不张内的瘤体肿块轮廓；肿瘤转移，可引起肺门、纵隔淋巴结增大，在肺内血行转移可形成单发、多发结节，转移到胸膜可引起胸膜结节、胸腔积液，还可远隔转移到骨、肾上腺、脑等。

【鉴别诊断】

■ 早期中央型肺癌需与支气管结核鉴别，二者均表现为支气管管壁增厚、狭窄，肺癌的支气管腔内可见结节影，且狭窄较局限，而支气管结核的狭窄范围较长，可累及主支气管及叶、段支气管。

■ 中央型肺癌引起的阻塞性肺不张需与肺炎、肺结核引起的阻塞性肺不张鉴别。中央型肺癌的主要CT表现为肺门肿块、支气管壁增厚、合并支气管腔内结节及腔外肿块，所属支气管狭窄、截断，同时可伴有肺门、纵隔淋巴结肿大。肺炎、结核引起的阻塞性肺不张均无肺门肿块，支气管通畅，肺不张内有支气管气像，并常见支气管扩张、钙化，结核性肺不张周围可见卫星灶。增强后肺癌呈轻-中度强化，伴有肺不张时，不张的肺组织呈明显强化，可更加清晰的衬托出肺癌病灶的肿块影；增强后肺炎一般无肿块轮廓，结核一般无强化或环形强化。

【病案点评】

中央型肺癌系指发生于主支气管、肺叶支气管”，发生于主气管、肺叶支气管及肺段支气管，位于肺门附近的肺癌，约75%为鳞癌和小细胞癌。中央型肺癌临床表现多样，临床症状与肿瘤的大小、部位、类型、发展阶段、有无远处转移密切相关。当肿瘤较小，沿支气管壁生长时，临床症状较轻，可仅有刺激性咳嗽，难与炎症性病变、或其他良性肿瘤鉴别；当其形成较大肺门肿块时，可合并肺不张、阻塞性肺炎和（或）并有纵隔直接侵犯和淋巴结转移。

中央型肺癌的早期诊断、准确的临床分期是其治疗的关键，目前中央型肺癌的主要影像学检查方法包括胸部X线、CT、MRI、PET/CT等。胸部X线检查多用于肺癌出现症状后的初步筛查，为最基础的影像学检查方法，胸部CT检查为目前肺癌诊疗中最重要和最常用的影像检查方法之一，较X线检查有更高的分辨率，尤其是CT增强检查对肿瘤边界、侵袭范围有更清晰的显示，MRI、PET/CT等检查方法近年来受到大家的关注，尤其是PET/CT，一次扫描就可同时获得肿瘤的解剖形态学、分子代谢信息。多种影像学检查的联合应用、优势互补对肺癌的诊断和鉴别诊断、分期和再分期、评估手术可行性、疗效监测及预后评估具有重要意义。

传统的中央型肺癌的治疗方法有手术、放化疗、中医治疗等，但是由于中央型肺癌位于肺门附近，手术切除难度较大，且术后易复发转移，所以手术治疗多适用于早期未发生其他部位扩散转移的患者；此外，中央型肺癌以鳞癌和小细胞癌居多，对化疗、放疗较敏感。临床上一般将放化疗作为中央型肺癌治疗的常规方法，手术、放化疗，结合中医中药治疗中央型肺癌，既可有效的抑制肿瘤，又可明显的缓解症状，改善全身情况，延长生存期。

（鞠蓉晖　　林艳红）

二、周围型肺癌

【病例介绍】

患者男性，54岁，因“发现右肺结节11个月”入院。

现病史　患者11个月前无明显诱因出现咳嗽，行肺部CT检查提示“右肺上叶结节”，未行特殊治疗。门诊随访发现结节逐步增大。患者发病以来，无发热，无腹痛、腹胀，饮食睡眠可，大小便如常。

查体　T：36.8℃，P：80次/分，R：18次/分，BP：168/100 mmHg。神清语明，胸廓无畸形，胸部无压痛，心肺听诊未及异常，腹软、无压痛。

实验室检查　CA72-4 13.28 U/mL（+），鳞状上皮癌抗原（SCC）4.7 U/mL（+），CA19-9<0.600 U/mL（-），CEA 2.06 ng/mL（-），AFP 1.87 ng/mL（-）。

影像学检查　胸部增强CT，具体内容见下。

入院诊断　右肺上叶结节。

主要诊疗计划　拟行全身麻醉下胸腔镜下肺楔形切除+胸腔镜下肺叶切除+胸腔镜纵隔淋巴结清扫术。

【CT 技术】

对比剂注射方案　用双筒高压注射器静脉快速推注碘美普尔400，剂量50 mL，速率3 mL/s。

■ CT图像采集参数　设备：GE Optima 660型64排螺旋CT机，患者取平卧位，于吸气末屏气扫描。扫描参数：管电压120 kV，管电流240 mA，层厚7.5 mm，层间距7.5 mm，矩阵512×512。扫描范围：肺尖开始扫描至肺底，患者一次屏气。平扫结束后行增强扫描，动脉期扫描延迟时间20 s，静脉期扫描延迟时间65 s，重建层厚1.25 mm。

■ 后处理技术　MPR。

【CT 图像】（图 3-3-2）

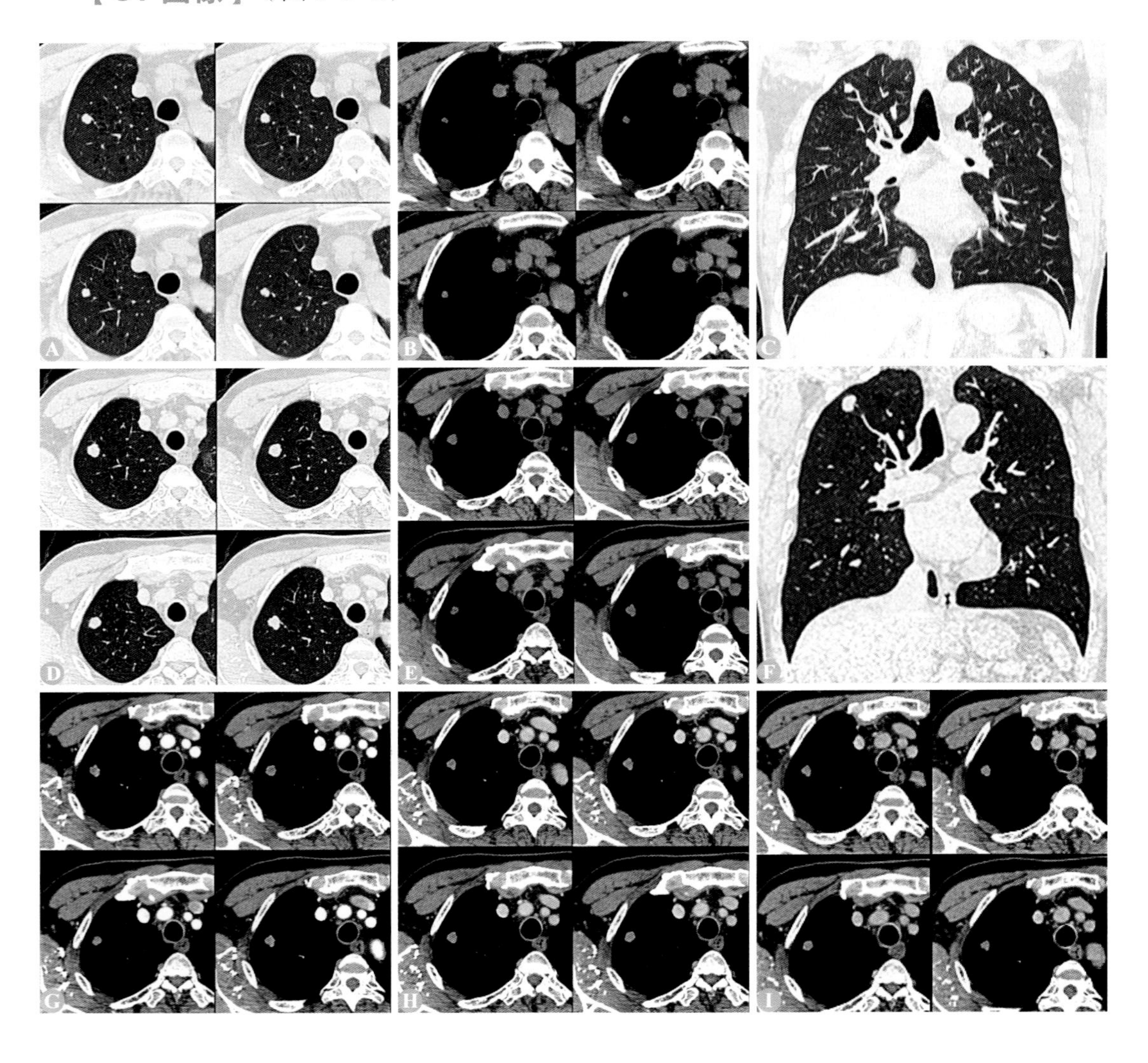

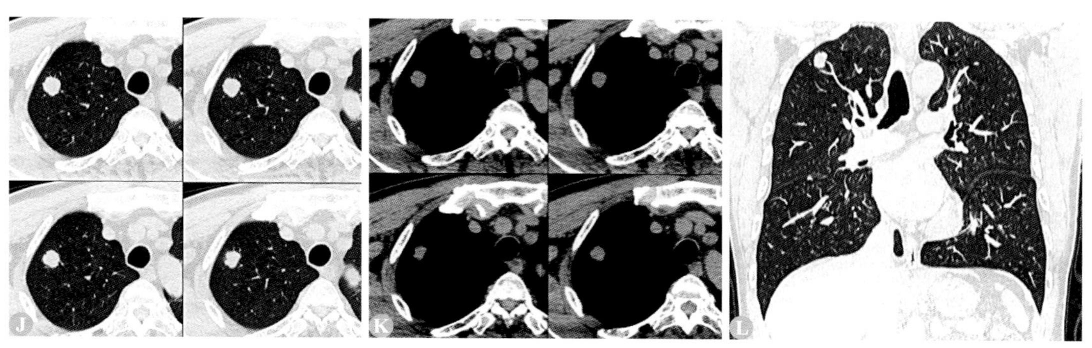

图3-3-2 周围型肺癌

右肺上叶结节，随诊观察结节逐渐增大。A ~ C.（2019-5-16）CT平扫图像；D ~ I.（2020-1-17）肺部CT平扫+增强图像，平扫CT值约28 HU，增强动脉期、静脉期、延迟期，病灶不均匀强化，CT值分别约51 HU、46 HU、41 HU；J ~ L.（2020-4-1）肺部CT平扫图像。A、D、J.肺窗示右肺上叶结节边缘分叶，直径逐渐增大，分别约0.9 cm、1.4 cm、1.8 cm；C、F、L.MPR图像，结节周围血管集束征

【病理结果】

■ **手术经过** 经术前准备及全科讨论，行全身麻醉下胸腔镜下肺楔形切除+胸腔镜下肺叶切除+胸腔镜纵隔淋巴结清扫术。麻醉成功后，于右侧腋下第3肋间行4.0 cm切口，逐层切开进胸，肿瘤位于右肺上叶尖后段，直径约1.5 cm，局部胸膜无凹陷，距肿瘤2.0 cm完整切除肿物。术中病理：肺癌；决定行右肺上叶恶性肿瘤根治术，完整取出右肺上叶肺组织，清除7、10组纵隔淋巴结及2、3、4组纵隔淋巴结。术后补充诊断：右肺上叶小细胞肺癌，$T_1N_0M_0$、I_A期，建议化疗。

■ **病理结果** （肺）小细胞肺癌。

【诊断要点】

周围型肺癌（peripheral lung cancer）是指发生于肺段以下支气管的肺癌，其基本大体病理形态为肺内结节或肿块，肿瘤内可形成瘢痕或坏死，如肿瘤内坏死物经支气管排出后可形成较大空洞，也称为空洞型肺癌；发生于肺尖部的周围型肺癌又称为肺尖癌。早期周围型肺癌CT平扫影像可表现为实性结节与亚实性结节，后者再分为纯磨玻璃结节、部分实性磨玻璃结节，病灶内可见“空泡征”，边缘毛糙呈细小毛刺、分叶状，可见小点状“胡椒末状”、不规则状小钙化，邻近胸膜牵拉呈幕状凹陷；增强后实性密度瘤体开始多呈中度强化，然后逐渐升高，其最大增强值一般为30 ~ 40 HU，一般不小于15 HU，磨玻璃密度结节、部分实性结节等多无明显强化。周围型肺癌发生转移后可表现为双肺多发小结节、癌性淋巴管炎、肺门及纵隔淋巴结增大、直接侵犯胸膜引起胸膜增厚及胸腔积液、椎体及肋骨破坏。

【鉴别诊断】

周围型肺癌主要需与结核球、炎性假瘤、硬化性肺泡细胞瘤、错构瘤、真菌感染等

鉴别。

■ **结核球** 结核球多见于年轻患者，常位于双肺上叶尖后段、下叶背段，影像表现多呈圆形、类圆形，病灶边界清楚，密度高、无分叶，可见点状钙化灶，周围有纤维结节状“卫星”病灶，随访可多年不变；结核球可因干酪样坏死物质经支气管排出而表现为小空泡或空洞，洞壁多为薄壁且光整，增强后多为环状强化。

■ **炎性假瘤** 炎性假瘤可发生于任何年龄，20～40岁多见，CT平扫呈中低密度，周围多见浸润性改变，如肺纹理束增粗、边缘不光整，外侧胸膜呈月牙状增厚、粘连，增强后病变呈明显强化，增强后CT值多超过100 HU，多在120 HU以上。典型征象：①“桃尖征”：肿块边缘可见形似“桃尖”的尖角样改变，其病理基础是病灶假包膜与周围组织粘连或受邻近结缔组织牵引时形成的肿块边缘尖角样突起；②“平直征”或“刀切征”：即肿块边缘平直或紧贴胸膜的病灶与胸壁呈直角，提示病变为非膨胀性生长；③“晕征”：表现为病灶周围密度较低的云絮状病变，病理上表现为肺泡内的炎性渗出、纤维性改变及在肺泡间隔和支气管血管旁间质中的慢性炎性细胞浸润。

■ **错构瘤** 错构瘤病灶为光滑或有浅分叶的结节，边界清晰，可有钙化，典型钙化表现为“爆米花状”。薄层CT检出瘤内脂肪密度对确诊有帮助；增强扫描一般无明显强化。

■ **真菌感染** 曲菌球，早期表现为边缘模糊或磨玻璃密度病变，病变进展表现为厚壁或薄壁空洞，内见边界清晰的结节影，伴“空气新月征”，变化体位扫描，其内曲菌球可随体位变化而改变位置。

【病案点评】

近年来，肺癌的发病率、死亡率较高，且呈逐年上升趋势。研究数据显示，男性肺癌发病率及死亡率均占恶性肿瘤的第一位，女性肺癌的发病率位列恶性肿瘤的第三位，死亡率则仅次于乳腺癌，位列第二。周围型肺癌发生在段以下支气管和肺泡，在肺内形成孤立性结节或肿块，少数表现为多发结节或弥漫性分布，腺癌多见。

周围型肺癌常起病隐匿，无明显症状，5%～15%的患者在体检时偶然发现，多数患者在进展至中晚期出现症状后才被发现。最常出现的症状有咳嗽、痰中带血或咯血、喘鸣、胸痛、声嘶、发热及远处转移等相关症状。

“早发现、早诊断、早治疗”。目前周围型肺癌的影像学检查方法主要包括：胸部X线、CT、MRI、PET/CT等，其中胸部CT是目前肺癌诊疗中最重要和最常用的影像检查方法，肺内孤立性磨玻璃密度、实性及部分实性结节，边缘呈分叶状或见细小毛刺，增强后实性及部分实性结节呈中度强化，然后逐渐升高，其最大增强值一般为30～40 HU，一般不小于15 HU，为其特征性表现。此外，PET/CT等分子成像技术可在分子水平反应肿瘤的发生、发展，逐步成为肺癌研究的新方向，在肿瘤发展的早期对其进行成像、分子分型等，从而更加精确地指导临床治疗方案的制订，为患者的治疗争取宝贵时间。

周围型肺癌治疗可选择手术、放/化疗、靶向治疗、中医等多种方法，治疗方案的选择与其病理类型、临床分期及患者整体状态评估密切相关。在周围型肺癌的诊疗过程中，应根据不同检查目的，合理、有效地选择一种或多种影像学检查手段，从而选择合适的个体化、综合治疗方案，以改善生存质量、延长生存期。

（鞠蓉晖　林艳红）

三、错构瘤

【病例介绍】

患者女性，67岁，因“查体发现右肺结节17天”入院。

■ **现病史**　患者17天前行胸部CT提示“右肺肿物”，无发热、头晕、头痛、咳嗽、咳痰、痰中带血、咯血、胸闷、气短、胸痛、呼吸困难等。

■ **查体**　双侧呼吸动度一致，语颤均等。双肺叩诊清音，肺肝浊音界位于右侧锁骨中线第5肋间，双肺呼吸音清，均未闻及干湿性啰音。

■ **实验室检查**　未见明显异常。

■ **影像学检查**　胸部增强CT检查（对比剂应用碘美普尔400），具体内容见下。

■ **入院诊断**　右肺良性肿瘤?

■ **主要诊疗计划**　拟行全身麻醉下胸腔镜下右肺上叶楔形切除术，胸腔闭式引流术。

【CT 技术】

■ **对比剂注射方案**　用高压注射器经前臂浅静脉注射碘美普尔400，剂量50 mL，速率2.5 mL/s，延迟时间为25 s。

■ **CT图像采集参数**　采用检查仪器为GE Revolution CT。检查前训练患者深吸气和屏气动作，在患者深吸气末屏气状态下进行扫描。患者取仰卧位，扫描范围从肺尖至双侧肋膈角消失处，进行肺部平扫加增强双期扫描，以注射对比剂的时间为标准，35 s和60 s先后进行增强双期（动脉期和静脉期）扫描。扫描参数：管电压120 kV，管电流采用80 ~ 350 mA自适用调控技术，螺距1.3，矩阵512 × 512，采集层厚5.0 mm，层间距5.0 mm，进行1.0 mm薄层重建。

■ **后处理技术**　MPR、MIP。

【CT 图像】（图 3-3-3）

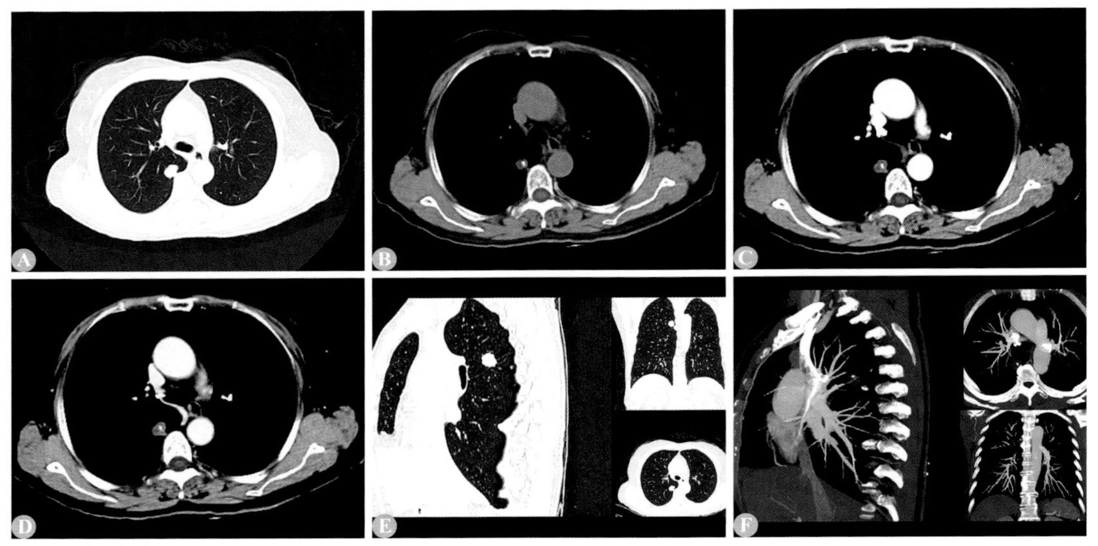

图3-3-3 肺错构瘤（肺内型）

A.CT平扫肺窗图像，右肺上叶可见一结节，边界清晰，与胸膜分界不清；B.平扫纵隔窗图像，其内可见点状钙化影与脂肪密度影；C.动脉期图像，病灶未见强化；D.静脉期图像，病灶未见强化；E.MPR图像，病灶位于叶间胸膜下；F.MPR及MIP重建图像，病灶中有肺动脉穿行，且病灶未对肺动脉牵拉

【病理结果】

■ **手术经过** 经术前准备及全科讨论，行全身麻醉下胸腔镜下右肺上叶楔形切除术。术中可见右肺肺裂发育不全，于右肺上叶可触及直径约1.7 cm结节，突出于脏胸膜表面，质地较硬，余肺内未触及其他结节灶。

■ **病理结果** 肿瘤由成熟软骨细胞及粘液样基质组成，表面被覆细支气管上皮，提示肺错构瘤。

【诊断要点】

肺错构瘤（pulmonary hamartoma）是内胚层与间胚层发育异常而形成，被视为肺组织的常见良性畸形，包括软骨、上皮、脂肪或肌肉，是成年人中最常见的良性肺肿瘤，在儿童中罕见。发生于肺段以下支气管和肺内者称为周围型错构瘤，组织学上主要由软骨构成，并含纤维结缔组织、平滑肌和脂肪等组织。发生在肺段和肺段以上支气管内者称为中央型错构瘤，脂肪组织含量较多。周围型错构瘤（最常见，约占90%）CT表现多为肺内单发结节，一般无临床症状，圆形或类圆形肿块，直径多<2.5 cm，边界清晰，边缘光滑或浅分叶，无“毛刺征”。病变内脂肪（30%～50%）及爆米花样钙化（10%～15%）是特征性表现，不典型钙化为20%～40%，约有50%的病例既无脂肪也无钙化，诊断困难，增强扫描大多无明显强化或轻度强化；中央型错构瘤（少见，占10%

以下）CT表现为主支气管或肺叶支气管内结节，CT表现为主支气管或肺叶支气管内结节，有蒂，支气管壁不厚、无狭窄及截断现象，此型脂肪成分更多见，因阻塞支气管可有病变周围的渗出等，甚至远端肺组织可出现阻塞性肺炎或肺不张，血管受累可有咯血。

【鉴别诊断】

■肺癌 肺癌CT表现多为肺内孤立性不规则肿块，边缘毛糙，有细短毛刺，分叶，强化明显，钙化少见，无脂肪成分，可有“空泡征”“血管集束征”等。周围型错构瘤与周围型肺癌鉴别：周围型肺癌无脂肪密度，钙化少见；中央型错构瘤与中央型肺癌鉴别：中央型肺癌多引起支气管壁不规则增厚，可伴肺门肿块及淋巴结转移。

■结核球 结核球临床上多有结核病史，好发于肺上叶后段、下叶背段的边缘光滑结节，密度均匀，无明显强化或环形强化，可见钙化，但无脂肪，病灶周围多有散在多发的“卫星灶”。

■炎性假瘤 炎性假瘤是慢性炎症引起的肿瘤样病变，一般有临床症状或反复感染病史，CT表现为肺内孤立性结节，形态多不规则，边缘毛糙、模糊，近肺门侧有支气管引流影，可见长毛刺，多位于肺的表浅部位，邻近胸膜，病变较小者密度均匀，强化明显，较大者密度及增强不均匀，无脂肪，钙化灶少见，经抗感染治疗病灶可有缩小。

■硬化性肺泡细胞瘤 硬化性肺泡细胞瘤既往称为硬化性血管瘤，CT表现为边界清晰的孤立性结节或肿块，密度一般均匀，无脂肪，钙化少见，增强扫描均匀或不均匀明显强化，呈血管样强化，部分可见“空气新月征”或“贴边血管征”。

【病案点评】

肺错构瘤是肺部最常见的良性肿瘤，约占肺全部良性肿瘤的77%，占肺内孤立性结节的8%。肺错构瘤高发年龄为50～60岁，男性多于女性，发病率是女性的4倍，在儿童中较少发病。

在成年人中，大多数肺错构瘤无任何症状，通常是体检时偶然发现。但是，根据病变的部位和大小，患者仍可能出现一系列不适。瘤体较大者可引起咳嗽、咯血及气短等压迫症状。中央型错构瘤可压迫气管，出现咳嗽、咳痰、发热及胸痛等阻塞性肺炎症状，也可导致肺不张。

手术是唯一确定的治疗选择。在手术中，保存肺组织的功能是首要目标。因此，肺摘除和楔形切除是最常见的手术选择，对于特别深的病灶、多个或较大的病灶无法楔形切除或病灶严重附着于肺门，可选择保留更多肺组织的根治性肺叶切除术或全肺切除术。为避免忽略潜在的恶性肿瘤，一般建议术中取冷冻切片。绝大部分患者预后良好，但既往文献报道中存在术后复发或恶变为脂肪肉瘤的病例。

（张惠英）

第二节 感染性病变

一、大叶性肺炎

【病例介绍】

患者男性，64岁，因“左侧胸痛2个月，发热半个月”入院。

现病史 患者2个月前无明显诱因出现左侧胸痛，伴有咳嗽、咳痰，咳白色粘痰，呈拉丝状，深呼吸及咳嗽时胸痛症状加重。半个月前，患者胸痛症状加重，伴有发热，体温波动于38℃。

查体 T：37.8℃，R：21次/分。呼吸稍促，胸廓无畸形，双侧对称，双肺叩诊呈清音，肺肝相对浊音界位于右侧锁骨中线第5肋间，双肺呼吸音粗，左肺可闻及湿性啰音。

实验室检查 红细胞沉降率88 mm/h，降钙素原0.20 ng/mL，C反应蛋白79.2 mg/L，白细胞计数13.94×10^9/L，呼吸道病原体谱13项中流感病毒B型IgM抗体阳性，流感病毒A型IgM抗体弱阳性，结核杆菌感染判断阴性。

影像学检查 胸部增强CT（对比剂应用碘美普尔400），具体内容见下。

入院诊断 大叶性肺炎?

主要诊疗计划 抗感染治疗。

【CT 技术】

对比剂注射方案 经肘静脉注射碘美普尔400，剂量50 mL，速率3 mL/s。

CT图像采集参数 进行螺旋扫描，管电压120 kV，管电流310 mA，层厚5 mm，层间距5 mm。

后处理技术 对图像进行冠矢状位重建。

【CT 图像】（图 3-3-4）

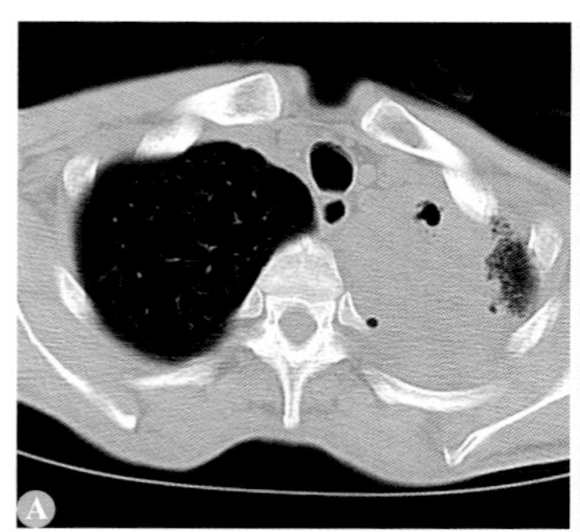

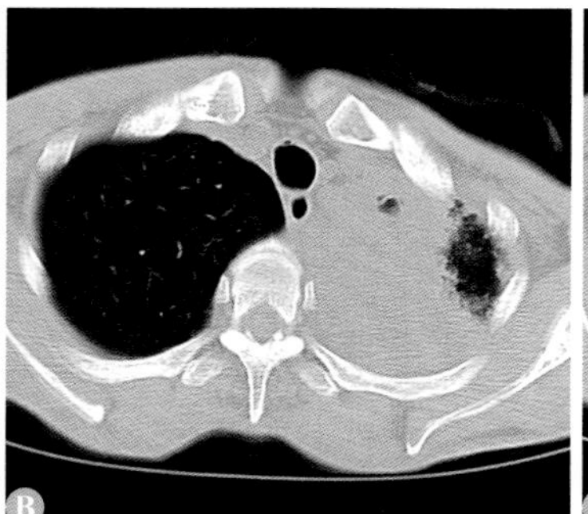

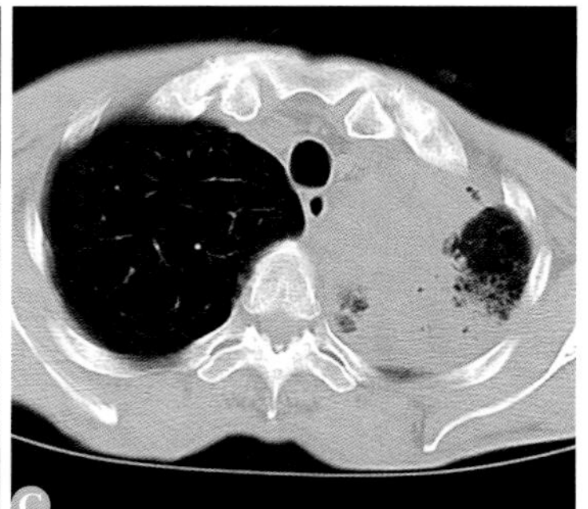

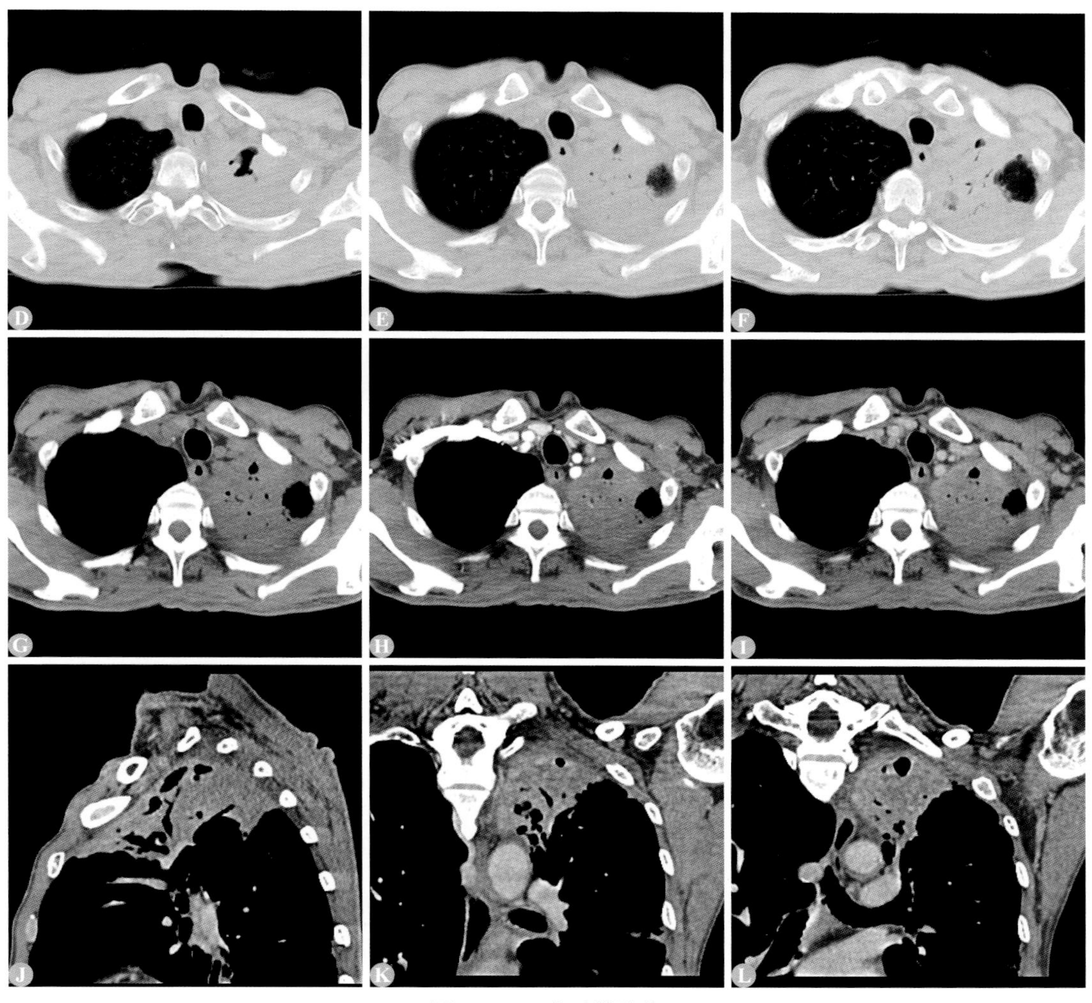

图3-3-4　大叶性肺炎

A～C.（2020-7-26）胸部CT增强肺窗图像，左肺上叶见片状不均匀密度增高影，边缘模糊，不累及叶间胸膜；D～F.（2020-8-3）胸部CT增强肺窗图像，左肺上叶见片状高密度影较前范围稍变小；G～I.（2020-8-3）纵隔窗平扫、动脉期、静脉期图像，实变肺组织明显持续强化，三期CT值约36 HU、51 HU、64 HU；J～L.MPR冠矢状位重建图像，实变肺组织明显持续强化，其内可见完整血管影

【诊断】

大叶性肺炎。

【诊断要点】

大叶性肺炎（lobar pneumonia，LP）为细菌引起的急性以肺叶或肺段为单位的肺部炎症，不同病理时期有不同的影像学表现：充血期CT表现为肺纹理增强、透明度减低及呈边缘模糊的“云雾状”影；肝样变期CT表现为实变的病变呈大叶性或肺段性分布，病变中可见“空气支气管征”，病变边缘被胸膜所局限且平直，实变的肺叶体积通常与正

常时相等，增强后病灶内可见结构完整的肺血管影像，称为“血管造影征”；消散期CT表现为病变范围较实变期小，密度减低，病灶内部密度不均匀，形成大小不等的斑片状影，进一步吸收仅见条索状阴影或病灶完全消失，少数病例可延迟1～2个月吸收，偶可机化，演变为机化性肺炎。

【鉴别诊断】

急性肺脓肿 急性肺脓肿早期为密度增高阴影，边缘模糊，病灶的一边常紧贴胸膜叶间裂，随着坏死物被部分咳出并进入空气时，浓密的炎性浸润阴影中可见带有液平的空洞，空洞内壁光整或略不规则，增强扫描脓肿壁明显强化，空洞的四周有较厚的炎性浸润，浸润的边界模糊不清，病灶动态变化快。

干酪性肺炎 干酪性肺炎以双上肺多发，下肺发生率比较低；干酪性肺炎为继发性肺结核，因此，多有“卫星”病灶和“虫噬样”空洞，密度亦没有大叶性肺炎均匀，而且高密度影持续时间较大叶性肺炎长，大多数病例抗感染治疗无效，肺结核病变由于缺乏血供，因而对比剂进入病灶中心量少，故强化不明显。大叶性肺炎的好发部位在双下肺，表现为均匀一致的高密度影，持续时间亦比较短，一般都不超过一周。抗感染治疗有效。

肺炎型肺癌 肺炎型肺癌实变区以肺外周或胸膜下分布为主，“充气支气管征”的支气管扭曲、变形、僵直如“枯树枝样”，管腔不规则狭窄，增强扫描“血管造影征”强化血管的密度差异比大叶性肺炎显著，也常伴有纵隔淋巴结肿大。

中央型肺癌合并肺不张 肺门区肿块，不张肺组织一般无含气的支气管，但可见狭窄中断的支气管影与肿块相对应，大多发生在叶支气管开口附近，增强扫描可见肺不张内的肿块轮廓，并且患者年龄较大，起病缓慢，中毒症状不明显，可持续有痰中带血，纤维支气管镜检查可协助诊断。

【病案点评】

经典大叶性肺炎是由肺炎链球菌感染引起，正常人中40%～70%鼻咽部带有肺炎链球菌，常由于受寒、酗酒、感冒、麻醉和疲劳等发生。

病因学：既往以肺炎链球菌多见，目前儿童大叶性肺炎以肺炎支原体多见，成年人大叶性肺炎以军团菌多见，其次是肺炎链球菌和肺炎分枝杆菌，本病例为混合感染。

流行病学：冬季和春季好发；青壮年多见，本病例为老年人，夏季发病。

病理特征：病理改变可分为四期：①充血期：发病后12～24小时为充血期，此时肺部毛细血管扩张、充血，肺泡内有浆液性渗出液。渗出液中细胞不多，肺泡内仍可含气体。炎性渗液及细菌经细支气管及肺泡壁上的肺泡孔扩展到邻近肺泡而使炎症扩大；②红色肝样变期：2～3天后肺泡内充满大量纤维蛋白及少许红细胞等渗出物，使肺组织变硬，切面呈红色肝样；③灰色肝样变期：再经过2～3天，肺泡内红细胞减少，代之以大量的白细胞，肺组织切面呈灰色肝样；④消散期：在发病1周后肺泡内的纤维性渗出物开始溶解而被吸收、消失，肺泡重新充气，肺泡壁结构完整，无组织坏死。

临床表现：起病急，突然高热、恶寒、胸痛、咳嗽、咳铁锈色痰；在不同病变期间可有不同的阳性体征，如叩诊浊音，语颤增强，呼吸音减低和肺部啰音等。有些大叶性肺炎可有上腹痛，多与炎症累及膈胸膜有关。

实验室检查：血白细胞计数增高，中性粒细胞百分比在80%以上，并有核左移，年老体弱、酗酒、免疫功能低下者白细胞计数可不高，中性粒细胞百分比升高。

治疗方法：抗菌治疗，依据所感染的病原菌选择抗菌药物；支持疗法：患者卧床休息，补充足够的蛋白质、热量及维生素。密切监测病情变化，防止休克，中等或重症患者应给予吸氧，烦躁不安/谵妄者禁用抑制呼吸的镇静药；对症治疗，若体温降而复升，应考虑是否引起肺外感染，若伴发脓胸应积极引流排脓。

（杨素君　　相世峰　　靳翠翠）

二、肺结核

【病例介绍】

患者女性，15岁，因“咳嗽、咳痰1个月”入院。

▪**现病史**　患者1个月前无明显诱因出现咳嗽，咳白色粘痰，无明显畏寒、发热，无胸痛、胸闷，无明显呼吸困难，无咯血等，当时未予重视。半个月前因咳嗽不缓解至当地医院就诊，予“头孢类”抗生素输液抗感染治疗10余天（具体用药不详），咳嗽症状有所好转。当地医院胸部CT提示“①右肺上叶、下叶感染，②纵隔多发淋巴结增大”，现为求进一步诊治来我院，门诊以“右肺感染”收入我科。患者自起病以来，精神、食欲、睡眠正常，大小便正常，体重、体力下降。

▪**体格检查**：T：36.7℃，P：75次/分，R：20次/分，BP：110/70 mmHg。右肺呼吸音粗糙，右肺可闻及湿啰音，双肺未闻及干啰音。心律齐，各瓣膜听诊区未闻及明显病理性杂音。

▪**实验室检查**　结核感染T细胞检测（T-SPOT）有反应性。

▪**影像学检查**　胸部增强CT（对比剂应用碘美普尔400），具体内容见下。

▪**入院诊断**　右肺上叶、下叶感染，纵隔淋巴结肿大。

▪**主要诊疗计划**　纤维支气管镜检查。

【CT 技术】

▪**对比剂注射方案**　用双筒高压注射器静脉快速推注碘美普尔400，剂量50 mL，速率3 mL/s。

■ **CT图像采集参数** 设备：GE Discovery CT750 HD机，患者取平卧位，于吸气末屏气扫描。扫描参数：电压120 kV，管电流采用80 ~ 250 mA自适用调控技术，矩阵512 × 512，采集层厚5.0 mm，层间距5.0 mm，进行1.25 mm薄层重建。扫描范围：肺尖开始扫描至肺底，患者一次屏气。以注射对比剂的时间为标准，30 s增强扫描。

■ **后处理技术** MPR。

【CT图像】（图3-3-5）

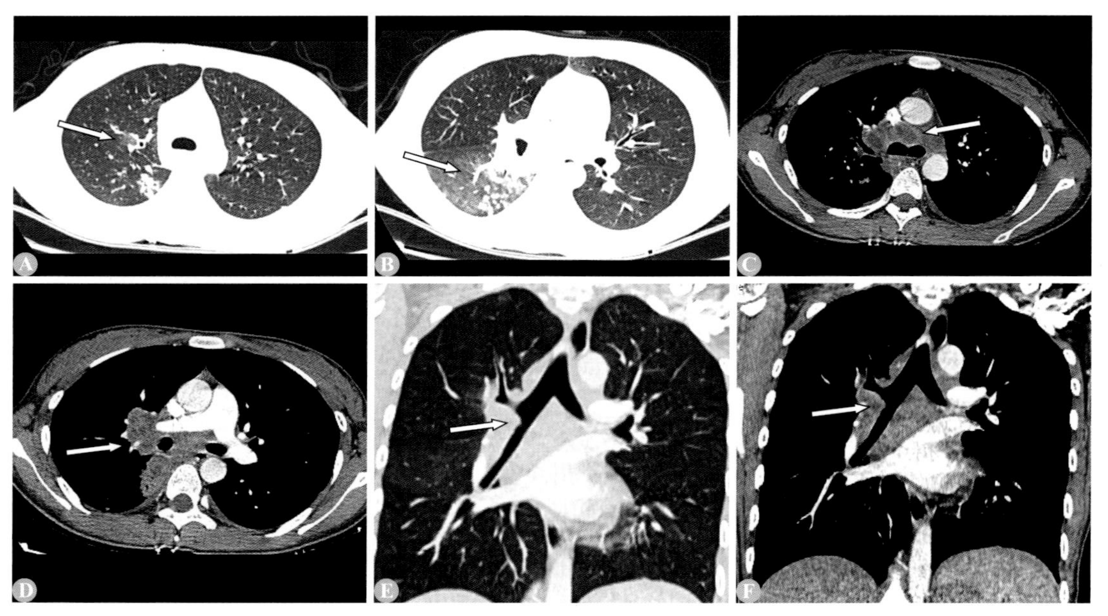

图3-3-5 肺结核

A、B.胸部CT增强肺窗示右肺上叶及下叶斑片及结节样高密度灶，边缘模糊，右肺上叶、下叶见淡薄磨玻璃样密度灶（箭头）；C、D.纵隔窗示纵隔及右肺门区淋巴结增多、增大，增强环形强化（箭头），双侧少量胸腔积液；E、F.MPR冠状位更立体显示右肺上叶与中间段支气管之嵴处管壁增厚，管腔轻度狭窄（箭头）

【诊断依据】

■ 纤维支气管镜活检（右肺上叶与中间段支气管之嵴）送检组织镜下见气道黏膜纤维组织增生伴慢性炎症细胞浸润，散在坏死灶，符合结核。结核分枝杆菌基因检测阳性。

■ **诊断** 原发型肺结核。

【诊断要点】

原发型肺结核CT表现为原发灶云絮状或类圆形密度增高影，也可表现为肺段或肺叶范围的片状或大片状密度增高影，边界模糊不清，可见于肺的任何部位。肺门或纵隔肿大淋巴结多位于气管、支气管周围，尤以右侧气管旁区和右侧气管支气管区常见，增强后环形强化。自原发灶引向肿大淋巴结的淋巴管炎，表现为一条或数条较模糊的条索状密度增高影。典型原发综合征显示原发病灶、淋巴管炎与肿大的肺门淋巴结连接在一起，形成哑铃状，但这种表现临床上并不多见。

血行播散型肺结核分为急性血行播散型肺结核，亚急性或慢性血行播散型肺结核。急性血行播散型肺结核CT表现为双肺粟粒大小的结节状密度增高影，结节直径1 ~ 2 mm，边界清晰。其特点为病灶分布均匀、大小均匀和密度均匀，即所谓“三均匀”。亚急性或慢性血行播散型肺结核表现为结节大小不一，密度不一，分布不一，即所谓“三不均匀”。

继发型肺结核CT表现与病变性质有关。①渗出浸润为主型病灶表现为结节状或呈不规则斑片状影，边缘较模糊，密度不均匀，有时病灶内可见小空洞。增殖性病灶密度较高，边缘清楚，病灶内或周围可见不规则钙化。浸润性病变常与纤维化并存，可伴有牵拉性支气管扩张，有时也可见局限性肺气肿；②干酪为主型结核球呈圆形、类圆形，多数密度不均，周边或中央常见钙化，病灶中心有时可见空洞。病灶呈浅分叶状，少数可见“毛刺征”或“胸膜凹陷征”，周围常可见“卫星灶”。增强CT病灶不强化或仅轻度强化。干酪性肺炎表现为上叶的大叶性实变，其内可见多个小空洞，下肺常可见沿支气管分布的播散病灶；③空洞为主型空洞病灶周围有较多的条索状致密影，常见钙化，肺纹理粗乱扭曲，可见支气管扩张征象。病变同侧和对侧肺野可见新旧不一的结节状支气管播散病灶，其密度有较大差别，可见钙化。纵隔向患侧移位，常伴明显的胸膜增厚及相应部位的胸廓塌陷。肺门及纵隔淋巴结肿大在继发型肺结核中不常发生，见于5% ~ 10%的患者。

【鉴别诊断】

■原发型肺结核需与结节病、肺癌并转移性淋巴结肿大、淋巴瘤鉴别。

结节病：临床症状较轻，多表现为双侧肺门淋巴结肿大，呈对称性分布，增强后均匀强化，肺内小结节多以肺门为中心，沿支气管弥漫分布。

肺癌并转移性淋巴结肿大：肺内结节或肿块有分叶、毛刺、“棘突征”，无“卫星灶”，少见钙化，转移淋巴结多轻至中度强化。

淋巴瘤：多位于血管前或气管旁，有融合趋势，界限不清，包绕或侵犯血管，增强后均匀强化，一般无肺结节，合并肺浸润时主要累及肺间质。

■血行播散型肺结核需与转移性肺癌、真菌感染鉴别。

转移性肺癌：转移瘤结节呈随机散在分布，以两下肺明显，大小不一，轮廓较为光整，有原发肿瘤病史。

真菌感染：结节边缘较模糊，部分可见“晕征”，多见于免疫功能抑制者。

■继发型肺结核中的结核球需与周围型肺癌鉴别，干酪性肺炎需与大叶性肺炎实变期鉴别。

周围型肺癌：呈分叶状或不规则形，可见毛刺、“空泡征”、“棘突征”、“胸膜凹陷征”等。无“卫星灶”，少见钙化。

大叶性肺炎：临床多表现为高热、咳嗽、咳痰，白细胞计数升高。大叶性肺炎实变期多发生于发病后2～3天，呈肺内段性、叶性分布的渗出实变影。抗生素治疗有效，一周后病灶吸收。

【病案点评】

肺结核（pulmonary tuberculosis）是由结核分支杆菌引起的肺部感染性疾病。肺结核主要通过空气传播，其次是消化道传播。肺结核主要临床症状：午后低热、盗汗、胸痛、咳嗽、咯血、乏力、消瘦等。肺结核分类：原发型肺结核为Ⅰ型，血行播散型肺结核为Ⅱ型，继发型肺结核为Ⅲ型，结核性胸膜炎为Ⅳ型，其他肺外结核为V型。原发型肺结核为机体初次感染结核菌所引起的肺结核，最常见于儿童，少数可见于青年。血行播散型肺结核为结核分枝杆菌进入血液循环所致。根据结核分枝杆菌进入血液循环的途径、数量、次数和机体的反应，分为急性血行播散型肺结核、亚急性或慢性血行播散型肺结核。继发型肺结核是肺结核中最常见类型，多为已静止的原发病灶的重新活动，偶为结核分枝杆菌再次从外界吸入肺部。继发型肺结核大多见于成年人，肺部病变好发于一侧或双侧肺尖、锁骨下区及下叶背段。

肺结核所引起的肺内渗出性病变、增生性病变及干酪样坏死病变是肺结核病的基本病理改变。肺结核的病程特点是破坏与修复常同时进行。渗出性病变、增生性病变及干酪样坏死病变常同时存在于同一病灶内，而以其中某一种为主。这取决于结核分枝杆菌的感染量、毒力及机体的抵抗力和变态反应状态。

肺结核常分为活动性和非活动性两种，因此，在CT影像上的表现也呈现多样性。由于X线检查存在较多的局限性，其漏诊率和误诊率较高，所以CT诊断已经成为临床诊断肺结核的主要方式，并且其中一些CT征象已经成为活动性或非活动性肺结核的判断标准。活动性肺结核CT主要征象包括“树芽征”、肺实变、节段性分布小叶中心结节影、磨玻璃影及“烟花征”。增强CT干酪样物质不强化，边缘可见轻度强化。

多年来飞速发展的多层螺旋CT（multislice spiral CT，MSCT）有很多新技术问世，每一项新技术都带来了结核病研究的新进展。如MSCT仿真支气管镜的应用可以让我们以管腔内的视角来观察和分析受累支气管的状况。在肺结核的诊断中，医学影像学占据着极其重要的位置。

（夏黎明　　向　敏）

三、肺隐球菌病

【病例介绍】

患者女性，30岁，因“咳嗽1个月”入院。

■现病史　患者1个月前无明显诱因出现咳嗽，为刺激性干咳，少痰，无发热，无盗汗、咯血、呼吸困难，无胸闷、胸痛、气促，无皮疹，无关节疼痛，无呕吐、腹泻等其他不适。外院CT提示“右肺下叶结节影”，考虑为“肺部感染”，并行“抗感染治疗（头孢他啶1周、舒普深10天）”，效果不明显。为进一步诊治遂收入院。

■查体　T：36.5℃，P：70次/分，R：20次/分，BP：125/70 mmHg。胸廓对称，双肺呼吸音粗，未闻及干湿性啰音，心律齐，各心脏瓣膜区未闻及明显病理性杂音。

■实验室检查　未见明显异常。

■影像学检查　胸部增强CT（对比剂应用碘美普尔400），具体内容见下。

■入院诊断　右肺下叶感染。

■主要诊疗计划　拟行局部麻醉下CT引导下穿刺活检术。

【CT 技术】

■对比剂注射方案　用双筒高压注射器静脉快速推注碘美普尔400，剂量50 mL，速率3 mL/s。

■CT图像采集参数　设备：GE Discovery CT750 HD机，患者取平卧位，于吸气末屏气扫描。扫描参数：电压120 kV，管电流采用80～250 mA自适用调控技术，矩阵512×512，采集层厚5.0 mm，层间距5.0 mm，进行1.25 mm薄层重建。扫描范围：肺尖开始扫描至肺底，患者一次屏气。以注射对比剂的时间为标准，30 s增强扫描。

■后处理技术　MPR、MIP。

【CT 图像】（图 3-3-6）

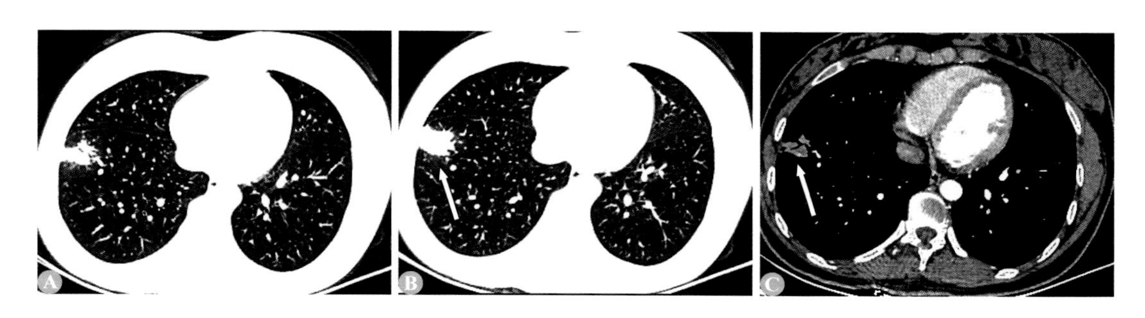

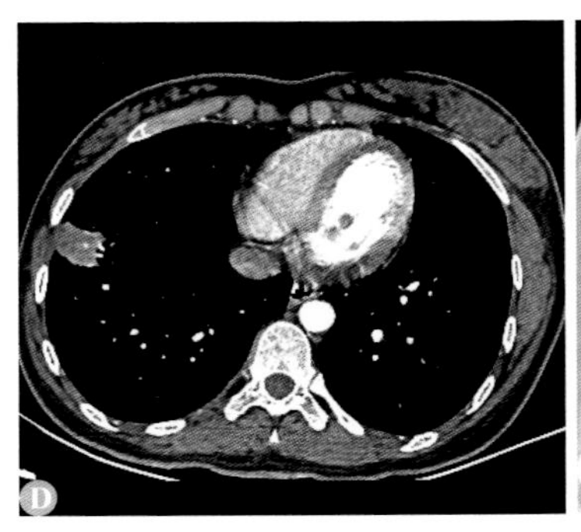

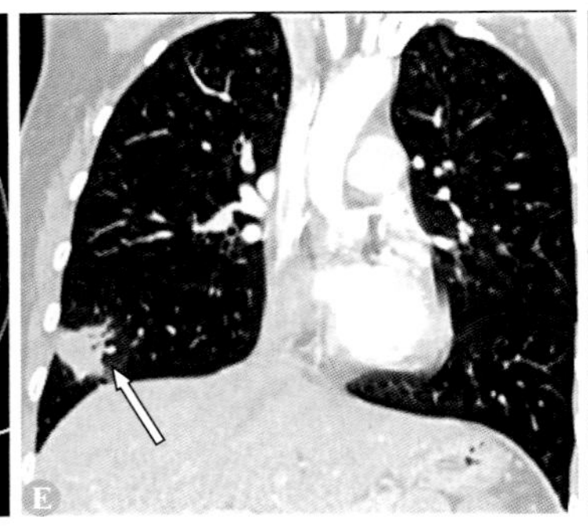

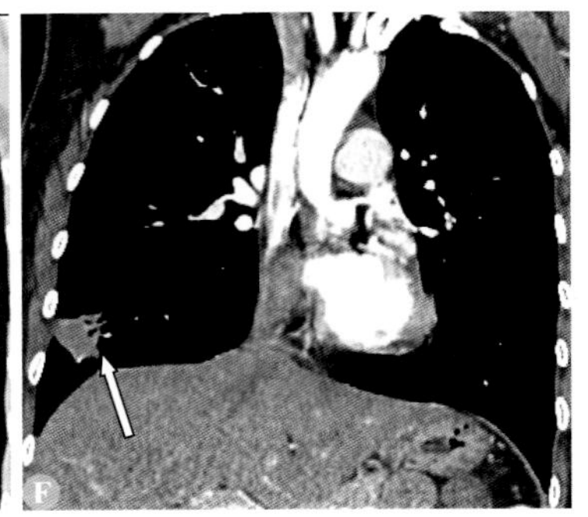

图3-3-6 肺隐球菌病

A、B.胸部CT增强肺窗示右肺下叶前基底段胸膜下结节，周围见“晕征”（箭头）；C、D.纵隔窗示右肺下叶前基底段胸膜下结节，其内见“支气管充气征”（箭头）；E、F.MIP冠状位重建更好地显示右肺下叶前基底段胸膜下单发结节，结节形态不规则，结节内可见“支气管充气征”，周围见“晕征”（箭头）

【病理结果】

（肺穿刺组织）镜下所见符合隐球性肺炎病变，PAS染色（+）。

【诊断要点】

肺隐球菌病CT表现：①单发或多发肺结节或肿块，大小不等、形态可不规则，可有空洞形成，文献报道40%病灶周围可环绕“晕征”；②肺局灶性小斑片或大片状肺实变，“支气管充气征”可见；③实变、结节、肿块、斑片等多样化病灶也可共同表现。大多数病灶位于肺外带及胸膜下；④支气管腔内结节或肿块；⑤双肺多发粟粒状结节，边缘模糊表现为主，肺尖多不受累；⑥胸腔积液，肺门或纵隔淋巴结肿大。

肺隐球菌病CT表现呈多样化、缺乏特异性。连续追踪观察病灶的变化，如短期内出现多发病灶、病灶融合、空洞形成，对诊断有价值。免疫功能正常者多表现为孤立性或多发肺结节。

【鉴别诊断】

■ **细菌性肺炎** 细菌性肺炎起病迅速，伴寒战、高热、胸部片状实变，可见“支气管充气征”，白细胞计数明显升高。

■ **肺脓肿** 肺脓肿临床感染症状明显，咳脓臭痰。急性期肺呈大片实变影，1周后中央坏死形成厚壁空洞，壁内缘光整，外缘模糊，内见气-液平。慢性期病变周围明显纤维化，伴肺结构变形。

■ **周围型肺癌** 周围型肺癌肿块和结节边缘多可见分叶、毛刺，可伴纵隔、肺门淋巴结肿大，部分可见胸腔积液。

■ **转移瘤** 转移瘤多数边缘光滑，呈类圆形，大小病灶的形态基本相同，多数密度均匀。

■ **肺结核**　肺结核一般有结核中毒症状，如午后低热、盗汗、消瘦等，痰结核杆菌多阳性，多发在特定部位，以上叶尖后段、下叶背段多发，病灶易发生纤维化、钙化及空洞，以上叶为著，纵隔、肺门淋巴结肿大。

【病案点评】

肺隐球菌病（pulmonary cryptococcosis，PC）由新型隐球菌引起，新型隐球菌是一种薄壁、无菌丝、芽孢被封闭在酵母内的真菌，细胞多呈圆形或卵圆形，出芽生殖，具有荚膜。它广泛存在于自然界，特别是一些特定鸟类的排泄物，包括鸽子、鹦鹉和金丝雀。宿主主要通过吸入新型隐球菌的孢子发病。正常人和免疫力低下者均可致病，但大多继发于人体免疫功能缺陷状态，T细胞免疫抑制者特别是AIDS患者对隐球菌尤为易感。近年来，随着糖皮质激素、广谱抗生素、生物制剂及免疫抑制剂的广泛应用，PC感染的发病率亦逐年提升。

PC确诊标准：常规无菌部位（除外黏膜）细针穿刺活检获得标本行组织病理、细胞病理或直接显微镜检查见荚膜酵母菌；无菌标本（放置时间＜24小时）2次培养见隐球菌阳性；血培养隐球菌阳性；脑脊液中荚膜抗原阳性。有文献报道对隐球菌进行PAS、六胺银、革兰染色检验，其检出率分别为100.0%、97.4%和63.2%。PC病理特点为胶样病变或非干酪性肉芽肿，可见凝固性坏死和小脓肿。

PC的临床表现取决于宿主的免疫功能，可分为以下3种情况：①无症状型：无任何临床症状，仅在X线或CT检查时发现，见于免疫机制健全者；②慢性型：常为隐匿起病，表现为咳嗽、咳痰、发热、咯血、胸痛等非特异性症状，查体一般无阳性发现，多数患者抗生素治疗无效；③急性型：表现为急性肺炎，严重下呼吸道感染可迅速进展并导致呼吸衰竭，多见于AIDS和其他原因所致严重免疫抑制者。隐球菌感染可局限于肺部，也可经血行播散至中枢神经系统、骨骼及皮肤。

PC临床及影像学表现缺乏特异性，容易误诊。对于一些免疫功能低下、饲养家鸽、抗生素治疗效果差的患者，应提高警惕，及时加强有关隐球菌的检查。PC临床治疗包括手术和药物治疗。目前临床治疗PC使用的抗真菌药物主要有3类：多烯类、氟胞嘧啶类和吡咯类。

（夏黎明　　向敏）

第三节　其他病变

一、肺动静脉畸形

【病例介绍】

患者女性，49岁，因“活动后呼吸困难2年，咯血3天”入院。

现病史　患者2年前无明显诱因出现活动后呼吸困难，呈进行性加重，无咳嗽、咳痰，无盗汗，无恶心、呕吐，无腹痛、腹泻，无头痛等。2年前当地胸部CT增强示“双肺多发肺动静脉畸形”。给予中药治疗（具体不详）。3天前患者劳动时出现咯血，为鲜红血，量约10 mL，无咳嗽、咳痰。为求进一步诊治来我院。患病以来，患者精神，饮食差，大小便正常，体力、体重下降。

查体　口唇发绀，杵状指，双肺呼吸音粗，未闻及明显干湿性啰音。心律齐，各瓣膜区未闻及病理性杂音，胸壁可闻及收缩期血管杂音。

实验室检查　血氧饱和度92%。

影像学检查　肺动脉血管成像（computer tomography pulmonary angiogram，CTPA）（对比剂应用碘美普尔400），具体内容见下。

入院诊断　双肺多发肺动静脉畸形。

主要诊疗计划　右肺下叶切除术。

【CT 技术】

对比剂注射方案　用双筒高压注射器静脉快速推注碘美普尔400，剂量50 mL，速率5 mL/s。

CT图像采集参数　设备：Toshiba 320 CT机扫描，患者取平卧位，注射对比剂同时开启CT扫描进行实时监控，7 s后检测肺动脉主干CT值达100 HU开始扫描，扫描范围自肺尖至膈上水平。扫描参数为：120 kV，250 mA，512×512矩阵。采集层厚5.0 mm，层间距5.0 mm，进行0.625 mm薄层重建。

后处理技术　MPR、MIP。

【CT 图像】（图 3-3-7）

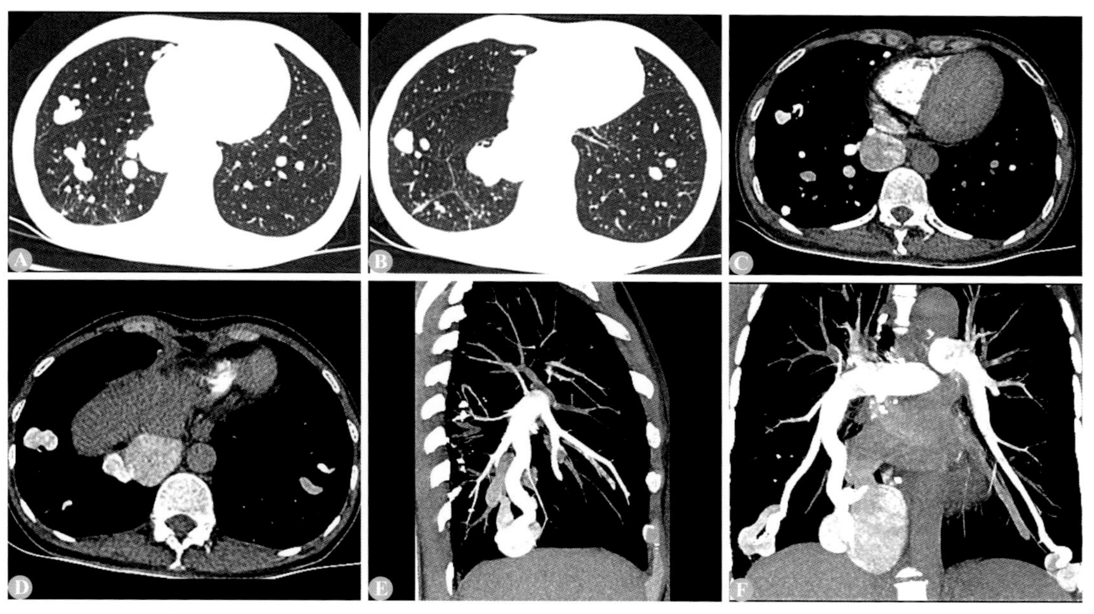

图3-3-7 肺动静脉畸形

A、B.肺动脉CTA肺窗图像，双肺多发纡曲血管影及结节影；C、D.肺动脉CTA纵隔窗图像，双肺多发病灶动脉期呈血管样强化伴肺静脉早显，最大病灶位于右肺下叶；E、F.MIP图像，畸形血管全貌，包括供血动脉、瘤囊和引流静脉

【病理结果】

（右下肺）镜下见部分区域为增生血管壁样结构。管壁厚薄不均，形态不规则，不同程度扩张，细胞分化尚好，考虑为血管畸形。

【诊断要点】

肺动静脉畸形临床可无症状，当动静脉畸形足够大并产生明显的右向左分流时，可以出现发绀或左心功能不全的相应症状。增强CT是目前诊断肺动静脉畸形的主要方法，典型表现为囊管状影，一端与肺动脉分支相连，另一端与引流的肺静脉分支相连。如果左心房提前显影（肺动脉显影期或病灶强化显影期），且病灶内对比剂排空延迟（主动脉显影后仍然持续显影），且显影密度高于邻近心脏密度时，表明肺动静脉之间存在血管短路。

【鉴别诊断】

■ **肺内孤立结节或多发结节**　CT平扫时肺内孤立性或多发结节需与肺动静脉畸形鉴别。运用CT增强检查观察与结节相连的供应和回流血管是鉴别诊断的关键。

【病案点评】

肺动静脉畸形（pulmonary arteriovenous malformation，PAVM）又称肺动静脉瘘，是肺部动脉和静脉直接交通形成的短路，肺动脉的血液没有经过肺泡就直接流入到肺静脉中，导致患者出现一系列的临床症状，并可能出现致命的并发症，如脑梗死及肺出血。PAVM大多数为先天性。继发性PAVM或获得性PAVM少见。

单纯型PAVM仅有一支供血动脉和一支回流静脉组成，瘤囊无分隔。复杂型PAVM由两支以上血管供血，多发静脉回流，瘤囊常有分隔。弥漫型PAVM可局限于一个肺叶或累及两肺，动静脉之间仅有细小瘘相连，而无瘤囊形成。PAVM供血动脉95%来自肺动脉，约5%来自体循环动脉（如降主动脉或支气管动脉），引流静脉一般引流到肺静脉分支，少数直接引流到左心房或下腔静脉。

CT增强检查后处理技术可以提供PAVM血管结构的综合性信息，包括供血动脉的起源、方向、长度、直径。临床上当畸形血管<3 mm时无须处理，≥3 mm可考虑栓塞治疗甚至手术切除。进行栓塞治疗前，应该测量供血血管蒂的直径，按照直径来选择合适大小的血管栓塞材料。

（夏黎明　　向　敏）

二、肺隔离症

【病例介绍】

患者女性，22岁，因“咳嗽、咳痰半月余”入院。

■ **现病史**　患者半个月前受凉后出现咳嗽，咳白色粘痰，无发热，无心慌、胸闷，无盗汗，无恶心、呕吐，无腹痛、腹泻，无头痛等。在当地行胸部CT平扫示“左肺下叶不规则肿块，考虑肺隔离症可能”，建议行胸部CT增强检查。给予“左氧氟沙星、头孢哌酮钠他唑巴坦钠”等治疗后，患者症状好转，为求进一步诊治来我院。患病以来，患者精神，饮食，睡眠可，大小便正常，体力、体重无明显改变。

■ **查体**：T：36.3℃，P：90次/分，R：20次/分，BP：113/78 mmHg。咽红，扁桃体I度肿大，双肺呼吸音粗，未闻及干湿性啰音。心律齐，各瓣膜区未闻及病理性杂音。

■ **实验室检查**　未见明显异常。

■ **影像学检查**　胸部增强CT（对比剂应用碘美普尔400），具体内容见下。

■ **入院诊断**　左肺下叶肿块病变性质待查：肺隔离症？

■ **主要诊疗计划**　左肺下叶肿块切除术。

【CT 技术】

■ **对比剂注射方案** 用双筒高压注射器静脉快速推注碘美普尔400，剂量50 mL，速率3 mL/s。

■ **CT图像采集参数** 设备：GE Discovery CT750 HD机，患者取平卧位，于吸气末屏气扫描。扫描参数：电压120 kV，管电流采用80～250 mA自适用调控技术，矩阵512×512，采集层厚5.0 mm，层间距5.0 mm，进行1.25 mm薄层重建。扫描范围：肺尖开始扫描至肺底，患者一次屏气。以注射对比剂的时间为标准，30 s增强扫描。

■ **后处理技术** MIP、MPR、VR。

【CT 图像】（图 3–3–8）

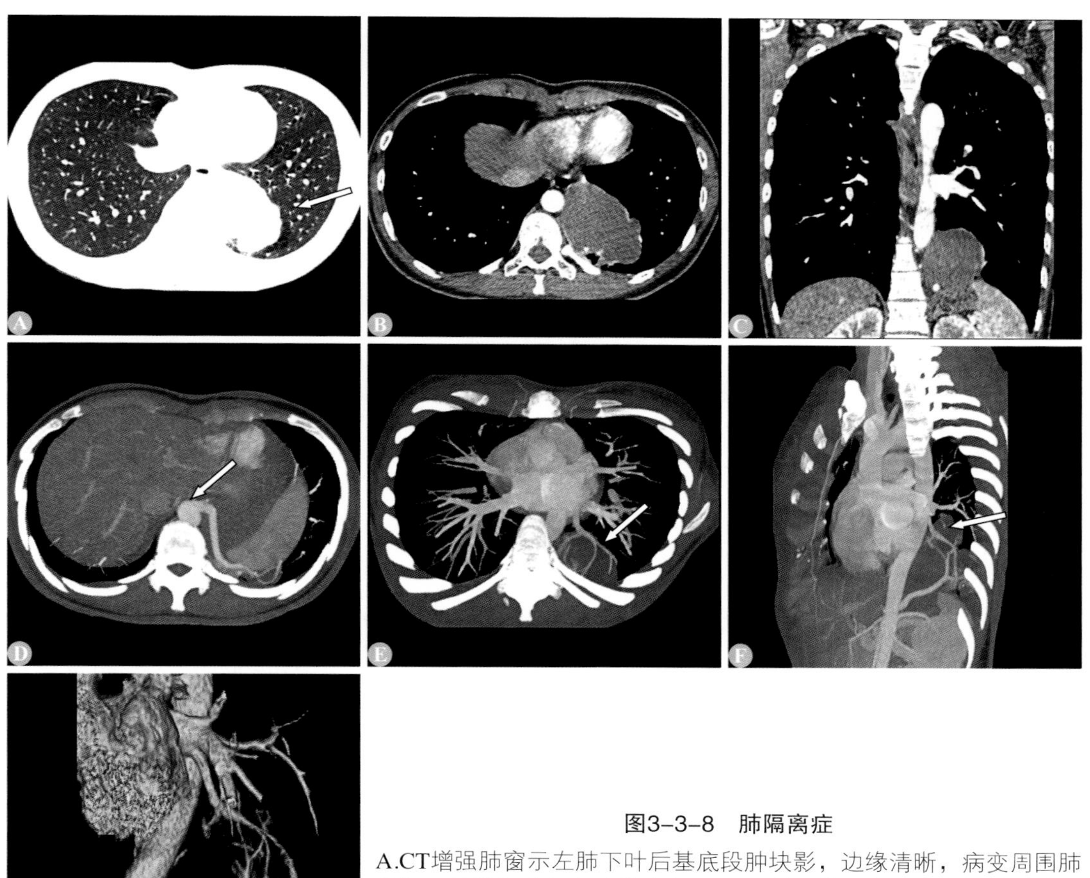

图3–3–8 肺隔离症

A.CT增强肺窗示左肺下叶后基底段肿块影，边缘清晰，病变周围肺组织可见肺气肿征象（箭头）；B.CT增强纵隔窗示左肺下叶后基底段肿块影，密度均匀，增强未见强化；C.MPR冠状位图像显示病变与膈面关系密切；D～G.MIP及VR图像，更好显示病灶由腹主动脉供血，静脉回流到肺静脉（箭头）

【病理结果】

（左下肺）镜下见支气管扩张，细支气管周围慢性炎性细胞浸润，部分区域伴有肺纤维化，符合肺隔离症改变。

【诊断要点】

肺隔离症大多位于下叶后基底段，左侧多于右侧，双侧罕见。肺隔离症CT通常显示斑片状影内有不规则的囊状影，少数可呈结节或肿块样均匀致密影。病变周围组织内常见肺气肿或空气潴留征象。增强CT或MRI显示体循环供血，可确诊肺隔离症。

【鉴别诊断】

肺隔离症的鉴别诊断包括支气管肺癌、肺不张、肺脓肿、支气管囊肿、先天性囊性腺瘤样畸形、后纵隔神经源性肿瘤。

■ **支气管肺癌**　支气管肺癌一般有吸烟史，有干咳、咯血、有进行性消瘦，可见分叶、毛刺及“胸膜凹陷征”，肺门、纵隔内淋巴结可见增大，或可见胸腔积液。

■ **肺不张**　肺不张有明显肺叶容积缩小，无异常供应血管。

■ **肺脓肿**　肺脓肿多见于上叶后段或下叶背段，亦可呈囊状，壁一般较厚，周围炎性渗出和临床症状明显，治疗后可消失。

■ **支气管囊肿**　支气管囊肿肺内单发含液或含气囊肿，边缘光滑，无感染时增强扫描不强化。

■ **先天性囊性腺瘤样畸形**　先天性囊性腺瘤样畸形为婴幼儿肺内单发或多发含气囊肿，增强无异常供应血管。

■ **后纵隔神经源性肿瘤**　后纵隔神经源性肿瘤为后纵隔脊柱旁圆形或椭圆形肿块，可伴有邻近骨压迫性改变，可有相邻椎间孔增大。

【病案点评】

肺隔离症（pulmonary sequestration，PS）是指一部分肺从正常肺组织中分离，并有体循环供血的一种畸形。PS分为叶内型和叶外型，叶内型较叶外型常见。肺叶内隔离症位于脏胸膜腔内，隔离的肺组织与正常肺组织相连续。肺叶外隔离症位于脏胸膜外，有自身独立的胸膜包裹。肺叶内隔离症是否为先天性存在争议，多数学者认为其继发于慢性支气管阻塞和慢性感染。肺叶外隔离症大多数为先天性，常伴有先天异常，如同侧膈膨出、先天性心脏病、先天性囊性腺瘤样畸形等。PS的血液供应来自体循环，约73%来自胸内降主动脉发出的异常分支，10%～15%来自腹主动脉和腹腔动脉发出的异常分支，此外，尚可来自主动脉弓、无名动脉、内乳动脉、肋间动脉、锁骨下动脉、胃左动脉、冠状动脉、肠系膜上动脉、腹腔干、膈动脉或肾动脉等发出分支。大多数为单一异常血管供应，少数也可由多支血管供应。肺叶内隔离症静脉引流途径为肺静脉，而肺叶外隔离症引流途径为体循环静脉。

对于临床怀疑PS的影像学诊断最重要的目的在于显示其畸形的血管解剖，明确异常的供血动脉和引流静脉不仅能确诊疾病，还能为手术治疗提供明确的血管走行路径，避免术中损伤血管。增强CT/MRI检查和多种后处理血管显示技术可清晰显示PS异常体循环供血及引流静脉。DSA检查是诊断PS的金标准，但其为有创检查。增强CT与增强MRI检查都为无创检查。临床工作中，增强CT/MRI检查较DSA检查更广泛应用于PS的诊断。

无论是肺叶内隔离症还是肺叶外隔离症，这两种类型的肺隔离症均可发生感染、致命性咯血、血胸、心血管疾病等。对于有症状的患者需在感染吸收后选择择期手术切除病灶肺叶；对于无症状的肺叶内隔离症患者，大多数学者建议预防性病灶肺叶切除术。

（夏黎明　向　敏）

三、肺动脉栓塞

【病例介绍】

患者女性，58岁，因“发作性头晕1天，伴心慌、胸闷”入院。

■ **现病史**　患者1天前无明显诱因下突感头晕，伴心慌、胸闷，无视物旋转、模糊，无出汗、乏力，无恶心呕吐、腹胀、无发热寒战，无咳嗽咳痰等。住院当天患者晨起后，无明显诱因再次发作头晕，持续不缓解，伴呕吐少量胃内容物，无胸痛、大汗，无肢体活动障碍等。

■ **查体**　发育正常，营养良好，正常面容，表情自然，自主体位，神志清楚，言语清晰，查体合作。胸廓对称，无胸骨压痛，双侧呼吸运动对称，肋间隙正常，语颤正常，呼吸音粗，未闻及干湿性啰音，无胸膜摩擦音。

■ **实验室检查**　D-二聚体8.59 μg/mL（+），纤维蛋白降解产物（FDP）27.8 μg/mL（+），脑钠肽（BNP）512.4 pg/mL（+），血糖14.51 mmol/l。

■ **影像学检查**　胸部增强CT（对比剂应用碘美普尔400），具体内容见下。

■ **入院诊断**　①肺动脉栓塞？②急性心肌梗死？③2型糖尿病。

■ **主要诊疗计划**　拟行CTPA，肺动脉造影+肺动脉血栓碎栓吸栓溶栓术。

【CT 技术】

■ **对比剂注射方案**　应用SIEMENS双源CT机扫描，取仰卧位，用高压注射器经肘静脉注射碘美普尔400，剂量30 mL，速率5.0 mL/s，最后以相同速率注入生理盐水30 mL，注射对比剂同时开启CT扫描进行实时监控，7 s后检测肺动脉主干CT值达100 HU开始扫描，扫描范围自肺尖至膈上水平。扫描参数设置：扫描层厚3 mm；管电压100 kV，管电流90 mA。右心房，右心室、肺动脉及其分支显示良好，余区域未见对比剂污染现象，肺动脉主干充盈区CT值>+500 HU。

■ CT图像采集参数　512×512矩阵。

■ 后处理技术　VR、MIP、MPR。

【CT图像】（图3-3-9）

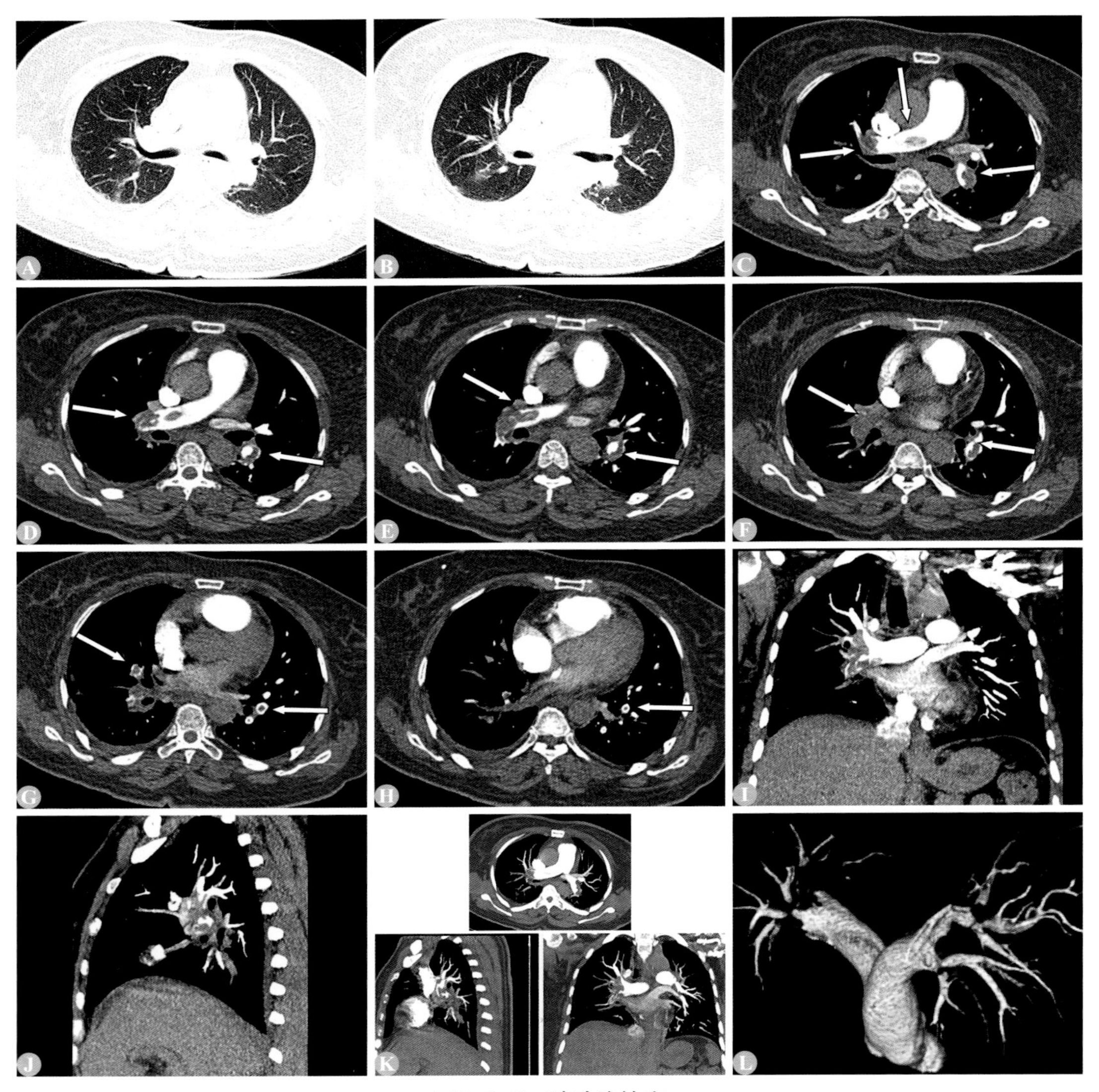

图3-3-9　肺动脉栓塞

入院第2天肺动脉CTA图像。A、B.肺窗平扫图像，右肺内见斑片状渗出影；C～H.CTPA图像，左右肺动脉干及分支见低密度充盈缺损影，致管腔狭窄（箭头），部分肺动脉分支完全阻塞，远端分支未见高密度对比剂充盈；右侧胸腔内积液；I～K.MPR及MIP图像，MPR更好的显示肺动脉及分支对比剂充盈缺损现象；L.肺动脉VR图像，肺动脉主干栓塞区显示为血管中断，周围分支明显稀疏

【诊断依据】

经术前讨论，行肺动脉造影+肺动脉血栓碎栓吸栓溶栓术。手术记录：取右腹股沟韧

带下股动脉搏动内侧为穿刺点，应用seldinger技术股静脉逆行穿刺，穿刺成功后，置入8 F穿刺鞘，造影确认为右股静脉，鞘管内注入肝素盐水20 mL（25 U/mL）；外周静脉给予普通肝素4000 U。超滑导丝、猪尾导管进入下腔静脉再至肺动脉，造影显示双侧肺动脉内充盈缺损影，符合肺动脉栓塞造影表现。将8 F的导引导管送入栓塞的肺动脉中，再通过导引导管送入猪尾导管并旋转，将大块血栓搅碎后退出猪尾导管，使用导引导管进行反复抽吸，取出血栓。

【诊断要点】

肺动脉栓塞（pulmonary embolism，PE）为肺动脉分支被内源性或外源性栓子阻塞后引起的肺组织供血障碍疾病。对于肺动脉栓塞的诊断，肺动脉造影为诊断血管疾病的金标准，由于此诊断方式具有创伤性，加上诊断过程有危险性，因此，临床上首选行CTPA检查，其影像表现分为直接征象和间接征象。直接征象：肺动脉内表现为规则形、条形的部分或完全充盈缺损。①附壁环型：表现为血管中央为高密度对比剂，周围有大量低密度栓子；②偏心型：表现为栓子紧贴局部血管充盈缺损，另一侧管壁显示高密度对比剂；③中央型：为血栓位于血管壁中央，周围呈高密度对比剂，显示为“靶征”；④完全阻塞型：表现为管腔被完全阻塞，阻塞血管及远端分支均未见对比剂充填，充盈缺损表现为低密度。间接征象：①肺动脉高压，中心肺动脉扩张，周围分支纤细，构成“残根征”；②肺灌注不均匀，出现病变侧或双侧肺野渗出性改变，呈“马赛克肺”；③实质位置边缘存在着三角形阴影，且大部分患者阴影以胸膜为基底，尖端部位指向患者的肺门位置，表现为肺组织梗死；其次还包括胸腔积液、右心室肥厚等。

【鉴别诊断】

■ **原发性肺动脉肉瘤**　原发性肺动脉肉瘤特征性CT表现是肺动脉主干或近端肺动脉腔内低密度充盈缺损，增强呈腔内强化的分叶状肿块，病变段肺动脉扩张和肿瘤腔外侵犯。

■ **支气管粘液栓**　支气管粘液栓指粘液栓病变主体位于支气管腔内，起源于中央支气管，其轨迹伴行邻近肺动脉。

■ **血管内流动相关伪影**　血管内流动相关伪影与扫描技术相关，需结合肺静脉期或随访复查鉴别。

【病案点评】

肺动脉栓塞是第三位常见血管疾病，仅次于高血压和冠心病。多数肺栓塞患者无明显临床症状，或仅有轻微的不适。典型的临床表现为呼吸困难、胸痛、咯血，动脉大分支/主干栓塞或广泛的肺动脉小分支栓塞可出现严重的呼吸困难、发绀、休克或死亡。较大的栓子堵塞肺动脉大分支/主干可引起急性右心衰竭而导致患者死亡。栓子包括内源性栓子和外源性栓子，如血栓栓子、脂肪栓子、羊水栓子及空气栓子等，目前认为肺动脉栓子主要来源于下肢静脉血栓脱落和盆腔静脉血栓脱落。

实验室检查D–二聚体升高，对诊断肺动脉栓塞的敏感性达92%～100%，但缺乏特异性，当患者有感染、肿瘤或外科手术后D–二聚体均可升高，因此，无法对肺动脉栓塞进行确切的诊断。造成肺动脉栓塞极易误诊、漏诊。如果得不到及时治疗，其病死率高达30%，比经过治疗的肺栓塞病死率高达10倍。

对于临床高度怀疑肺动脉栓塞的患者，行CTPA检查尤为重要，目前肺双能量CT还能直观显示肺灌注情况，表现为栓塞肺动脉所供应的肺实质灌注减低，正常肺组织灌注正常或代偿性增高，解剖与功能信息相结合，更加有效提高了肺动脉栓塞的检出率，从而大大降低该病的病死率。

（单裕清　林凡霞　夏　天）

第四章　胸部大血管

第一节　主动脉夹层

【病例介绍】

患者女性，71岁，因“体检发现右肺下叶占位2年”入院。

■ **现病史**　患者2年前检查CT示“右肺下叶占位”，未行消炎治疗。1年前复查胸部CT示“右肺下叶占位”，较前增大，拟入院手术治疗，行胸部增强CT提示“主动脉夹层可能”。

■ **查体**　T：36.5℃，P：90次/分，R：18次/分；BP：145/90 mmHg。神志清楚，呼吸平稳，全身皮肤黏膜无黄染，食欲、睡眠可，大小便正常。自觉活动后胸闷、气促，无呼吸困难，无心悸、心前区疼痛。

■ **实验室检查**　未见明显异常。

■ **影像学检查**　胸腹髂增强CTA（对比剂应用碘美普尔400），具体内容见下。

■ **入院诊断**　①主动脉夹层；②右肺下叶占位；③高血压。

■ **主要诊疗计划**：控制血压，并予“酒石酸美托洛尔”降心率治疗，患者及家属要求出院保守治疗，建议出院后行靶向药物治疗，并注意严格控制血压和心率。

【CT 技术】

■ **对比剂注射方案**　碘美普尔400剂量68 mL，速率4.0 mL/s；生理盐水剂量40 mL，速率4.0 mL/s。

■ **CT图像采集参数**　扫描设备：PHILIPS Brilliancei CT；扫描模式：螺旋扫描；管电压100 kV；自动管电流；探测器准直宽度128 mm × 0.625 mm；螺距0.925；检测位置：主动脉；延迟时间：8 s。

■ **后处理技术**　利用VR、MIP、MPR等三维重建方法进行图像后处理。

【CT图像】（图3-4-1）

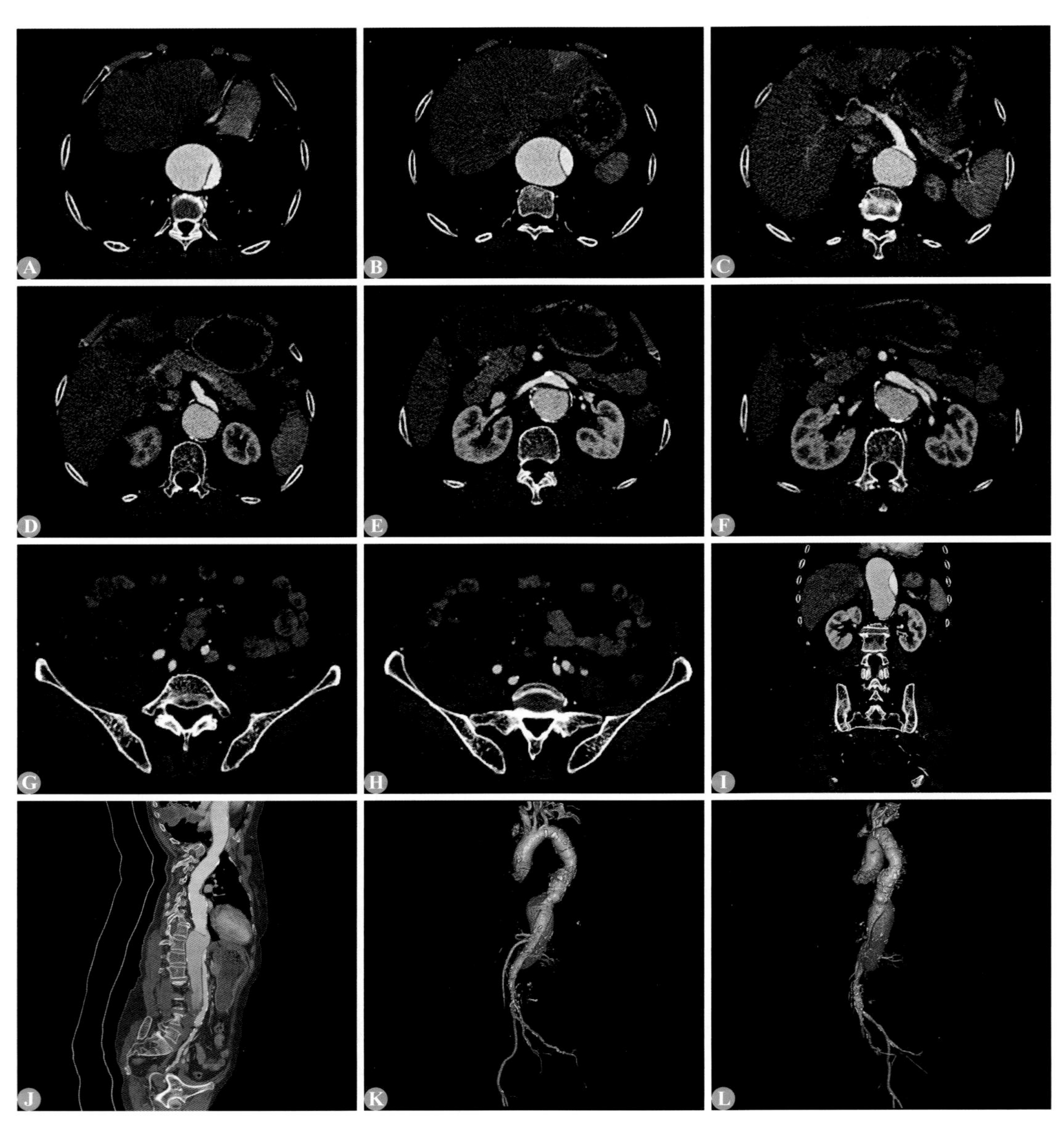

图3-4-1　主动脉夹层

A～H.主动脉CTA图像，腹主动脉-左侧髂内动脉见双腔影，可见内膜片，腹主动脉处见破口，腹腔干、肠系膜上动脉、双侧肾动脉均开口于真腔，腹主动脉局部扩张；I.MPR腹主动脉双腔影；J.MPR示腹主动脉破口；K、L.VR示降主动脉双腔影

【诊断依据】

根据主动脉CTA影像学表现及范围诊断为主动脉夹层（Debakey Ⅲ型）。

【诊断要点】

主动脉夹层（aortic dissection，AD）是指各种原因导致的主动脉内膜破裂或中膜弹力纤维层病变，使血液进入内膜下、中膜内，导致中膜撕裂、剥离形成双腔主动脉，称为主动脉夹层。高血压是主动脉夹层最重要的易患因素，主动脉夹层是由于各种原因导致主动脉内膜破裂，深及中膜，高速高压的血流涌入裂口，导致中膜剥离。内膜与中膜内层形成内膜瓣，内膜瓣将主动脉分为真腔和假腔，真腔常较小，血流速度快，而假腔常较大，血流速度慢。主动脉夹层常可波及周围器官引起压迫、移位或侵蚀，并于血管周围形成血肿，严重时，主动脉夹层可破裂，引起大出血而致患者迅速死亡。临床根据病变范围和破口位置可分为3型（Debakey分型）。Ⅰ型：破口位于升主动脉，病变累及升主动脉、降主动脉；Ⅱ型：破口位于升主动脉，病变仅累及升主动脉；Ⅲ型：破口位于左锁骨下动脉以远，病变只累及降主动脉。CT平扫对主动脉夹层的诊断价值有限，一般为大范围主动脉显示增宽，心包和纵隔、胸腔等可显示积血征象，仅部分可显示条状移位的内膜片。多层螺旋CT增强扫描对主动脉夹层有确诊意义，其影像学表现为主动脉腔内略弯曲的条状影，将血管腔分为真、假两腔，动脉早期真腔密度高于假腔。增强CT还可较好地显示内膜钙化片内移、假腔内血栓及血液外渗、纵隔血肿、分支血管受累及器官灌注情况等，三维重建可清楚显示主动脉夹层的范围。

【鉴别诊断】

主动脉夹层主要与动脉壁内血肿及动脉粥样硬化血栓形成相鉴别，后两者无腔内条状内膜片移位及双腔的显示，动脉壁内血肿常表现为较广泛环绕主动脉的低密度或等密度影，血肿及血栓在延迟增强后均无对比剂进入。主动脉夹层一旦破裂常危及生命，CT血管增强扫描具有简便快捷，价格适中的优点，应为首选的影像学方法。

【病案点评】

主动脉夹层是由于主动脉内膜、中膜病变或外伤等原因导致的主动脉内膜破裂，血液经内膜撕裂口进入主动脉中层，造成主动脉中层沿长轴分离，形成真假两腔的一种病理状态。主动脉夹层时常伴有严重的、撕裂状的胸痛或是背痛，同时会有呕吐、冒汗、头重脚轻等症状。主动脉夹层后，因为无法提供心脏足够的血液或是主动脉破裂，可能会很快致命。主动脉夹层较常出现在有高血压及主动脉瓣二叶畸形，或是患有马方综合征等会影响血管强度疾病的患者，以及曾接受过心脏手术的人。重伤、吸烟、使用可卡因、怀孕、主动脉瘤、动脉炎、血脂异常也会提高主动脉夹层的风险。

主动脉夹层的预防方式包括控制血压及戒烟。其治疗方式和主动脉夹层的部位有关，若是和升主动脉有关，一般要进行手术。其他类型的主动脉夹层，只要没有其他的并发症，一般会通过控制血压及降低心率来治疗。手术多采用主动脉根部处理加全弓置换及远端象鼻的手术方式。主动脉根部处理的手术方法根据术前心脏和血管的病变情况采取单纯升主动脉置换术、主动脉根部置换术、保留瓣膜的主动脉根部替换术等方法。

（孔杰俊　张　晔）

第二节　主动脉壁间血肿

【病例介绍】

患者男性，44岁，因“突发胸痛6小时”入院。

■ **现病史**　患者15年前确诊高血压，长期口服药物治疗，最高血压超过180/120 mmHg，血压控制欠佳。6小时前患者无明显诱因出现胸痛并向左肩背部放射，无恶心呕吐、黑蒙、晕厥、大汗淋漓等，立即来院就诊。起病以来，患者神志清楚，精神较差，胃纳可，大小便正常。

■ **查体**　T：36.6℃，P：75次/分，R：20次/分，BP：148/77 mmHg。神志清晰，正常面容，无口唇发绀。颈静脉无怒张，双肺呼吸音清，未闻及干湿性啰音，心率正常，律尚齐，未闻及明显杂音。腹平坦，肝未触及，下肢无水肿，生理反射存在，病理反射未引出。

■ **实验室检查**　肌钙蛋白T 0.003 ng/mL（−），肌钙蛋白I 0.002 ng/mL（−），N末端B型钠尿肽前体38 pg/mL（−），D−二聚体1.7 μg/mL（+），纤维蛋白原4.05 g/L（+），超敏C反应蛋白（hsCRP）15.91 mg/L（−）。

■ **影像学检查**　胸腹髂主动脉增强CT（对比剂为碘美普尔400），具体内容如下。

■ **入院诊断**　①主动脉壁间血肿；②高血压病 3级 极高危。

■ **主要诊疗计划**　予营养支持、改善循环、维持电解质平衡、控制血压等对症支持治疗，定期遵医嘱复查胸腹主动脉CTA，必要时择期手术治疗。

【CT 技术】

■ **对比剂注射方案**　碘美普尔400剂量84 mL，速率4.0 mL/s；生理盐水剂量40 mL，速率4.0 mL/s。

■ **CT图像采集参数**　采用SIEMENS SOMATOM Force CT。扫描模式：Turbo Flash；自动管电压（110 kV）；管电流Caredose 4D智能选择（182 mA）；探测器准直宽度：192 mm × 0.6 mm；螺距0.6；扫描时间3 s；CTDI 7.78 mGy，DLP 327 mGy · cm。

■ **后处理技术**　MIP、MPR。

【CT 图像】（图 3-4-2）

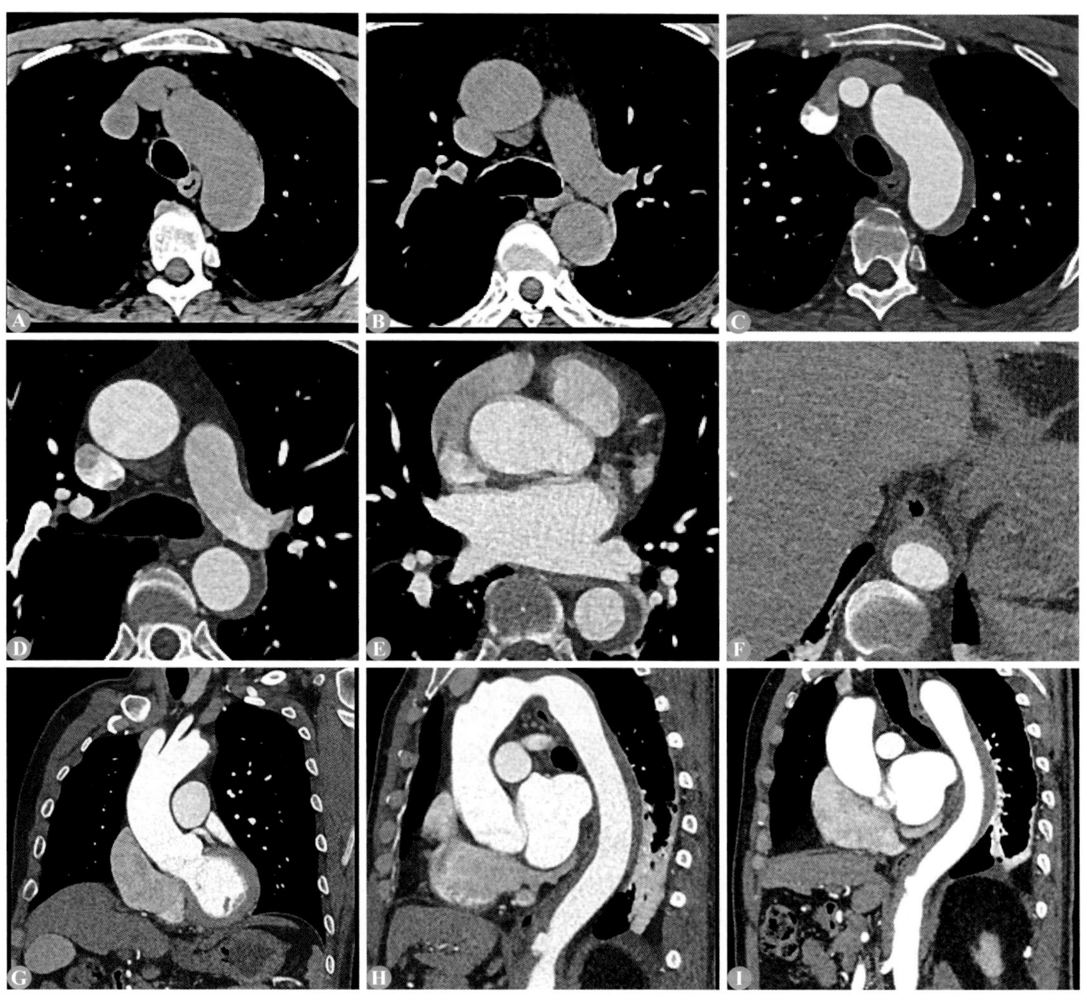

图3-4-2　主动脉壁间血肿（Stanford B型）

A～F.CT轴位平扫+增强图像，主动脉弓-腹主动脉上段主动脉管壁呈新月形增厚，边缘光滑，平扫呈略高密度，增强扫描未见强化，无内膜撕裂及双腔影像；G～I.主动脉CTA MPR图像，升主动脉未受累，主动脉弓-腹主动脉上段主动脉管壁呈新月形增厚

【诊断依据】

根据胸腹髂主动脉CTA影像表现明确诊断。

【诊断要点】

主动脉壁间血肿（intramural hematoma，IMH）既往又称为不典型主动脉夹层或没有内膜破口的主动脉夹层。目前主动脉壁间血肿发病机制仍不十分清楚，多认为是动脉中层内滋养血管破裂，导致动脉壁内血液呈环形或新月形积聚，壁间血肿可自发或由穿透性动脉粥样硬化性溃疡发展而来，还可继发于胸部外伤。典型影像学表现为主动脉壁对称性或不对称性增厚3～10 mm，多>5 mm且不合并明显内膜撕裂和双腔影。血肿范围可局限或沿主动脉壁中膜外层广泛扩展，根据血肿范围可分为Stanford A型和Stanford B型。

主动脉壁间血肿在CT上的主要征象为：内膜钙化内移；主动脉管壁呈环形或新月形增厚，其密度随血肿时期的变化而变化，早期呈高密度，随着时间推移密度逐渐减低，表现为等密度或低密度；增强CT表现为环形或新月形增厚的主动脉壁无强化，呈明显低密度，无内膜破口及真假腔征象。

【鉴别诊断】

■ **主动脉附壁血栓或主动脉粥样硬化**　主动脉壁间血肿为内膜下的病变，会导致钙化的内膜向主动脉腔内移位，而主动脉附壁血栓或主动脉粥样硬化则无内膜钙化内移征象。其次，主动脉壁间血肿边缘多光滑，而典型血栓或斑块的特征是边缘不规则。

■ **主动脉夹层**　两者皆可出现内膜钙化内移征象，但CT增强后主动脉壁间血肿无强化，而主动脉夹层则会出现真假腔（双腔征），这是二者鉴别的关键。但当主动脉夹层假腔完全血栓形成时，二者的鉴别有时非常困难，以下征象可帮助鉴别：①主动脉壁间血肿与管壁呈恒定的圆周关系，主动脉管腔形态、走行规则，管腔狭窄不明显；②主动脉夹层时含血栓形成的假腔常沿着主动脉纵向螺旋走行，真腔受压明显，管腔明显不规则；③主动脉壁间血肿多无分支血管受累而主动脉夹层常伴随分支血管受累。

【病案点评】

主动脉壁间血肿与主动脉夹层、穿透性动脉粥样硬化性溃疡统称为急性主动脉综合征。主动脉壁间血肿约占急性主动脉综合征的10%～30%。主动脉壁内滋养血管自发破裂、穿透性动脉粥样硬化性溃疡形成、自限性主动脉夹层假腔血栓化及外伤性主动脉壁内滋养血管钝性损伤均可导致壁间血肿的发生。超过80%的主动脉壁间血肿患者有高血压病史。目前，对于主动脉壁间血肿形成的机制尚未统一，主要有两种：①主动脉壁内滋养血管自发破裂（原发性机制）；②继发于主动脉粥样硬化斑块破裂或穿透性动脉粥样硬化性溃疡，亦可出现于主动脉夹层近端。在主动脉壁中层病变疏松的前提下，血液在主动脉管腔内高压下经主动脉溃疡口或主动脉夹层破口渗入到疏松的主动脉壁间（继发性机制）。

主动脉壁间血肿有着与主动脉夹层相似的临床表现、并发症及治疗方案。大多数主动脉壁间血肿的患者可表现为与主动脉夹层类似的胸痛、胸背痛等症状，也可合并心包积液、胸腔积液、主动脉周围血肿等并发症。主动脉壁间血肿可自然消退或进展为主动脉夹层、主动脉破裂等。其临床治疗方案根据分型不同而有所差异：Stanford A型主动脉壁间血肿累及升主动脉，围手术期死亡率及并发症发生率与Stanford A型主动脉夹层相似，以手术治疗为主；Stanford B型主动脉壁间血肿治疗策略与Stanford B型主动脉夹层相似，对稳定的壁间血肿可以选择严格控制血压，药物治疗，若合并临床症状不缓解或加重、血肿进展、器官灌注不良等情况时应立即采取手术治疗。

（吕　梁　　刘兴利　　杨净松）

第三节　穿透性动脉粥样硬化性溃疡

【病例介绍】

患者男性，49岁，因“发作性胸痛气喘1年，加重1周”入院。

■现病史　患者1年前无明显诱因出现胸痛气喘，呈心前区阵发性发作，每次持续5～10分钟，多于活动后、情绪波动后发作，休息后自行缓解。当地医院诊断“肺栓塞”，予抗凝治疗后症状好转。近1周受凉后再次出现咳嗽咳痰，伴胸闷气喘明显，为进一步治疗至我院。

■查体　T：36.5℃，P：90次/分，R：20次/分，BP：130/80 mmHg。神志清楚，正常面容，心界不大，心律齐，各瓣膜听诊区未闻及明显杂音。

■实验室检查　C反应蛋白43.74 mg/L（+），D−二聚体383 ng/mL（+），纤维蛋白原含量6.89 g/L（+）。

■影像学检查　全主动脉增强CTA（对比剂应用碘美普尔400），具体内容见下。

■入院诊断　①主动脉穿透性动脉粥样硬化性溃疡；②肺部感染。

■主要诊疗计划　完善相关检查，监测血压、心率等生命体征，予吸氧、利尿、消炎等治疗。

【CT 技术】

■对比剂注射方案　碘美普尔400剂量68 mL，速率4.0 mL/s；生理盐水剂量40 mL，速率4.0 mL/s。

■CT图像采集参数　扫描设备：PHILIPS Brilliance iCT；扫描模式：螺旋扫描；管电压100 kV；自动管电流；准直128 mm × 0.625 mm；螺距0.925；检测位置：主动脉；延迟时间：8 s。

■后处理技术　VR、MIP、MPR等。

【CT图像】（图3-4-3）

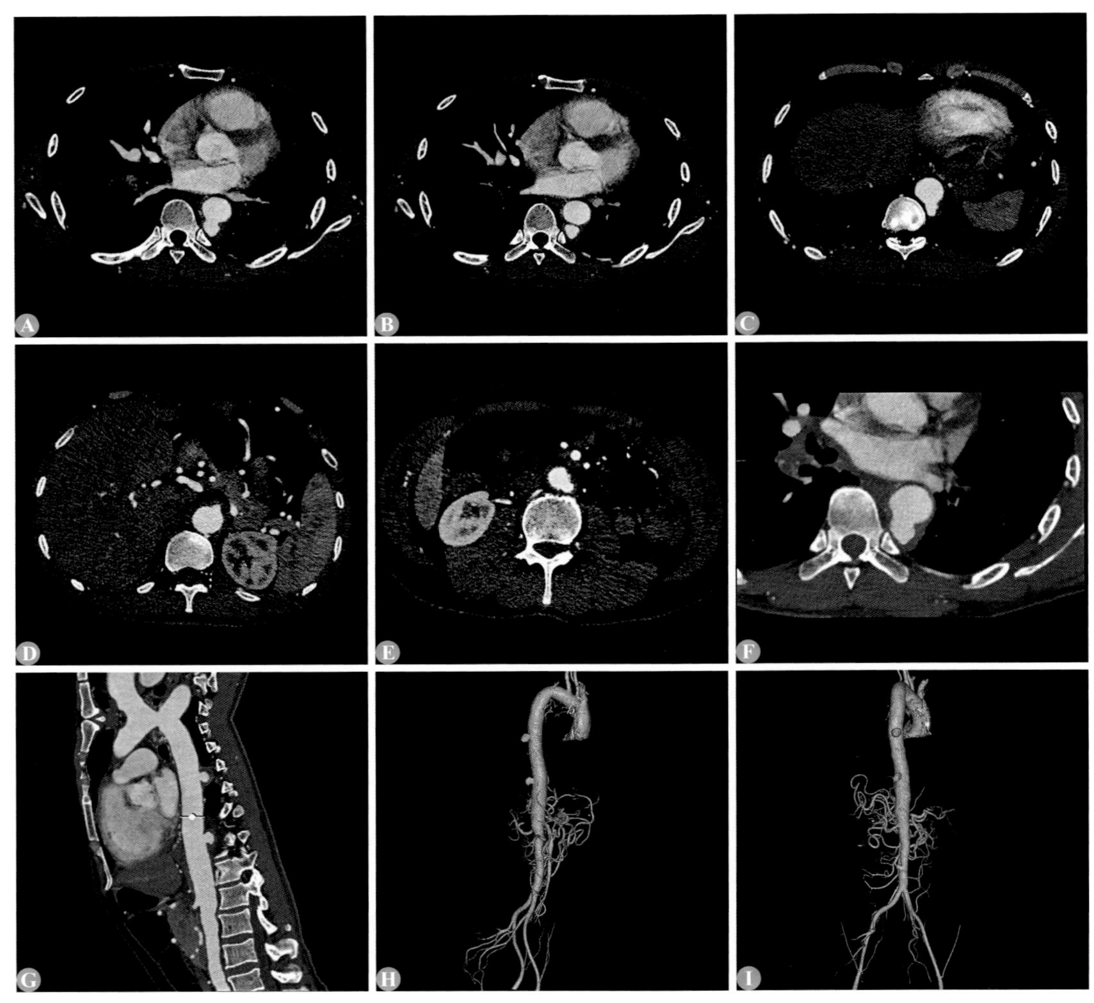

图3-4-3 主动脉多发穿透性动脉粥样硬化性溃疡

A～E.CT增强轴位图像，降主动脉及腹主动脉上段前后壁多发局限性对比剂充填的小龛影，部分以窄颈与主动脉相连，局部动脉壁管壁增厚；F.测量较大突起，大小约12.4 mm×15.7 mm；G～I.主动脉CTA、MPR及VR图像，腹主动脉壁多发局限小突起

【诊断依据】

根据主动脉CTA影像学特征诊断。

【诊断要点】

穿透性动脉粥样硬化性溃疡（penetrating atherosclerotic aortic ulcer，PAU）：Stanson等在1986年提出了PAU的定义，并指出该病的病理改变为粥样硬化主动脉性溃疡内弹力膜破溃并使血液侵入中膜层。CT平扫偶尔能发现溃疡处管壁局部隆凸，增强CT和CTA能

发现主动脉壁上的充填对比剂的局限性龛影，呈“蘑菇状”、尖角状或小半圆形，其中“蘑菇状”开口处较小，底部膨大，小半圆形及尖角状开口较大。PAU常常会演变成其他的主动脉病变，当溃疡向中膜侵犯，血液进入血管壁可能进展成为主动脉夹层或主动脉壁间血肿。当溃疡穿破弹力层，可能形成真性动脉瘤；当溃疡突破动脉壁全层，会引起动脉破裂或假性动脉瘤。

【鉴别诊断】

PAU有时需与伴有溃疡性病变的主动脉壁内血肿鉴别。PAU多与主动脉壁间血肿并存，也常为主动脉壁间血肿的诱因。主动脉壁间血肿增厚的血管壁平扫密度随血肿时期的变化而变化，增强扫描增厚的血管壁无强化。而PAU表现为对比剂充填的小龛影。

【病案点评】

PAU是指发生在主动脉的粥样斑块表面内膜破溃所形成的溃疡性病变，临床症状以胸背部为主，多见于60岁以上老年男性，常伴有高血压。该病变首先在内膜出现多种病变，包括脂质的积聚、纤维组织的增生及钙质的沉积，随后中膜层出现退变，当动脉粥样斑块表面的内膜破溃即形成了粥样硬化性溃疡。溃疡多发生于主动脉弓部及胸主动脉上部，这可能与该处易发生粥样斑块有关，也可能是这些部位常发生动脉瘤的原因。粥样硬化性主动脉溃疡常可演变成其他主动脉病变，如真性动脉瘤、假性动脉瘤、主动脉夹层及主动脉壁内血肿。当PAU进展为主动脉夹层或假性动脉瘤时，可引起急性主动脉综合征，常危及患者生命，因此，应尽快做出诊断及处理。CTA技术可清晰、准确、迅速地显示粥样硬化性主动脉溃疡的位置、形态及开口情况，为临床治疗方案的制订及术后疗效评估有着重要的指导意义。无症状的慢性PAU大多无特殊治疗，临床密切随访，当出现持续胸痛、溃疡直径超过20 mm或溃疡深度超过10 mm、随访过程中溃疡加深加大、合并动脉瘤或夹层形成时需及时行介入或外科手术治疗。

（孔杰俊　张　晔　周　鹏　燕德悦）

第四节　升主动脉漂浮血栓形成

【病例介绍】

患者男性，59岁，因“头晕、头痛伴左上肢麻木1个月”入院。

▪ **现病史**　患者1个月前出现头晕，伴左侧头痛、左上肢麻木感，无意识丧失，无异常步态，无胸痛，在深圳市某医院行MRI检查提示“脑梗死”，给予药物（具体不详）

治疗，头晕、头痛、左上肢麻木感好转。3天前患者为明确“头晕”原因，就诊于当地医院，行胸部CT增强检查，提示“升主动脉壁内血肿”，为进一步诊断治疗，就诊我院。近期患者无胸痛，精神、饮食佳，大小便正常。

■ **查体** 口唇、颜面无发绀，无颈静脉怒张。心前区无隆起，无异位搏动点，未扪及震颤，心界大小正常，心律齐，心率79次/分，心前区未闻及病理性杂音。

■ **实验室检查** D–二聚体3.87 mg/L（+），凝血酶时间28.1 s（+），血浆纤维蛋白原1.89 g/L（–），纤维蛋白（原）降解产物9.03 μg/mL（+）。

■ **影像学检查** 胸腹髂增强CT（对比剂应用碘美普尔400），主动脉CTA检查示升主动脉前壁局部管壁增厚，伴一约2.7 cm × 1.8 cm的充盈缺损影与之相连，病灶长轴与血流方向一致，近端附壁，远端游离，长约2.8 cm。MRI动态电影示其随着血流而漂浮摆动。

■ **入院诊断** ①主动脉占位性病变？②脑梗死；③高血压 1级 中危；④2型糖尿病。

■ **主要诊疗计划** 拟行全身麻醉下升主动脉病变摘除+升主动脉补片成形术。

【CT 技术】

■ **对比剂注射方案** 经静脉团注碘美普尔400，剂量约60 mL，速率4.0 mL/s，随后按4.0 mL/s的速率注射生理盐水40 mL。

■ **CT图像采集参数** SIEMENS128层SOMATOM Definition Flash，双球管的管电压均为100 kV，管电流350 mA，探测器准直宽度128 mm × 0.6 mm，球管旋转时间0.28 s/转，螺距0.23。扫描方向头足方向，自主动脉弓扫至膈肌水平，扫描时间3 ~ 5 s。

■ **后处理技术** 主要包括MIP、VR、曲面重建及MPR等技术。

【CT 图像】（图 3–4–4）

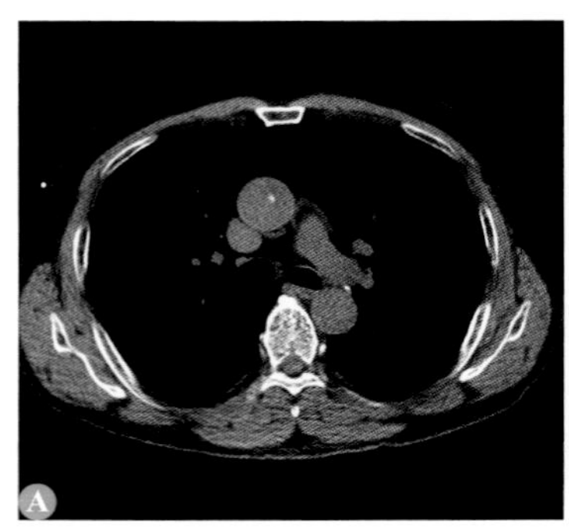

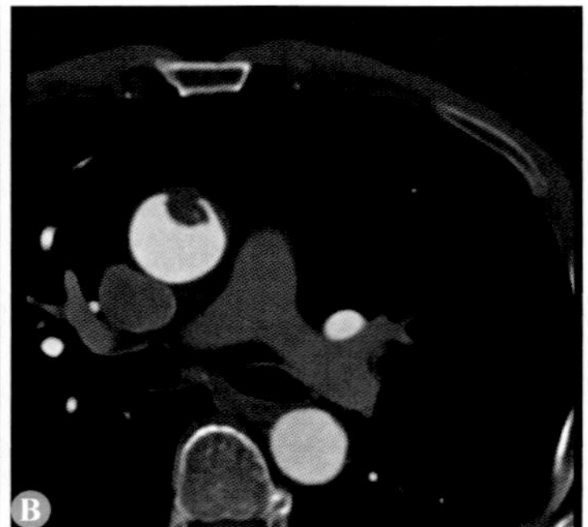

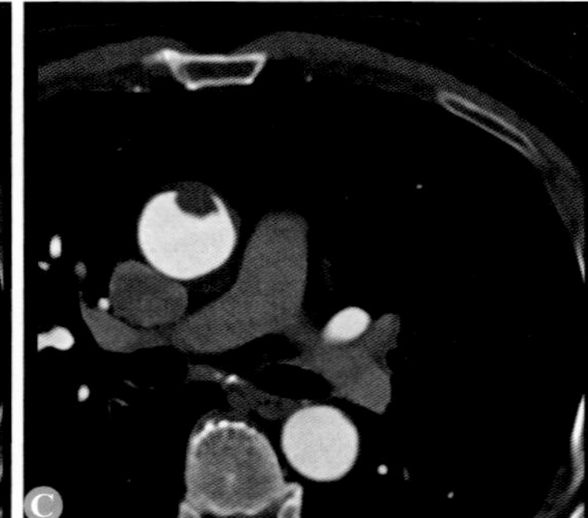

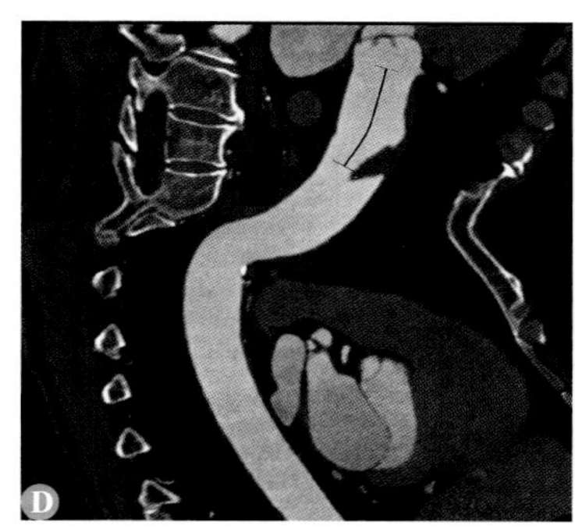
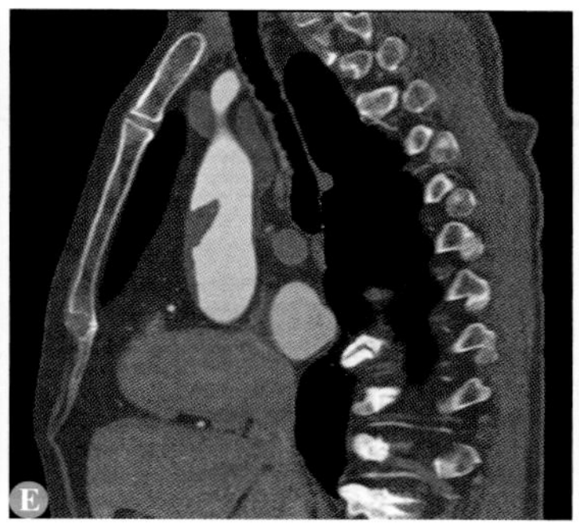
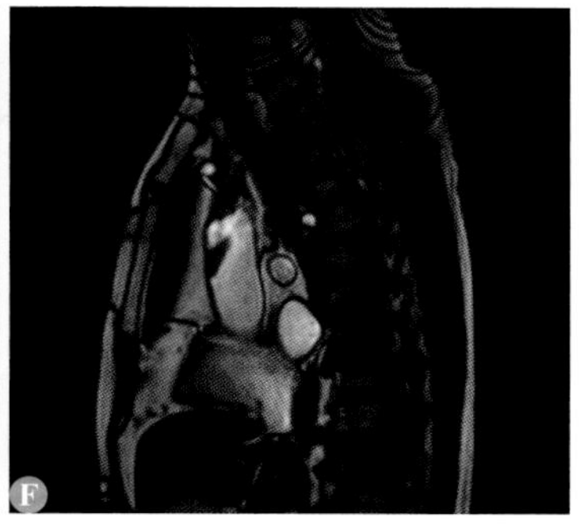

图3-4-4 升主动脉腔内漂浮血栓`

A.主动脉CT平扫（轴位）示漂浮血栓游离端部分钙化；B、C.主动脉CTA（轴位）示主动脉前壁局部管壁增厚，伴一个约2.7 cm×1.8 cm的充盈缺损与之相连；D、E.MIP示病灶长轴与血流方向一致，近段附着于血管壁，远端游离；F.MRI示心脏电影亮血对比成像

【病理结果】

根据主动脉CTA、MRI心脏电影功能成像及手术病理诊断为升主动脉漂浮血栓形成。

■ **手术经过** 全身麻醉下主动脉根部切开直接灌注心肌保护液，心跳停止，探查见升主动脉前壁有肿物突入腔内，基底大小约1.5 cm，将肿物+主动脉壁整体切除，探查升主动脉壁内膜光滑，主动脉厚度正常，中膜完整，切除肿物送病理。人工血管补片修补升主动脉前壁，带垫缝线加固吻合口，吻合口满意后探查无活动性出血，复温，头低位左心充分排气，开放升主动脉，心脏自动复跳。

■ **病理结果** （升主动脉壁）动脉血管壁粥样硬化伴粥瘤（大小3.5 cm×1.4 cm×0.7 cm）形成。

【诊断要点】

主动脉腔内血栓因在超声、CT及MRI动态电影可看到其远端随着血流而摆动，故称之为主动脉漂浮血栓。主动脉内高压和高血流量通常使血栓形成困难，而升主动脉内压力和血流更高，血栓形成更为罕见。其影像学表现为主动脉壁局部管壁增厚，伴软组织充盈缺损影与之相连，MPR示病灶长轴与血流方向一致，近端附壁，远端游离，MRI动态电影可以很好显示游离端随着血流而漂浮摆动。

【鉴别诊断】

主动脉内膜肉瘤：临床上两类患者都可因血管栓塞导致疼痛而就诊，影像学表现上主动脉漂浮血栓一般以窄基或蒂与主动脉相连，边缘光滑，增强后无强化；主动脉内膜肉瘤一般以宽基与主动脉相连，边缘凹凸不平，增强后可见强化。

【病案点评】

主动脉漂浮血栓（aortic floating thrombus，AFT）病因主要包括主动脉粥样硬化、主动脉瘤、血液病、抗癌治疗、激素治疗、胶原蛋白疾病、医源性操作、外伤、大量饮酒导致的高同型半胱氨酸血症和妊娠引起的高凝状态等。本例患者血液为高凝状态，且血栓附着处管壁局部增厚，说明高凝状态与粥样硬化可能为AFT的主要原因；而正常主动脉壁和非高凝状态下的AFT一般位于主动脉窦和窦管交界处，发生机制可能与局部解剖结构容易形成湍流，导致短暂的高凝状态相关。有研究报道了升主动脉血流的特异性，升主动脉后壁附近血流速度较慢，剪切力较低；而靠近右前壁的血流速度较高，表明剪切力较大。研究显示高剪切力与动脉粥样硬化斑块的形成密切相关。主动脉的形态变化随着年龄的增长而改变，因此，主动脉壁剪切力的变化更可能发生在右后壁，从生物力学角度来看，右后壁是最容易形成血栓的部位。该患者病灶起源于前壁，这说明了除生物力学外，还可能存在升主动脉血栓形成的其他因素。AFT临床表现无特异性，一般因血栓脱落导致相应动脉栓塞引起的疼痛而就诊，而本组患者因头痛、头晕来院就诊偶然发现。AFT脱落发生栓塞事件的影响因素包括血栓活动度、大小和形态，有学者将血栓游离部分与附着部分的长度之比定义为血栓脱落风险系数，理论上讲，脱落风险系数越大，血栓脱落的可能性越大。本组患者脱落风险系数为4.6，手术前未发生血栓脱落。

AFT的影像诊断常包括经食管超声心动图（transesophageal echocardiography，TEE）、CTA及MRI。主动脉CTA检查可以明确诊断AFT，评估其脱落风险，了解主动脉分支有无栓塞及是否合并腹部脏器梗死等，并用于治疗后随访，而且CT动态电影可观察血栓的动态情况，更能直观地显示AFT在腔内的漂浮状态；因此，对于AFT术前诊断和术后随访首选CTA检查。由于AFT少见，目前尚无标准化的治疗方案及临床指南，其治疗主要包括开放性外科手术、主动脉腔内支架隔绝术及药物抗凝溶栓等。外科手术切除血栓是首选的治疗方法。本组患者行外科手术切除及人造血管置换术，术后规律服用抗凝药物，预后良好。主动脉腔内支架隔绝术是外科手术的替代方案。药物治疗适用于高危而不能耐受手术和拒绝手术的患者，但药物的选择、剂量和时间目前仍没有统一标准。

（尉传社　　江正卫）

第五节　先天性胸主动脉狭窄

【病例介绍】

患者女性，39岁，因“活动后胸闷、头晕2月余”入院。

■**现病史**　患者2个月前出现活动后胸闷、头晕，无晕厥、发绀，无呼吸困难、下肢水肿、活动受限等，至当地医院查彩超提示“先天性主动脉瓣二叶瓣畸形”，CT提示“主动脉缩窄”。给予对症治疗，上述症状稍缓解。为进一步诊治来我院，查CT提示“①先天性主动脉瓣二瓣畸形，并主动脉窦瘤，二尖瓣瓣叶增厚；②主动脉缩窄，迷走右锁骨下动脉，永存左上腔静脉；③脾大”。起病以来，患者精神、睡眠、胃纳稍差，大小便正常。

■**查体**　T：36.7℃，P：92次/分，R：21次/分，BP：153/86 mmHg。神志清，无特殊病容，无口唇发绀，无颈静脉怒张；双肺呼吸音清晰，未闻及干湿性啰音，未触及震颤，心率92次/分，移动性浊音阴性，腹部平坦，肝未触及，肝颈静脉回流征阴性，下肢无浮肿，未闻及心脏杂音。

■**实验室检查**　肌钙蛋白T＜0.04 ng/mL（-），肌钙蛋白I＜0.3 ng/mL（-），N末端B型钠尿肽前体40.56 pg/mL（-），动态红细胞沉降率17 mm/h（-）。

■**影像学检查**　胸腹髂主动脉增强CT（对比剂应用碘美普尔400），具体内容见下。

■**入院诊断**　①主动脉缩窄；②先天性主动脉瓣二叶瓣畸形。

■**主要诊疗计划**　完善相关检查，监测血压、心率等生命体征，择期手术治疗。

【CT 技术】

■**对比剂注射方案**　碘美普尔400剂量70 mL，速率4.0 mL/s。

■**CT图像采集参数**　采用SIEMENS SOMATOM Definition Flash 64排双源CT管电压100 kV，管电流50 mA。

■**后处理技术**　VR、MIP、MPR等。

【CT 图像】（图 3-4-5）

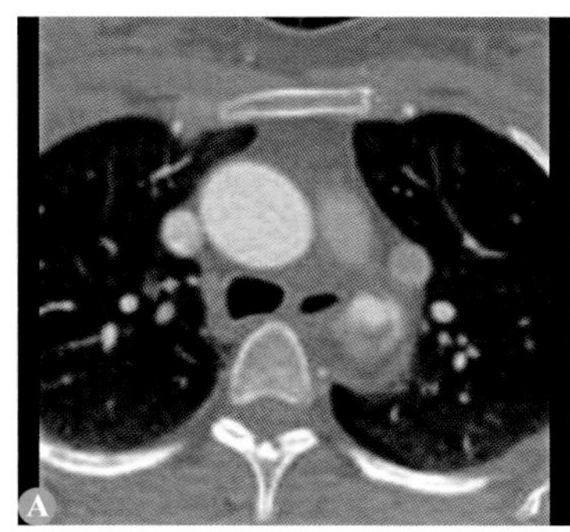

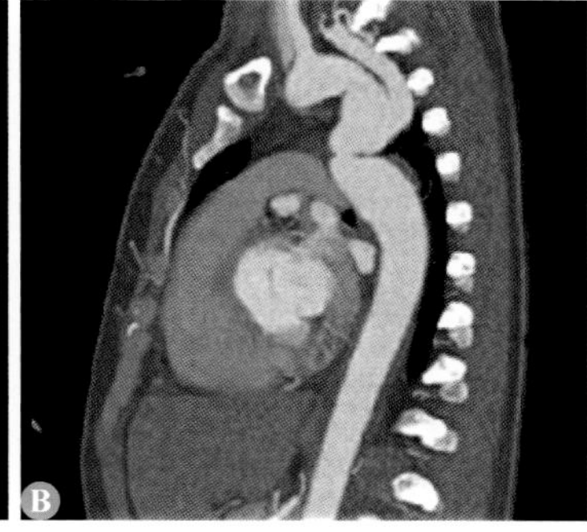

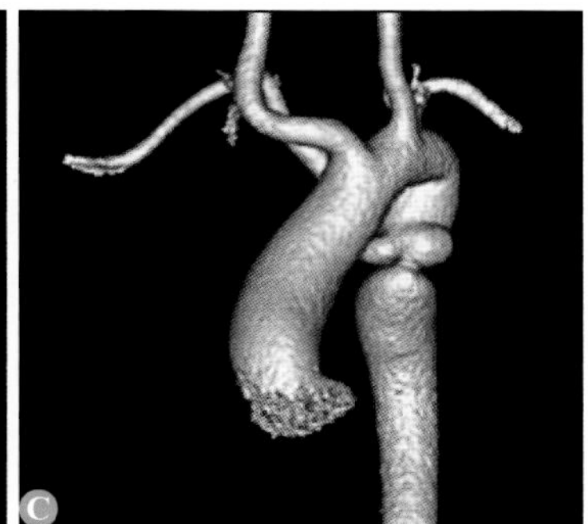

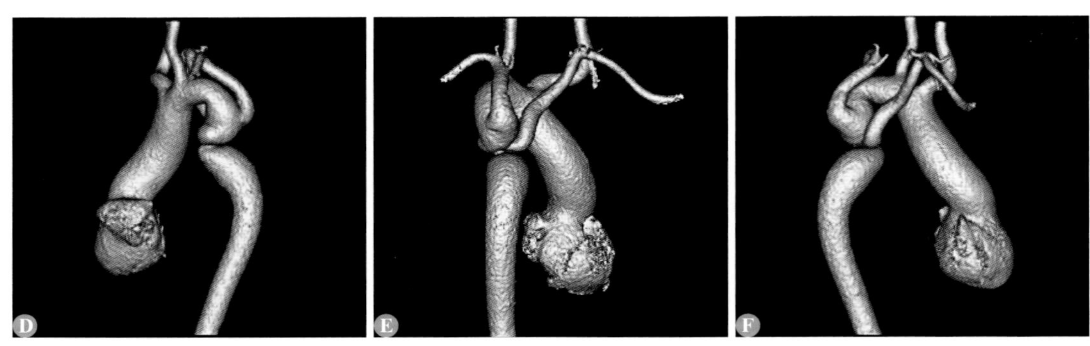

图3-4-5　主动脉缩窄的增强CT及CTA图像

A、B.CT增强轴位图像及MIP图像，降主动脉局限性管腔狭窄，最窄处（约T_4椎体水平）直径约7 mm，狭窄段长约2 mm，呈“3字征”；C～F.VR图像，右侧锁骨下动脉起自降主动脉（狭窄上方水平）

【诊断依据】

经影像学检查及术中所见确诊主动脉狭窄，全身麻醉体外循环下行主动脉缩窄矫治术。术中见升主动脉直径约37 mm，主动脉弓直径约24 mm，降主动脉走行纡曲，局限性管腔狭窄，最窄处（约T_4椎体水平）直径约7 mm，狭窄段长约2 mm，狭窄前后降主动脉径分别约26 mm、28 mm，呈“3字征”。

【诊断要点】

主动脉缩窄（coarctation of aorta，CoA）是指主动脉局限性狭窄，病变部位管腔变细或闭塞，导致血流受阻，是一种较常见的先天性心血管畸形，狭窄部位通常在动脉导管处，以导致狭窄近远端有明显压力阶差为特征。主动脉缩窄通常与其他先天性心脏畸形一起发生，如主动脉瓣二叶瓣、主动脉瓣狭窄、二尖瓣狭窄、动脉导管未闭、房间隔缺损、室间隔缺损等。

主动脉CTA为主动脉缩窄诊断中常用的检查方法，其密度、空间分辨率高，无创，且扫描速度快，简便易行，可清晰显示病变的大小、形态、部位，显示病变与邻近分支血管的关系、是否合并其他先天性畸形及血管变异情况。利用MPR、VR、MIP等常用的后处理重建技术，可从多角度、多方位对病变部位进行观察，VR及MIP等后处理技术可依据图像对病变部位进行重点、精准的分析，显示病变全貌，从而提高诊断的准确性，有助于临床术前评估、治疗方案的制订和预后评估。

【鉴别诊断】

主动脉缩窄影像学表现典型，具有特异性，CT诊断不难，但先天性主动脉缩窄与继发性主动脉缩窄往往需要鉴别，主要需与大动脉炎所致的继发性主动脉缩窄相鉴别。大动脉炎是发生在主动脉和（或）其主要分支的慢性非特异性炎症性动脉疾病，受累血管产生狭窄或闭塞，也可引起扩张或动脉瘤形成。多发于年轻女性，30岁以内发病约占90%，40岁以后较少发病。大动脉炎所致的降主动脉严重狭窄往往累及腹主动脉及髂动脉，多发性大动脉炎狭窄段长度较长，且累及血管较多、范围较广，常合并肾动脉及头臂动脉的狭窄，可伴随发热、关节痛等症状，甚至出现间歇性跛行。大动脉炎的实验室检查常有红细胞沉降率、C反应蛋白升高等。

【病案点评】

主动脉缩窄是一种较常见的先天性心血管畸形，指主动脉局限性狭窄，病变部位管腔变细或闭塞，导致血流受阻。其发病率约3‰，国外报道约占全部先天性心脏病的5%～7%，国内报道约占1%～3%，男性多于女性，比值为（4～5）：1。主动脉缩窄的狭窄部位通常在动脉导管处，由于缩窄节段以上排血受阻，流速升高，所以上肢血压升高，而缩窄节段以下血流减少，下肢血压降低，其临床表现常为上肢血压高于下肢血压（>20 mmHg），如未经治疗，病变进展可导致心力衰竭、主动脉破裂、主动脉夹层等病变，且可导致感染性心内膜炎或脑出血等并发症发生率增加。

目前对于先天性主动脉狭窄的主要治疗手段有外科手术、经皮球囊扩张成形术和支架置入术。开放式外科手术包括单纯切除狭窄节段并行端端吻合，狭窄病变段较长时则需行人工血管移植术。经皮球囊扩张成形术和支架置入术因具有微创、安全性及可重复性高等特点，越来越广泛的应用于先天性主动脉缩窄的治疗。

（袁旭春　滕　飞　蒲　红　牟安娜　蒋　颖）

第六节　胸主动脉瘤

【病例介绍】

患者男性，49岁，因“体检发现升主动脉瘤样扩张2周。”入院。

■**现病史**　患者2周前无明显诱因间断出现胸闷不适，遂至当地医院行主动脉CTA示“升主动脉瘤样扩张”，行心脏彩超示“升主动脉瘤样扩张，主动脉窦部扩张，主动脉瓣中度关闭不全，左室扩大，卵圆孔未闭”。既往无胸痛、气促、端坐呼吸、下肢水肿等，未予特殊处理。自起病以来，患者精神、睡眠、胃纳好，大小便如常。

■**查体**　T：36.7℃，P：82次/分，R：20次/分，BP：107/70 mmHg。神志清晰，无颈静脉怒张，双肺呼吸音清晰，心率：82次/分，移动性浊音阴性，腹部平坦，肝未触及，肝颈静脉回流征阴性，左侧心脏杂音未闻及，右侧第2肋间闻及舒张期杂音Ⅱ级。

■**实验室检查**　高敏肌钙蛋白T 0.125 ng/mL（+），高敏肌钙蛋白I 0.261 ng/mL（+），N末端B型钠尿肽前体7.69 pg/mL（−），红细胞沉降率16 mm/h（+），D−二聚体

0.23 mg/L FEU（-），纤维蛋白降解产物0.83 μg/mL（-）。

■ **影像学检查** 胸腹髂主动脉增强CT（对比剂应用碘美普尔400），具体内容见下。

■ **入院诊断** ①升主动脉瘤样扩张；②心脏瓣膜病（非风湿性），主动脉瓣中度关闭不全；③左心室扩大；④心功能Ⅱ级（NYHA分级）；⑤高脂血症。

■ **主要诊疗计划** 完善相关检查，监测血压、心率等生命体征，予利尿补钾改善心功能及调脂等对症支持治疗，择期手术。

【CT 技术】

■ **对比剂注射方案** 碘美普尔400剂量70 mL，速率4.0 mL/s。

■ **CT图像采集参数** 采用SIEMENS SOMATOM Definition Flash 64排双源CT，管电压100 kV，管电流50 mA。

■ **后处理技术** VR、MIP、MPR等。

【CT 图像】（图 3-4-6）

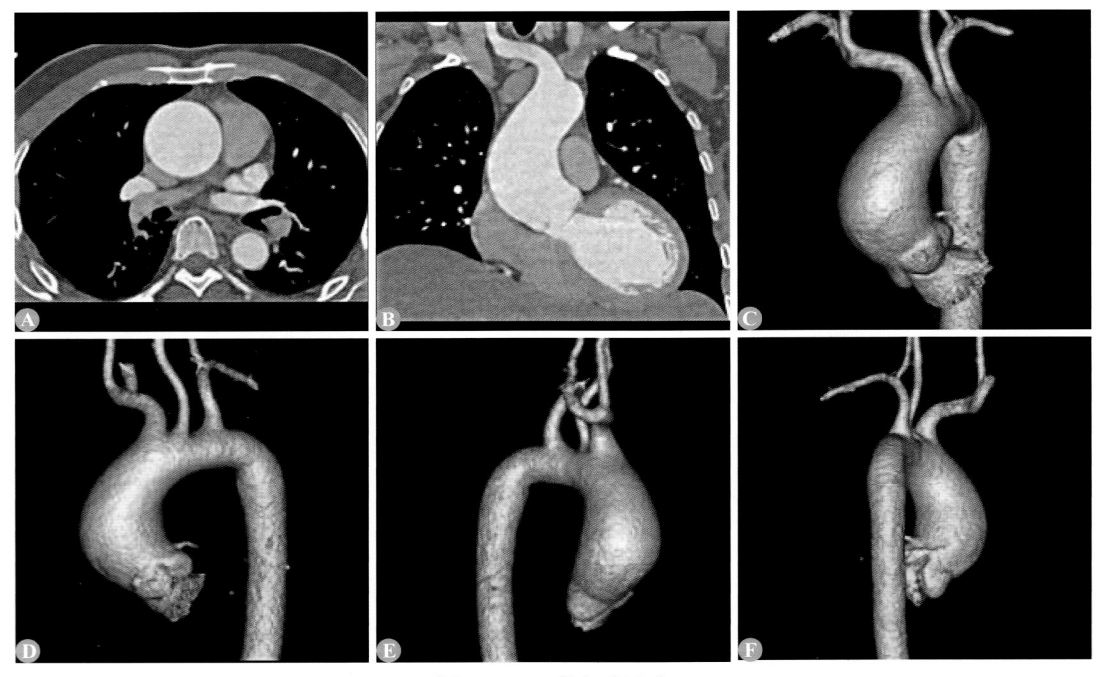

图3-4-6 升主动脉瘤

升主动脉瘤样扩张。A、B.CT增强轴位图像及MPR图像，主动脉窦扩张，直径约41 mm，升主动脉瘤样扩张，直径约52 mm；C ~ F.VR图像，主动脉窦及升主动脉扩张

【诊断依据】

经影像学检查及术中所见确诊。Wheat手术中见主动脉窦及升主动脉明显扩张，最大

直径约5.3 cm，左心扩大，主动脉瓣二瓣化畸形，瓣叶脱垂，中度关闭不全。

【诊断要点】

主动脉瘤（aortic aneurysm，AA）指扩张的主动脉内径大于邻近正常管腔内径的1.5倍以上。各种病变引起的动脉中层和弹性组织退变都可导致动脉瘤形成，包括主动脉粥样硬化、高血压、主动脉瓣病变、感染、创伤、大动脉炎、梅毒及马方综合征等，其中主动脉粥样硬化为较常见的原因。主动脉瘤的形态主要有囊状、梭形及混合型等。

主动脉CTA扫描为主动脉瘤诊断中常用的检查方法，其密度、空间分辨率高，无创，且扫描速度快，简便易行，可清晰显示病灶的大小、形态、部位，还可显示瘤内血栓、瘤壁是否完整、瘤体与周围组织器官、与邻近分支血管的关系。利用MPR、VR、MIP等常用的后处理重建技术，可从多角度、多方位对病变部位进行观察，VR及MIP等后处理技术可依据图像对病变部位进行重点、精准的分析，显示病变全貌，从而提高诊断的准确性。

【鉴别诊断】

主动脉CT可直接显示主动脉瘤，诊断并不困难。主动脉瘤按病理与组织结构分为真性与假性两类。真性动脉瘤瘤壁累及血管壁的3层结构病变，主要涉及内膜中层；假性动脉瘤是指动脉壁局部破裂，由血肿及邻近结缔组织包裹形成。作为主动脉瘤的常用检查方法，主动脉CT不但能显示病灶的大小、形态、部位，还可判断瘤内附壁血栓是否形成，瘤壁渗漏或破裂入周围组织与脏器，以及显示瘤体与周围结构的关系，且对于主动脉瘤的随诊、观察及比较具有重要意义。当出现动脉瘤直径每年增加>10 mm、高密度“新月征”、内膜钙化不连续等情况时，要警惕主动脉瘤先兆破裂。

【病案点评】

胸主动脉瘤起病隐匿、预后凶险，死亡率极高，被称为人体内的“定时炸弹”，早期可无明显症状，患者往往以主动脉夹层或主动脉瘤破裂为首发症状，临床上多伴有剧烈疼痛，严重者可发生失血性休克等，若压迫呼吸道，则可伴有呼吸困难、气短、声嘶等症状。此外，年龄的增长与动脉瘤破裂的发生率具有一定相关性，女性相对男性的发病年龄更晚，但是女性主动脉瘤破裂的风险更高。

动脉瘤直径>5 cm时，瘤体直径每增加1 cm，其破裂的风险会增加1倍，若不及时治疗，5年死亡率可达到50%～76%，若合并心肺疾病，死亡率可高达93%。主动脉瘤确诊后，未达到手术指征的患者可以进行药物治疗及定期随诊复查，药物治疗包括肾上腺素β受体阻滞药、血管紧张素Ⅱ受体拮抗药、血管紧张素转换酶抑制剂及他汀类药物。达到手术指征的患者应尽快干预，避免发生主动脉夹层或瘤体破裂、导致严重后果。多数指南推荐的手术适应证为主动脉瘤直径>5 cm，或每年瘤体直径的增长速度>1.0 cm，对危重患者需行腔内介入治疗或开放式手术治疗。

（袁旭春　　滕　飞）

第七节　大动脉炎

【病例介绍】

患者女性，68岁，因“反复胸闷气急1年”入院。

■ **现病史**　患者1年前无明显诱因出现胸闷、气急，时有口腔溃疡，未予重视，症状无明显缓解，近2周出现眼红。病程中患者无畏光、流泪，无口腔溃疡，无猖獗龋，无腮腺肿大，无恶心、呕吐，无腹痛、腹泻，无头痛，食欲、睡眠尚可，大小便正常。既往有高血压病史4年，平时服用“氨氯地平+厄贝沙坦”治疗。有子宫肌瘤手术史20年，胆囊切除术史15年。否认“冠心病、糖尿病”等慢性疾病史，否认“肝炎、结核”等传染病病史。心脏彩超示“主动脉瓣稍增厚伴中重度反流”，心电图提示“房颤”。

■ **查体**　BP：120/92 mmHg。发育正常，营养良好，双肺听诊呼吸音粗，未闻及干湿性啰音，心前区无隆起，心率64次/分，房颤律，未闻及明显病理性杂音，腹平软，肝脾肋下未及，无压痛、反跳痛，双下肢无水肿。

■ **实验室检查**　C反应蛋白1.4 mg/L（−），红细胞沉降率9 mm/h（−），自身抗体阴性，免疫球蛋白M 0.42 g/L，抗中性粒细胞胞浆抗体（ANCA）（−），凝血酶原时间22.4 s（+），凝血酶原国际比值1.97（+），部分凝血活酶时间34.2 s（+）。

■ **影像学检查**　胸腹主动脉CTA（对比剂应用碘美普尔400），具体内容见下。

■ **入院诊断**　①大动脉炎；②心房颤动；③高血压。

■ **主要诊疗计划**　甲泼尼龙抑制炎症反应、托拉塞米+螺内酯利尿、华法林抗凝、沙利度胺+羟氯喹控制病情、厄贝沙坦+氨氯地平降血压、阿法骨化醇补钙等治疗。

【CT 技术】

■ **对比剂注射方案**　碘美普尔400剂量85 mL，速率3.0 mL/s；生理盐水剂量40 mL，速率3.0 mL/s。

■ **CT图像采集参数**　采用SIEMENS双源计算机断层扫描CT扫描仪Somatom Definition Flash dual-source CT。扫描参数：管电压120 kV，管电流使用计算机自带CareDose 4D自动毫安秒技术进行调节。准直器宽度128 mm × 0.6 mm，螺距1.2。采用对比剂自动跟踪触发技术，将触发点置于主动脉弓，监测主动脉弓的CT值。当主动脉弓CT值达到触发阈值

100 HU后，延迟7 s后机器自动开始CTA扫描。

■ **后处理技术**　心脏及胸部血管采用B26f、纵隔及软组织采用B30f、肺组织采用B70f进行重建。扫描完后利用VR、MIP、MPR等三维重建方法进行图像后处理。

【CT 图像】（图 3-4-7）

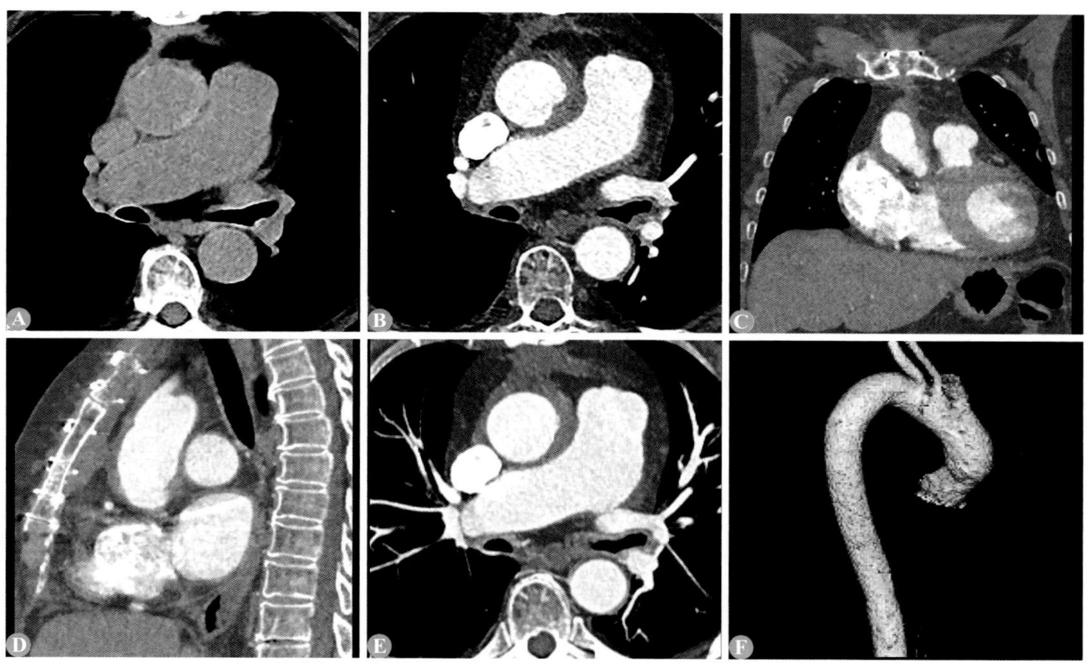

图3-4-7　大动脉炎

A.轴位平扫图像，升主动脉管壁不规则环形增厚，呈稍高密度，平扫CT值85 HU；B.轴位增强图像，升主动脉管壁增厚，轻度强化，增强后CT值143 HU；C、D.主动脉冠状位+矢状位MPR图像，升主动脉管壁不规则环形增厚；E.主动脉MIP图像，升主动脉管壁环形增厚；F.主动脉VR图像，管腔扩张

【诊断依据】

根据主动脉CTA影像学表现及院外术中所见明确诊断。

【诊断要点】

大动脉炎（takayasu arteritis，TA）是指主动脉及其主要分支的慢性进行性非特异的炎性疾病。早期表现为血管中膜及外膜的滋养血管周围炎症，随着疾病发展，血管壁全层出现结节纤维化，可造成管腔闭塞。血管炎症可累及所有大动脉，有60%～90%的病例累及升主动脉或降主动脉、头臂干及颈动脉。2011年，中华医学会风湿病学会制订的《大动脉炎诊断及治疗指南》采用1990年美国风湿病学会分类标准：①发病年龄≤40岁；②患肢间歇性运动乏力；③一侧或双侧肱动脉搏动减弱；④双上肢收缩压差>10 mmHg；⑤锁骨下动脉或主动脉杂音；⑥主动脉及一级分支或上下肢近端的大动脉狭窄或闭塞，病变常为局灶或节段性，且不是由动脉粥样硬化、纤维肌性发育不良或其他原因引起。符合上述6项中的3项者即可诊断。本例患者在入院就诊前已接受外院激素治疗，故此次患者红细胞沉降率、C反应蛋白指标未见明显升高。

临床上分型方法较多，目前较常用的分型方法为：Ⅰ型：病变主要累及主动脉弓分支；Ⅱ型：病变主要累及胸主动脉及主动脉弓分支，并可分为Ⅱa和Ⅱb型，Ⅱa型为累及升主动脉及主动脉弓分支，Ⅱb型为累及胸主动脉及主动脉弓分支；Ⅲ型：病变累及降主动脉、腹主动脉及腹主动脉和（或）肾动脉；Ⅳ型：累及腹主动脉和（或）肾动脉；Ⅴ型：混合型，包括Ⅱb型+Ⅳ型，此型临床上最多见。

典型影像学表现为主动脉及其分支的管壁环形增厚，管腔狭窄、闭塞、扩张或动脉瘤；病变以狭窄–阻塞型最常见，管腔呈向心性狭窄，可伴有侧支循环形成；晚期管壁可出现钙化。

【鉴别诊断】

■ **先天性主动脉缩窄** 先天性主动脉缩窄属先天性疾病，多见于男性，表现为胸主动脉特定部位狭窄（婴幼儿多见于峡部，成年人多见于动脉导管连接处），全身无活动性炎症改变。

■ **动脉粥样硬化** 动脉粥样硬化好发于50岁以上，管壁不规则增厚，局部伴溃疡及钙化形成；两者鉴别较难，年龄较大的大动脉炎患者可伴发动脉粥样硬化。

■ **肾动脉纤维肌结构不良** 肾动脉纤维肌结构不良好发于女性，其特征表现为肾动脉远端2/3处及分支“串珠样”狭窄。

■ **血栓闭塞性脉管炎** 血栓闭塞性脉管炎好发于年轻男性，多有吸烟史，为周围慢性血管闭塞性炎症。主要累及四肢小动脉及静脉。

■ **结节性动脉炎** 结节性动脉炎多累及内脏中小动脉，发病部位及表现与大动脉炎不同，常为多发瘤样扩张，呈“串珠样”表现。

【病案点评】

大动脉炎被认为由感染引起的免疫损伤所致，在亚洲和非洲的发病率较高。男女比例约1∶8，多见于青年女性。全身症状出现在局部症状或体征前数周，少数患者可有全身不适、易疲劳、发热、食欲缺乏、恶心、出汗、体重下降、肌痛、关节炎和结节性红斑等症状，可急性起病或隐匿发作。病变主要累及主动脉的大中分支，分支开口处常最严重。好发部位依次为锁骨下动脉（90%）、颈动脉（45%）、椎动脉（25%）和肾动脉（20%）。

病理变化主要为慢性血管炎症、进行性血管炎症、闭塞性血管炎症。基本病变表现为大中动脉动脉壁中膜损害为主的非特异性全层动脉炎。早期中膜基质粘液性变，胶原纤维肿胀、变性及纤维素性坏死，弹力纤维和平滑肌细胞变性、肿胀和坏死，继发内膜和外膜广泛性纤维增厚，晚期动脉壁全层弥漫性或不规则增厚和纤维化。

大动脉炎诊断的重要影像征象为管壁环形增厚，呈节段性分布而非“跳跃式”。CT能清楚地显示主动脉及分支血管壁和管腔的异常改变，增厚的管壁密度增高往往提示外膜和中膜存在炎性反应。CTA可准确测量管腔直径并显示受累血管病变，若发现管壁强化和环状低密度影，则提示病变处于活动期。当大动脉炎累及胸主动脉，表现为胸主动脉节段性向心性狭窄；当大动脉炎累及头臂动脉时，表现为头臂动脉开口和近段的管壁不规则，管腔“鼠尾状”狭窄，甚至完全闭塞；当大动脉炎累及颈动脉及锁骨下动脉时，表现为相应血管管腔狭窄或闭塞并形成侧支循环，患侧椎动脉代偿增粗扩张并向腋动脉供血，形成“椎动脉窃血”；当大动脉炎累及肾动脉时，表现为肾动脉开口或近段管腔狭窄、闭塞，患侧肾延迟显影或无对比剂充盈；累及腹主动脉时除可造成腹主动脉主干和分支的狭窄和闭塞之外，还可形成不规则的管腔扩张或动脉瘤；当大动脉炎累及肺动脉时，表现为肺动脉管壁增厚和管腔向心性狭窄，类似“枯枝状”改变。

实验室检查无特异性化验项目。红细胞沉降率和C反应蛋白的异常是反映病变活动的重要指标。可有抗链球菌溶血素“O”抗体的增加，提示患者近期曾有溶血性链球菌感染。抗结核菌素试验阳性，半数患者可有IgG或IgM升高，血液中α球蛋白、γ球蛋白和IgG增高，血中抗主动脉抗体阳性等。

约20%的大动脉炎为自限性。患者发现疾病时处于稳定期，当发病期存在呼吸道、肺部或其他脏器感染时，应有效控制感染。目前，糖皮质激素和环磷酰胺是常用的联合治疗方案。近年来，生物制剂的出现使得大动脉炎的治疗出现转机，应用较多的是肿瘤坏死因子（TNF）-α和IL-6受体拮抗剂。肾动脉狭窄导致的难以控制的高血压、主动脉缩窄、缺血性心脏病变等是大动脉炎患者进行手术的指征。对于血管严重狭窄、闭塞或动脉瘤形成的患者，开放性手术、经皮血管成形术和支架植入术是解除患者脏器缺血及改善患者症状的主要方法。

（邓小毅　徐驰杰）

第五章 心脏

第一节 冠状动脉粥样硬化性疾病

一、冠状动脉低剂量成像

【病例介绍】

患者女性，51岁，因“间断胸闷不适1个月”入院。

■**现病史** 患者1个月前无明显诱因出现胸闷，无上肢酸胀、咽喉紧缩感、意识丧失。

■**查体** 胸廓正常，双肺呼吸运动对称，双侧语颤对称，无胸膜摩擦感，双肺呼吸音清，未闻及干湿性啰音及胸膜摩擦音，心前区无隆起及凹陷，心界正常，心率63次/分，律齐，各瓣膜听诊区未闻及病理性杂音。周围血管征阴性。

■**心电图：**窦性心律，未见ST-T段改变。

■**影像学检查** 增强CT检查（对比剂应用碘美普尔400），具体内容见下。

【CT 技术】

■**对比剂注射方案** 用双筒高压注射器注射碘美普尔400，剂量18 mL，速率2 mL/s，随后以同样速率注射生理盐水30 mL。

■**CT图像采集参数** 采用PHILIPS IQon进行冠状动脉CTA扫描，管电压120 kV，管电流62 mA，容积CT剂量指数CTDIvol 7 mGy，剂量长度乘积DLP 67.6 mGy · cm。

■**后处理技术** 使用PHILIPS后处理工作站生成CPR图像和不同单能谱图像。

【CT 图像】（图 3-5-1）

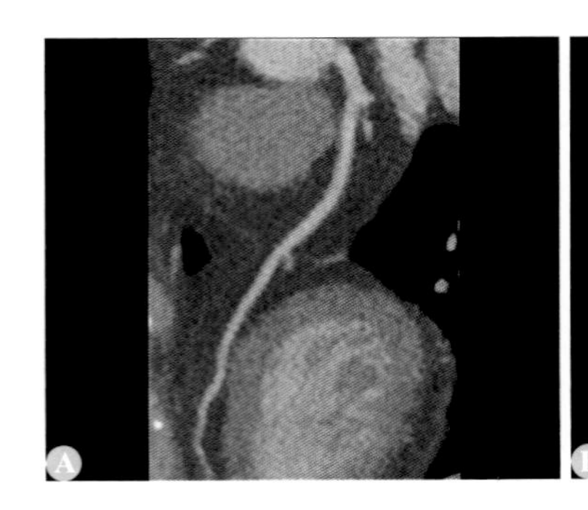

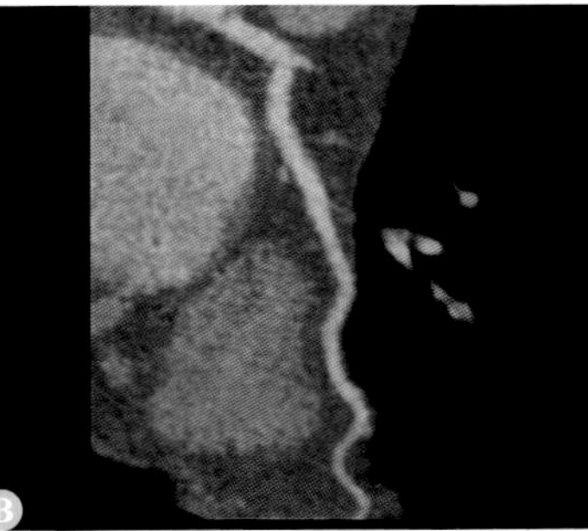

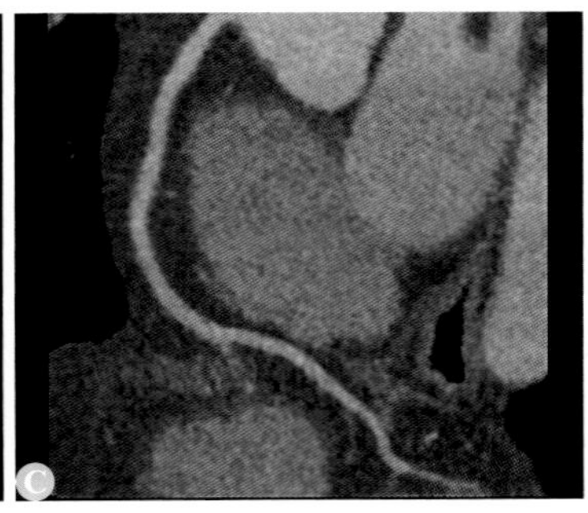

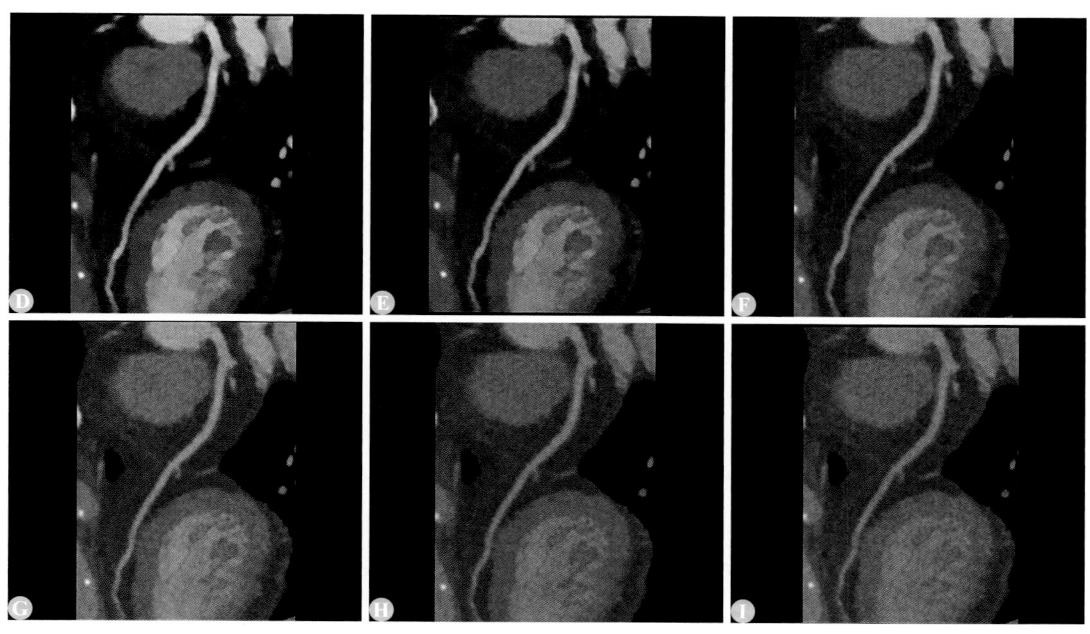

图3-5-1 冠状动脉低剂量CTA成像

A～C.传统混合能级图像，左前降支（left anterior descending，LAD）、左回旋支（left circumflex artery，LCX）及右冠状动脉（right coronary artery，RCA）的冠状动脉曲面重建（curved planar reformation，CPR）图像。主动脉根部的CNR是13.94。D～I.40 keV、50 keV、60 keV、70 keV、80 keV和90 keV前降支CPR图像，主动脉根部的CNR分别为34.11、29.84、23.75、18.61、15.11及12.76。相比传统CT图像，40 keV、50 keV低能级图像能明显增加血管内的强化，更清晰显示管腔的结构

【技术要点】

冠状动脉几何运动速度受心脏搏动周期和其自身运动的影响，呈双期模式，在收缩末期（减慢射血期）和舒张末期（减慢充盈期）运动速度相对较低，收缩末期低速平台相对固定，但时间较短；舒张末期低速平台受心率影响大，低心率者平台时间较长，随着心率加快，舒张末期低速平台逐渐缩短甚至消失。大螺距扫描作为双源CT独有的成像技术，在保持单层面最高时间分辨率（第三代DSCT为66 ms）的前提下可在单个心动周期的部分期相完成整个心脏扫描，即从心脏的顶部到膈面由连续不同的时间点采集，这意味着整个扫描存在头足方向时间梯度。为降低搏动伪影的出现，需要足够时长的冠状动脉缓慢运动（减慢射血期或减慢充盈期），心电门控触发的15 cm长的大螺距扫描需要0.2 s，在心率75 bpm时，减慢充盈期约0.19 s，随着心率的减慢，充盈期有所延长，心电触发的大螺距扫描是完全可行的。随着心率的增加，所有冠状动脉的平均速度显著增加，在收缩期的相对静止期，心电触发的大螺距扫描是可能的，但面临较高的扫描失败风险。笔者的经验是，平均心率65次/分以下且心律整齐者，成功的概率较大。

单心动周期成像，扫描时间约0.2 s，大大缩短了图像采集时间，随着扫描时间的缩短，对比剂团注峰值所需持续时间可相应缩短，对比剂总量可进一步减少。血管内强化程度受对比剂用量（mL）、碘总量和碘流率的影响，当控制碘流率和（或）碘总量

恒定，改变其他条件（如对比剂浓度）时，冠状动脉管腔内的衰减程度将保持不变。Madeleine等应用体模实验探究了低管电压下最佳对比剂注射方案，当管电压降低至70 kV时，碘流率和碘总量分别降低至1.0 gI/s和7.5 gI，此时靶血管中的强化程度仍能满足诊断要求（＞325 HU）；结合对比剂在动脉内的近似正态分布的时间-密度曲线，7 s的对比剂注射时间足以保证冠状动脉管腔内的对比剂浓度达峰之前完成整个心脏的采集。实际上，人体较体模存在较多不确定性，并且双源CT大螺距扫描受心率影响较大，实际扫描启动时间较预设启动时间通常延迟1.5～2.5个心动周期，为保证扫描时处于主动脉充盈高平台期，建议对比剂注射时间宜适当延长。

高浓度对比剂的应用，在保证碘流率的前提下将对比剂的注射速率降低为2.0 mL/s，与CTCA检查的常规注射速率4～6 mL/s相比，能显著降低高注射速率导致的对比剂外渗的风险，对于老年受检者及血管条件较差的患者更为受益。

另外，来自双能CT的低能级虚拟图像因其CT值接近碘的K边缘值（33.2 keV），可通过增加光电效应提高血管内的CT 值，进一步减少对比剂用量，从而有效保护肾功能。

【病案点评】

冠状动脉CT血管成像（coronary CT angiography，CCTA）经过近20年发展，目前作为安全和准确的无创影像学技术，已经获得临床广泛应用，成为实施经导管冠状动脉造影和经皮冠状动脉介入（percutaneous coronary intervention，PCI）治疗的“看门人”（door-keeper），对有胸痛症状、疑诊冠心病的患者，具有重要的诊断价值。但伴随而来的CCTA扫描时产生较高的辐射剂量及偶发的对比剂肾损害也引起业内的关注。

为控制辐射剂量，中华医学会放射学分会心胸学组推荐“双低”技术（低管电压、低对比剂用量）及迭代重建，在所有心率≤65 bpm的患者中使用前瞻性心电门控轴扫模式进行图像采集（时间分辨力＜150 ms的CT设备，心率限制可放宽至80 bpm），心率≤65 bpm且心律整齐和体重＜90 kg的患者，建议尝试前瞻性大螺距螺旋扫描模式。

大螺距成像技术作为双源CT独有的扫描成像技术，超越了单源宽体探测器CT的局限，具有Z轴方向覆盖范围宽、扫描速度快的特点，结合Care kV、Care Dose 4D技术，明显降低辐射剂量；0.25 s的机架转速结合3.2的大螺距扫描，可克服呼吸的干扰对图像的影响，提供优质图像。

来自双能CT的低能级图像通过增加血管强化可以进一步减少对比剂用量，这对于临床上肾功能不全且必须行冠状动脉CT检查的患者是有益的。

CTA所注射含碘对比剂主要通过肾代谢，有一定的肾毒性，大量注射对比剂会加重肾负担，严重者甚至会导致对比剂肾病并且能增加远期不良事件的发生风险。欧洲泌尿生殖放射学会对比剂使用指南第二版中指出，在满足诊断的前提下，使用最低剂量的对比剂，笔者认为可通过以下三个方面实现：①使用高浓度对比剂，在保证强化效果的同时可降低注射速率，减少对比剂用量；②使用生理盐水冲洗，提高对比剂的利用效率；③提升扫描速度，缩短数据采集时间，使用低kV成像。

（宋殿行　王怡宁　刘珮君）

二、冠心病

【病例介绍】

患者男性，59岁，因“胸闷、胸痛半年”入院。

■ **现病史**　患者半年前无明显诱因出现胸闷、胸痛等症状，胸痛主要位于胸骨后，呈压榨性，持续5～10分钟，无意识不清，无左上臂及背部放射性疼痛，于当地医院就诊，诊断为“冠心病”。高血压病史10年，最高170/120 mmHg，口服降压药，具体不详，血压控制可。确诊“HIV感染”14年，并规律服用抗反转录病毒治疗药物14年。

■ **查体**　全身皮肤黏膜无黄染，双肺呼吸音清，心前区无隆起，心律齐，各瓣膜听诊区未闻及杂音，无心包摩擦音。腹部无压痛、反跳痛，腹部柔软，无包块。

■ **实验室检查**　$CD4^+$T细胞最低值为298细胞/μL，$CD4^+$T细胞检查时值为586细胞/μL（414～1123细胞/μL），$CD8^+$T细胞检查时值为845细胞/μL（238～874细胞/μL），$CD4^+$T/$CD8^+$T检查时值为0.69细胞/μL（0.68～2.47细胞/μL），余实验室检查未见明显异常。

■ **影像学检查**　冠状动脉CTA（对比剂应用碘美普尔400），具体内容见下。

■ **入院诊断**　①冠状动脉粥样硬化性心脏病；②高血压 3级 很高危；③HIV/AIDS。

■ **主要诊疗计划**　①心内科常规护理，低盐、低脂饮食；②营养心肌，改善心肌供血；③完善相关检查，指导进一步治疗。

【CT 技术】

■ **对比剂注射方案**　据自动监测的峰值来决定对比剂的用量和注射速度，当监测点＜90 kVp时，碘美普尔400剂量45 mL，速率3.5 mL/s；当监测点在100～110 kVp时，碘美普尔400剂量50 mL，速率4 mL/s；当监测点＞120 kVp时，碘美普尔400剂量60 mL，速率4.5 mL/s。然后，以相同速率注射50 mL生理盐水，使用人工智能触发扫描。

■ **CT图像采集参数**　采用SIEMENS第三代双源CT（SOMATOM Force，SIEMENS Healthcare，Forchheim，Germany）进行冠状动脉冠状动脉钙化积分（Coronary Artery Calcification Score，CACS）及冠状动脉CTA扫描。检查时，患者舌下含服半片硝酸甘油以扩张冠状动脉。触发点定于平肺动脉干层面的主动脉根部，触发阈值100 HU，延迟5 s扫描；扫描范围为气管分叉水平至膈肌下约1 cm，扫描时屏气约10 s，自动管电压，管电流200 mA，准直器为192×0.6 mm，FOV 250 mm×250 mm，扫描时间0.25 s，卷积核Bv40，层厚0.75 mm，层间距0.40 mm。

■ **后处理技术** 将扫描数据传送至SIEMENS后处理工作站（Singo.via.3.0）。CACS由相关软件完成测量。通过VR、轴位图像（Axial Image，AI）、MIP、CPR和MPR多种方式，评估冠状动脉斑块及管腔狭窄程度。

【CT图像】（图3-5-2）

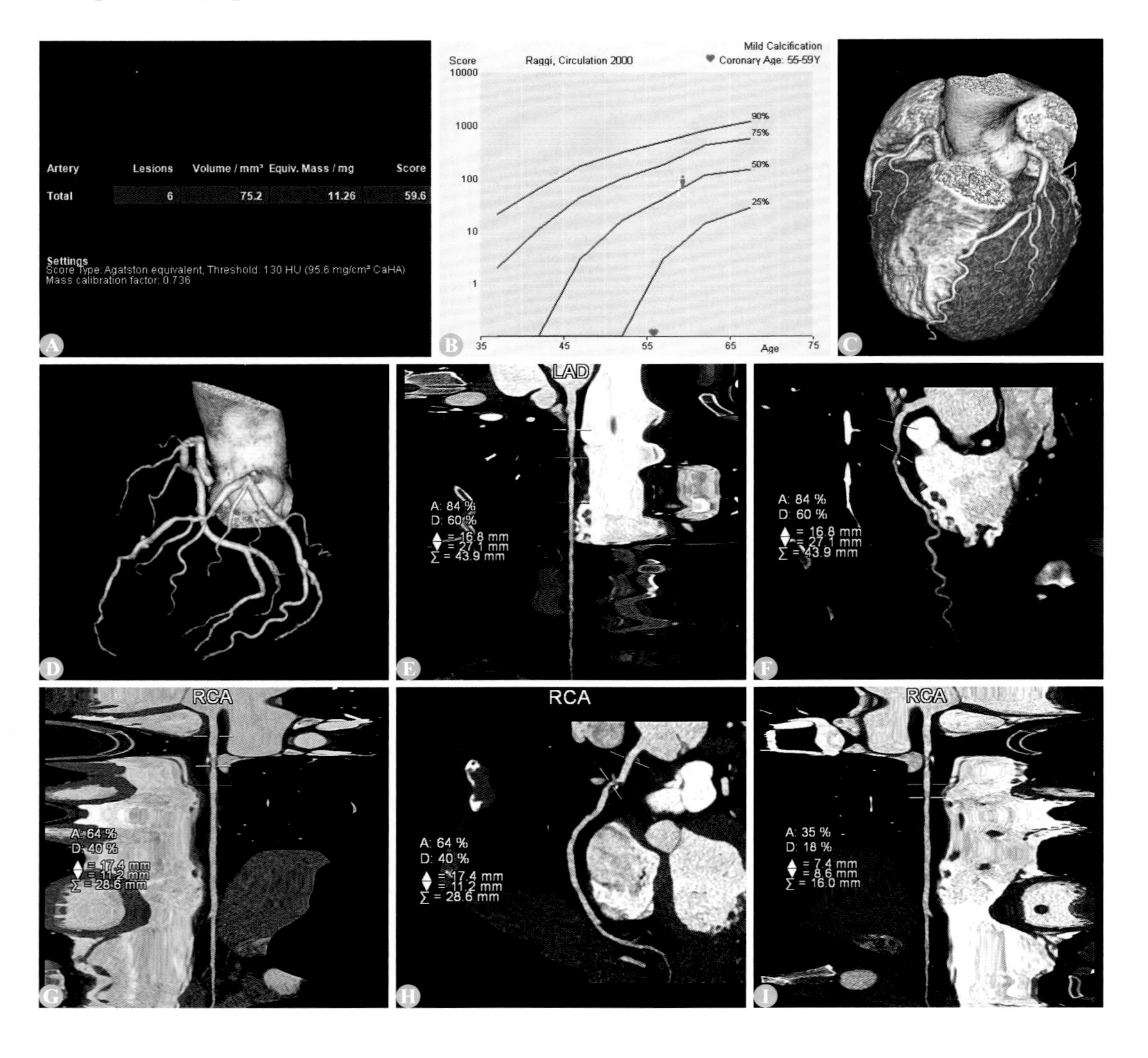

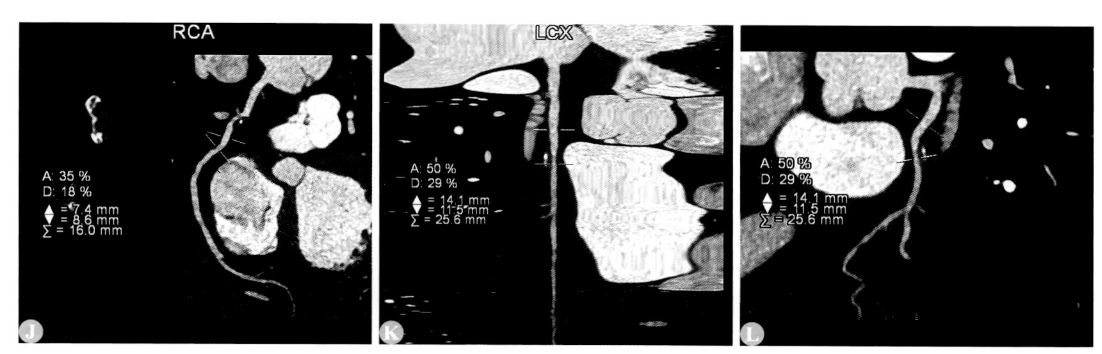

图3-5-2　冠状动脉粥样硬化性心脏病

冠状动脉CTA示冠状动脉多支多段粥样硬化斑块形成，管腔不同程度狭窄。A.Agatston钙化积分表，总钙化积分为59.6；B.Raggi评分表，轻度钙化，冠状动脉年龄55～59岁；C、D.心脏及冠状动脉树VR图像，冠状动脉多支多段动脉粥样硬化斑块形成，管腔呈不同程度狭窄；E、F.LAD拉直像及CPR图像，LAD近中段管壁钙斑及非钙化斑块形成，管腔较狭窄处约中度狭窄60%；G～J.RCA拉直像及CPR图像，RCA近段管壁混合斑块及非钙化斑块形成，管腔较狭窄处约轻度狭窄40%；K～L.LCX拉直像及CPR图像，LCX中段混合斑块形成，管腔约轻度狭窄29%

【诊断依据】

根据患者病史、体征及辅助检查，可以明确诊断。

【诊断要点】

冠状动脉粥样硬化性心脏病（coronary heart disease，CHD）是冠状动脉血管发生动脉粥样硬化病变而引起血管腔狭窄或阻塞，造成心肌缺血、缺氧或坏死而导致的心脏病，常被称为“冠心病”。HIV（+）患者冠心病的诊断与HIV（－）患者相似，多依赖于典型的临床症状，再结合辅助检查发现心肌缺血或冠状动脉阻塞的证据即可诊断。

冠状动脉CTA主要表现为冠状动脉管壁钙化斑块、非钙化斑块、混合斑块的形成，引起血管管腔不同程度的狭窄，同时还可评估斑块稳定性。相关评价指标如下：钙化斑块密度＞130 HU，非钙化斑块为至少连续两个层面斑块密度低于增强血管管腔内密度同时大于周围组织密度的斑块，混合斑块为斑块内含有钙化及脂质两种成分，且钙化成分＜50%。根据冠状动脉疾病报告和数据系统（Coronary Artery Disease Reporting And Data System，CAD-RADS）斑块处冠脉狭窄程度分为6个等级，CAD-RAD 0：管腔狭窄程度0%（无明显狭窄）；CAD-RAD 1：管腔狭窄程度1%～24%（轻微狭窄）；CAD-RAD 2：管腔狭窄程度25%～49%（轻度狭窄）；CAD-RAD 3：管腔狭窄程度50%～69%（中度狭窄）；CAD-RAD 4：管腔狭窄程度70%～99%（或左主干病变≥50%）（重度狭窄）；CAD-RAD 5：管腔狭窄程度100%（闭塞）。管腔狭窄程度＞50%通常认为可以引起血流动力学改变。斑块高危形态学斑块特征主要包括低衰减斑块（low attenuation plaque，LAP）、正性重构（positive remodeling，PR）、点状钙斑（spotty calcium，SC）及“餐巾环征”（napkin-ring sign，NRS）。斑块中心区域衰减密度＜30 HU的非钙化斑块为LAP；重构指数（remodeling index，RI）的计算方法为斑块处血管外径截面积与邻近无斑块处的参考管腔外径截面积的比值，RI＞1.1则为正性重构；冠状动脉壁内最大直径＜3 mm的局灶性钙化为点状钙斑；斑块中心区域低衰减密度＜30 HU，边缘密度稍高但＜130 HU为“餐中环征”。CAD-RADS将冠状动脉斑块至少存在2个高危形态学特征定义为易损斑块。

【鉴别诊断】

■ **急性心肌梗死** 本病疼痛部位与心绞痛相仿，但性质更剧烈，持续时间可达数小时，常伴有休克、心律失常及心力衰竭，并有发热，含服硝酸甘油多不能缓解。心电图中面向梗塞部位的导联ST段抬高，并有异常Q波。实验室检查示白细胞计数及血清酶（CPK、GOT、LDH等）增高，红细胞沉降率增快。超声心动图检查可见室壁节段性搏动异常。冠状动脉血管造影检查可见冠状动脉粥样硬化斑块形成，管腔不同程度狭窄甚至闭塞。

■ **心脏神经官能症** 本病患者常诉胸痛，但为短暂的刺痛或持久的隐痛，患者常不时地深吸一大口气或做叹息性呼吸。胸痛部位多在左胸乳房下心尖部附近，或经常变动。症状多在疲劳之后出现，而不在疲劳的当时，做轻度体力劳动反觉舒适，有时可耐受较重的体力活动而不发生胸痛或胸闷，含服硝酸甘油无效或多在10分钟后才“见效”，常伴有心悸、疲乏及其他神经衰弱的症状。

■ **其他疾病引起的心绞痛** 包括严重的主动脉瓣狭窄或关闭不全、风湿性冠状动脉炎、梅毒性主动脉炎引起冠状动脉口狭窄或闭塞、肥厚型心肌病、X综合征等，均可引起心绞痛，要根据其他临床表现来进行鉴别。其中X综合征多见于女性，心电图负荷实验常阳性，但冠状动脉造影阴性，其冠状动脉痉挛，预后良好，被认为是冠状动脉系统毛细血管功能不良所致。

【病案点评】

截至2018年，全球约有3790万HIV（+）患者，较2017年新增约170万例，其中62%的HIV（+）患者正在接受抗反录病毒治疗（antiretroviral therapy，ART）。ART大大降低了HIV相关疾病的发病率和死亡率，心血管疾病成为HIV（+）患者最重要的健康问题之一，其发病机制与传统心血管疾病危险因素、HIV感染本身及ART之间的相互作用有关，目前尚未明确。

HIV（+）患者冠心病多表现为急性心肌梗死（acute myocardial infarction，AMI）及心源性猝死，且HIV（+）患者发病年龄较HIV（-）患者年轻，起病急，相关研究结果显示HIV（+）患者住院及长期主要不良心血管事件（major adverse cardiac events，MACE）发生率较高。

相关研究表明，HIV（+）患者在出现冠状动脉疾病时，冠状动脉粥样硬化斑块相较于HIV（-）患者非钙化斑块的发生率更高，且往往有不稳定的动脉粥样硬化斑块形成，斑块内可见大量炎症细胞、薄纤维帽和脂质坏死核心，更加容易发生破裂。这可能是HIV（+）患者心血管疾病高发生率及高死亡率的潜在原因。

（张永高　　李培杰）

三、支架内再狭窄

【病例介绍】

患者女性，61岁，因“PCI术后2年，心前区不适1周”入院。

■现病史　患者2年前无明显诱因出现间断胸闷，发作时伴呼吸困难、头晕、乏力，无胸痛、肩背部放射性疼痛，于当地医院就诊，诊断为“冠心病”，给予“PCI治疗（具体不详）”。1周前患者出现心前区不适，口服“速效救心丸”效果欠佳，为求诊治前来我院。高血压病史10年，血压最高160/90 mmHg，口服降压药，具体不详，血压控制良好。糖尿病病史8年，口服降糖药物，具体不详，血糖控制良好。确诊HIV感染13年，并规律服用ART药物13年。

■查体　全身皮肤黏膜无黄染，双肺呼吸音清，心前区无隆起，心律齐，各瓣膜听诊区未闻及杂音，无心包摩擦音。腹部无压痛、反跳痛，腹部柔软，无包块。

■实验室检查　$CD4^+T$细胞最低值为90细胞/μL，$CD4^+T$细胞检查时值为264细胞/μL（414～1123细胞/μL），$CD8^+T$细胞检查时值为539细胞/μL（238～874细胞/μL），$CD4^+T/CD8^+T$检查时值为0.49细胞/μL（0.68～2.47细胞/μL），甘油三脂4.69 mmol/L（0.2～1.9 mmol/L），余实验室检查未见明显异常。

■影像学检查　冠状动脉CTA（对比剂应用碘美普尔400），具体内容见下。

■入院诊断　①冠状动脉粥样硬化性心脏病PCI术后；②高血压 2级 很高危；③糖尿病；④HIV/AIDS。

■主要诊疗计划　①心内科常规护理，低盐、低脂饮食；②营养心肌，改善心肌供血；③完善相关检查，指导进一步治疗。

【CT 技术】

■对比剂注射方案　据自动监测的峰值来决定对比剂的用量和注射速度，当监测点＜90 kVp时，碘美普尔400剂量45 mL，速率3.5 mL/s；当监测点在100～110 kVp之间时，碘美普尔400剂量50 mL，速率4 mL/s；当监测点＞120 kVp时，碘美普尔400剂量60 mL，速率4.5 mL/s。然后，以相同速率注射50 mL生理盐水，使用人工智能触发扫描。

■CT图像采集参数　采用SIEMENS第三代双源CT（SOMATOM Force，SIEMENS Healthcare，Forchheim，Germany）进行冠状动脉CTA扫描。检查时，患者舌下含服半片硝

酸甘油以扩张冠状动脉。触发点定于平肺动脉干层面的主动脉根部，触发阈值100 HU，延迟5 s扫描；扫描范围为气管分叉水平至膈肌下约1 cm，扫描时屏气约10 s，自动管电压，管电流200 mA，准直器192 mm × 0.6 mm，FOV 250 mm × 250 mm，扫描时间0.25 s，卷积核Bv40，层厚0.75 mm，层间距0.40 mm。

■ **后处理技术** 将扫描数据传送至GE Health Care AW 4.6工作站。用VR、AI、MIP、CPR和MPR多种方式，评估冠状动脉内支架情况、冠状动脉斑块及管腔狭窄程度。

【CT 图像】（图 3-5-3）

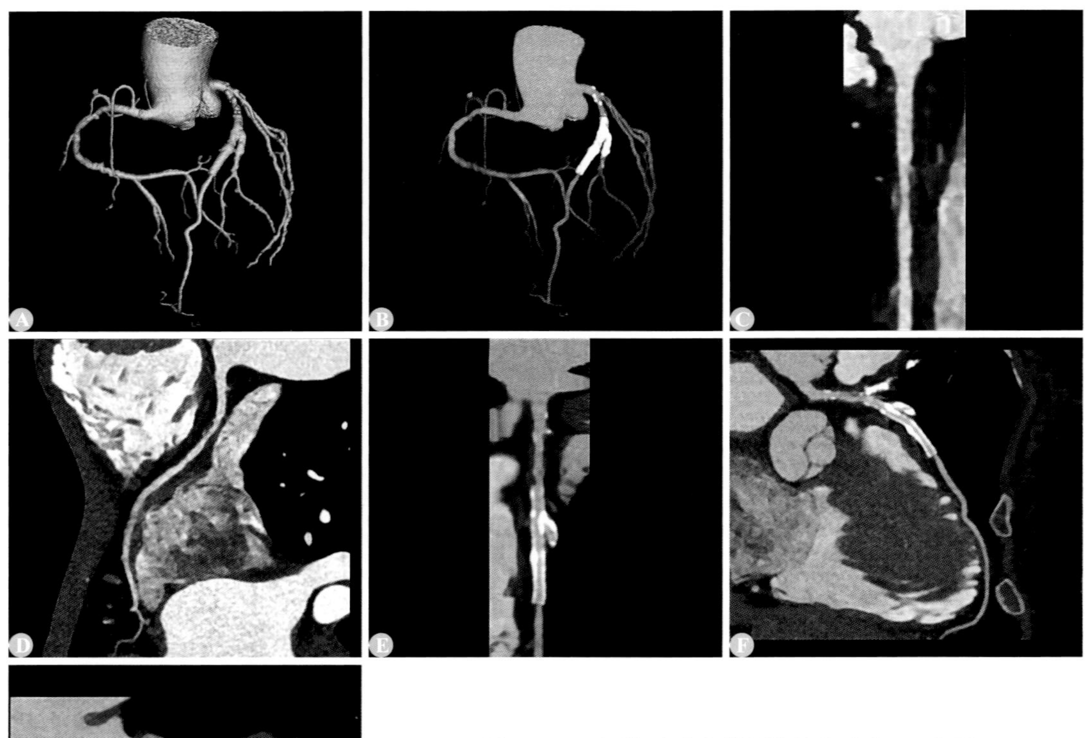

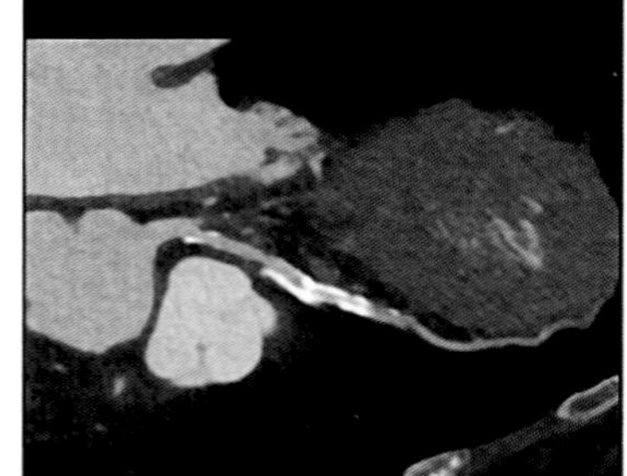

图3-5-3 冠状动脉粥样硬化性心脏病PCI术后

A、B.冠状动脉树VR及MIP图像，LAD近中段及第一对角支（D_1）支架置入后改变；C、D.RCA拉直像及CPR图像，RCA近段管壁非钙化斑块形成，管腔约中度狭窄；E、F.LAD拉直像及CPR图像，LAD近中段支架，支架内管腔通畅，支架外钙化斑块形成；左主干管壁钙化斑块形成，管腔约轻微狭窄；LAD近段管壁钙化斑块及混合斑块形成，管腔较狭窄处约中度狭窄；G.D_1拉直像，D_1近段支架，支架内管腔通畅；另支架远端钙化斑块形成，管腔约轻度狭窄

【诊断依据】

根据患者病史、体征及辅助检查，可以明确诊断。

【诊断要点】

PCI是指经心导管技术疏通狭窄甚至闭塞的冠状动脉管腔，从而改善心肌的血流灌注的治疗方法，一般用于冠心病、心绞痛及心肌梗死。HIV（+）患者PCI术后的诊断与HIV（-）患者相同，首先患者有冠状动脉粥样硬化性心脏病病史及行PCI治疗的相关病史，其次，冠状动脉CTA或血管造影可见管腔内支架。

支架内再狭窄是PCI术后最常见的并发症之一，定义为PCI术后随访显示支架内或支架边缘5 mm内血管直径狭窄率>50%。它是由于支架置入后诱导血管内膜损伤性修复及内膜增生所致，主要与生物个体、机械损伤、支架断裂和球囊扩张不足等因素有关。PCI术后患者行冠状动脉CTA检查主要是评估支架内管腔是否通畅，是否有支架内再狭窄，有无内膜增生或支架内血栓形成。主要表现为支架内低密度充盈缺损影。在观察支架内管腔时常需调整至合适的窗宽窗位，减少支架造成的伪影对观察的影响。支架内再狭窄可分为4型：Ⅰ型（局灶型），长度≤10 mm；Ⅱ型（弥漫型），长度>10 mm；Ⅲ型（增生型），延续支架边缘10 mm以上；Ⅳ型（完全闭塞型），管腔完全闭塞。

【鉴别诊断】

■ **急性肺动脉栓塞** 肺动脉大块栓塞常可引起胸痛、气急和休克，但有右心负荷增加表现，如右心室急剧增大，肺动脉瓣区搏动增强和该处第二心音亢进、三尖瓣区出现收缩期杂音等。发热和白细胞计数增多也出现较早，心电图示电轴右偏，I导联出现S波或原有的S波加深，Ⅲ导联出现Q波和T波倒置，aVR导联出现高R波，胸导联过渡区向左移，右胸导联T波倒置等，与心肌梗死的变化不同，可以鉴别，肺动脉CTA可见肺动脉内低密度充盈缺损影为特征表现。

■ **肋间神经痛** 本病疼痛常累及1～2肋间，但并不一定局限在胸前，多为持续性，而非发作性，咳嗽、用力呼吸和身体转动可使疼痛加剧，神经行经处有压痛，手臂上举活动时局部有牵拉疼痛。

■ **主动脉夹层** 以剧烈胸痛起病，颇似急性心肌梗死。但胸痛一开始即达到高峰，常放射到背、肋、腹、腰和下肢，两上肢血压及脉搏可有明显差别，少数有主动脉关闭不全，可有下肢暂时性瘫痪或偏瘫。胸部X线、CT、超声心动图探测到主动脉壁夹层可以鉴别。

【病案点评】

出现胸痛的HIV（+）患者要警惕发生急性冠脉综合征（acute coronary syndrome，ACS）的可能，急性心肌梗死可能是HIV（+）患者冠状动脉粥样硬化的首要临床表现，并且，ACS是HIV（+）患者PCI最常见的入院诊断。发生ACS的HIV（+）患者的血运重建策略与HIV（-）患者相同，行PCI及冠状动脉旁路移植术（coronary artery bypass grafting，CABG）是安全有效的，与HIV（-）患者相比长期或短期死亡率没有明显差异。

但是，HIV（+）患者较少接受PCI治疗，相比于裸金属支架，药物洗脱支架（drug-eluting stent，DES）有更好的治疗效果，其能够减少HIV（+）患者的死亡率，节省住院时间和治疗费用，并显著降低MACE的发生率。不同的是，HIV（+）患者支架内血栓形成和复发血运重建率较HIV（-）患者高，这可能与HIV（+）患者处于一种血栓前期的状态有关。所以，临床在处理HIV（+）患者冠状动脉疾病时应考虑到以下几个方面，将支架内血栓形成的概率降到最低：①排除禁忌证后优先使用DES；②特别注意避免已知的支架内血栓形成的危险因素：支架膨胀不全、贴壁不良、长支架置入、多支架使用、病变覆盖不全、持续血流缓慢、残余狭窄、血管剥离等；③应用冠状动脉内成像，如光学相干断层成像或血管内超声，以确保支架的优化部署，特别是冠状动脉解剖复杂的患者；④鉴于HIV（+）患者MACE的高复发率，建议采用全程双抗治疗，在特定情况下考虑延长双抗治疗的可能性。

（张永高　李培杰　师毅冰　刘　颖）

第二节　先天性心脏病

一、动脉导管未闭

【病例介绍】

患儿男，45天，因“体检发现心脏杂音1个月，双下肢水肿1天”入院。

■ **现病史**　患儿系第2胎第2产，胎龄33^{+1}周。1个月前患儿吃奶时出现面色发绀，伴心率下降，急诊至当地医院治疗，期间行心脏彩超示“先天性心脏病，动脉导管未闭”。1天前患儿出现双下肢水肿。

■ **查体**　心前区无隆起，心尖搏动正常，心浊音界正常，心前区无异常搏动，心率94次/分，律齐，心脉率一致。胸骨左缘3～4肋间闻及3/6级连续性机器样杂音，心界增大，无心包摩擦音。

■ **实验室检查**　未见明显异常。

■ **影像学检查**　心脏CTA（对比剂应用碘美普尔400），具体内容见下。

■ **入院诊断**　①先天性心脏病，动脉导管未闭；②心功能不全。

■ **主要诊疗计划**　拟行全身麻醉下动脉导管未闭结扎术。

【CT技术】

■ **对比剂注射方案**　口服10%水合氯醛0.5 mL/kg。用双筒高压注射器经右足背静脉注射碘美普尔400，剂量1.4 mL/kg，速率保持0.6 mL/s，随后再注入15 mL生理盐水。

■ **CT图像采集参数**　采用SIEMENS第3代双源CT（SOMATOM Force）进行CTA扫描，扫描范围为胸廓入口至膈下1～2 cm，包括整个心脏及相关大血管。将兴趣区置于空气中，目测四腔心显影后手动触发。使用前瞻性心电门控螺旋扫描方法，管电压80 kV，管电流492 mA，探测器2.0 mm × 128.0 mm × 0.625 mm，旋转时间0.25 s，螺距0.3。

■ **后处理技术**　重建层厚0.625 mm，将原始数据传送至GE AW4.6图像后处理工作站，进行VR、MPR、MIP等图像重建。

【CT图像】（图3-5-4）

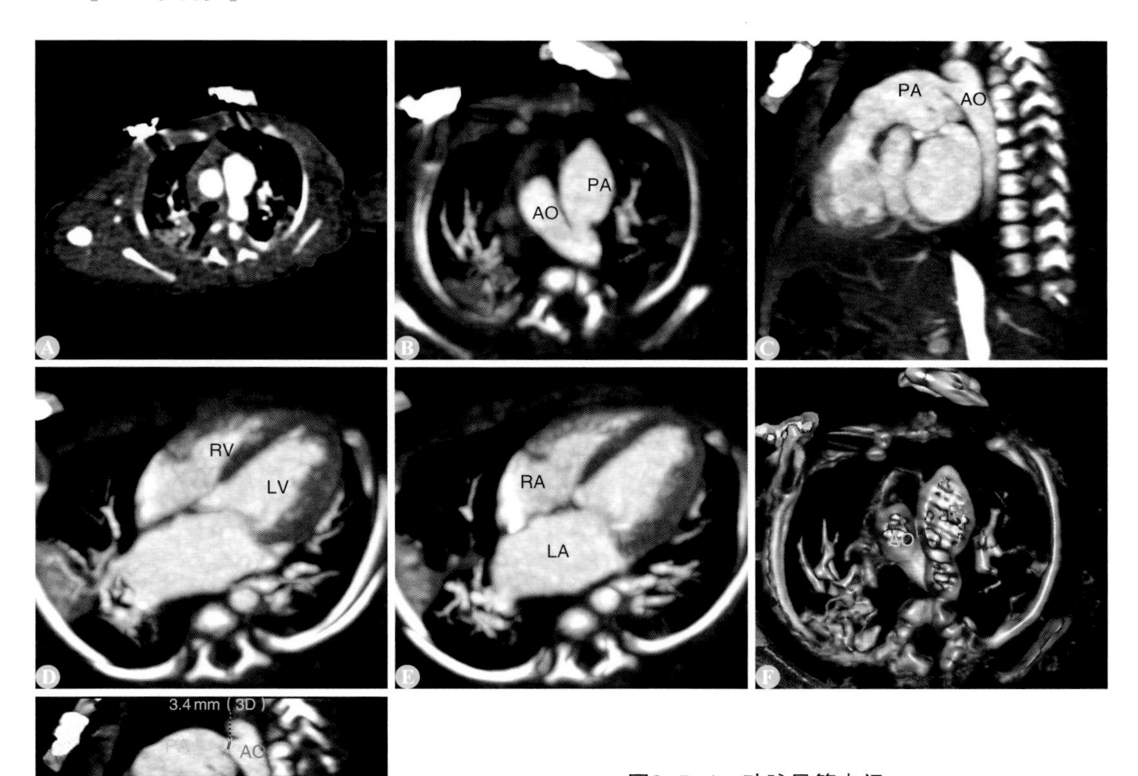

图3-5-4　动脉导管未闭

A.心脏CTA轴位图像，主动脉弓降部与肺动脉主干间可见管状交通血管显影，肺动脉主干增粗；B、C.MIP图像，轴位及矢状位上清楚显示主动脉弓降部与肺动脉主干间的交通血管；D、E.MIP图像，左心室及左心房均较右侧增大；F.VR图像，主动脉弓降部与肺动脉主干间存在交通血管；G.MPR图像，矢状位上测得未闭的动脉导管管径约3.4 mm；AO：主动脉，PA：肺动脉，RV：右心室，LV：左心室，RA：右心房，LA：左心房

【诊断依据】

■ **查体**　胸骨左缘3～4肋间闻及3/6级连续性机器样杂音。

■ **超声心动图**　降主动脉与肺动脉之间可探及双期连续频谱，为左向右分流，分流束宽约3 mm，峰值流速2.3 m/s。

■ **心脏CTA** 主动脉弓降部与肺动脉主干间存在交通血管。

【诊断要点】

动脉导管未闭（patent ductus arteriosus，PDA）为小儿先天性心脏病常见类型之一，占先天性心脏病总数的20%左右，发病率女性多于男性，约为3∶1。动脉导管是胎儿时期肺动脉与主动脉间的正常血流通道。胎儿出生后，肺膨胀并承担气体交换功能，肺循环和体循环各司其职，动脉导管可因废用而闭合。如持续不闭合即形成PDA，应施行手术，中断其血流。

根据未闭导管的形态，可将导管分为以下5类：①管型：管状导管两端直径相等，外形如圆管或圆柱；②漏斗型：较多见，导管的主动脉端往往粗大，而肺动脉端则较狭细，呈漏斗状；③窗型：较少见，导管极短，两端开口几乎吻合，管腔较粗大，管壁却很薄；④哑铃型：较少见。导管中段细，主、肺动脉两侧扩大，外形像哑铃；⑤动脉瘤型：极少见，导管两端细，中间呈动脉瘤样扩张，壁薄而脆，张力高，容易破裂，有时肺动脉端已闭成盲管。

X线检查用于对PDA的初步或筛选诊断，能够定性诊断典型的PDA和继发肺动脉高压，但不能直接显示未闭导管本身。心血管造影结合导管检查仍为目前PDA形态和血流动力学诊断的金标准。主要应用于疑难病例或合并复杂畸形的PDA诊断，特别有助于发现细小PDA及合并重度肺动脉高压的判定。增强CT检查主要表现为连通主肺动脉近左肺动脉处与降主动脉之间的管道。

【鉴别诊断】

多数PDA经增强CT、超声心动图或心血管造影检查发现主–肺动脉与降主动脉之间的交通血管即可明确诊断。

窗型PDA需与远端型主–肺动脉间隔缺损相鉴别。PDA患者常表现为血液从降主动脉经过未闭的导管进入肺动脉干，而主–肺动脉间隔缺损患者的血液是从升主动脉经过缺损到肺动脉干。主动脉造影可见，PDA患者在降主动脉显影的同时肺动脉显影，而主–肺动脉间隔缺损患者升主动脉与肺动脉同时显影，并可以看到两组半月瓣。另外，主–肺动脉间隔缺损常伴有重度肺动脉高压，PDA患者肺动脉血压常正常或轻度升高。

【病案点评】

PDA的临床表现主要取决于主动脉至肺动脉分流血量的多少及是否产生继发肺动脉高压和其程度。轻者可无明显症状，重者可发生心力衰竭。常见的症状有劳累后心悸、气急、乏力，易患呼吸道感染和生长发育迟缓。晚期肺动脉高压严重，产生逆向分流时可出现下半身发绀。PDA体检时，典型的体征是胸骨左缘第2肋间听到响亮的连续性机器样杂音，伴有震颤。肺动脉瓣第二心音亢进，但常被响亮的杂音所掩盖。分流量较大者，在心尖区尚可听到因二尖瓣相对性狭窄产生的舒张期杂音。测血压示收缩压多在正常范围，而舒张压降低，因而脉压增宽，四肢血管有水冲脉和枪击音。

婴幼儿可仅听到收缩期杂音。晚期出现肺动脉高压时，杂音变异较大，可仅有收缩期杂音，或收缩期杂音亦消失而代之以肺动脉瓣关闭不全的舒张期杂音。

PDA诊断确立后，如无禁忌证应择期施行手术，中断导管处血流。目前大多数PDA患者可用经心导管介入方法得到根治。对于导管过于粗大或早产儿的PDA可考虑使用开胸缝扎的方法。

近年来，因PDA引起呼吸窘迫综合征的早产儿，可先采用促导管闭合药物治疗，若效果不佳，则主张手术治疗。

动脉导管闭合手术一般在学龄前施行为宜。若分流量较大、症状较严重，则应提早手术。年龄过大、发生肺动脉高压后，手术危险性增大，且疗效差。患细菌性动脉内膜炎时应暂缓手术；但若药物控制感染不佳，仍应争取手术，术后继续药物治疗，感染常很快得以控制。

（张永高　郭和合）

二、房间隔缺损

【病例介绍】

患儿男，11岁，因“发现先天性房间隔缺损4年余”入院。

▪ **现病史**　4年前患儿因行“斜颈”手术治疗就诊于外院，术前检查发现“房间隔缺损”，无乏力、多汗、活动后气促和生长发育迟缓等，间断偶有饭后干呕，呕吐胃内容物，易发生于晚餐过饱后，无腹痛、腹泻等，家属未重视，未定期复查及诊治。20天前家属为复查就诊于外院，行心脏超声示“先天性心脏病：房间隔缺损，房间隔中央部可探及回声中断约20 mm（继发孔型）；房水平左向右分流；肺动脉高压（轻度）；肺动脉收缩压力41 mmHg，建议手术治疗”。发病以来，患儿精神良好，食欲正常，睡眠正常，大小便正常，体重无减轻。

▪ **查体**　双肺呼吸音清，未闻及干湿性啰音。心前区无隆起，心音有力，律齐，胸骨左缘2～3肋间可闻及1/4级杂音。腹部平软，无压痛、反跳痛，肝脾肋下未触及。

▪ **实验室检查**　白细胞计数17.44 × 10^9/L（↑），C反应蛋白134.59 mg/L（↑），B型钠尿肽前体292.7 pg/mL（↑）。

▪ **影像学检查**　增强CT（对比剂应用碘美普尔400），具体内容见下。

▪ **入院诊断**　①房间隔缺损（继发孔中央型）；②肺动脉高压。

▪ **主要诊疗计划**　拟行房间隔缺损修补术+三尖瓣成形术。

【CT 技术】

■ **对比剂注射方案** 用高压注射器经肘正中静脉注射碘普美尔400，剂量0.6 mL/kg，速率2 mL/s，追加生理盐水15 mL。

■ **CT图像采集参数** 使用SIEMENS双源CT（Somatom Definition Force）检查，选择从头到足方向扫描，扫描范围为气管分叉下方至心脏膈面、心缘左右两侧20 mm，扫描期间患者屏气，并同步记录心电图。采用触发扫描技术，ROI置于胸骨上方空气中，四腔心层面显影后手动触发扫描。管电压和管电流基于体质量指数（body mass index，BMI）设定为80 kV，1856 mA，探测器2 mm × 128 mm × 0.625 mm，层厚0.8 mm，旋转时间0.25 s，螺距0.3。

■ **图像后处理** 重建层厚0.625 mm，将原始数据传送至GE AW4.7图像后处理工作站，进行VR、MPR等图像重建。

【CT 图像】（图 3-5-5）

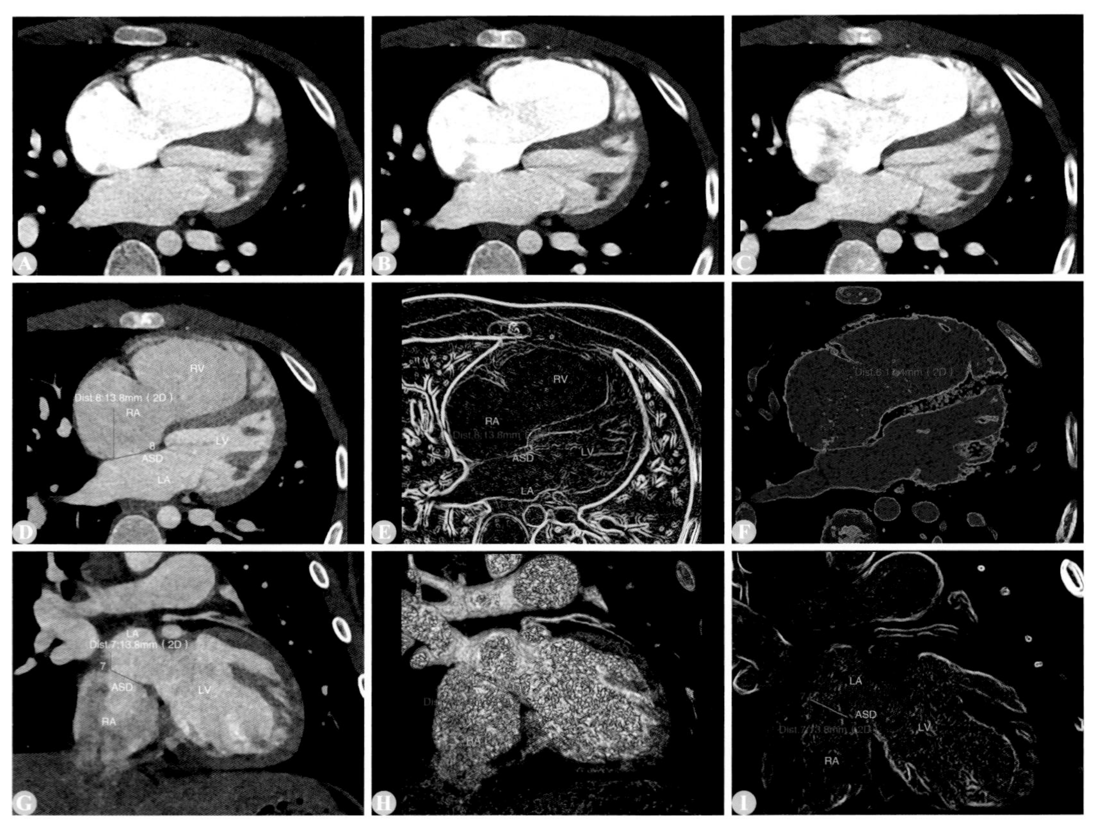

图3-5-5 房间隔缺损修补术术前

房间隔缺损合并右心房、心室增大，肺动脉主干增宽。A ~ C.增强图像，房间隔连续性中断，缺损处口径约13.8 mm × 13.8 mm。室间隔完整。肺动脉主干增宽；D ~ F.横轴位MPR、VR图像，缺损的房间隔；G ~ I.冠状位MPR、VR图像，缺损的房间隔；RA：右心室，LV：左心室，ASD：房间隔缺损，LA：左心房

【诊断依据】

术中所见：右心房及右心室增大，AO：PA约1：1.5，继发孔型下腔型房间隔缺损，椭圆形，大小约25 mm × 15 mm，下缘紧邻下腔静脉，未见肺静脉畸形引流及右心室流出道狭窄，三尖瓣瓣环扩大，致三尖瓣中度反流。

【诊断要点】

房间隔缺损（atrial septal defect，ASD）为临床常见的先天性畸形，是原始房间隔在胚胎发育过程中出现异常，致左、右心房之间遗留孔隙。ASD在CT上可表现为房间隔中断或缺失，左右心房直接连通，同时可见右心房、右心室增大，主肺动脉扩张。根据ASD的解剖特征可将其分为原发孔型ASD和继发孔型ASD两大类。原发孔型ASD常伴有二尖瓣前叶裂、三尖瓣隔叶发育不良等病变。继发孔型ASD根据缺损的部位可分为中央型（卵圆窝型）ASD、上腔型（静脉窦型）ASD、下腔型ASD、混合型ASD和冠状静脉窦型ASD（无顶冠窦综合征）。直接征象是两个层面以上显示房间隔连续性中断，可以直接测量缺损口大小。横断面扫查图像是诊断ASD的基础，利于判断缺损口部位、大小，其显示的是房间隔缺损口的前后缘，而人体冠状位重建的图像则显示缺损口的上下径。间接征象是右心房、右心室室扩大。右心室壁增厚、右心室扩大，肺动脉主干扩张，提示存在肺动脉高压。

【鉴别诊断】

■ **房间隔膨出瘤**　房间隔膨出瘤是一种少见的先天性房间隔发育异常性疾病，是由于房间隔全部或局部的弹力组织变薄，而左右心房存在压力差，变薄的房间隔向压力较低的一侧心房突出而形成的。按血流动力学分型，房间隔膨出瘤突向哪侧心房就称之为哪一侧的房间隔膨出瘤，大多数患者左心房压力较高，所以房间隔膨出瘤一般突向右心房，只有右心房压力增高时（比如肺动脉高压，Valsaslva动作或咳嗽），才会出现凸向左心房的房间隔膨出瘤。房间隔膨出瘤的CT影像表现为房间隔向左右心房内的囊状突起，多时相重建后利用电影回放软件还可观察房间隔膨出瘤的摆动情况。

■ **卵圆孔未闭**　小型的ASD需与卵圆孔未闭进行鉴别，但CT鉴别困难，主要通过超声心动图进行鉴别，小型ASD在超声上可看到右心房和右心室的内径正常或轻度增大，缺损部位的直径通常＞5 mm，心房水平可观察到左向右的分流，TEE可看到卵圆窝处无间隔组织回声；卵圆孔未闭在超声上的缺损直径多＜5 mm，在心房水平有右向左的分流（Valsalva实验），TEE可看到卵圆窝处回声呈两层，中间有斜行缝隙。

【病案点评】

ASD是最常见的先天性心脏病之一。ASD可单独存在，但常合并有其他心内外结构异常。单纯ASD首选超声心动图，合并多发畸形特别是心外大血管畸形时超声易漏诊，为完善检查常需要进行MSCT血管成像。

ASD型时由于左房的压力高于右房，所以形成左向右分流，从而导致肺循环的血流量超过体循环的血流量，持续的肺血流量增多导致肺淤血。单纯的ASD在儿童期多无症状，随着年龄的增长，活动后呼吸困难为主要表现，继之可出现各种心率失常，可因右室容量负荷加重而出现右心衰竭，晚期可因重度肺动脉高压出现右向左分流而有青紫，形成艾森曼格综合征。

多数继发孔型ASD的儿童除易患感冒等呼吸道感染外可无症状，活动亦不受限制，一般到青年时期才表现有气急、心悸、乏力等。40岁以后绝大多数患者症状加重，并常出现心房纤颤、心房扑动等心律失常和充血性心力衰竭表现，也是死亡的重要原因。体格检查发现多数儿童体形瘦弱，并常表现左侧前胸壁稍有隆起，心脏搏动增强，并可触及右心室抬举感等。目前ASD有内科介入封堵术和外科开胸手术两种治疗方法，小分流量的ASD（单发、直径<1 cm）在出生一年内有自然愈合的可能，但1岁以后自然愈合的可能很小，因而小的ASD在1岁以内不需治疗。

（张永高　　王怡然）

三、室间隔缺损

【病例介绍】

患儿女，12个月，因“确诊先心病4月余”入院。

■ **现病史**　4个月前患儿听诊发现心脏杂音，行心脏超声示“室间隔缺损（4.8 mm）”，7周前复查心脏超声示：“室间隔缺损（膜周部）（6.2 mm）、二尖瓣少量反流”。期间无特殊不适，平素生长发育较同龄儿稍差，易感冒，皆给予对症支持治疗。1天前再次就诊于本院，心脏超声示：“室间隔缺损（膜周部）二尖瓣前瓣脱垂并中重度关闭不全”。发病以来，患儿神智清，精神可，食欲正常，睡眠正常，大小便正常，体重无减轻。

■ **查体**　心前区无隆起，心尖搏动不可明视，心尖搏动于第5肋间左锁骨中线内侧约1.5 cm处，未触及心前区震颤，心率81次/分，律齐，胸骨左缘2～3肋间可闻及2/6级收缩期吹风样杂音。未闻及心包摩擦音。

■ **实验室检查**　B型脑钠肽前体1251 pg/mL（↑），心力衰竭可能性高，超敏心肌肌钙蛋白0.19 ng/mL（↑）。

■ **影像学检查**　增强CT（对比剂应用碘美普尔400），具体内容见下。

■ **入院诊断**：①室间隔缺损；②二尖瓣脱垂伴关闭不全。

■ **主要诊疗计划**　拟行全身麻醉下室间隔缺损修补+肺动脉瓣狭窄矫治+二尖瓣成

形术。

【CT 技术】

■**对比剂注射方案** 碘美普尔400剂量按0.6 mL/kg计算，采用对比剂–生理盐水混合给药方式，混合比例7：3，速率1.2 mL/s。

■**CT图像采集参数** 采用SIEMENS三代双源CT（SOMATOM Definition Force，SIEMENS Healthcare，Germany）扫描，扫描范围为胸廓入口至膈下1～2 cm，包括整个心脏及相关大血管。采用触发扫描技术，将兴趣区置于胸骨上方空气中，目测四腔心层面显影后手动触发。使用回顾性心电门控螺旋扫描方法，管电压和管电流基于BMI设定为70 kV，492 mA，探测器2.0 mm × 128.0 mm × 0.6 mm，旋转时间0.25 s，螺距0.3。

■**后处理技术** 重建层厚0.625 mm，将原始数据传送至GE AW4.6图像后处理工作站，进行VR、MPR、MIP图像重建。

【CT 图像】（图 3-5-6）

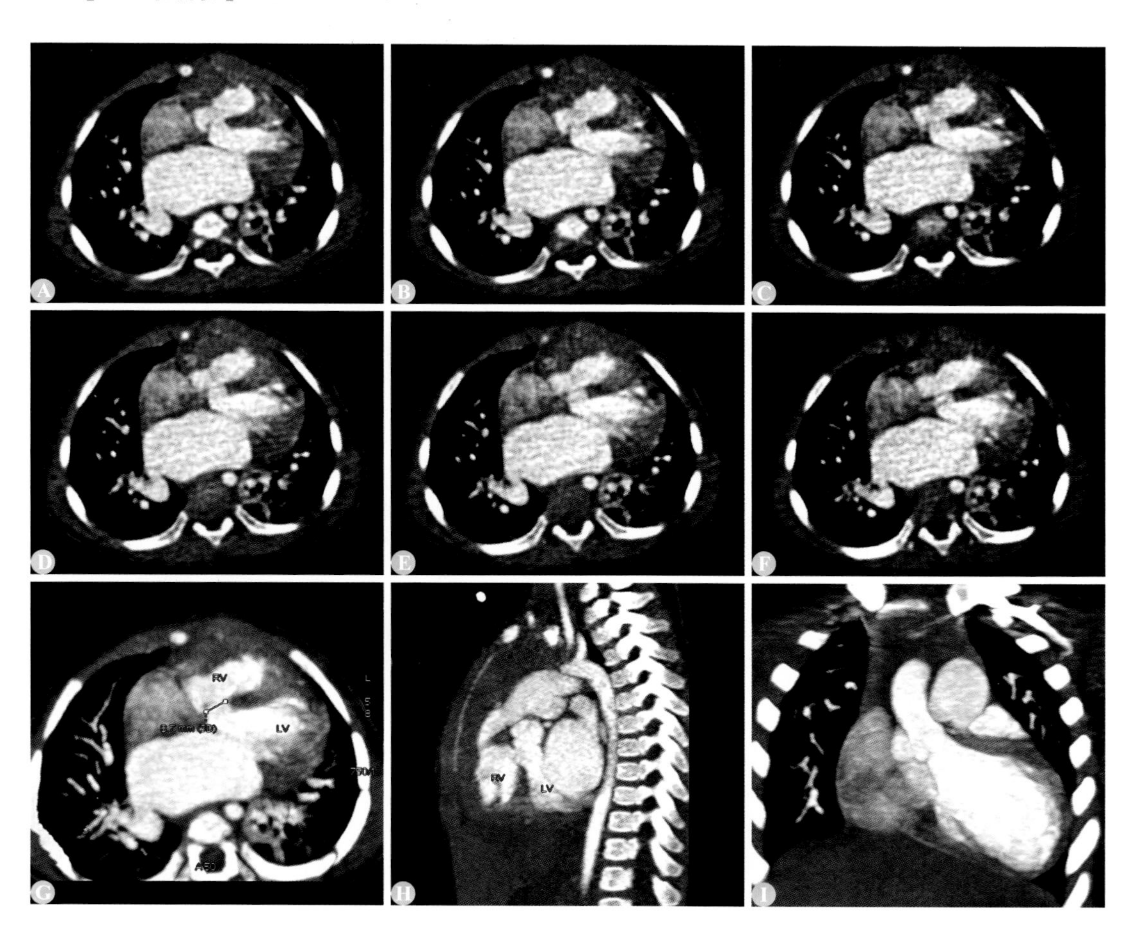

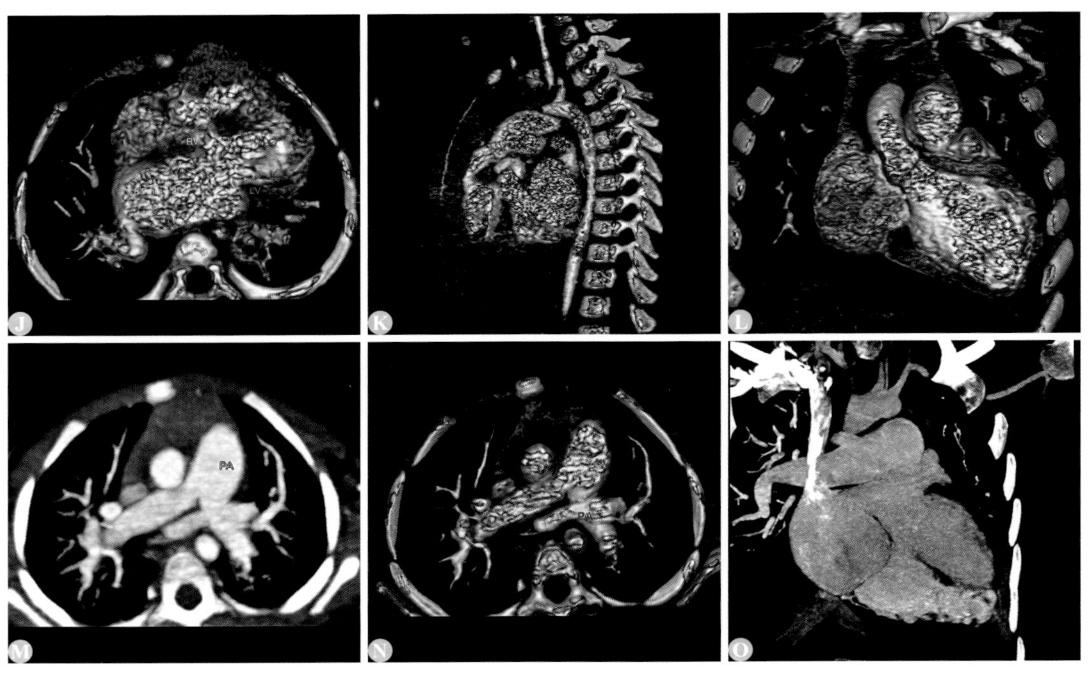

图3-5-6 室间隔缺损修补术术前

室间隔缺损合并左心房、心室增大，肺动脉增宽。A～F.增强图像，室间隔膜周部不连续，破口大小约8.7 mm（轴位），房间隔连续性良好，肺动脉主干及左右分支增宽；G～I.横轴位、矢状位、冠状位MPR图像，缺损的室间隔；J～L.横轴位、矢状位、冠状位VR图像，缺损的室间隔；M、N.增宽的肺动脉主干及左右分支；O.冠状位MIP图像，见缺损的室间隔；RV：右心室，LV：左心室，PA：肺动脉

【诊断依据】

术中所见：心脏增大，右心室为甚。室间隔膜周部可见一缺损，大小约1.3 cm×0.8 cm。

【诊断要点】

室间隔缺损（venticular septal defect，VSD）是心脏室间隔组织在胚胎发育异常，形成心室水平分流的先天性心脏病。CT上显示室间隔不连续或缺失，左右心室异常连通。根据缺损部位分为以下类型。膜周部缺损：①单纯膜部：位于膜部室间隔及其附近；②嵴下型：位于室上嵴下方；③隔瓣下型：位于三尖瓣隔瓣下方。漏斗部缺损：①嵴内型：位于室上嵴之内；②干下型：位于肺动脉瓣下。肌部缺损：分为流入道、流出道和肌小梁三部分。CT发现VSD往往是患者合并其他心脏或大血管畸形，如法洛四联症、右心室双出口、大动脉转位、肺动脉闭锁、主动脉缩窄或离断等。直接征象：室间隔连续性中断，可见对比剂穿过室间隔连通两心室。间接征象包括肺动脉增宽和左心室增大。横断面上测量肺动脉主干直径，在同层面测量升主动脉直径，若肺动脉主干直径大于升主动脉直径，提示肺动脉增宽若合并畸形，矢状位重建图上可清晰显示主动脉弓、主动脉降部的血管异常，如主动脉弓缩窄、离断及PDA等。冠状位重建图像显示头臂动脉异常，如迷走锁骨下动脉等。三维重建可清晰显示冠状动脉起源和走行。

【鉴别诊断】

VSD需与室间隔膜部瘤进行鉴别，室间隔膜部瘤是较少见的先天性心脏病，分为真性室间隔膜部瘤和假性室间隔膜部瘤，后者即VSD伴发膜部瘤。真性室间隔膜部瘤在CT冠脉造影表现为室间隔膜部向右心室突出的囊袋状突起，在对比剂填充左右心室时，瘤体的囊壁呈低密度影，壁薄光滑，能清晰显示囊壁厚度和囊体的大小，呈单囊或多囊，由于血流动力学的改变，在瘤壁上往往形成附壁血栓，若发现有低密度的充盈缺损，考虑血栓形成。若对比剂从瘤体到右心室流动，则提示瘤体有破孔；假性室间隔膜部瘤即为VSD伴发膜部瘤，由三尖瓣侧瓣与前瓣或前瓣交界增生粘连的腱索构成其假性瘤壁。瘤体大小随心动周期变化，舒张期无向右心室突出的囊袋。

【病案点评】

VSD是常见的先天性心脏病之一，也常合并其他心内畸形。经胸二维超声心动图结合多普勒超声可明确诊断VSD的部位、大小、分流方向、分流速度及压差。当存在肺动脉高压，室水平分流不明显，二维图像不清晰，不能明确是否存在VSD时可进一步CT检查。较小的肌部VSD容易漏诊，此时应多切面、全方位结合彩色多普勒扫查避免遗漏。干下型VSD血流直接流向肺动脉，肺动脉腔内可测得高速的血流频谱，应注意观察肺动脉瓣及其活动情况，与肺动脉瓣狭窄鉴别。VSD可合并主动脉瓣发育异常，主动脉瓣关闭不全，检查过程中应注意观察主动脉瓣的数目、有无瓣膜脱垂。VSD合并主动脉系发育偏细，肺动脉明显增宽，但室水平仍存在左向右分流时，应注意扫查主动脉弓、降部，仔细观察有无主动脉弓离断，降主动脉缩窄。VSD还可合并右心室双腔心，应注意观察室上嵴处右心室流出道有无异常增厚粗大的肌束造成狭窄。VSD的血流动力学改变主要是室水平出现分流，分流的方向、速度取决于缺损的大小、左右心室之间的压力差及肺动脉的压力等。VSD较小的患者一般无临床症状。VSD较大的患者易患感冒或肺炎，活动后心悸、气短等，后期出现发绀、咯血、心前区疼痛、周围水肿和腹胀等。体格检查胸骨左缘3～4肋间可闻及3/6级以上的收缩期杂音，并伴有震颤。

（张永高　　詹鹤凤）

四、完全性肺静脉异位引流

【病例介绍】

患儿男，2个月，因“咳嗽10天，口唇发绀4天”入院。

■ **现病史**　患儿10天前受凉后出现咳嗽，呈阵发性连声咳，2～3声/次，次数不多，伴喉中痰响，无喘憋，呼吸稍促，稍有声音嘶哑，无发热、流涕、呕吐、腹泻，未做特殊处理。4天前患儿有口唇发绀现象，哭吵时明显，就诊于当地第一人民医院，诊断为“支气管肺炎；卵圆孔未闭；动脉导管未闭；肺动脉高压；三尖瓣重度反流”，予以“头孢噻肟钠抗感染、磷酸肌酸钠护心、雾化等”治疗，病情稍好转，因患儿有先天性心脏病，当地医院建议转上级医院进一步治疗，遂家属自行来我院，门诊以“肺炎 先天性心脏病？”收入我科。患儿平素呼吸偏快，哭吵有口唇发绀现象，常有喂奶中断，无明显出汗。患儿自起病以来，精神、食纳可，大小便正常，体重无明显变化。

■ **查体** 胸廓正常，胸骨无叩痛。呼吸运动正常，肋间隙正常，语颤正常。部位标志线叩诊清音，呼吸规整，肺部：双肺呼吸音清晰，无胸膜摩擦音。心脏：心前区无隆起，心尖搏动点左侧第4肋间锁骨中线处，心尖搏动正常，无心包摩擦感。心率118次/分，律齐，心音有力，心前区无杂音，性质粗糙，无心包摩擦音。

■ **影像学检查** 心脏CTA检查（对比剂应用碘美普尔400），具体内容见下。

■ **入院诊断** ①先天性心脏病：完全型肺静脉异位引流（心上型），动脉导管未闭，肺动脉高压，卵圆孔未闭；②支气管肺炎。

■ **主要诊疗计划** 拟行全身麻醉下体外循环TAPVC矫治术（sutureless术）+房间隔修补术+动脉导管结扎。

【CT 技术】

■ **对比剂注射方案** 高压注射碘美普尔400，剂量15 mL，速率2 mL/s。

■ **CT图像采集参数** 层厚0.63 mm，窗宽800，窗位100，管电压120 kV，管电流150 mA，迭代重建技术（ASIR-V）80%。

■ **后处理技术** MPR、MIP、最小密度投影（minimum intensity projection，MinP）、VR。

【CT 图像】（图 3-5-7）

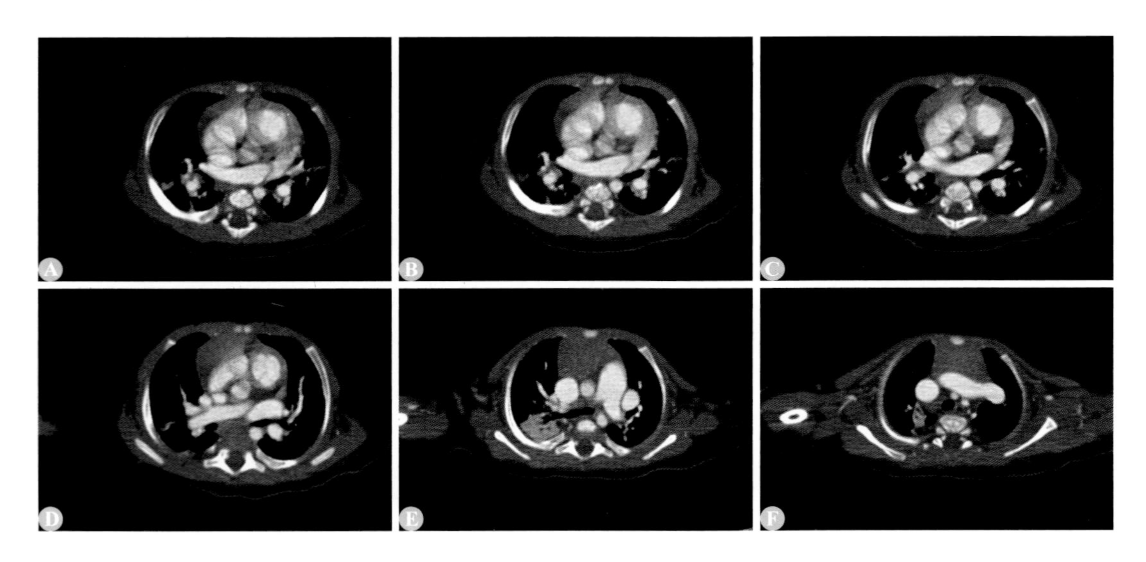

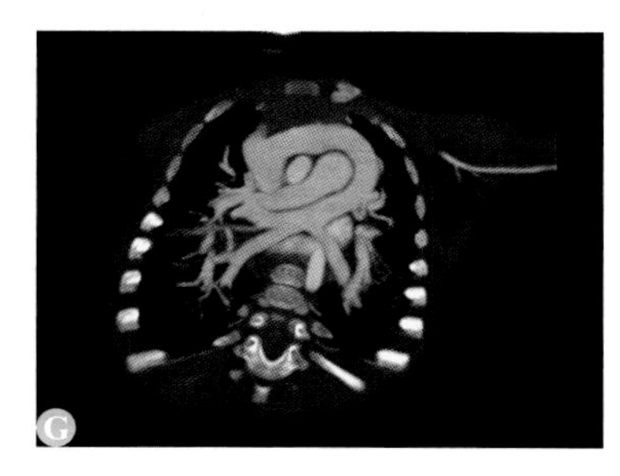

图3-5-7　完全性肺静脉异位引流

A ~ F.心脏CTA轴位图像，右、左肺静脉在左心房后方汇合成共同静脉干后，经垂直静脉-左头臂静脉-进入右侧上腔静脉；G.MPR图像，左、右肺动脉汇合成共同静脉干并汇入左侧头臂静脉全貌，垂直静脉宽约8.7 mm

【诊断依据】

■ **手术经过**　全身麻醉、气管插管，留置桡动脉测压管及上腔静脉管，留置导尿管。取仰卧位，常规0.5%络合碘、75%酒精消毒手术野皮肤，铺无菌巾、手术单。取前正中切口，长约6 cm，电锯纵向锯开胸骨。骨腊封闭骨髓腔，完善止血，撑开胸骨，部分切除胸腺及两侧胸膜，暴露心包，“⊥”字型切开心包并悬吊右侧心包。洗手，心表探查：肺动脉无明显增粗，右心室流出道及肺动脉主干扪及震颤。肝素化后，常规主动脉、上下腔静脉套带、缝荷包，主动脉，上、下腔静脉插管建立体外循环，至激活全血凝血时间（ACT）>480 s后开始体外循环，游离结扎动脉导管，游离垂直静脉并套带，阻断上、下腔静脉及升主动脉，主动脉根部灌注冷晶停跳液，心表敷冰屑，心脏停跳。切开右心房吸除冷灌液。心内探查：房间隔缺损约10 mm，将心脏向右侧肩部翻转，暴露肺静脉共汇，纵行切开共汇与左心耳相应切口吻合（sutureless），自体心包修补房缺，排气打结。膨肺检查未见血液漏出。探查右心室流出道通畅。复温，排气、开升主动脉。心脏自动复跳复律。5-0 prolene线连续缝合右心房切口，排气后打结。待血流动力学稳定后撤除体外循环。原有心表震颤消失，主动脉未扪及震颤。鱼精蛋白中和肝素，猪纤维蛋白粘合剂封闭吻合口，医用胶原蛋白海绵填塞血管及右心房切口表面和纵隔创面处渗血，完善止血后，缝合心包，留置心包腔引流管1根，清点器械对数，PDS线连续缝合胸骨，3.0可吸收线以纹饰美容技术缝合皮下组织及皮内，组织胶水封闭切口皮肤，酒精再次消毒皮肤，再次清点器械对数。术毕。麻醉满意，手术顺利。术毕带气管插管安返病房ICU监护。

■ **心脏二维、M型、频谱多普勒检查**

血流测值　主动脉：窦部11 mm，主干8 mm，主动脉弓8.8 mm；左心房10 mm，左心室16 mm（长轴），室间隔7 mm，左心室后壁3 mm，右心房26 mm，右心室25 mm，右心室流出道17 mm，肺动脉12 mm，左冠状动脉主干内径1.6 mm，右冠状动脉主干内径1.3 mm。肺动脉：Vmax 118 cm/s，主动脉：Vmax 88 cm/s，腹主动脉：Vmax 72 cm/s。二尖瓣：E峰123 cm/s。左心室收缩功能测定：FS 55%，EF 88%，SV 8 mL。

心脏描述　①心脏位置正常，心尖朝向左侧胸腔；②右心房、右心室大。室间隔增厚；③肺动脉内径增宽，主动脉位于右后方，肺动脉位于左前方，二者呈环抱关系。未见交通支。主动脉瓣呈三叶式，开放与关闭正常。左心房后方可见一范围约28 mm × 10 mm

的液暗区，彩色多普勒超声示四支肺静脉汇入左心房后方的液暗区，再经宽约8 mm的垂直静脉向上进入宽约9 mm的上腔静脉进入右心房，垂直静脉（VV）73 cm/s；④房室连接正常，房间隔可见回声中断，剑下两房心切面回声中断宽约15 mm，四腔心切面回声中断宽约16 mm，回声中断处与下腔静脉无缘，彩色多普勒超声可见蓝色过隔血流，室间隔连续完整，未见明显异常血流分布。室间隔与左心室后壁呈逆向运动。下腔静脉塌陷率>50%；⑤三尖瓣可见反流血流达心房顶部，测得Vmax 431 cm/s、压差74 mmHg，反流面积约5.61 cm^2，右心房面积约6.21 cm^2，反流比约0.90；⑥心包腔未见异常。

【诊断要点】

完全型肺静脉异位引流（total anomalous pulmonary venous drainage，TAPVC），是指全部肺静脉未直接引流入左心房，而是直接或者间接经体静脉回流入右心系统。是肺静脉畸形引流连接中的一型。作为单发畸形，约占先天性心脏病1%～3%。行心脏超声、CT及MRI检查，可发现肺静脉不直接汇入左心房，左、右肺静脉分别或者汇合共干后经体静脉或直接汇入右心房。目前大多数学者参照Darling分型，按照畸形引流的解剖部位将TAPVC分为4型，即心上型TAPVC、心下型TAPVC、心脏型TAPVC及混合型TAPVC。

【鉴别诊断】

■ **部分型肺静脉异位引流** 部分型肺静脉异位引流指部分肺静脉未直接引流入解剖学左心房，而引流入体静脉-右心系统。作为单发畸形较为少见，约占先天性心脏病的0.6%～1%。行相关影像学检查，可发现一侧或者单条肺静脉直接引流入右心房或借道于体静脉间接引流入右心房，根据其连接部分亦可分为心上型、心脏型及心下型。右侧肺静脉或右下肺静脉可引流入下腔静脉，构成“弯刀综合征”。

【病案点评】

TAPVC根据异常连接的解剖部位分为四个类型。

心上型TAPVC：此型最为常见，占完全型肺静脉连接异常的1/2。左、右肺静脉在左心房后面汇合成肺静脉总干，通过异常的垂直静脉、颈左肺动脉和左主支气管前方与左无名静脉连接，汇合至右上腔静脉或垂直静脉与右上腔静脉直接连接。

心内型TAPVC：肺静脉通过短的管道或3～4各孔与右心房连接或肺静脉与冠状静脉窦连接，冠状静脉窦扩大但位置正常。

心下型TAPVC：左、右肺静脉分别连接于下行的垂直静脉，在食管前方穿过膈肌的食道裂孔，平行于下腔静脉及腹主动脉并在两者之间下行，最常见的是与门静脉系统连接，与静脉导管、肝静脉或下腔静脉连接较少见。

混合型TAPVC：较少见，肺静脉异常连接部位有两个或者两个以上。比较多见的是左侧肺静脉与无名静脉连接，右侧肺静脉与右心房或冠状静脉窦连接。

肺静脉梗阻可发生在各种类型的完全型肺静脉连接异常。心内型肺静脉连接异常出现梗阻的情况最为少见。

心脏超声、MRI、CT及心血管造影均可明确诊断，可清晰显示不同类型TAPVC的位置及是否存在肺静脉梗阻情况，在排除手术禁忌证的情况下，行手术矫治，均能取得较好疗效。

（金 科）

五、肺动脉吊带

【病例介绍】

患儿男，1岁6个月，因“发现心脏异常1年余”入院。

▪ **现病史** 患儿4个月大时因“喉鸣”，到我院就诊，行胸部CT检查，考虑为“肺动脉吊带，气管下段及左右主支气管发育不良，支气管桥（Ⅱ型），ASD可能”，建议住院治疗，家长拒绝，未作特殊治疗。其后患儿体质可，生长发育稍落后于同龄人，活动能力较差，一般活动下唇无发绀现象，无抽搐、哮喘等现象。此次为求心脏手术来我院，收入我科。起病以来，患儿精神反应尚可，睡眠、食欲一般，大小便自解正常，生长发育欠佳。

▪ **查体** 胸廓正常，胸骨无叩痛。呼吸运动正常，肋间隙正常，语颤正常。肺部：双肺呼吸音清晰，无胸膜摩擦音。心脏：心前区无隆起，心尖搏动点左侧第4肋间锁骨中线处，心尖搏动正常，无心包摩擦感。心率105次/分，律齐，心音有力，心前区无杂音，性质粗糙，无心包摩擦音。

▪ **影像学检查** 心脏CTA检查（对比剂应用碘美普尔400），具体内容见下。

▪ **入院诊断** ①肺动脉吊带；②气管狭窄；③先天性耳郭畸形。

▪ **主要诊疗计划** 拟行全身麻醉下体外循环肺动脉吊带矫治术。

【CT 技术】

▪ **对比剂注射方案** 高压注射碘美普尔400，剂量15 mL，速率2 mL/s。

▪ **CT图像采集参数** 采用Revolution CT容积扫描，层厚：0.63mm，窗宽：800，窗位：100，管电压：120 kV，管电流：162 mA，迭代重建技术（ASIR-V）：80%。

▪ **后处理技术** MPR、MIP、MinP、VR。

【CT 图像】（图 3-5-8）

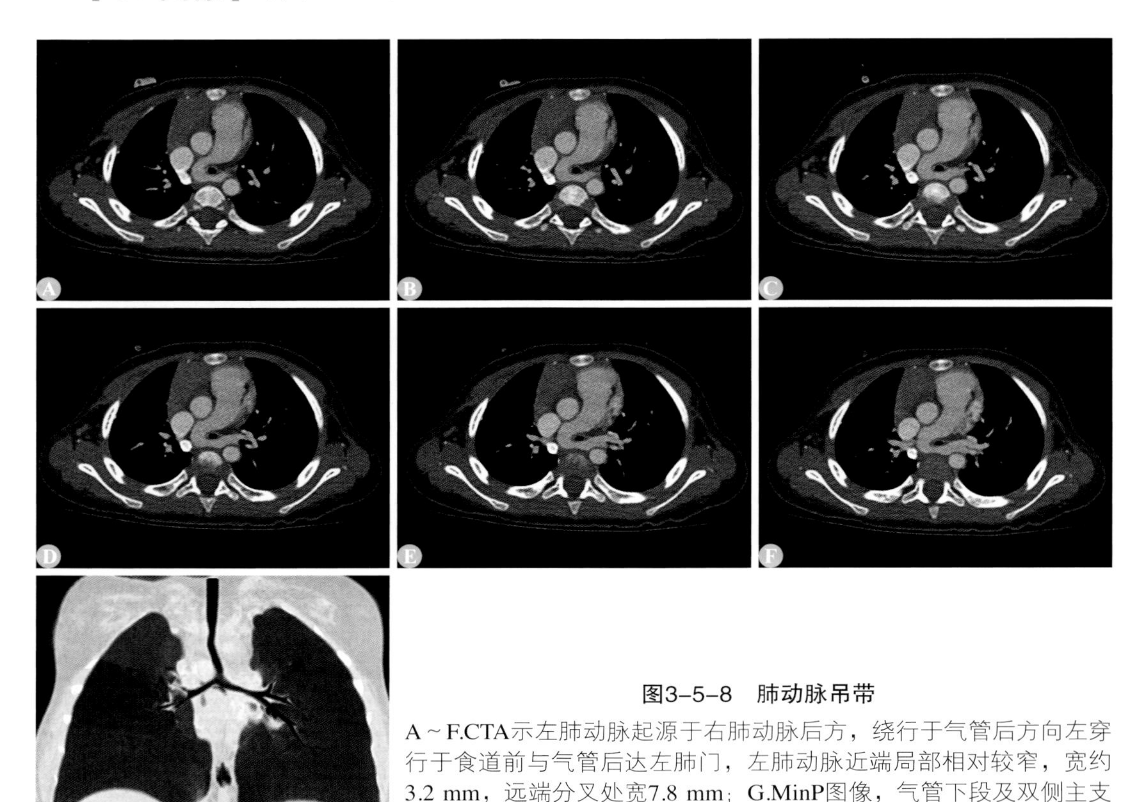

图3-5-8 肺动脉吊带

A ~ F.CTA示左肺动脉起源于右肺动脉后方，绕行于气管后方向左穿行于食道前与气管后达左肺门，左肺动脉近端局部相对较窄，宽约3.2 mm，远端分叉处宽7.8 mm；G.MinP图像，气管下段及双侧主支气管仍变窄，气管下段向左倾斜，隆突位置较低，隆突角呈钝角

【诊断依据】

■ **手术经过** 全身麻醉、气管插管，留置桡动脉测压管及上腔静脉管，留置导尿管。取仰卧位，常规0.5%络合碘、75%酒精消毒手术野皮肤，铺无菌巾、手术单。取前正中切口，长约10 cm，电锯纵向锯开胸骨。骨腊封闭骨髓腔，完善止血，撑开胸骨，推开胸腺及两侧胸膜，暴露心包，“⊥”字型切开心包并悬吊右侧心包。洗手，心表探查：肺动脉无明显增粗。肝素化后，常规缝荷包，主动脉、右心房插管建立体外循环，至ACT＞480 s后开始体外循环，游离结扎动脉导管，离断后缝闭，左肺动脉开口于右肺动脉起始部后方，予以游离后，离断吻合至主肺动脉，左肺动脉通畅。待血流动力学稳定后撤除体外循环。鱼精蛋白中和肝素，猪纤维蛋白粘合剂封闭吻合口。医用胶原蛋白海绵填塞血管及右心房切口表面和纵隔创面处渗血，完善止血后，缝合心包，留置心包腔引流管1根，清点器械对数，PDS线连续缝合胸骨，3.0可吸收线以纹饰美容技术缝合皮下组织及皮内，组织胶水封闭切口皮肤，酒精再次消毒皮肤，再次清点器械对数。术毕。麻醉满意，手术顺利。术毕带气管插管安返病房ICU监护。

■ **心脏二维、M型、频谱多普勒检查**

■ **血流测值** 主动脉：窦部13 mm，主干13 mm；主动脉弓6.5 mm，左心房16 mm，左心室26 mm（长轴），室间隔3 mm，左心室后壁3 mm，右心房20 mm，右心室17 mm，右心室流出道12 mm，肺动脉13 mm。肺动脉Vmax71 cm/s，主动脉Vmax 104 cm/s，二尖瓣：E峰110 cm/s，A峰83 cm/s。左心室收缩功能测定：FS 37%，EF 68%，SV 15 mL。

■ **心脏描述** ①心脏位置正常，心尖朝向左侧胸腔；②心脏各房室大小正常；③主动脉内径正常，主动脉位于右后方，肺动脉位于左前方，二者呈环抱关系，主动脉与肺动脉间未见明显异常交通支，主动脉瓣呈三叶式，开放与关闭正常，肺动脉主干未见明显分叉，远端延续为右肺动脉，宽约6.5 mm，左肺动脉由右肺动脉中远段发出，宽约4.3 mm，Vmax 126 cm/s，向左肺门走行；④房间隔未见明显过隔血流，室间隔未见明显异常血流分布。室间隔与左心室后壁呈逆向运动；⑤房室瓣未见明显异常，各瓣口未见异常血流；⑥心包腔未见异常。

【诊断要点】

肺动脉吊带（pulmonary artery sling，PAS），又名迷走左肺动脉，是指左肺动脉起源于右肺动脉。PAS是先天性心脏病中极为少见的疾病，由Glaevecke和Doehle于1897年首先报道，1958年Contro等将其称为“肺动脉带吊带”。

行心脏超声、CT及MRI检查，可见右肺动脉起源正常，左肺动脉起自右肺动脉后方，位于气管的右侧、右主支气管的上方，呈半环形跨过右主支气管向左向后穿行于食管前和气管后到达左肺门，走行异常的左肺动脉对与其紧密相邻的气管、支气管和食管产生不同程度的压迫。

【鉴别诊断】

先天性气管、支气管狭窄：PAS的相关影像学检查常常较为明确，但因走行异常的左肺动脉对其相邻的气管、支气管常会造成不同程度的压迫，造成气道狭窄，故需与先天性的气管、支气管狭窄鉴别。先天性气管狭窄主要由气管软骨发育异常或胚胎期前肠分隔气管与食管过程异常引起，发生概率约1/4000。主要分为气管纤维性狭窄或闭锁，可有气管内隔膜形成，以及气管软骨环发育不全或畸形。可合并有相关血管畸形。

【病案点评】

PAS是先天性心脏病中非常少见的疾病。胚胎早期左、右肺动脉从肺芽两侧发出，然后随着胚胎的发育与两侧的第6对主动脉弓相连，如果左肺动脉不能与左侧的第6对主动脉弓相连，则发生左肺动脉迷走，起源于右肺动脉。

PAS可以是整个左肺动脉起源于右肺动脉，也可以是左上肺动脉起源正常，左下肺动脉起源于右肺动脉，此类PAS非常罕见。

左肺动脉起源于右肺动脉，位于气管的右侧、右主支气管的上方，向后、向左走行于气管和食管之间，常可压迫气管环，故PAS常合并气管狭窄及气管性支气管畸形。亦可合并永存左上腔静脉、ASD、VSD及动脉导管未闭等心脏畸形。

心脏超声、MRI、CT及心血管造影均可明确诊断，在排除手术禁忌证的情况下，行手术矫治，均能取得较好疗效。

（全　科　　郑传胜　　喻　杰　　聂　壮）

六、冠状动脉肺动脉瘘

【病例介绍】

患者男性，65岁，因“胸闷”入院。

现病史　高血压病史5年。患者半年前活动、情绪激动时出现胸闷，持续约几分钟到半小时不等，休息后减轻。1周前胸闷加重，休息时亦有症状。

查体　T：36.8℃，P：76次/分。心前区无隆起，未扪及震颤，心界不大，心音有力，律齐，各瓣膜听诊区未闻及杂音。

辅助检查　心脏彩超：法洛四联症，三尖瓣轻度反流。

影像学检查　冠状动脉CTA（对比剂应用碘美普尔400），具体内容见下。

入院诊断　高血压。

【CT 技术】

对比剂注射方案　所有患者均应用Revolution CT，加心电门控，一次心跳完成扫描。扫描范围自气管分叉至左膈下2 cm，用双筒高压注射器注射碘美普尔400，剂量0.80 mL/kg，速率4.0～6.0 mL/kg，然后用相同速率追加40 mL生理盐水。

CT图像采集参数　扫描设备为256排宽体探测器CT，根据心脏大小不同Z轴覆盖范围选择140 mm或160 mm。采用智能触发技术，ROI放置于心脏中位四腔心层面的降主动脉，阈值为250 HU，达到阈值后延迟1.1 s触发扫描（设备允许的最短扫描启动时间）。扫描床不动，全部数据在一个心动周期内采集完成。管电压100～120 kVp，管电流由Smart mA智能选择决定，范围200～300 mA，预设噪声指数（noise index，NI）为25。机架旋转速度为0.28 s/rot。根据患者心率不同，自动门控技术（Auto-gating）智能选择合适曝光时相。层厚及层间距均为0.625 mm。迭代重建ASIR-V选择50%。重建矩阵为512×512，重建类型选择为标准。

后处理技术　扫描结束后，应用Smart Phase技术自动挑选最佳时相，并根据图像质量决定是否开启冠脉追踪冻结（Snapshot Freeze，SSF）技术提高图像质量。后将数据传至AW4.6后处理工作站行VR、MIP及CPR综合分析诊断。

【CT 图像】（图 3-5-9）

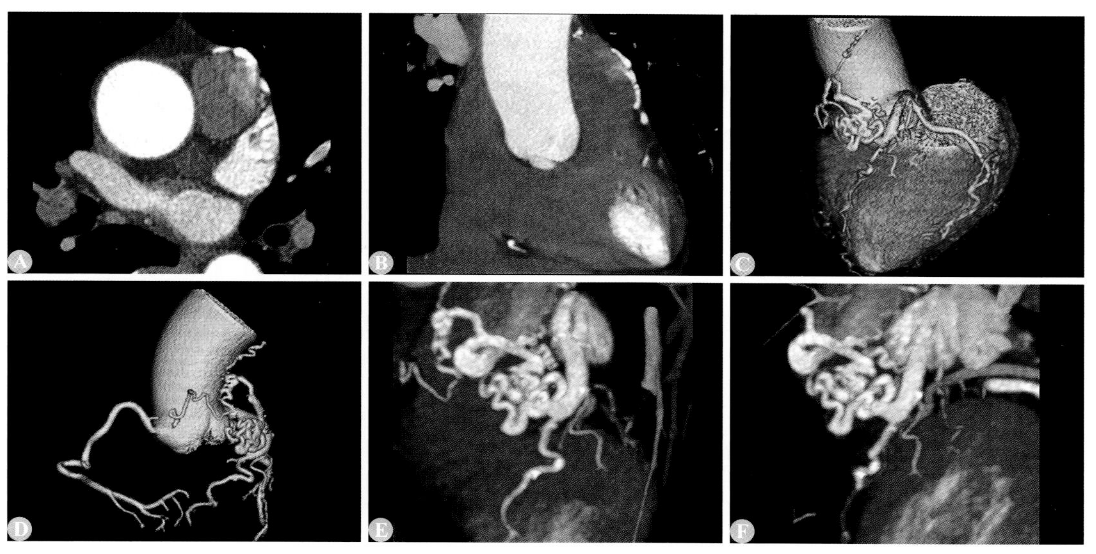

图3-5-9 冠状动脉肺动脉瘘

冠状动脉CTA。A、B.MPR示肺动脉内“烟雾征”（肺动脉对比剂量较冠状动脉明显减少或排完，并且瘘口较大，冠状动脉侧血流压力不太高，瘘入肺动脉的对比剂流速较多、较慢，被肺动脉血冲散所致；C～F.VR示肺动脉主干前方见纡曲、扩张的血管影，形成畸形血管团

【诊断要点】

冠状动脉肺动脉瘘（coronary artery pulmonary fistula，CPF）：肺动脉主干前方见纡曲、扩张的血管影，少许对比剂由纡曲血管向肺动脉主干内喷射状瘘入。肺动脉主干前缘见纡曲、扩张的血管影与冠状动脉相通。

CPF是冠状动脉主干或其分支与肺动脉的异常相通，形成冠状动脉捷路，是一种少见的先天性冠状动脉畸形。是由胚胎期心肌中血管窦间隙的发育异常所致。

CPF临床表现缺乏特异性，其症状、体征等临床表现与瘘口大小、病史长短所致的血流动力学改变有关。瘘口小、分流量少时，可出现不典型轻度胸闷、胸痛或无明显症状，甚至体检时才发现；当瘘口大或合并异常血管扩张、动脉瘤形成，导致窃血量大，尤其在舒张期，更易导致心肌缺血。中老年人易误诊为冠心病。

CT表现为血管走行纡曲、扩张，异常血管网沿主肺动脉壁爬行，称之为“附壁征”。周围图像与MPR图像可发现瘘口，瘘口多位于主肺动脉左侧壁，并可测量大小。由于瘘口两边对比剂的浓度及压力不同，CT可以出现不同的特征性表现：“开窗征”“等密度征”“射血征”“烟雾征”“飘带征”。

“开窗征”“等密度征”：当扫描时间相对过早、对比剂注射时间过长或肺动脉对比剂排空慢时，瘘口两侧血液密度相当，肉眼无法分辨，只能靠管壁中断征象而诊断。

“射血征”：在适当扫描时间上瘘口肺动脉侧对比剂基本排完，冠状动脉侧压力较高，对比剂较浓，通过瘘口时表现为“水柱状”或“喷泉状”射向肺动脉侧，多出现在瘘口较小时。

“烟雾征”：表现为瘘口的肺动脉侧见漏出对比剂呈烟雾状弥散，其机理可能基于扫描时间上肺动脉对比剂量较冠状动脉明显减少或排完，并且瘘口较大或畸形血管团较粗大，冠状动脉侧血流压力不太高，瘘入肺动脉的对比剂流速多较慢，被肺动脉血冲散所致。

“飘带征”：表现为无明显对比剂的肺动脉管壁内侧见带状对比剂影，管壁外侧见畸形血管团。其机理可能为瘘口多而细，呈筛孔状，瘘入对比剂被肺动脉血流局限于管壁旁，轴位显示呈条状高密度，冠状动脉造影可显示漏入肺动脉的对比剂。

（刘大亮）

七、法洛四联症

【病例介绍】

患儿男，1岁，自幼查体发现心脏杂音。

■ **现病史：** 患儿出生后查体时发现心脏杂音，行心脏彩超示“先天性心脏病”。当时因年幼未做特殊治疗。患儿活动后无蹲踞症状，为求进一步治疗。今来我科复查心脏彩超示“先天性心脏病、法洛四联症”。患儿神志清，精神可，饮食及睡眠可，大小便无异常，体重正常。

■ **查体** 口唇中度发绀，颈静脉无充盈，胸廓对称，呼吸动度左右对称，双肺呼吸音粗，心前区稍隆起，可触及震颤，心界向左侧扩大，心率100次/分，心律规整，胸骨左缘3～4肋间可闻及3～4/6级收缩期杂音，双下肢无水肿。

■ **辅助检查** 心脏彩超：法洛四联症，三尖瓣轻度反流。

■ **影像学检查** 心脏CTA（对比剂应用碘美普尔400），具体内容见下。

■ **入院诊断** 法洛四联症。

■ **主要诊疗计划** 法洛四联症矫治术。

【CT 技术】

■ **对比剂注射方案** 所有患者均应用Revolution CT，加心电门控，一次心跳完成扫描。扫描范围自胸廓入口至左膈下2 cm，用双筒高压注射器注射碘美普尔400，剂量1.0～2.0 mL/kg，速率0.5～2.0 mL/kg，然后用相同速率追加1.0～2.0 mL/kg生理盐水。

■ **CT图像采集参数** 扫描设备为256排宽体探测器CT，根据心脏大小不同Z轴覆盖范围选择140 mm或160 mm。采用智能触发技术，ROI放置于心脏中位四腔心层面的降主动脉，阈值为250 HU，达到阈值后延迟1.1 s触发扫描（设备允许的最短扫描启动时间）。扫描床不动，全部数据在一个心动周期内采集完成。管电压80 ~ 100 kVp，管电流由Smart mA智能选择决定，范围200 ~ 300 mA，预设噪声指数为25。机架旋转速度为0.28 s/rot。根据患者心率不同，Auto-gating智能选择合适曝光时相。层厚及层间距均为0.625 mm。迭代重建ASIR-V选择50%。重建矩阵为512 × 512，重建类型选择为标准。

■ **后处理技术** 扫描结束后，应用Smartphase技术自动挑选最佳时相，并根据图像质量决定是否开启SSF技术提高图像质量。后将数据传至AW4.6后处理工作站行VR、MIP及CPR综合分析诊断。

【CT 图像】（图 3-5-10）

第五章

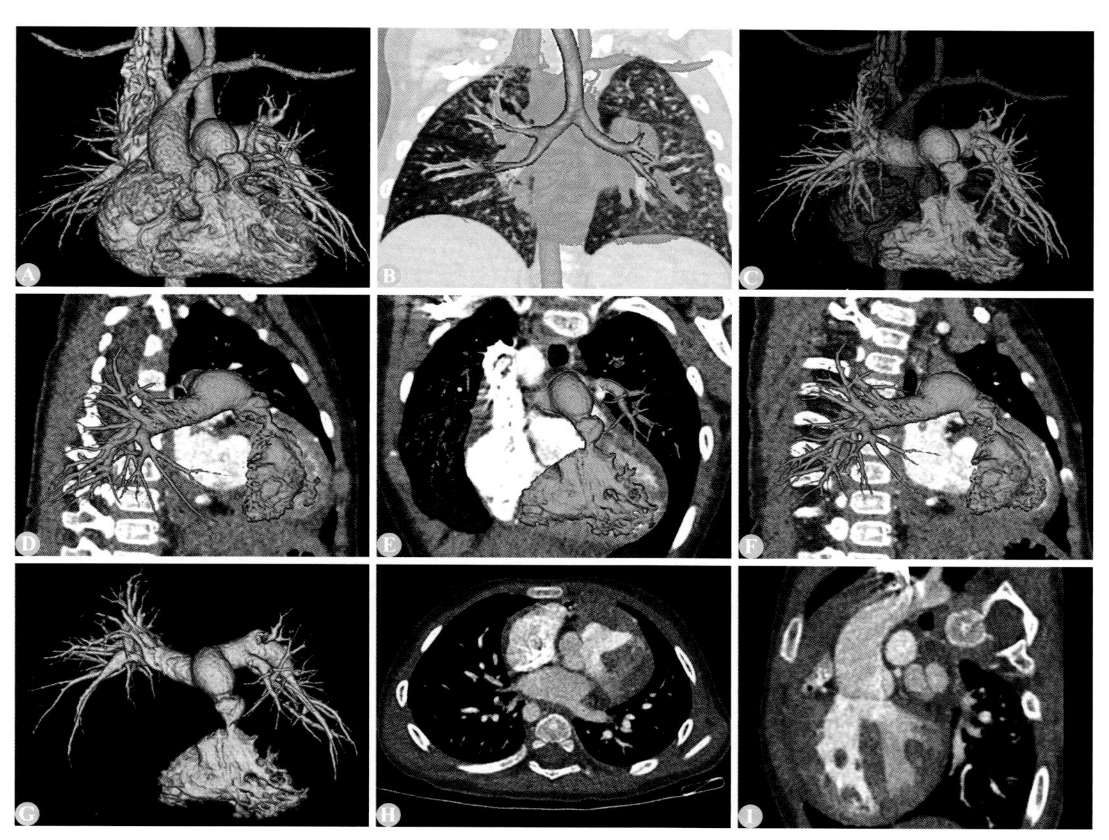

图3-5-10 法洛四联症

A、B.VR心脏正位示气管、内脏位置正常；C ~ G.VR示肺动脉圆锥增厚流出道狭窄，同时伴有肺动脉瓣上狭窄；H ~ I.MPR示VSD，右心室肥厚

【诊断要点】

法洛四联症（tetralogy of Fallot，TOF）是婴儿期后最常见的青紫型先天性心脏病，约占所有先天性心脏病的12%。1888年法国医师Etienne Fallot详细描述了该病的病理改变

及临床表现，故而得名。

病理解剖：法洛四联症由4种畸形组成：①右心室流出道梗阻：狭窄范围可自右心室漏斗部入口至左、右肺动脉分支。可为漏斗部狭窄、动脉瓣狭窄或两者同时存在。常有肺动脉瓣环、肺动脉总干的发育不良和肺动脉分支的非对称性狭窄。狭窄的严重程度差异较大；②VSD：缺损为膜部周围型缺损并向流出道延伸，多位于主动脉下，有时可向肺动脉下方延伸，称对位不良型VSD；③主动脉骑跨：主动脉根部粗大且顺时针旋转右移并骑跨在室间隔缺损上，骑跨范围在15%～95%；④右心室肥厚。以上4种畸形中室间隔缺损必须足够大，使左右心室的压力相等，右心室流出道狭窄是决定患儿的病理生理、病情严重程度及预后的主要因素。狭窄可随时间推移而逐渐加重。常见的并发症为脑血栓、脑脓肿及感染性心内膜炎。本病可合并其他心血管畸形。如25%的法洛四联症患儿为右位型主动脉弓，其他如左上腔静脉残留、冠状动脉异常、ASD、动脉导管未闭、肺动脉瓣缺如等。

【病案点评】

由于VSD为非限制性，左右心室压力基本相等。因右心室流出道狭窄程度不同，心室水平可出现左向右、双向甚至右向左分流：肺动脉狭窄较轻者，可有左向右分流，此时患者可无明显青紫；肺动脉狭窄严重时，出现明显的右向左分流，临床出现明显的青紫（青紫型法洛四联症）。临床上的杂音由右心室流出道梗阻所致，而非VSD所致。右心室流出道梗阻使右心室后负荷加重，引起右心室的代偿性肥厚。

由于主动脉骑跨于两心室之上。主动脉除接受左心室的血液外，还直接接受一部分来自右心室的静脉血，输送到全身各部，因而出现青紫，同时因肺动脉狭窄，肺循环进行气体交换的血流减少，更加重了青紫的程度。此外，由于进入肺动脉的血流减少，增粗的支气管动脉与肺血管之间形成侧支循环。

在动脉导管关闭前，肺循环血流量减少程度较轻，青紫可不明显，随着动脉导管的关闭和漏斗部狭窄的逐渐加重，青紫日益明显，并出现杵状指（趾）。由于缺氧刺激骨髓代偿性产生过多的红细胞，血液黏稠度高，血流缓慢，可引起脑血栓，若为细菌性血栓，则易形成脑脓肿。

TOF主要有以下临床表现。

■ 青紫：为TOF主要表现，其程度和出现的早晚与肺动脉狭窄程度有关。多见于毛细血管丰富的浅表部位，如唇、指（趾）甲床、球结合膜等。因血氧含量下降，活动耐力差，稍一活动，如啼哭，情绪激动，体力劳动，寒冷等，即可出现气急及青紫加重。

■ 蹲踞症状：患儿多有蹲踞症状，常于行走、游戏时，主动下蹲片刻。蹲踞时下肢屈曲，使静脉回心血量减少，减轻了心脏负荷，同时下肢动脉受压，体循环阻力增加，使右向左分流量减少，缺氧症状暂时得以缓解。不会行走的小婴儿常喜欢大人抱起，双下肢屈曲状。

■杵状指（趾）：患儿长期处于缺氧环境中，可使指（趾）端毛细血管扩张增生，局部软组织和骨组织也增生肥大，表现为指（趾）端膨大如“鼓槌状”。

■阵发性缺氧发作：多见于婴儿，发生的诱因为吃奶、哭闹、情绪激动、贫血、感染等。表现为阵发性呼吸困难，严重者可引起突然昏厥、抽搐、甚至死亡。其原因是在肺动脉漏斗部狭窄的基础上突然发生该处肌部痉挛引起一过性肺动脉梗阻，使脑缺氧加重。年长儿常诉头痛、头晕。

■体格检查时，患儿生长发育一般均较迟缓，智力发育亦可能稍落后于正常同龄儿。心前区略隆起，胸骨左缘2～4肋间可闻及2～3/6级粗糙喷射性收缩期杂音，此为肺动脉狭窄所致，一般无收缩期震颤。肺动脉第二心音减弱。部分患儿可听到亢进的第二心音，乃由右跨的主动脉传来。狭窄极严重者或在阵发性呼吸困难发作时可听不到杂音。有时可听到侧支循环的连续性杂音。发绀持续6个月以上，出现杵状指（趾）。

（刘大亮）

第三节　心肌病

一、扩张型心肌病

【病例介绍】

患者男性，66岁，因“劳力性心慌、胸闷、气促、乏力15年，加重2天”入院。

■**现病史**　15年前患者活动后出现心慌、胸闷、气促、乏力，于当地医院检查后确诊为“扩张型心肌病　快室率房颤”，经治疗不适症状缓解后出院。院外长期口服“阿托伐他汀钙片”“速尿片”“酒石酸美托洛尔”“螺内酯”“华法林”等药物治疗，效果尚可。2天前，患者出现咳嗽咳痰，胸闷加剧。

■**查体**　心浊音界扩大，心率104次/分，心律绝对不齐，各瓣膜听诊区未闻及杂音，无心包摩擦音。脉搏短绌，动脉弹性正常。

■**实验室检查**　未见明显异常。

■**影像学检查**　胸部增强CT（对比剂应用碘美普尔400），具体内容见下。

■**入院诊断**　①扩张型心肌病 心功能Ⅲ级；②心律失常 心房纤颤。

■**主要诊疗计划**　抗感染，祛除诱因，营养心肌，改善心肌供血，控制心律失常；利尿，洋地黄改善心功能，减轻心脏负荷。

【CT技术】

■**对比剂注射方案** 经右肘正中静脉注射碘美普尔400，剂量80 mL，速率3 mL/s。

■**CT图像采集参数** 使用GE Revolution CT行胸部平扫及阈值触发增强扫描。患者取仰卧位，先行胸部屏气定位像及CT平扫，然后行动脉期扫描和静脉期扫描。扫描参数：管电压120 kV；管电流采用Smart mA技术，设置区间80～350 mA；重建层厚5.0 mm；重建层间距5.0 mm；应用迭代算法（ASIR-V30%）；重建纵隔窗（窗宽350 HU窗位40 HU）；重建视野33 cm；X线管旋转速度0.5 s/周；矩阵512×512。扫描机架状态：扫描机架无角度倾斜，与扫描床面垂直。扫描方案采用智能追踪技术，监测点为肺动脉干层面的降主动脉，监测阈值160 HU。注射对比剂后延迟8 s启动监测扫描，监测扫描间隔为每2 s，触发后延迟时间5.9 s扫描。

■**后处理技术** 重建层厚0.625 mm，将原始数据传送至GE AW4.6图像后处理工作站，进行MPR。

【CT图像】（图3-5-11）

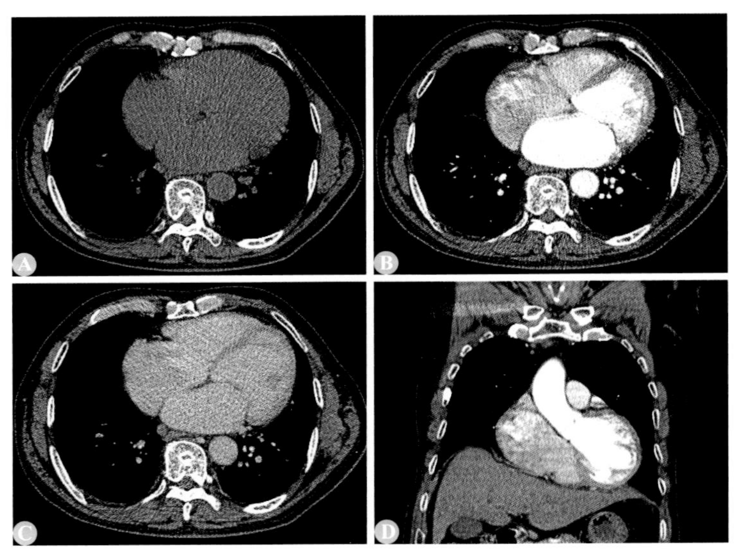

图3-5-11 扩张型心肌病

A.CT平扫图像，四腔心层面可见心影稍增大；B～D.动脉期及静脉期图像，心脏扩大，以左心室扩大为主，心室壁变薄，伴以左心房及右心房扩大

【诊断依据】

■**超声心动图** 扩张型心肌病样改变：全心增大，三尖瓣中度关闭不全，二尖瓣中度关闭不全，主动脉瓣轻度关闭不全。

■**胸部增强CT** 全心增大，以左心室增大为主。

■**心脏MRI增强** 左心室增大合并左心功能降低，考虑扩张型心肌病样改变。二尖瓣、三尖瓣轻度关闭不全；主动脉瓣中度关闭不全。

【诊断要点】

扩张型心肌病（dilated cardiomyopathy，DCM）是一种原因未明的原发性心肌疾病。本病的特征为左心室或右心室或双侧心室扩大，并伴有心室收缩功能减退，伴或不伴充血性心力衰竭。室性或房性心律失常多见。病情呈进行性加重，死亡可发生于疾病的任何阶段。

X线：心脏扩大为突出表现，以左心室扩大为主，伴右心室扩大，也可有左心房及右心房扩大。

心电图：不同程度的房室传导阻滞，右束支传导阻滞常见。广泛ST-T改变，左心室高电压，左心房肥大，由于心肌纤维化可出现病理性Q波，各导联低电压。

超声心动图：左心室明显扩大，左心室流出道扩张，室间隔及左心室后壁搏动幅度减弱。

同位素检查：同位素心肌灌注显影，主要表现有心腔扩大，尤其为两侧心室扩大，心肌显影呈弥漫性稀疏。

扩张型心肌病是一个型排除性诊断型，即排除其他特异性原因造成的心脏扩大、心功能不全，根据临床表现及辅助检查即可做出诊断。

【鉴别诊断】

扩张型心肌病无特异性临床、心电图和影像学特征，属“排除性诊断”。

■ **风湿性心脏病**　扩张型心肌病可有二尖瓣和（或）三尖瓣关闭不全的杂音及左心房增大，容易与风湿性心脏病（简称风心病）混淆，通过超声心动图可见风心病有瓣膜的病理性改变，而扩张型心肌病没有，可以此鉴别。

■ **高血压性心脏病**　高血压性心脏病患者后期可出现左心扩大，伴发心力衰竭时也会出现心肌收缩功能障碍，与扩张型心肌病相似，但此类患者往往有多年高血压病史，心肌一般先肥厚，晚期才出现心肌扩张、变薄。

■ **缺血性心肌病**　由于冠状动脉病变导致心肌长期广泛缺血，出现心肌纤维化，可能有心脏各腔室都扩大的现象，冠状动脉造影可排除本病。

■ **先天性心脏病**　先天性心脏病多数具有明显的体征，超声心动图或心脏CTA检查可明确诊断。

【病案点评】

扩张型心肌病以中年人居多。起病多缓慢，有时可达10年以上。症状以充血性心力衰竭为主，其中以气短和水肿最为常见。最初在劳动或劳累后出现气短，以后在轻度活动或休息时也有气短，或有夜间阵发性呼吸困难。患者常感乏力。

查体见心率加速，心尖搏动向左下移位，可有抬举性搏动，心浊音界向左扩大，常可听得第三心音或第四心音，心率快时呈奔马律。由于心腔扩大，可有相对性二尖瓣或三尖瓣关闭不全所致的收缩期吹风样杂音，此种杂音在心功能改善后减轻。晚期患者血压降低，脉压小，出现心力衰竭时舒张压可轻度升高。交替脉的出现提示左心衰竭。脉搏常较弱。

心力衰竭时两肺可有啰音。右心衰竭时出现肝大、水肿，水肿从下肢开始，晚期可有胸、腹腔积液，出现各种心律失常，高度房室传导阻滞、心室颤动、窦房阻滞可导致阿–斯综合征，成为致死原因之一。此外，尚可有脑、肾、肺等处的栓塞。

扩张型心肌病的治疗目的是阻止基础病因，介导心肌损害，有效控制心力衰竭和心律失常，预防猝死和栓塞，提高患者的生活质量和生存率。

（张永高　　郭和合）

二、肥厚型心肌病

【病例 1 介绍】

患者男性，56岁，因“间断胸闷6年”入院。

■ **现病史**　患者6年前劳累后出现胸闷，如厕途中晕倒，意识丧失，大小便失禁，约2～3分钟后意识清醒，就诊于外院，诊断“冠心病、肥厚型心肌病”。5个月前出现间断性右上腹隐痛，间断有烧心、反酸。

■ **查体**　心前区无隆起，心尖搏动正常，心浊音界正常，心前区无异常搏动，心率75次/分，律齐，心脉率一致，各瓣膜听诊区未闻及杂音，无心包摩擦音。

■ **实验室检查**　B型钠尿肽前体785 pg/mL，肌钙蛋白T 0.02 ng/mL。

■ **影像学检查**　冠状动脉CTA（对比剂应用碘美普尔400），具体内容见下。

■ **入院诊断**　①冠状动脉粥样硬化性心脏病；②肥厚型心肌病。

■ **主要诊疗计划**　降脂、改善微循环、改善心肌供血。

【CT 技术】

■ **对比剂注射方案**　用双筒高压注射器经右侧肘前静脉注射碘美普尔400，剂量46 mL，速率4.6 mL/s，随后再注入20 mL生理盐水。

■ **CT图像采集参数**　扫描设备为GE Revolution CT（GE Healthcare）。予患者舌下含服半片硝酸甘油。扫描范围由气管分叉至心底。宽体探测器Z轴最大覆盖范围为16 cm，全部数据可在一个心动周期内采集完成，扫描床不移动，因此，扫描方式为心电图前瞻性门控轴向扫描。Z轴扫描范围可选择12 cm、14 cm或16 cm；机架旋转速度0.28 s/r，重组层厚、间隔均选择0.625 mm；迭代重组权重ASIR-V选择30%；重组矩阵512×512；重建算法选择标准算法（STD）。开启冠状动脉SSF，进一步提高XY平面时间分辨率。Auto-gating可自动判断心率及心律情况，并根据具体情况选择合适的曝光时相及是否开启冠状动脉SSF。

■ **后处理技术**　重建层厚0.625 mm，将原始数据传送至GE AW4.6图像后处理工作站，进行VR、MPR等后处理。

【CT图像】（图3-5-12）

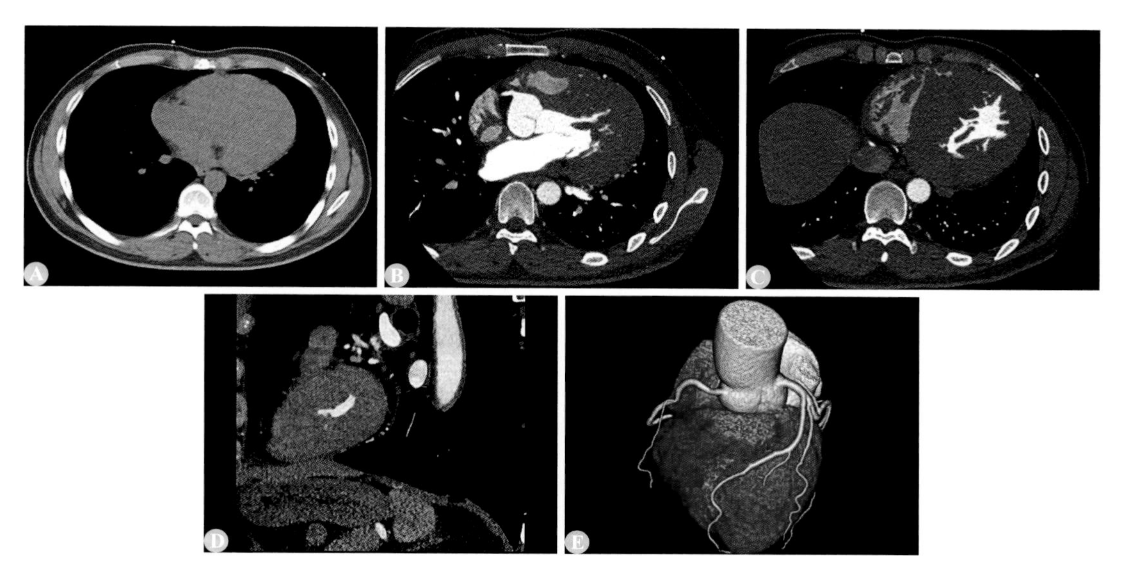

图3-5-12　肥厚型心肌病

A.CT平扫图像，心影不大，未见明显异常；B.心脏CTA图像，四腔心层面左心室明显增大，左心室壁及室间隔明显增厚；C.心脏CTA图像，左心室壁及室间隔明显非对称性增厚，左心室腔狭长；D.MPR图像，斜位显示心室腔呈狭长裂缝样改变；E.VR图像，三维重建显示左心室肥大

【诊断依据】

■ **常规心电图**　左心室肥大伴劳损（RV_5>2.5 mV，RV_5+SV_1>4 mV，伴多数左心导联ST段压低，T波倒置）；左心房肥大。

■ **超声心动图**　肥厚型心肌病（非梗阻型）；左心室弥漫性增厚；升主动脉增宽；主动脉瓣退行性改变；左心室舒张功能下降。

【诊断要点】

肥厚型心肌病（hypertrophic cardiomyopathy，HCM）的诊断因素：HCM家族史、不明原因的症状（呼吸困难、胸痛、乏力、心悸、晕厥前兆或晕厥）、收缩期喷射性杂音和12导联心电图异常。有上述一个或多个临床发现时，应进一步行超声心动图和（或）心脏磁共振CMR检查以确定诊断。当舒张末期室间隔心肌厚度≥15 mm或在左心室中段水平室间隔厚度/下壁厚度>1.5，没有任何其他可识别的原因如高血压及瓣膜病等，即符合HCM诊断。

X线：心脏大小正常或增大，心脏大小与心脏及左心室流出道之间的压力阶差呈正比，压力阶差越大，心脏亦越大。心脏左心室肥厚为主，主动脉不增宽，肺动脉段多无明显突出，肺淤血大多较轻，常见二尖瓣钙化。

CT：室间隔肥厚，其与左心室后壁厚度之比>1.5，非对称性室间隔肥厚最常见。心脏整体收缩功能正常或增强，但心肌普遍肥厚或病程晚期时，收缩功能减弱。

心电图：由于心脏缺血，心肌复极异常，ST-T改变常见，左心室肥厚及左束支传导阻滞也较多见，可能由于室间隔肥厚与心肌纤维化而出现Q波，本病也常有各种类型心律失常。

超声心动图：临床最主要的诊断手段，所有肥厚型心肌病患者都应进行此项检查，心室不对称肥厚而无心室腔增大为其特征。

心导管检查及心血管造影：心导管检查，左心室与左心室流出道之间出现压力阶差，左心室舒张末期压力增高，压力阶差与左心室流出道梗阻程度呈正相关。心血管造影，室间隔肌肉肥厚明显时，可见心室腔呈狭长裂缝样改变，对诊断有意义。

【鉴别诊断】

■ **高血压性心肌肥厚**　目前认为高血压患者心肌肥厚>2.5 cm时，才可诊断高血压合并肥厚型心肌病；否则，应考虑高血压引起的心肌肥厚，但应根据患者高血压的时间和程度而定。

■ **运动员心脏**　经过长期运动锻炼的职业运动员，其心脏发生形态和功能上的改变，包括心脏肥大、心脏扩大、心律缓慢、心电图“缺血样”改变，停止运动后复原等。超声心动图或CT显示耐力项目运动员有全心增大，左心室腔、右心室腔均显著扩大，同时伴有心壁增厚；力量项目运动员心脏肥大以左心室肌肥厚为主，左右心室扩大都不明显。

■ **心脏淀粉样变性**　心脏淀粉样变性导致左心室心肌弥漫性增厚，同时也会引起房间隔、右房游离壁增厚。心脏淀粉样变性典型的MRI征象是弥漫性心内膜下延迟强化（非血管分布性），主要与淀粉样蛋白沉积有关。

■ **结节病**　心脏结节病以左心室游离壁受累最常见，其后依次是室间隔、乳头肌、右心室和右心房。同时，结节病患者会伴有双侧肺门淋巴结的肿大，肺部网状影、皮肤和关节等其他系统病变。

【病案点评】

HCM是一种常染色体显性遗传性疾病，最常见（60%~70%）的病因是编码肌节蛋白的基因发生突变。HCM的特点是各种形态的心室肥厚，伴有一系列临床表现和血流动力学异常。根据左心室流出道有无梗阻分为梗阻型及非梗阻型HCM。HCM临床症状主要包括疲劳、呼吸困难、胸痛、心律失常和心力衰竭等。大部分HCM患者临床症状轻微，寿命可接近正常人；少数患者进展为终末期心力衰竭，另有少部分患者出现房颤。HCM是青少年和运动猝死的最主要原因。

超声心动图是诊断左心室肥厚的常规影像学检查方法，但是该检查有一些局限性，因会受到操作人员及声窗的影响，同时，超声心动图会低估左心室肥厚的程度从而影响治疗。心脏MRI具有良好的软组织对比度，可清晰显示左心室肥厚的部位及厚度，同时心脏MRI延迟强化可准确识别心肌纤维化和瘢痕。心脏CT不仅可提供冠状动脉的信息，同时也可评估心脏的形态和功能。另外，心脏CT空间分辨率高于心脏MRI，同时也可进行多方位重建。

HCM的治疗目标为改善症状，减少并发症和预防猝死。一旦患者出现频繁的劳力性胸痛、胸闷、晕厥等症状，应积极就诊。对于肥厚型非梗阻性心肌病须无特殊治疗，定期复查、观察病情变化即可；对于肥厚型梗阻性心肌病患者，应予以规律药物治疗，必要时考虑手术治疗。药物治疗主要包括减轻左心室流出道梗阻的药物、针对心力衰竭的药物及针对房颤的药物。符合手术适应证的患者可进行室间隔切除术、酒精室间隔消融术等治疗。对有双腔起搏置入适应证的患者或对药物治疗效果差又不太适合手术或消融的患者，可选择最佳的房室起搏间期并放置右心室心尖起搏，有望减轻左心室流出道梗阻。

（张永高　王怡宁　郭和合　刘珮君）

三、限制型心肌病

【病例介绍】

患者女性，64岁，因“间断胸痛5年，加重4个月”入院。

■ **现病史**　患者5年前无明显诱因出现胸痛，伴大汗、背部疼痛，持续约半小时，于当地医院行冠脉造影未发现冠脉明显狭窄。2年前劳累后上述症状再发，活动耐量下降，轻微活动后即出现胸闷、气喘等不适，于当地医院进行改善循环、扩冠、营养心肌等对症治疗（具体不详），病情好转后出院。4个月前上述症状加重，夜间不能平卧，出现双下肢水肿。

■ **查体**　心前区无隆起，心尖搏动正常，心浊音界正常，心前区无异常搏动，心率75次/分，律齐，心脉率一致，各瓣膜听诊区未闻及杂音，无心包摩擦音。

■ **实验室检查**　N端脑利钠肽607.45 pg/mL。

■ **影像学检查**　冠状动脉CTA（对比剂应用碘美普尔400），具体内容见下。

■ **入院诊断**　①心力衰竭 心功能Ⅲ级（NYHA分级）；②心律失常 房颤；③高血压2级 高危。

■ **主要诊疗计划** 营养心肌，改善心肌供血，控制心律失常，利尿，洋地黄改善心功能，减轻心脏负荷。

【CT 技术】

■ **对比剂注射方案** 用双筒高压注射器经右侧肘前静脉注射碘美普尔400，剂量40 mL，速率4 mL/s，随后再注入20 mL生理盐水。

■ **CT图像采集参数** 扫描设备为GE Revolution CT（GE Healthcare）。扫描范围由气管分叉至心底。宽体探测器Z轴最大覆盖范围为16 cm，全部数据可在一个心动周期内采集完成，扫描床不移动，因此，扫描方式为心电图前瞻性门控轴向扫描。Z轴扫描范围可选择12 cm、14 cm或16 cm；机架旋转速度0.28 s/r，重组层厚、间隔均选择0.625 mm；迭代重组权重ASI R-V选择30%；重组矩阵512 × 512；重建算法选择STD。开启冠状动脉SSF，进一步提高XY平面时间分辨率。Auto-gating可自动判断心率及心律情况，并根据具体情况选择合适的曝光时相及是否开启冠状动脉SSF。

■ **后处理技术** 重建层厚0.625 mm，将原始数据传送至GE AW4.6图像后处理工作站，进行VR、MPR后处理。

【CT 图像】（图 3-5-13）

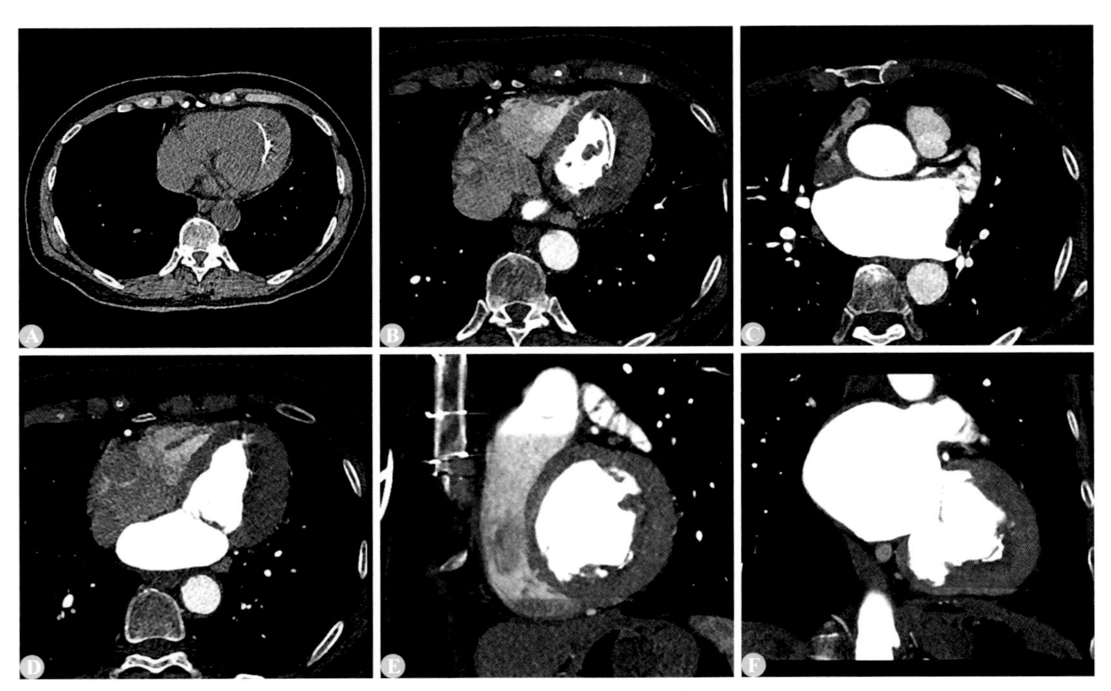

图3-5-13 限制型心肌病

A.CT平扫图像，左心室心内膜可见弧形钙化影；B.心脏CTA图像，左心室心内膜钙化灶外缘心肌处见片状无强化低密度影；C.心脏CTA图像，左心房显著增大；D.心脏CTA图像，四腔心层面右心房稍大；E、F.MPR图像，斜位上左心室心内膜可见条片状钙化影，钙化灶外缘心肌处见片状低密度影。左心室心尖部内膜增厚，左室舒张功能受限

【诊断依据】

■全息动态心电图　持续性心房纤颤；频发室性早搏，部分成对出现；ST-T呈持续性改变。

■超声心动图　左心室前壁、前间壁搏动幅度轻度减弱；左心室舒张功能下降。

【诊断要点】

限制型心肌病（restrictive cardio-myopathy，RCM）以心室充盈受限制为特点。典型病变为心室内膜和内膜下心肌进行性纤维化，导致心室壁顺应性降低，心腔狭窄。因此，亦称为心内膜心肌纤维化（endomyocardial fibrosis）。

根据两侧心室被累及的程度，临床上RCM可分为右心室型RCM、左心室型RCM及混合型RCM。以左心室型最常见。在早期纤维化形成前阶段，患者可因无症状或症状轻微而难以识别，随病情进展常可出现倦怠、乏力、劳力性呼吸困难，以后这些症状加重，亦可出现胸痛。其中，左心室型RCM早期可出现左心功能不全表现，如易疲劳，呼吸困难，咳嗽及肺部湿啰音等。右心室型RCM及混合型RCM常以右心功能不全为主。

CT表现：①右心室型RCM：右心室腔变形，心尖闭塞，流出道扩张；右心房明显扩张；三尖瓣中重度关闭不全。②左心室型RCM：左心室腔心尖变形，圆隆或闭塞；左心房扩张，伴二尖瓣轻度关闭不全。③混合型RCM：为上述两型征象的组合，常以右心损害表现为著。

第五章

【鉴别诊断】

■缩窄性心包炎　缩窄性心包炎患者常有活动性心包炎的病史，出现奇脉。心电图无房室传导障碍；CT或MRI示心包增厚；胸部X线有心包钙化；超声心动图示房室间隔切迹，并可见心室运动协调性降低，心室压力曲线的特点为左右心室充盈压几乎相等，差值<5 mmHg；心内膜心肌活检无淀粉样变或其他心肌浸润性疾病表现。

■缺血性心肌病和高血压性心肌肥厚　两种情况时均可有不同程度的心肌纤维化改变，且均有心室顺应性降低、舒张末压升高及心排出量减少等，与RCM表现相似，但缺血性心肌病有明确的冠状动脉病变证据，冠状动脉CTA或冠状动脉造影可确诊；高血压性心肌肥厚多有长期血压升高及左心功能不全的病史；此外，两者在临床上均以左心受累和左心功能不全为特征，而RCM则常以慢性右心衰竭表现更为突出。

【病案点评】

RCM是以舒张功能异常为特征，表现为限制性充盈障碍的心肌病。WHO的定义为“以单心室或双心室充盈受限，舒张期容积缩小为特征，但心室收缩功能及室壁厚度正常或接近正常。可出现间质的纤维增生。可单独出现，也可与其他疾病（淀粉样变性、伴或不伴嗜酸粒细胞增多的心内膜疾病）同时存在”。在3种类型原因不明的心肌病中，限制型心肌病远较扩张型心肌病及肥厚型心肌病少见。本病主要指在热带地区发生的心内膜心肌纤维化和温带地区多见的嗜酸性粒细胞增多性心肌病。近年来临床和实验研究表明，这两种不同类型的疾病，可能是同一疾病不同阶段的表现，在病情早期临床表现两者有所不同，但到疾病后期，临床表现均为全身性阻塞性充血，心肌病理改变两者基本一致，故列于一处讨论。

心肌纤维变性、心肌浸润或心内膜心肌瘢痕组织形成是心脏限制性充盈障碍的主要原因。RCM可以是特发性、遗传性或是各种系统性疾病的结局。遗传性RCM通常以常染色体显性遗传为特征，还可通过常染色体隐性遗传。RCM继发于系统性疾病的有：淀粉样变性、结节病、类癌综合征、硬皮病和蒽环类药物中毒等。

本病常并发心力衰竭、心律失常、动脉栓塞和心包积液等。对于有明确原因的RCM，应首先治疗其原发病。对症治疗主要包括降低心室充盈压及抗凝治疗。洋地黄类药物无明显疗效，但房颤时，可以用来控制心室率。对于房颤亦可使用胺碘酮转复，并口服预防。但抗心律失常药物对于预防限制型心肌病患者的猝死无效，患者可置入埋藏式心律转复除颤器（imbedding carclioverter defibrillator，ICD）。对于严重的心内膜心肌纤维化可行心内膜剥脱术，切除纤维性心内膜。本病病程长短不一，轻者存活期可达25年，死亡原因多为心力衰竭或肺栓塞。病变累及左心室、心功能Ⅲ～Ⅳ级（NYHA分级）、严重二尖瓣与三尖瓣关闭不全及栓塞多提示预后不良。

（张永高　　郭和合）

第六章　胸部其他

第一节　纵隔病变

一、胸腺瘤

【病例介绍】

患者男性，50岁，因“检查发现前纵隔肿瘤1个月”入院。

■ **现病史**　患者1个月前体检发现前纵隔肿瘤，无视物模糊、眼睑下垂、复视，无四肢无力、胸闷、饮水呛咳，无咳嗽、咳痰、咯血、痰中带血，无发热、盗汗，不伴心慌、心悸、心前区疼痛，不伴头痛、头晕、恶心、呕吐、腹泻、黑便等。至其他医院就诊，行胸部CT示前纵隔肿瘤。病程中患者一般情况可，大小便正常，体力体重无明显改变。

■ **查体**　全身皮肤黏膜、巩膜无黄染，无苍白、发绀。胸廓正常，胸壁静脉无充盈、曲张，胸骨无压痛。肋间隙正常，双侧呼吸运动对称，呼吸平稳、节律规整。双侧语颤对称，未触及胸膜摩擦感。

■ **实验室检查**　CA125 44.70 U/mL（+），CA19-9 176.00 U/mL（+），CEA 5.73 ng/mL（+），AFP 2.61 ng/mL（-），总胆红素41.5 μmol/L（+），丙氨酸氨基转移酶68 U/L（+），门冬氨酸氨基转移酶（AST）74 U/L（+）。

■ **影像学检查**　胸部增强CT（对比剂应用碘美普尔400），具体内容见下。

■ **入院诊断**　①胸腺瘤？②淋巴瘤？③骨质疏松。

■ **主要诊疗计划**　拟行全身麻醉下胸腺肿瘤切除术。

【CT 技术】

■ **对比剂注射方案**　经右肘正中静脉注射碘美普尔400，剂量70 mL，速率3.0 mL/s。

■ **CT图像采集参数**　机型Philip iCT 256，层厚、层距5 mm，拆薄为0.9 mm

■ **后处理技术**　MPR。

【CT 图像】（图 3-6-1）

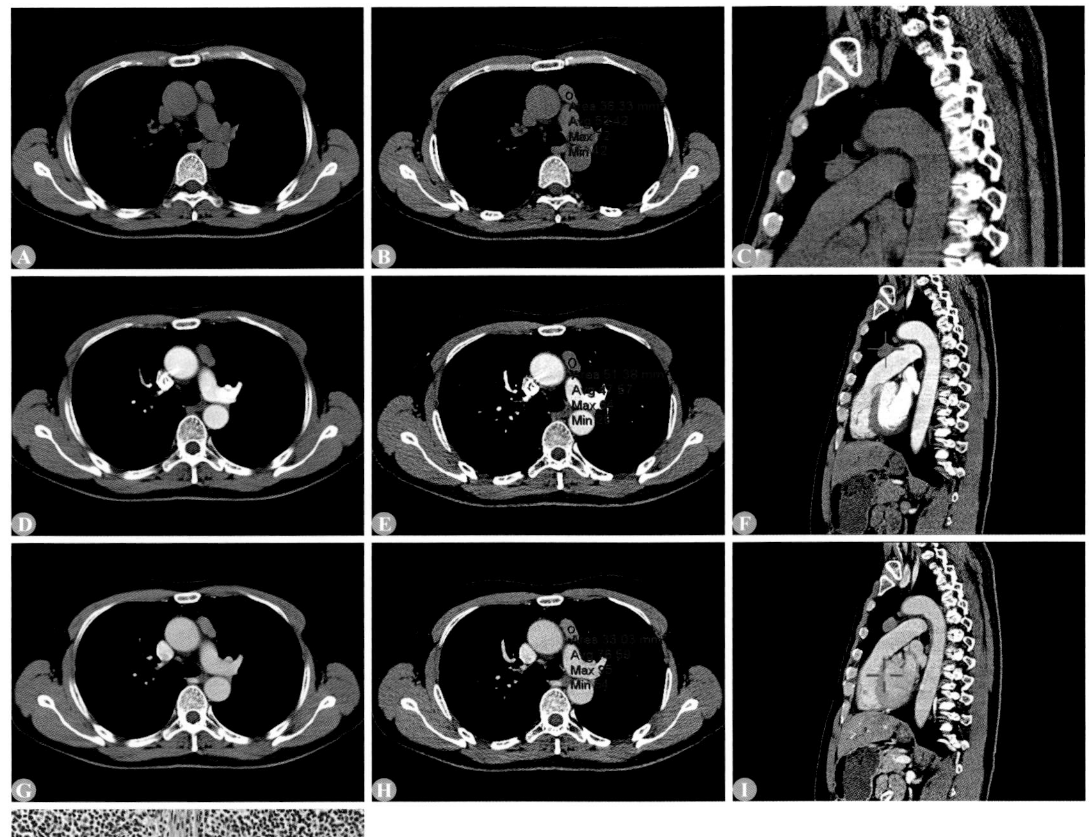

图3-6-1 AB型胸腺瘤

左上纵隔占位，病理结果为AB型胸腺瘤。A～C.CT平扫图像，左前上纵隔可见卵圆形结节影，大小约2.6 cm×1.4 cm，其内密度均匀，CT值约52 HU，边缘清晰；D～F.动脉期图像，病灶呈均匀强化，CT值约48 HU，与周围组织分界清晰；G～I.静脉期图像，病灶呈均匀强化，CT值约76 HU；J.病理切片图像（HE×100），大量梭形上皮细胞及淋巴细胞

【病理结果】

■ **手术经过** 经术前准备及全科讨论，行全身麻醉下行剖腹探查。全身麻醉成功后，气管插管。取平卧位，两腿叉开，左侧垫高30°，采用剑突下入路+左侧胸腔入路。常规消毒铺巾。术中取剑突下2.0 cm切口作为观察孔、操作孔，取腋中线第6肋间、腋前线第4肋间、左锁骨中线第5肋间分别胸壁打孔作为观察孔、主操作孔和副操作孔。进镜后观察，胸膜腔无粘连，人工气胸，左侧肺萎陷，向右侧再摇床15°，完全暴露前上纵隔。发现胸腺肿瘤位于主动脉弓处，大小约3 cm×2 cm，质地偏硬。从胸腺左下极开始分离，超声刀分离，沿左侧膈神经以内；再分离胸腺左上极，将双上极向下牵拉暴露胸

腺背侧，超声刀切断胸腺静脉，将胸腺左侧先完整游离，再清扫左侧肋膈角脂肪。利用剑突下切口为观察孔，从胸腺右下极开始分离，超声刀分离，沿右侧膈神经以内，完整切除胸腺肿瘤及胸腺组织。以左锁骨中线第5肋间为观察孔，剑突下切口为副操作孔，清扫右侧心隔角脂肪。仔细止血，留置胸腔引流一根。清点纱布器械无误，关闭胸壁各层。术中出血约10 mL，未输血。

■病理结果　灰黄色、灰褐色不整形组织，大小共10.0 cm × 9.0 cm × 3.0 cm，切面见一肿块，大小3.2 cm × 2.0 cm × 1.7 cm，表面光滑结节状，切面灰白色，质中。免疫组化：CK19（+）、CD5（+）、CK5/6（+）、CD10（+）、TdT（+）、CD117（-）、CD20（-）、CD3（-）、ki-67（+，约70%）。

【诊断要点】

胸腺瘤（mediastinal thymoma）为前纵隔最常见的肿瘤之一，其影像学表现为CT平扫纵隔（多为前上纵隔）中可见类圆形、卵圆形或形态不规则软组织密度影，在纵隔窗中边界可清晰或不清晰，进一步增强扫描中有多种方式强化，影像学表现主要与肿瘤的分型有关。低危组中A型及AB型、B_1型形态规则，呈类圆形改变居多，边缘清晰，密度均匀，几乎不会发生坏死及出血，与周围组织分界清晰，增强扫描均匀强化。高危组中B_2、B_3型边缘欠清晰，可以出现分叶，局部可以出现“胸膜尾征”，增强扫描大致均匀强化，高危组中B_3型可为形态不规则，内部可出现囊变坏死，可侵袭周围组织，增强扫描呈不均匀强化。有研究表明B_1、B_2、B_3型更容易出现钙化。

【鉴别诊断】

■胸腺癌　胸腺癌边缘有明显的毛刺或锯齿状改变，CT值为22～55 HU，坏死灶更容易出现，增强扫描明显不均匀强化，在侵犯周围组织结构的基础上有肺部转移或者胸外转移，有胸闷等胸部症状。

■胸腺囊肿　胸腺囊肿为边缘清晰光滑、均匀水样密度肿块，囊壁菲薄难辨，张力较低，增强扫描无强化。

■胸腺增生　胸腺增生CT表现可为弥漫性增大，通常是左右叶均匀增大，与纵隔纵轴方向一致。

■畸胎瘤　囊性畸胎瘤可呈囊性改变，边缘清晰，密度均匀，增强扫描囊壁强化，囊液不强化。囊实性或实性畸胎瘤表现为明显混杂密度肿块影，超过半数可出现脂肪成分及钙化成分。

■淋巴瘤　淋巴瘤好发于青少年及老年人，浸润范围大，超出前纵隔范围，甚至累及全身多组淋巴结，呈多发结节状及部分融合改变，边缘呈分叶状改变，增强扫描轻度不均匀强化。

【病案点评】

胸腺瘤好发于40岁以上人群，男女发病率无明显差异，儿童罕见，随年龄的增长发病率有增加趋势，而60岁后发病率降低。约1/3胸腺瘤患者表现为胸痛、呼吸困难或咳嗽，因为肿瘤压迫或侵犯邻近结构；约1/3～1/2患者因肿瘤分泌激素、抗体及细胞因子等出现全身症状或副肿瘤综合征，其中重症肌无力是最常见的副肿瘤综合征，大约出现在30%～50%的胸腺瘤患者中，女性常见，部分患者可出现低丙种球蛋白血症和单纯红细胞再生障碍性贫血。另外，胸腺瘤也与多种自身免疫性疾病有关，如系统性红斑狼疮、多发性肌炎和心肌炎。随着多层螺旋CT的普及，越来越多的无症状胸腺瘤患者被发现。

根据2015年WHO胸腺瘤分型，分为A、AB、B_1、B_2、B_3型，2004年WHO胸腺上皮样肿瘤分类将C型胸腺瘤改成胸腺癌。外科学分型主要分为Masaoka-KogaⅠ、Masaoka-KogaⅡ、Masaoka-KogaⅢ、Masaoka-Koga Ⅳ期。Ⅰ期肿瘤的特征是有完整的包膜；Ⅱ期指显微镜下浸润包膜（Ⅱa）或肉眼浸润周围脂肪（Ⅱb）；Ⅲ期指肿瘤侵犯邻近器官，如心包、大血管或肺；Ⅳ期指通过胸膜或心包播散（Ⅳa）或淋巴血行转移（Ⅳb）。国际肺癌研究协会与ITMIG回顾性评价了大样本（10808例患者）的胸腺上皮性肿瘤数据库，为第八版肿瘤TNM分期提供建议。T分期：T_1为肿瘤包膜完整或侵犯纵隔脂肪、纵隔胸膜；T_2为肿瘤侵犯心包；T_3为侵犯肺、胸壁、膈神经、头臂静脉、上腔静脉或肺门血管；T_4为侵犯胸主动脉、主动脉弓、主肺动脉、气管、食管或心肌。N分期：N_0为无淋巴结转移；N_1为侵及前组淋巴结（胸腺周围淋巴结）；N_2为侵及胸腔深部或颈部淋巴结。M分期：M_1a为胸膜或心包转移；M_1b为肺或远处脏器转移。

影像学在胸腺瘤的识别、诊断、分期、疗效评估及肿瘤复发的随访监测方面发挥着重要作用。CT因具有良好的空间分辨率和密度分辨率，目前为胸腺瘤的最佳影像手段。有学者研究，根据CT扫描中提取肿瘤的三维特征可以判断低危组或高危组，未来MRI和PET/CT在胸腺瘤诊断和分期中可能会发挥更大作用。MRI中压脂序列对胸腺增生及低危组胸腺瘤的鉴别有决定性作用，信号明显减低者为胸腺增生，反之则为胸腺瘤。近期有中国学者对胸腺瘤进行影像组学研究，根据模型的建立可以表明MRI影像组学分析对胸腺瘤的病理分型和TNM分期有一定的鉴别价值。为胸腺瘤患者接受治疗前个体化预测晚期风险提供了有效依据。

因胸腺瘤生物学行为潜在恶性可能，所有胸腺瘤均应接受手术治疗。根据疾病的分期及是否可完整切除选择具体治疗方案。Masaoka-KogaⅠ期和Ⅱ期首选手术治疗，研究证实，完整切除的胸腺瘤Ⅰ期和Ⅱ期预后没有统计学差异，且5年生存率均为100%。若未能完整切除，推荐对残留肿瘤进行术后放疗。Ⅲ期患者侵犯邻近纵隔器官，治疗目标是争取完整切除，延长生存时间，因此，推荐进行术前新辅助化疗，术后残留推荐放疗及化疗。Ⅳa期治疗原则同Ⅲ期，对Ⅳb姑息性化疗。尽管治疗策略很明确，但是Masaoka-Koga分期是根据术后分期，依赖显微镜下识别肿瘤播散情况。对于Ⅳa期和Ⅲ期患者需要术前新辅助治疗，因此，通过影像学识别十分重要。

（李明智　李滋聪　张东友　阳　义）

二、胸腺癌

【病例介绍】

患者男性，59岁，“意外发现纵隔占位4月余，胸闷、纳差1周余”入院。

■ **现病史**　患者4个月前因“右下肢无力”就诊，确诊为“左侧脑室旁急性脑梗死”入院，常规行胸部CT检查意外发现“前纵隔占位：侵袭性胸腺瘤可能性大”，后自行口服中药治疗，未作其他处理。最近1周余出现胸闷、纳差，无发热、寒战，无恶心、呕吐等不适，遂入院。

■ **查体**　胸廓无畸形，呼吸度一致，左侧语音震颤略增强。

■ **实验室检查**　CA125 119.30 U/mL（↑）（0～35 U/mL），其余肿瘤指标（-）。

■ **影像学检查**　胸部CT平扫+增强。

■ **入院诊断**　①侵袭性胸腺瘤？②淋巴瘤？

■ **主要诊疗计划**　CT评估肿瘤可切除性，若不能切除，拟行纵隔肿瘤穿刺活检术后行内科治疗。

【CT 技术】

■ **对比剂注射方案**　采用双筒高压注射器经肘正中静脉注射碘美普尔400，剂量70 mL，速率3.5 mL/s。

■ **CT图像采集参数**　采用SIEMENS Definition Flash双源CT机型，管电压120 kV，管电流180 mA，层厚5 mm，层间距5 mm，范围自肺尖至肺底，于深吸气末屏气扫描，注射对比剂后28 s扫描动脉期，50 s扫描静脉期，120 s扫描延迟期。

■ **后处理技术**　使用SIEMENSsyngo.via工作站MPR技术，层厚3 mm。

【CT 图像】（图 3-6-2）

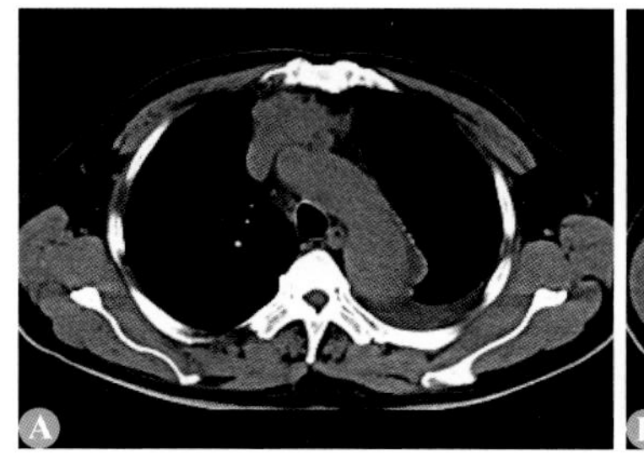

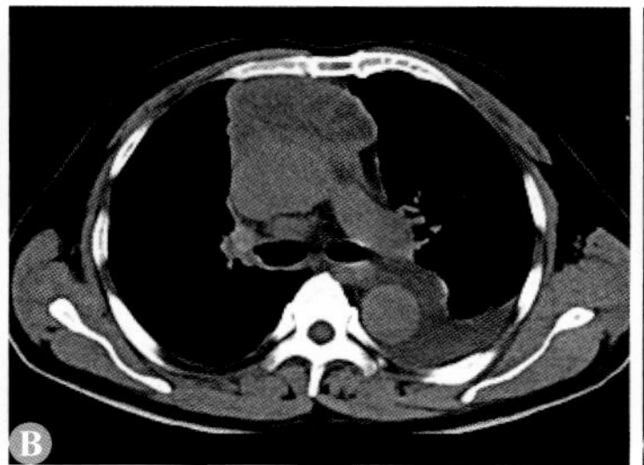

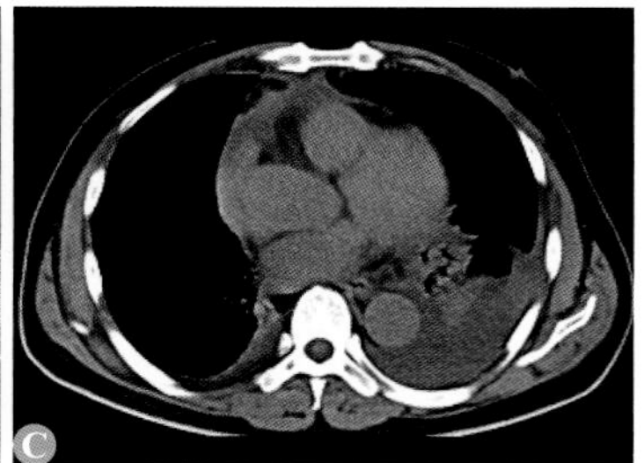

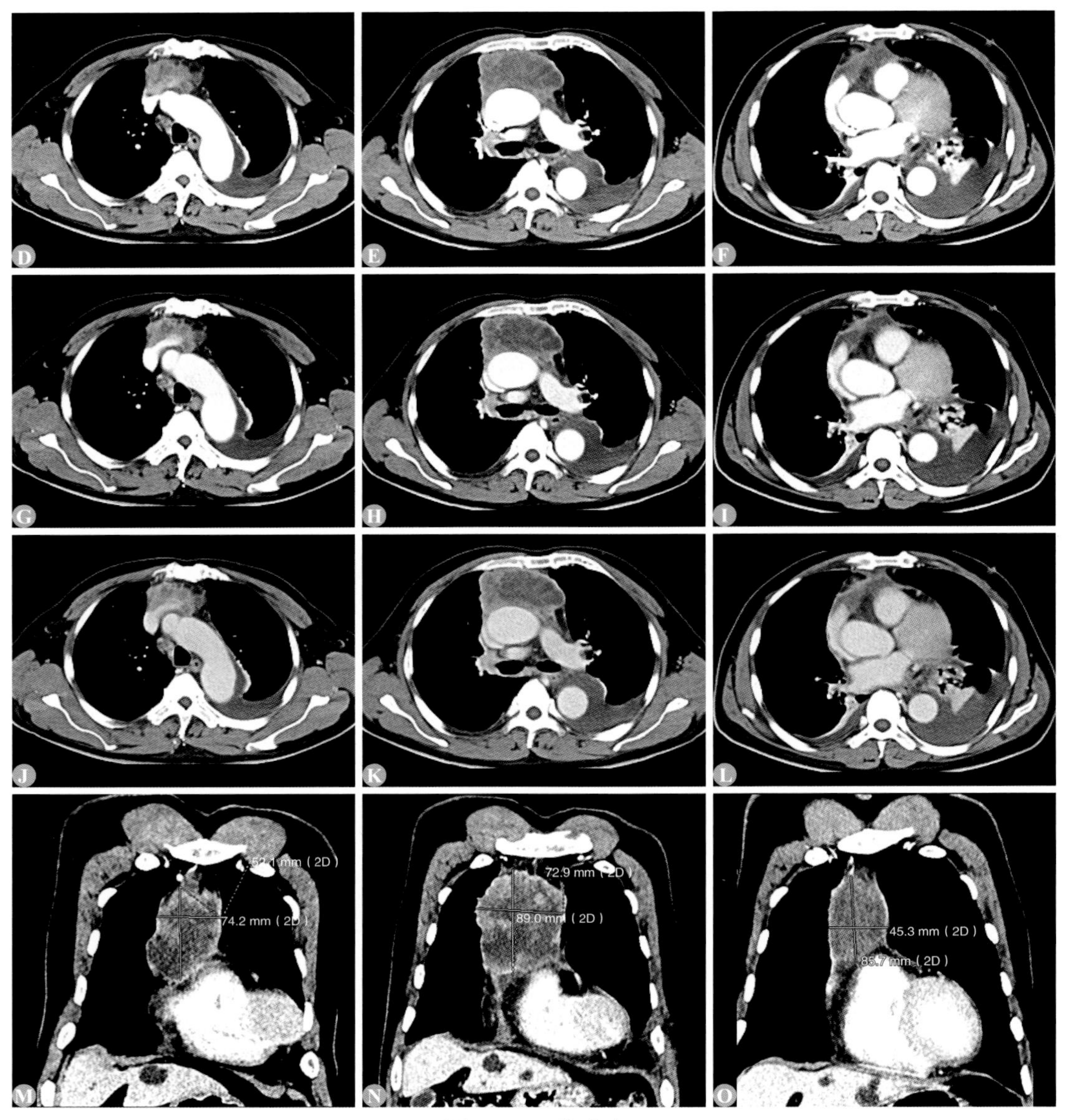

图3-6-2　胸腺癌

前纵隔不规则软组织肿块，呈不均匀密度，边缘结节状，内含低密度坏死，包绕邻近血管，与脂肪及纵隔胸膜交界面模糊、并胸膜及心包增厚毛糙，右侧与肺交界面呈较平直钝角。双侧胸腔积液、心包积液，两肺背侧节段实变。A～C.CT胸部平扫图像，前纵隔软组织肿块实性部分CT值约37 HU；D～F.动脉期图像、G～I.静脉期图像、J～L.延迟期图像，肿块呈不均匀强化，三期CT值依次约为57 HU、69 HU、73 HU，邻近胸膜、心包膜受侵，左头臂静脉被肿块包绕、管壁不规则并管腔狭窄，肺门及纵隔多发小淋巴结；M～O.MPR图像，从左向右依次代表4个月前、入院时、化疗2周期后图像，可见入院时肿块较4月前明显增大，化疗两周期后肿块明显缩小。（免疫联合化疗方案：信迪利单抗200 mg+白蛋白紫杉醇450 mg+奈达铂40 mg $d_{1\sim3}$）

【病理结果】

■ 因肿瘤侵犯纵隔血管及胸膜、心包，无手术指征。为明确肿瘤病理、为后续肿瘤内科治疗提供证据，遂在CT手术室行经皮前纵隔肿瘤芯针穿刺活检术。

■ **病理结果** 镜下见肿瘤组织呈巢状排列，肿瘤细胞异型性明显，间质纤维组织增生，部分区域见坏死，结合影像学检查，考虑（前纵隔）胸腺鳞状细胞癌。免疫组化：癌细胞CK（+）、Syn散在（+）、CD56部分（+）、CD117（+）、P53约30%强弱不等（+）、P40（+）、CK5/6（+）、P63（+）、Vim（−）、TTF-1（−）、NapsinA（−）、CK7（−）、CgA（−）、CD5（−）、CEA（−）、LCA（−）、Ki-67（+，约60%）。

【诊断要点】

患者为中老年男性，因“胸闷、纳差1周余”入院。肿块定位在前纵隔、占据胸腺区，呈软组织密度，形态、边缘不规则（边缘呈结节样突出），无清楚包膜，内部不均质（含有低密度坏死），CT增强扫描动脉期呈轻至中度不均质强化，静脉期及延迟期强化持续。肿块生长较快，入院时大小超过8 cm × 7 cm（4个月前约7 cm × 5 cm），与纵隔脂肪、大血管交界面不清，致左头臂静脉僵硬、狭窄，与右肺交界面宽、模糊、边缘小棘状突起，邻近纵隔胸膜、心包膜增厚模糊、引起积液，均提示肿瘤具有浸润性，考虑为偏恶性肿瘤。胸腺癌（thymus cancer）是起源于胸腺上皮细胞的恶性肿瘤，临床症状无任何特异性，与侵袭性胸腺瘤及前纵隔其他恶性肿瘤影像表现类似，术前正确诊断较难。当发生于50岁左右，就诊时胸腺区肿块伴有局部结构侵犯，如胸膜、大血管及淋巴结转移、肺内及远处转移，需考虑本病。

【鉴别诊断】

■ **侵袭性胸腺瘤** 胸腺瘤好发于40岁以上，约有30%为侵袭性胸腺瘤，与胸腺癌难以鉴别。胸腺瘤体积小、大多数瘤体边缘清楚、较光整，均质或不均质，可出现钙化，邻近结构可受侵，但较少发生胸外及远处转移，有的CT无明显侵袭性的胸腺瘤，病理可能为侵袭性。胸腺癌发生胸膜侵犯转移、肺内转移的概率更高。侵袭性胸腺瘤可见胸外综合征，如重症肌无力、副肿瘤综合征、单纯性红细胞再生障碍、低丙种球蛋白血症、系统性红斑狼疮等，胸腺癌罕见这些伴发症状。

■ **淋巴瘤** 前纵隔淋巴瘤常表现为多肿块融合状或分叶状，常表现为均质、无或轻度强化，不均质型淋巴瘤与胸腺癌表现有相似之处，但淋巴瘤常伴有颈部、中后纵隔及其他部位淋巴结肿大，增强扫描呈结节状强化，一般不侵及胸膜和心包，对大血管呈包绕为主、侵蚀少见。

■ **纵隔型肺癌** 是一种特殊的肺癌（由肺内向纵隔内生长），早期即出现呼吸道症状，CT常表现为纵隔旁、肿块与纵隔交界面呈锐角，内可见支气管影，内缘与纵隔无界线或间隔脂肪影。肿块与纵隔交界区基底部常小于肿块最大径线，瘤体主体在肺内，增强扫描可观察肿瘤血管来源于肺。

■ **恶性生殖细胞肿瘤** 好发于青年男性，非畸胎类生殖细胞瘤为恶性肿瘤，肿块常较大，生长迅速、不均质，偏向一侧生长，与毗邻结构分界不清，具有钻缝生长趋势。CT平扫密度低，内部可见多发坏死囊变，可见钙化。增强呈斑片、边缘强化，可见增粗的肿瘤血管，常伴有血清AFP、人绒毛膜促性腺激素（HCG）、乳酸脱氢酶等升高。

【病案点评】

纵隔肿瘤是胸外科常见的肿瘤，类型纷杂繁多，多数为意外检查发现。前纵隔肿瘤占纵隔肿瘤的大多数，约47%的前纵隔肿瘤为胸腺瘤。2015年WHO分类将胸腺上皮性肿瘤分为胸腺瘤（所有胸腺瘤均为潜在恶性的）、胸腺癌（把胸腺神经内分泌肿瘤从胸腺癌中独立出来）。

胸腺癌（thymus cancer）是一种少见的纵隔恶性肿瘤，仅占胸腺上皮肿瘤的15%～20%，细胞学为恶性，具有明显不同于胸腺瘤的恶性生物学行为，具有局部侵袭性、淋巴结与血行转移性，较常见胸膜转移。其组织学表现多样，最常见的组织类型是鳞状细胞癌和淋巴上皮瘤样癌，不常见的有未分化癌、腺癌、黏液表皮样癌、基底样癌和透明细胞癌等。其影像表现与其他原发恶性肿瘤很相似，诊断时需排除转移性肿瘤。

胸腺癌多见于成年男性，平均年龄50岁左右。主要临床表现为胸痛、胸闷、咳嗽、上腔静脉阻塞综合征等，与胸腺瘤临床表现相似，但胸腺癌极少合并胸外综合征，部分患者可无任何症状。

CT是纵隔肿瘤诊断的最主要手段，有助于准确评估肿瘤的位置、形态特征及血供情况等，CT表现扫描应包括最低的肋膈角。CT平扫可观察有无钙化、脂肪、囊性区，通过增强前后CT表现对比可区分实性、囊性和坏死组织。目前尚无指南建议MRI用于评估该疾病，但MRI能更好地区分囊性区内部性质，更好地观察不同时期的出血。有研究显示PET对区分胸腺癌和胸腺瘤有一定价值，但研究多为小样本。因淋巴瘤、生殖细胞瘤为非外科切除性肿瘤，治疗前的定性对纵隔肿瘤尤为重要，临床上多数情况需对淋巴瘤和胸腺瘤、胸腺癌进行鉴别，但这两类疾病鉴别较为困难。一般来说，胸腺癌/胸腺瘤患者年龄40～50岁以上，合并免疫异常提示胸腺瘤，具有局部侵犯和胸膜、肺内转移提示胸腺癌；淋巴瘤患者多表现为盗汗、低热、消瘦等症状，体检应仔细查找浅表淋巴结，肿块伴周围淋巴结肿大在淋巴瘤中更多见。CT引导下经皮纵隔肿瘤穿刺活检是诊断本病的关键，如果不能进行活检或仍不能确诊，可考虑行纵隔切开术或电视辅助胸腔镜手术活检。

胸腺癌因发病率低，缺乏前瞻性研究和大样本回顾性研究，治疗尚存争议。手术全切可行性低，现有的多种化疗方案中大多数包括顺铂和蒽环类药物，靶向治疗尚无令人满意的疗效，仍需多中心合作、规范诊治流程及统一数据库，为制订治疗指南提供依据。

（龚良庚　任海波　周晶晶）

三、淋巴瘤

【病例介绍】

患者男性，79岁，因“下肢水肿1周”入院。

■现病史　患者1周前无明显诱因出现双下肢水肿、肿痛，轻度气促，尿量减少，伴乏力、纳差，无眼睑、面部水肿，无咳嗽、咳痰，体重无明显改变。

■查体　右肺呼吸音低，左肺呼吸音清。双下肢凹陷性水肿，左下肢为著。

■实验室检查　血红蛋白浓度118 g/L（↓），白蛋白37.94 g/L（↓），乳酸脱氢酶354.0 U/L（↑），CA125 151.20 U/mL（↑）。

■影像学检查　胸部增强CT（对比剂应用碘美普尔400），具体内容见下。

■入院诊断　下肢水肿原因待查。

■主要诊疗计划　行“R-miniCHOP”方案化疗。

【CT 技术】

■对比剂注射方案　用高压注射器经右肘静脉快速注射碘美普尔400，剂量70 mL，速率3.0～3.5 mL/s。

■CT图像采集参数　采用GE Revolution 256排CT，管电压140 kV，管电流采用Smart mA 技术，设置区间80～350 mA，层厚、层间距均为2.5 mm。监测点为升主动脉，阈值120 HU。注射对比剂后延迟10 s启动监测扫描，监测扫描间隔为每2 s，触发后延迟6 s扫描动脉期，再延迟30 s扫描静脉期。扫描范围自肺尖至肺底，于深吸气末屏气扫描。

■后处理技术　行冠状位和矢状位的MPR，层厚3 mm。

【CT 图像】（图 3-6-3）

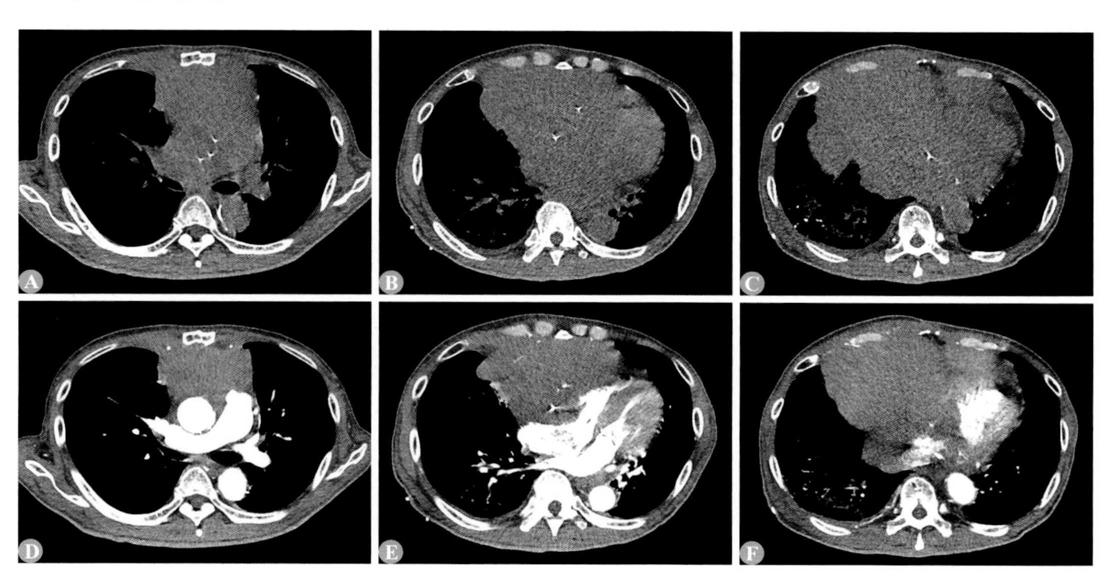

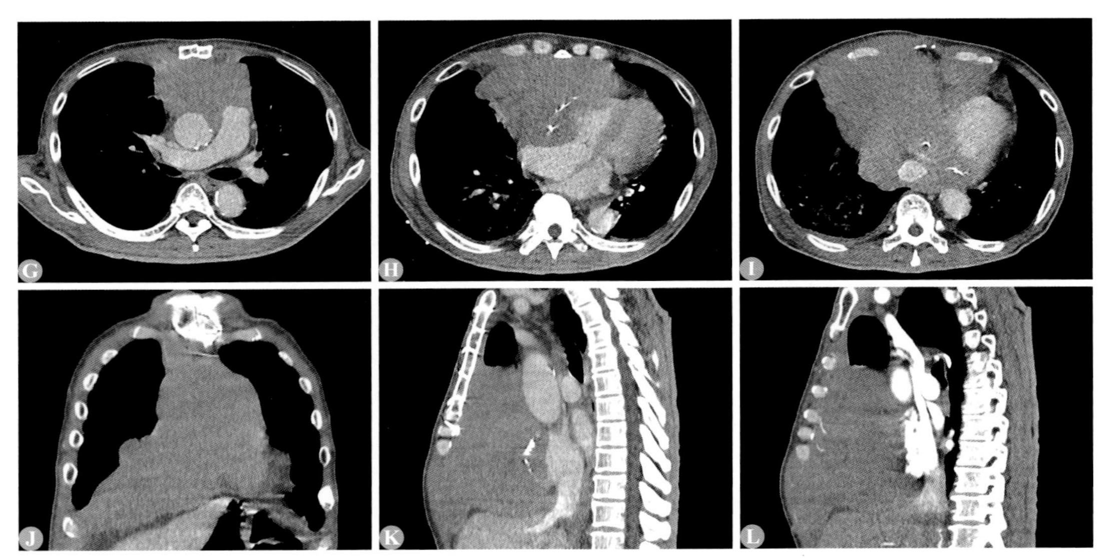

图3-6-3 纵隔淋巴瘤

纵隔淋巴瘤累及心脏和冠状动脉，伴有纵隔结构受压移位。A～C.CT平扫图像，前中纵隔见巨大不规则软组织肿块影，边界不清，密度均匀；D～F.动脉期图像，病灶呈均匀轻度强化，弥漫多发钙化的冠状动脉被包绕，心脏受侵；G～I.静脉期图像，上腔静脉局部明显受压变窄，下腔静脉被包绕，邻近右肺组织压迫性肺不张，中后纵隔结构受压向左后方移位；J～L.MPR图像，病灶内见纡曲小血管影

【病理结果】

（前纵隔肿物）穿刺活检，镜下所见：肿瘤细胞弥漫分布，细胞体积较大，细胞质丰富，部分呈上皮样，可见异型，核分裂易见。

免疫组化：CD20（+），CD79a（+），PAX-5（+），CD5（+），CD3（-），CD10（-），Bcl-2（+），Bcl-6（+），c-MYC（+，约30%），MUM1（+），TdT（-），CD23（-），CD35（-），CycD1（-），SOX-11（-），CD117（+），Gra B（-），CD56（-），Tia-1（-），CK-P（-），Ki-67（+，约80%）。原位杂交：EBER（-）。

病理诊断：结合免疫组化，符合非霍奇金淋巴瘤，B细胞来源，倾向弥漫性大B细胞淋巴瘤，生发中心后来源。

【诊断要点】

纵隔淋巴瘤（mediastinal lymphoma）可独立存在，也可以是全身性淋巴瘤的一部分，根据细胞来源不同可分为霍奇金淋巴瘤和非霍奇金淋巴瘤。

纵隔淋巴瘤多表现为前纵隔分叶状肿块或多发肿大淋巴结，呈软组织密度，一般密度均匀。部分肿瘤可伴出血、坏死或囊变而导致密度不均匀，钙化极少见。增强扫描轻度强化，瘤内可见细小血管穿行。肿瘤常跨越左右纵隔，包绕大血管，可见“血管漂浮征”，血管管腔形态可无明显改变，也可受压变窄。肿瘤常压迫气管或食管，邻近纵隔结构（如胸膜、心包等）易受侵犯，可伴有胸腔积液及心包积液。纵隔霍奇金淋巴瘤的淋巴结受累多为连续性，而非霍奇金淋巴瘤则更倾向跳跃式侵犯和（或）血行转移至远处淋巴结及结外组织。

【鉴别诊断】

■ **胸腺瘤**　胸腺瘤是前上纵隔最常见的原发性肿瘤，临床可合并重症肌无力。胸腺瘤多为偏侧性生长，而淋巴瘤常跨越左右前纵隔。二者形态都可不规则，但淋巴瘤呈多结节融合趋势，周围常伴肿大淋巴结。淋巴瘤多包埋邻近血管，而胸腺瘤常挤压周围血管。增强扫描胸腺瘤强化程度较淋巴瘤高，多＞30 HU。

■ **纵隔生殖细胞肿瘤**　纵隔生殖细胞肿瘤CT平扫与淋巴瘤较难鉴别，增强扫描较淋巴瘤强化程度更高。畸胎瘤内脂肪、钙化及软组织密度影混杂分布是其特征性表现。血清AFP或β-HCG水平升高有助于非畸胎类生殖细胞肿瘤的鉴别诊断。

【病案点评】

纵隔淋巴瘤多数是作为全身性淋巴瘤的一部分而存在，少数为原发。原发性纵隔淋巴瘤也可分为霍奇金淋巴瘤和非霍奇金淋巴瘤，前者以结节硬化型经典霍奇金淋巴瘤多见，后者包括弥漫性大B细胞淋巴瘤、成淋巴细胞性淋巴瘤和原发性纵隔大B细胞淋巴瘤。

原发性纵隔弥漫性大B细胞淋巴瘤好发于50～60岁老年人。主要的流行病学危险因素包括肥胖、自身免疫性疾病、HIV及丙型肝炎病毒等。影像学多表现为边界不清的软组织密度肿块，其内可伴出血、坏死或囊变，肿瘤可包绕纵隔大血管或气管、支气管树引起上腔静脉综合征或气道阻塞，膈神经受累时可引起横膈抬高，胸外或远处血行侵犯相比原发性纵隔大B细胞淋巴瘤更常见。免疫组化显示CD19、CD20、CD22、CD79a、PAX5、OCT2阳性，CD15阴性，CD30可以弱阳性或局灶阳性。

原发性纵隔经典型霍奇金淋巴瘤组织学特征为肿瘤性的R-S细胞散布于反应性的非肿瘤性细胞背景中，临床上较少出现上腔静脉综合征、心包积液或胸腔积液。原发性纵隔大B细胞淋巴瘤多见于年轻女性，多表现为纵隔快速生长的肿块。常见的症状包括胸痛、咳嗽、呼吸困难、声音嘶哑、吞咽困难和体重减轻、发热、寒战及夜间盗汗等。与原发性纵隔经典型霍奇金淋巴瘤相比，原发性纵隔大B细胞淋巴瘤更常见侵犯邻近纵隔结构，并产生压迫症状，约1/3的病例可出现上腔静脉综合征、胸腔积液或心包积液，高达80%的病例可见血清乳酸脱氢酶升高。

纵隔淋巴瘤的确诊主要依靠组织病理学和免疫组化分析，诊疗方案的制订需结合患者年龄、体力状况及病理类型、分期及预后因素。影像学检查是疾病早期识别、明确分期及指导治疗的重要工具。

（王金岸　钟　军）

四、神经内分泌肿瘤

【病例介绍】

患者男性，37岁，因“发现右前上胸壁肿物3个月”入院。

现病史 患者3个月前发现右前上胸壁一类圆形肿物，未治疗。1个月前因牙痛于外院行胸部CT平扫提示“纵隔占位并双肺多发转移、多发骨转移、纵隔淋巴结转移可能”。患者自发病以来，精神、食欲、睡眠可，大小便正常，体重无明显变化。

查体 右前胸壁可触及一类圆形肿物，质硬，触之有轻度压痛。左侧耳前可触及一肿物，质硬，触之有轻度压痛，双下肢水肿。

实验室检查 白细胞计数10.72×10^9/L（↑），中性粒细胞计数8.61×10^9/L（↑），红细胞计数6.40×10^{12}/L（↑）。CEA 5.58 ng/mL（↑），CA19-9 38.14 U/mL（↑），神经元特异性烯醇化酶17.16 ng/mL（↑），CYFRA21-1 3.50 ng/mL（↑）。乙型肝炎病毒DNA＜200 IU/mL。

影像学检查 增强CT（对比剂应用碘美普尔400），具体内容见下。

入院诊断 前纵隔占位并纵隔淋巴结、双肺及全身多发骨转移。

主要诊疗计划 行“依托泊苷+顺铂”方案化疗：VP-15 100 mg ivgtt $d_{1\sim5}$；DDP 40 mg ivgtt $d_{1\sim3}$；21天为1个周期。

【CT 技术】

对比剂注射方案 用高压注射器经右肘静脉快速注射碘美普尔400，剂量70 mL，速率3.0～3.5 mL/s。

CT图像采集参数 扫描使用GE Revolution 256排CT，管电压140 kV，管电流采用Smart mA 技术，设置区间80～350 mA，层厚、层间距均为2.5 mm。监测点为升主动脉，阈值120 HU。注射对比剂后延迟10 s启动监测扫描，监测扫描间隔为每2 s，触发后延迟6 s扫描动脉期，再延迟30 s扫描静脉期。扫描范围自肺尖至肺底，于深吸气末屏气扫描。

后处理技术 行冠状位和矢状位的MPR，层厚3 mm。

【CT 图像】（图 3-6-4）

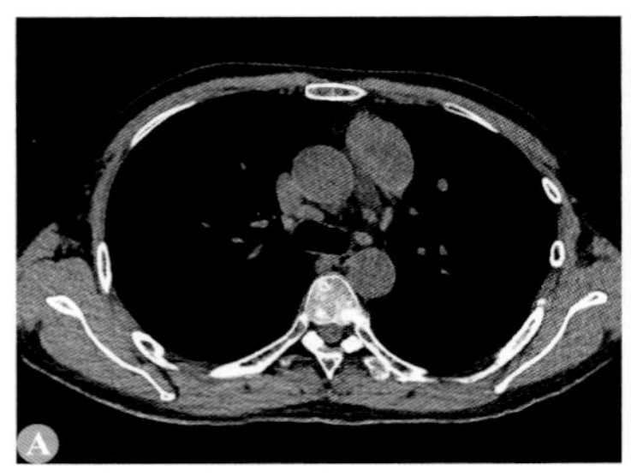

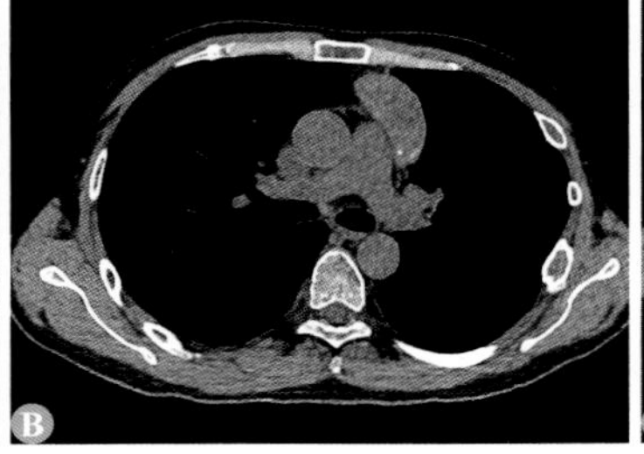

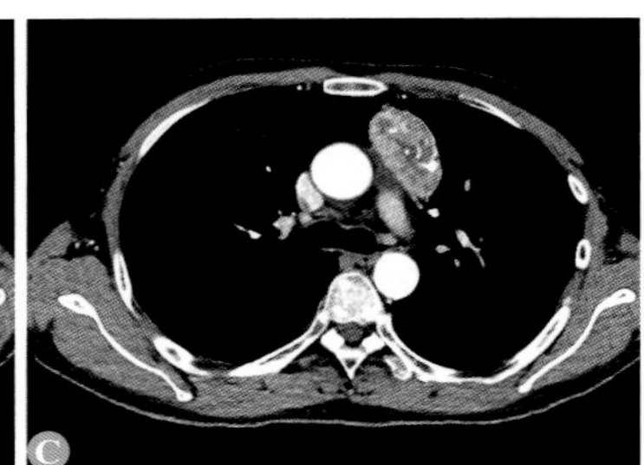

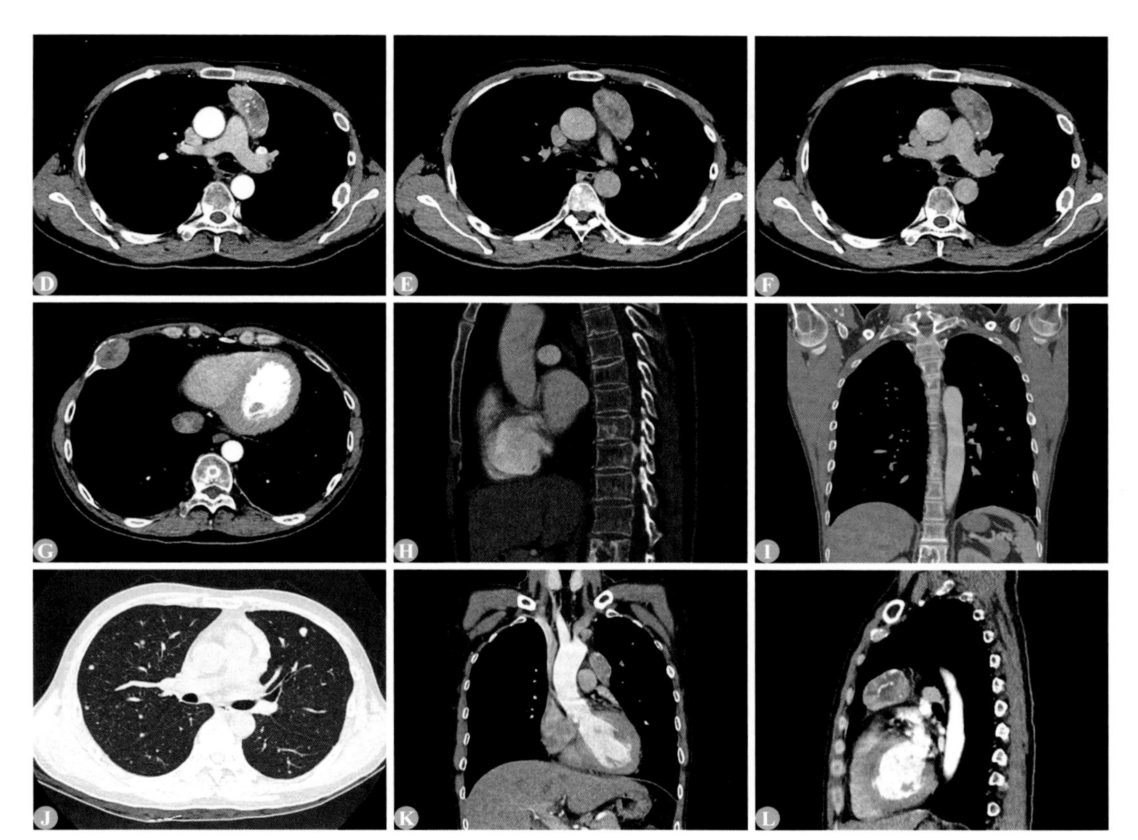

图3-6-4　前纵隔神经内分泌肿瘤

前纵隔神经内分泌肿瘤，并两肺多发转移、纵隔淋巴结转移和广泛骨转移。A、B.CT平扫图像，前纵隔见类圆形软组织肿块影，边界清楚，密度不均匀，内见少许斑点状钙化灶；C、D.动脉期图像，病灶呈不均匀明显强化，内见肿瘤血管影；E、F.静脉期图像，病灶强化稍退出；G～J.右侧肋骨、多发椎体、右侧肱骨、两肺多发转移；K、L.MPR图像，病灶边缘光整，与周围结构分界清楚，并可见纵隔肿大淋巴结

【病理结果】

（右侧胸壁肿物）穿刺，肿瘤细胞呈上皮样、部分呈梭形，弥漫片状及巢状生长，细胞轻度异型，核卵圆形，核分裂像约2个/2 mm^2，未见明显坏死。免疫组化：CK-P（+），SYN（+），CgA（+），CD56（+），S-100（-），EMA（+），CK19（+），CD99（+），SOX-10（-），CK5/6（-），P63（-），CD5（-），CK20（-），CD3（-），CD20（-），CD1a（-），TdT（-），Desmin（-），SMA（-），CD34（血管+），STAT6（-），TLE1（-），NSE（灶+），Ki-67（+，约8%）。结合免疫组化，符合神经内分泌肿瘤，考虑为典型类癌。

（腰1椎体病灶）穿刺，骨髓组织中见小巢状圆形、短梭形上皮样细胞团，细胞质少，伴挤压。结合临床，考虑为神经内分泌肿瘤转移，建议做免疫组化辅助诊断。

【诊断要点】

纵隔神经内分泌肿瘤（mediastinal neuroendocrine tumors）较为罕见，约占前纵隔肿瘤的2%～4%。肿瘤多位于前中上纵隔，且多为偏侧。肿瘤较小时边界多清楚，呈圆形或类圆形，密度均匀，增强扫描呈轻至中度均匀强化。肿瘤较大时多呈分叶状或结节状，内部容易出现坏死囊变，但钙化少见，常伴纵隔淋巴结转移、邻近结构侵犯及远处转移，增强扫描肿瘤不均匀强化，内可见肿瘤血管。

【鉴别诊断】

■ **纵隔副神经节瘤**　前纵隔的副神经节瘤与纵隔大血管关系密切，多位于主肺动脉窗、锁骨下动脉与相邻颈总动脉之间、左锁骨下动脉与邻近主动脉弓之间，与这些部位含有特定的副神经节组织有关。肿瘤呈类圆形实性肿块，增强扫描呈显著强化。随着肿瘤体积增大，中央可出现坏死囊变等。临床上少数患者可出现儿茶酚胺过量分泌的相关症状，如阵发性或持续性高血压、头痛、心动过速、出汗等。

■ **纵隔透明血管型castleman病**　纵隔透明血管型castleman病多见于中纵隔，后纵隔和前纵隔相对少见，病灶多呈单发软组织肿块，边缘光滑锐利，内可见斑点状、分枝状或短条状钙化，增强扫描动脉期明显强化，静脉期持续强化，密度接近邻近大血管。

【病案点评】

纵隔原发神经内分泌肿瘤多数起源于胸腺Kulchitsky细胞，少数起源于纵隔内其他上皮组织。部分学者用“神经内分泌癌”来命名，以强调其恶性特征。WHO最新分类将其分为高分化典型类癌、中分化不典型类癌、低分化大细胞神经内分泌癌及小细胞癌。肿瘤分化程度越低，侵袭性越强，预后越差。因肿瘤分化不同，可表现出广泛的形态特征。典型病变的免疫组化常见CK、EMA、NSE、Syn、CgA、CD6等阳性表达。

本病好发于中年男性，男女比例约3：1。临床多无症状或为体检偶然发现，部分患者可能因肿瘤压迫纵隔结构而产生症状，如咳嗽、胸痛等。部分患者可能与库欣综合征或多发性内分泌腺瘤病1型有关。

本病影像学多表现为前纵隔软组织密度肿块，呈类圆形或分叶状，边界多不清楚，坏死囊变多见，钙化少见。增强扫描实性部分显著强化。随着肿瘤生长，侵袭性增加，且容易出现淋巴结转移或血行转移至其他器官（如肺、骨、胸膜和肝等）。

由于放化疗对本病治疗效果有限，积极手术切除是其主要治疗方法，但多数患者就诊时已处于晚期，预后较差，容易复发。

（王金岸　　钟　军）

第二节　胸壁病变

一、胸壁神经鞘瘤

【病例介绍】

患者女性，38岁，因“体检发现右侧胸膜占位10余天”入院。

■ **现病史**　患者10余天前外院体检时查胸部CT发现“右侧胸膜下占位”。平素无胸痛、胸闷、气促，无咳嗽、咳痰，无乏力、盗汗，无腹痛、腹胀。体重无明显变化。

■ **查体**　未见明显异常。

■ **实验室检查**　糖化血红蛋白11.2%（↑），血糖18.01 mmol/L（↑）。血常规、生化、凝血功能等基本正常。

■ **影像学检查**　肺部增强CT（对比剂应用碘美普尔400），具体内容见下。

■ **入院诊断**　①右侧胸膜下占位；②糖尿病。

■ **主要诊疗计划**　拟全身麻醉下行胸腔镜下右后胸膜下肿物切除术。

【CT 技术】

■ **对比剂注射方案**　用高压注射器经右肘静脉快速注射碘美普尔400，剂量70 mL，速率3.0 ~ 3.5 mL/s。

■ **CT图像采集参数**　采用GE Revolution 256排CT，管电压140 kV，管电流采用Smart mA技术，设置区间80 ~ 350 mA，层厚、层间距均为2.5 mm。监测点为升主动脉，阈值120 HU。注射对比剂后延迟10 s启动监测扫描，监测扫描间隔为每2 s，触发后延迟6 s扫描动脉期，再延迟30 s扫描静脉期。扫描范围自肺尖至肺底，于深吸气末屏气扫描。

■ **后处理技术**　MPR（冠状位和矢状位），层厚3 mm。

【CT 图像】（图 3-6-5）

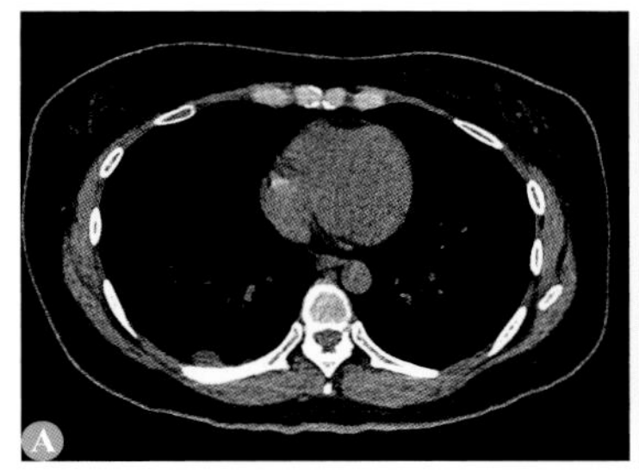

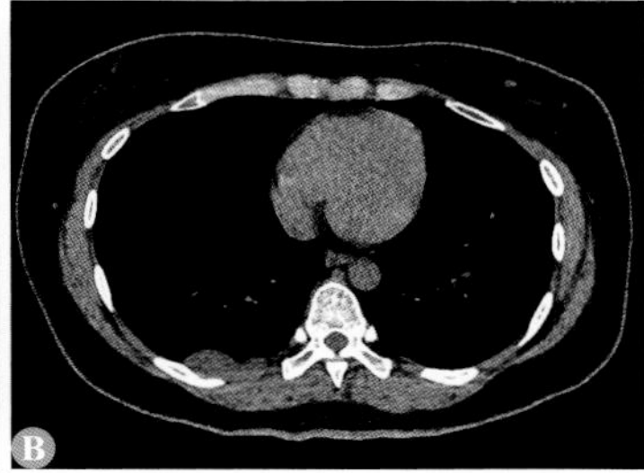

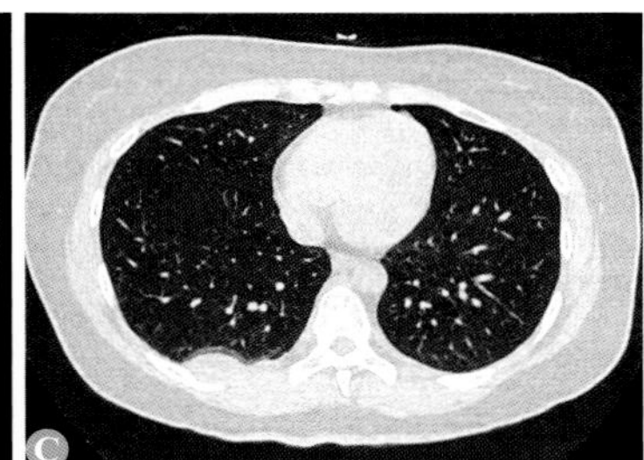

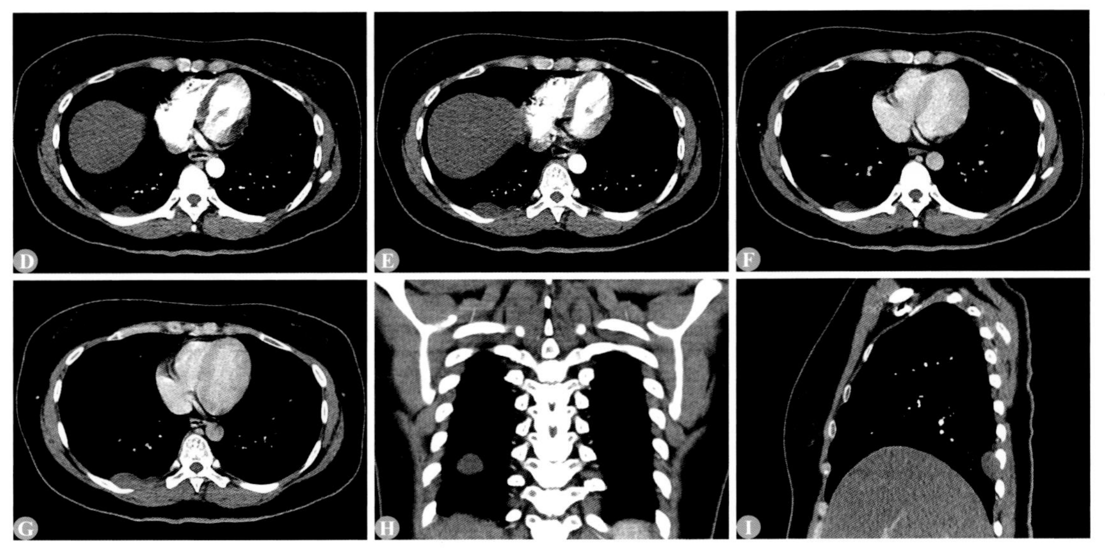

图3-6-5 胸壁神经鞘瘤

A ~ C.平扫图像，右侧胸壁扁丘状占位，密度稍低于肌肉组织，边缘清楚，邻近肺组织受压；D ~ F.动脉期和静脉期图像，病灶呈轻度均匀强化；H ~ I.MPR图像，病灶整体边界清楚，凸向肺内

【病理结果】

■ **肉眼所见** （右后胸膜下肿物）灰白结节样物一枚，大小2.5 cm × 2.1 cm × 1.8 cm，表面附完整包膜，包膜厚0.1 cm，切面灰白，实性，质中，局灶半透明。

■ **镜下所见** 瘤细胞呈梭形，呈漩涡状结构，部分疏松排列，肿瘤内见较多血管，未见坏死。

■ **病理诊断** （右后胸膜下肿物）梭形细胞肿瘤，考虑神经鞘瘤。

【诊断要点】

胸壁神经鞘瘤（chest wall schwannoma）比较少见，起源于肋间或脊神经根。肿瘤多为单侧孤立性肿块，位于肋骨内侧或肋间隙，呈丘状、圆形或椭圆形，密度低于肌肉组织，边缘清楚。肿瘤可与胸壁相贴凸向肺内，瘤肺界面清楚，与胸壁呈钝角；或位于肋间隙，邻近骨质长期受压、吸收，形成凹陷切迹，但无明显骨质破坏及骨膜反应。增强扫描可均匀强化或不均匀强化，部分伴坏死囊变、钙化或胸腔积液。

【鉴别诊断】

■ **胸膜间皮瘤** 胸膜间皮瘤可分为局限型胸膜间皮瘤和弥漫型胸膜间皮瘤。局限型胸膜间皮瘤多数为良性，无明显临床症状，影像学上与神经鞘瘤鉴别困难，确诊依赖活检。弥漫型胸膜间皮瘤为恶性，表现为胸膜不规则弥漫性增厚，多合并胸腔积液，患侧胸廓体积缩小，临床多表现为胸痛、呼吸困难等。

■ **胸膜转移瘤** 胸膜转移瘤常存在原发肿瘤病史，表现为胸膜不规则增厚，可单发或多发，多伴胸腔积液、胸廓骨质破坏、肺内转移瘤。

■ **胸膜孤立性纤维瘤** 肿瘤较小时密度均匀，与神经鞘瘤难以鉴别。肿瘤较大时可出现坏死囊变，增强扫描不均匀强化。

【病案点评】

神经鞘瘤又称施万细胞瘤，起源于Schwannoma细胞，是周围神经肿瘤中最常见的良性肿瘤。周围神经鞘瘤多发生于四肢，屈侧神经干多见，发生于胸壁比较罕见。肿瘤单发或多发，生长缓慢，多数患者无症状，肿瘤较大时可出现疼痛。多发生于20～50岁，男性比女性更常见。

胸壁神经鞘瘤多数为单发，边界清楚，呈丘状、圆形或椭圆形。肿瘤位于肋骨内侧时，与胸壁呈钝角，提示肺外病变。肿瘤位于肋间隙时，局部肋间隙可增宽，邻近骨质可见压迫性骨质吸收，形成凹陷切迹，但无骨质破坏。

肿瘤组织学上由Antoni A区和Antoni B区构成，前者由密集的梭形细胞构成，后者瘤细胞疏松、容易囊变和黏液样变。肿瘤密度取决于两者的比例、排列和分布及瘤内纤维成分的比例，因此，CT的密度及增强扫描强化程度和方式多样。

CT扫描能够显示肿瘤的大小和位置，有助于手术规划。本病确诊依赖于组织病理学检查。完全手术切除是其主要治疗方法。

（王金岸　　钟　军）

二、胸壁转移瘤

【病例介绍】

患者女性，55岁，因“肺鳞癌术后7月余，发现胸壁肿物逐渐增大5月余”入院。

■ **现病史** 患者7个月前行全身麻醉下胸腔镜下肺楔形切除+肋骨部分切除术，术后病理：（右中肺）中分化鳞状细胞癌，侵及肋软骨。5个月前，在术区前胸壁发现一肿物，并逐渐增大伴疼痛。

■ **查体** PS评分：1分，NRS评分：2分。胸腹部可见30 cm手术瘢痕，胸壁正中可见局部隆起，可见红肿，少量渗液，无渗血。胸廓无畸形。全身浅表淋巴结未触及，腹平软，无压痛。

■ **实验室检查** CA125 42.70 U/mL（↑），鳞状细胞癌相关抗原>100 ng/mL（↑），血清C反应蛋白12.00 mg/L（↑），总蛋白64.55 g/L（↓），白蛋白35.31 g/L（↓），总胆汁酸20.06 μmol/L（↑），中性粒细胞百分比88.1%（↑），淋巴细胞百分比7.8%

（↓），单核细胞百分比1.0%（↓）。

■**影像学检查** 胸部CT平扫+增强（对比剂应用碘美普尔400），具体内容见下。

■**入院诊断** 肺鳞癌术后：①肺继发恶性肿瘤；②胸壁继发恶性肿瘤。

■**主要诊疗计划** ①复查胸腹部CT及颅脑MRI检查；②行化疗，方案为：白蛋白结合型紫杉醇150 mg d_1，d_8+洛铂35 mg d_1；③同时予止吐、护胃、补液水化及中成药抗肿瘤治疗。

【CT技术】

■**对比剂注射方案** 用双筒高压注射器经肘正中静脉注射碘美普尔400，剂量70 mL，速率3.5 mL/s。

■**CT图像采集参数** 采用SIEMENS Definition Flash双源CT机型，管电压120 kV，管电流180 mA，层厚5 mm，层间距5 mm，范围自肺尖至肺底，于深吸气末屏气扫描，注射对比剂后28 s扫描动脉期，50 s扫描静脉期，120 s扫描延迟期。

■**后处理技术** 使用SIEMENSsyngo.via工作站MPR技术，层厚3 mm。

【CT图像】（图3-6-6）

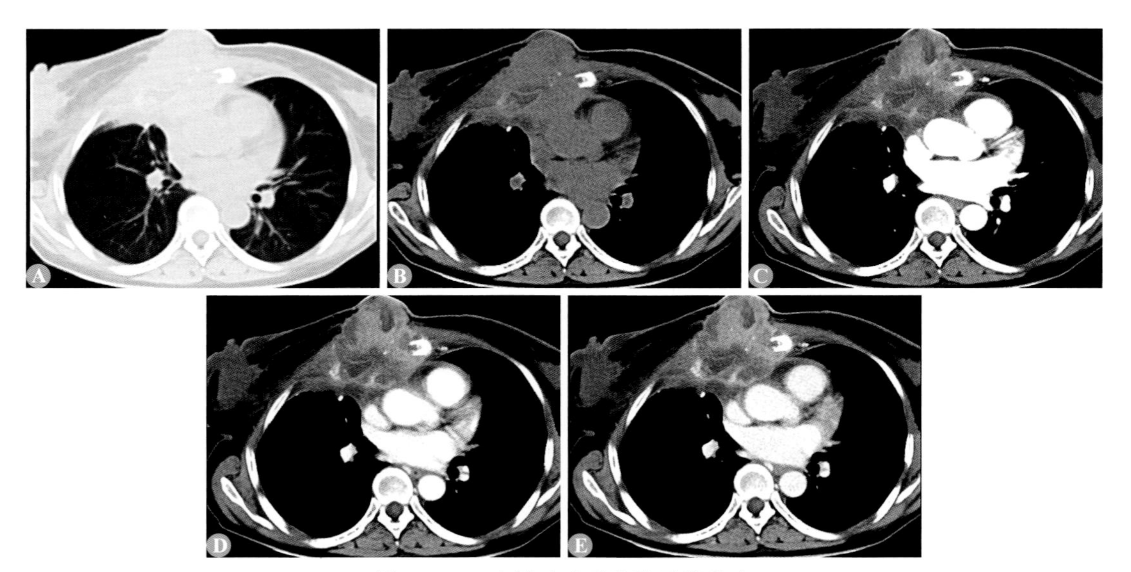

图3-6-6 右肺癌术后前胸壁转移瘤

A、B.CT平扫肺窗与纵隔窗图像，前胸壁见一不规则混杂密度软组织肿块，与前纵隔及心脏右前缘分界不清，邻近胸骨、右侧第3、第4肋软骨破坏吸收；C～E.动态增强三期（动脉期、门脉期、延时期），增强扫描肿块呈不均匀明显强化

【病理结果】

全身麻醉下行胸腔镜下肺楔形切除术+肋骨部分切除术。术后病理：（右中肺）中分化鳞状细胞癌，未见脉管内癌栓及神经侵犯，侵及肋软骨，肺切缘及肋骨切缘均未见

癌组织转移。送检（第2、第4组淋巴结）14枚、（第3a组淋巴结）4枚，均未见癌组织转移。

【诊断要点】

胸壁转移瘤（chest wall metastases）较胸壁原发肿瘤常见，其影像表现为胸壁分叶状软组织肿块，增强扫描不均匀强化，边缘模糊，可伴有相邻骨质破坏。肋骨侵蚀可呈“虫蚀状”“鼠咬状”甚至截断状，少数可呈膨胀性改变。

胸壁肿块如伴有肺内肿块或食管癌、乳腺癌、纵隔淋巴结肿大、胸椎破坏等CT表现或病史，可提示胸壁转移瘤。

【鉴别诊断】

■ **胸壁结核** 胸壁结核多为梭形软组织肿物，可见钙化及干酪样坏死，可伴有肺内结核病灶，增强扫描呈环形强化，中央低密度无强化，邻近肋骨破坏少见。临床表现有低热、乏力、盗汗等结核中毒症状。

■ **胸壁纤维瘤** 胸壁纤维瘤往往呈良性软组织肿瘤的表现，可向胸壁内、外方向生长，一般无肋骨破坏。

■ **肋间神经鞘瘤** 胸壁神经鞘瘤多起源于肋间神经，表现为胸壁孤立性肿块，密度均匀，边缘光整，增强后轻度强化，多发生囊变，邻近骨皮质常见骨质增生、硬化。

■ **软骨肉瘤** 胸壁骨骼软骨肉瘤多为较大分叶状软组织肿块，伴有相邻骨质的破坏，其内可见多发点片状、块状、环状钙化影。

■ **骨髓瘤** 骨髓瘤好发于老年患者，一般为多发，表现为溶骨性骨质破坏并周围软组织肿块形成，尿本-周蛋白增高、全身骨骼明显骨质疏松。病变区呈穿凿样骨质破坏时应多考虑骨髓瘤。

【病案点评】

胸壁转移瘤为继发恶性肿瘤，原发灶多为肺癌、乳腺癌、食管癌等。胸壁转移瘤较胸壁原发肿瘤常见。

胸壁转移瘤多有原发灶和其他转移灶，肿块生长迅速，多为巨大软组织肿物，且形态不规则，呈浸润性生长。肿块边缘模糊，CT显示肿块周边有短条状、针絮状和网格影，病理基础是肿瘤浸润、瘤周供血血管增多、引流淋巴管增多和间质反应性增生。肿块为恶性肿瘤，血供丰富且生长快速，肿瘤内多见液化坏死，增强呈不均匀明显强化。胸壁转移瘤部分可伴有相邻骨质（肋骨、胸骨、胸椎）破坏。当胸壁转移瘤瘤体较大并侵入肋间隙软组织时，可发生肋骨侵蚀破坏和肋间隙因肿块推挤而增宽。肋骨侵蚀可呈“虫蚀状”“鼠咬状”甚至呈截断状，少数可呈膨胀改变。肋间隙增宽有助于胸壁肿瘤的诊断，但是不能做出定性诊断。

胸壁转移瘤若原发病变已经切除，亦可采用手术疗法，彻底的胸壁整块切除，包括肌层、骨骼、肋间组织、壁胸膜和局部淋巴结。切除后胸壁缺损面积大者宜同期作修补术。放疗、化疗、微波消融治疗、^{125}I粒子放射治疗对某些不能手术的恶性肿瘤有一定缓解作用，一般多作为综合治疗的一部分。

通过结合影像表现及临床资料，能够对胸壁转移瘤做出大致诊断，有助于帮助医师进行肿瘤分期并及早制订治疗方案和判断预后，但是明确的诊断仍需依赖于病理学检查。

（龚良庚　晏美莹　周晶晶　唐雪培）

第三节　胸膜转移瘤

【病例介绍】

患者男性，58岁，因“右侧胸闷1月余，诊断为肺小细胞癌1天”入院。

■ **现病史**　患者1个月前无明显诱因出现右侧胸闷不适，无放射痛、活动后不适加重，无发热、盗汗。外院行胸部CT提示“右侧胸腔积液，右侧肺部占位，胸膜和纵隔淋巴结转移”，行胸腔穿刺引流，后行经皮肺穿刺活检，病理提示“小细胞肺癌（已经外院送基因检测）”，建议至上级医院就诊，今来我院，门诊拟“小细胞肺癌”收入我科，患者自发病以来，精神、饮食、睡眠尚好，大小便正常，近期体重无明显变化。

■ **查体**　双侧胸部未触及胸膜摩擦感，双肺叩诊浊音，肺下界位于锁骨中线第6肋间、腋中线第8肋间、肩胛线第10肋间，肺底移动度6～8 cm，双肺呼吸音清，双肺未闻及明显干湿性啰音及胸膜摩擦音。

■ **实验室检查**　全血C反应蛋白139.21 mg/L（↑），白细胞计数16.31×10^9/L（↑），红细胞计数3.45×10^{12}/L，血红蛋白101 g/L，血小板计数491×10^9/L，中性粒细胞百分比79.0%（↑），淋巴细胞百分比14.2%，嗜酸性粒细胞百分比0.14%，中性粒细胞绝对值12.90×10^9/L；AFP 4.2 ng/mL，CEA 1.1 ng/mL，铁蛋白409.1 ng/mL（↑），CA19-9 18.2 U/mL。

■ **影像学检查**　胸部CT平扫+增强（对比剂应用碘美普尔400），具体内容见下。

■ **入院诊断**　①肺癌；②胸膜继发恶性肿瘤；③纵隔淋巴结继发恶性肿瘤。

■ **主要诊疗计划**　免疫治疗。

【CT 技术】

■ **对比剂注射方案**　用双筒高压注射器经肘正中静脉注射碘美普尔400，剂量70 mL，速率3.5 mL/s。

■ **CT图像采集参数**　采用SIEMENS Definition Flash双源CT机型，管电压120 kV，管电流180 mA，层厚5 mm，层间距5 mm，范围自肺尖至肺底，于深吸气末屏气扫描，注射对比剂后28 s扫描动脉期，50 s扫描静脉期，120 s扫描延迟期。

【CT 图像】（图 3-6-7）

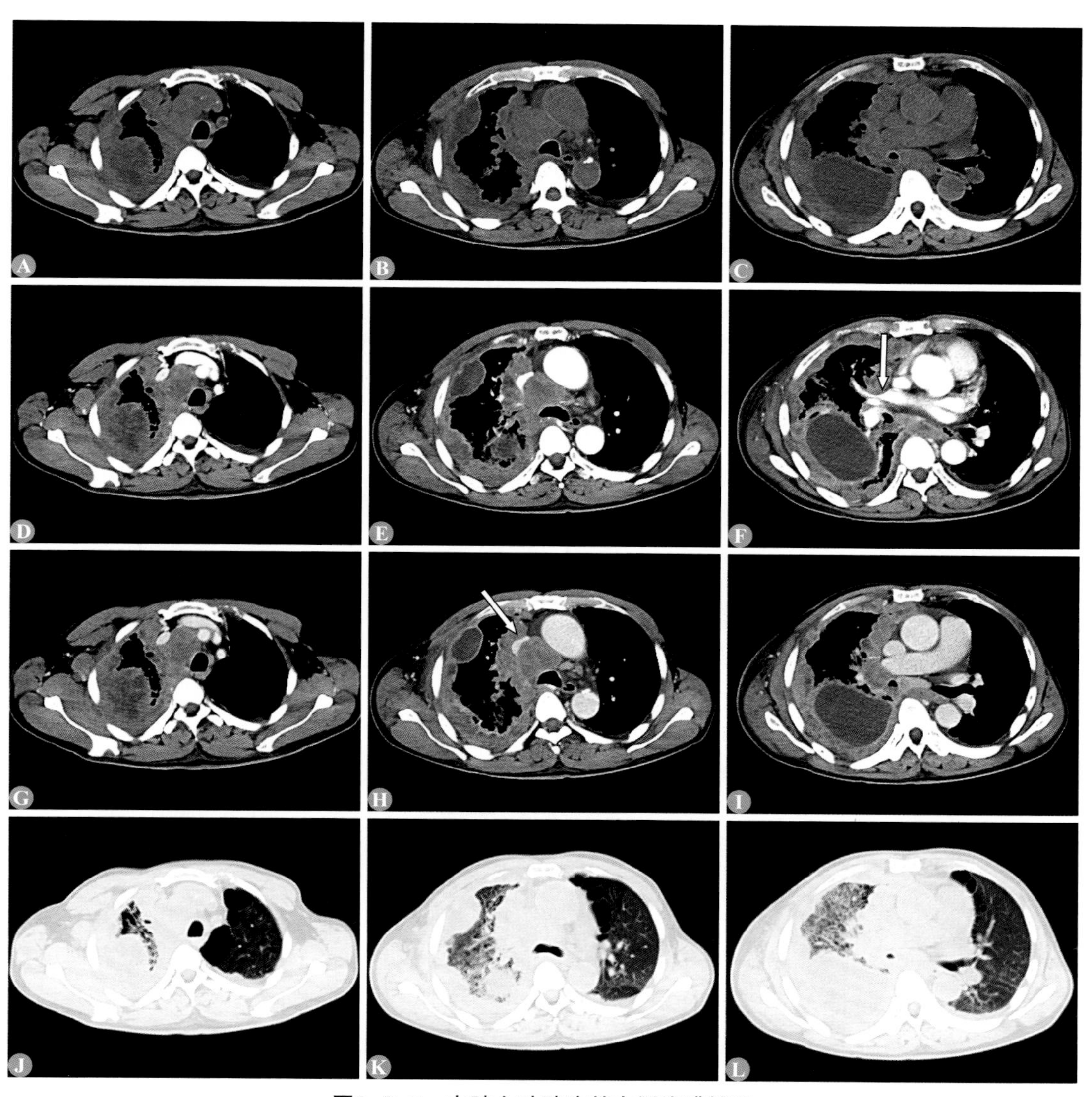

图3-6-7　右肺上叶肺癌并右侧胸膜转移

A ~ C.CT平扫纵隔窗图像，右肺上叶见不规则团状肿块影，右侧腋窝、右肺门及纵隔见多发肿大淋巴结，右侧胸膜弥漫性结节状增厚，右侧胸腔见包裹性积液，左侧胸腔见微量积液；D ~ F.动脉期图像，病灶呈不均匀强化，右侧胸膜呈轻度不均匀强化，右肺上动脉受压变窄（箭头）；G ~ I.静脉期图像，病灶呈持续性强化，上腔静脉受压变窄（箭头）；J ~ L.肺窗图像，两肺透亮度不均匀增高，见多发囊状透亮影，右肺见斑片状、条索状高密度影

【病理结果】

■**病理结果** （肺）穿刺活检，镜下见细胞弥漫排列，浸润性生长，部分区域组织挤压。免疫组化：癌细胞CK（-）、Syn（部分+）、CgA（-）、CD56（-）、TTF1（-）、Vim（部分+）、SOX10（弱+）、S-100（-）、HMB45（-）、MelanA（-）、Bcl-2（-）、Des（-）、MyoD1（-）、LCA（-）、ALK（-）、EMA（-）、CD30（-）、CD38（-）、CD138（少许+）、MUM-1（-）、CD79α（-）、Ki-67（+，约40%）。

■**病理诊断** （肺）恶性肿瘤，倾向肉瘤样癌。

【诊断要点】

胸膜转移瘤（pleural metastases）是指非原发于胸膜的恶性肿瘤通过直接侵犯、血管、淋巴管等途径侵袭或转移至胸膜，引起胸膜的种植或转移病灶，是胸膜最常见的肿瘤（超过90%）。原发肿瘤1/3以上是肺癌，其次是乳腺癌，此外，淋巴瘤、卵巢癌、胃癌、肉瘤、黑色素瘤等也可转移至胸膜。临床表现为胸痛、咳嗽、胸闷、呼吸困难等。

诊断依据：患者有恶性肿瘤病史，出现胸痛、胸闷、咳嗽、呼吸困难等不适，体格检查可提示有胸部叩诊浊音或实音、呼吸音减弱等胸腔积液的体征。CT表现为①胸膜包块影或结节影：为孤立性椭圆形、圆形、扁丘状胸膜结节或肿块，部分可发现相邻肋骨破坏及胸壁深部软组织浸润，增强呈轻度至明显强化；②弥漫性胸膜增厚：结节样胸膜增厚厚度>1 cm，瘤样胸膜增厚、纵隔胸膜受累及纵隔淋巴结肿大为恶性胸膜病变较具特征的征象，如果出现胸腔积液，在积液里看到壁层胸膜上结节影、饼状影是胸膜转移瘤的有力证据。

【鉴别诊断】

■**胸膜间皮瘤** 胸膜间皮瘤是一种少见的胸膜原发性肿瘤，多数起源于胸膜，少数起源于心包膜，其致死率高，发病与石棉接触相关。以中老年患者多见，多呈中重度、结节样及肿块样增厚、不均匀强化。相比胸膜转移瘤，胸膜间皮瘤以肿块样胸膜增厚，不均匀强化更常见。双侧性胸膜受累及胸膜面上各自分离的多个小结节状阴影以转移瘤可能性大；而连续的呈“驼峰样”大结节状阴影提示弥漫型胸膜间皮瘤。胸膜转移瘤多可发现原发病灶（最常见于肺癌和乳腺癌）或肺内多发转移，多伴有肺门及纵隔内淋巴结肿大。

■**结核性胸膜炎** 结核性胸膜炎由原发或继发性结核引起，是由肺内结核病灶直接蔓延所致或为结核杆菌经淋巴管逆流至胸膜所产生的过敏反应。可表现为胸膜或叶间裂呈弧形或条形增厚、肉芽肿形成、胸膜钙化，继发肋间隙及胸廓狭窄，几乎不累及纵隔胸膜，胸膜增厚大多<1 cm，无胸膜结节状增厚。而胸膜转移瘤多表现为胸膜厚薄不一，邻近肺内常可见肿块侵及多处转移灶，边缘欠光整。

【病案点评】

胸膜转移瘤是胸膜最常见的肿瘤（超过90%），原发肿瘤包括肺癌、乳腺癌、淋巴瘤、胰腺癌、胃癌、卵巢癌等，其中前三者占75%。脏胸膜与壁胸膜均可受侵。胸膜转移瘤发生的机理主要可分为三类：①血源性转移，往往发生在肿瘤组织侵入血管之后，肉眼可见的如肺动脉肿瘤栓塞，约占胸膜转移癌病例的78%；②邻近肿瘤组织对胸膜的直接侵入（约18%）；③淋巴转移（约4%），如逆行性淋巴通过膈淋巴管从纵隔扩散到腹部。

临床表现：呼吸困难、胸痛、胸闷，实验室检查常为血性胸腔积液，脱落细胞学诊断的阳性率为40%～80%。胸膜转移瘤以伴胸腔积液的湿性胸膜转移最为常见，占86%，不伴胸腔积液的干性胸膜转移较为少见。恶性胸腔积液的产生是由于肿瘤的胸膜广泛转移或直接侵犯，致淋巴引流受损，胸膜炎性反应和渗出，也破坏了胸膜正常的滤过和重吸收的动态平衡过程。

胸腔积液检查肿瘤标志物对诊断胸膜转移有一定的帮助，部分免疫组化标志物对于鉴别良恶性积液也具有重要的意义。胸腔积液细胞学检查也能帮助确诊。胸膜活检能够帮助确诊转移性胸膜肿瘤，但有一定的创伤和潜在的并发症。CK和CR抗体联合检测对胸腔积液中转移癌细胞和反应性增生的间皮细胞的鉴别诊断具有重要的临床应用价值。影像学主要依据B超及X线、CT检查。胸膜转移的CT表现：包裹性胸腔积液伴不规则胸膜增厚，部分呈波浪状，胸膜结节及结节状胸膜增厚，胸膜软组织肿块等，胸腔积液以中等至大量为主，增强扫描胸膜软组织灶均呈中等强化。

治疗原发肿瘤和转移灶，为以全身化疗为基础的综合治疗，减少或消除恶性胸腔积液的生成、缓解患者胸部症状。各种转移性癌症对化疗药物的敏感性不同，如淋巴瘤和小细胞肺癌对化疗药物敏感，传统的化疗手段就能达到治疗目的。而非小细胞肺癌通常对化疗具有耐药性，恶性胸腔积液重复穿刺针胸腔穿刺术可暂时缓解症状，但大多数在1～3天内会复发。常规胸腔化疗对恶性胸腔积液有一定的疗效，但大部分缓解期较短。胸腔内灌注硼hTNF治疗恶性胸腔积液不良反应相对较少，且疗效确切，在其他方法失败的情况下也有效，适用于身体状况较差进行姑息治疗的患者。

（龚良庚　　周晶晶）

第六章

第四节 乳腺癌

【病例介绍】

患者女性，49岁，因“发现左乳肿块1年，伴破溃2个月”入院。

■ **现病史** 患者1年前无意中发现左侧乳房有一“黄豆”大小肿物，有发热、乳房疼痛、乳头溢液、乳头脱屑，未予以重视。2个月前出现乳头糜烂，皮肤红肿、破溃，无乳头凹陷、偏斜。肿块渐增大，未予治疗。患者自发病以来，右侧乳腺未见明显异常。

■ **查体** 左侧乳房体积增大，表面皮肤红肿，左侧乳房外上象限及乳头内侧旁可见皮肤破溃（图3-6-8A）。左侧乳房外上象限可扪及不规则、质硬肿块，边界不清，范围约5 cm × 6 cm，与周围组织粘连固定，有压痛。左侧腋窝淋巴结可触及多发肿大淋巴结，无融合，质地韧，活动度差，局部皮肤无红肿、波动，无压痛。双侧锁骨上下未扪及肿大淋巴结。

■ **实验室检查** 白细胞计数6.9×10^9/L（4 ~ 10×10^9/L），CEA 2.73 ng/mL（+）（0 ~ 5 ng/mL），CA125 58.00 U/mL（+）（0 ~ 35 U/mL），糖类抗原153（CA15-3）57.70 U/mL（+）（0 ~ 32.4 U/mL）。

■ **影像学检查** 胸部CT平扫+增强（对比剂应用碘美普尔400），具体内容见下。

■ **入院诊断** ①乳腺癌？②腋窝淋巴结转移癌？

■ **主要诊疗计划** 拟行粗针穿刺活检明确诊断，新辅助化疗+乳腺癌根治术。

【CT 技术】

■ **对比剂注射方案** 用双筒高压注射器经肘正中静脉注射碘美普尔400，剂量70 mL，速率3.5 mL/s。

■ **CT图像采集参数** 采用SIEMENS Definition Flash双源CT机型，管电压120 kV，管电流180 mA，层厚5 mm，层间距5 mm，范围自肺尖至肺底，于深吸气末屏气扫描，注射对比剂后28 s扫描动脉期，50 s扫描静脉期，120 s扫描延迟期。

■ **后处理技术** 使用SIEMENS syngo.via工作站MPR技术，层厚3 mm。

【CT 图像】（图 3-6-8）

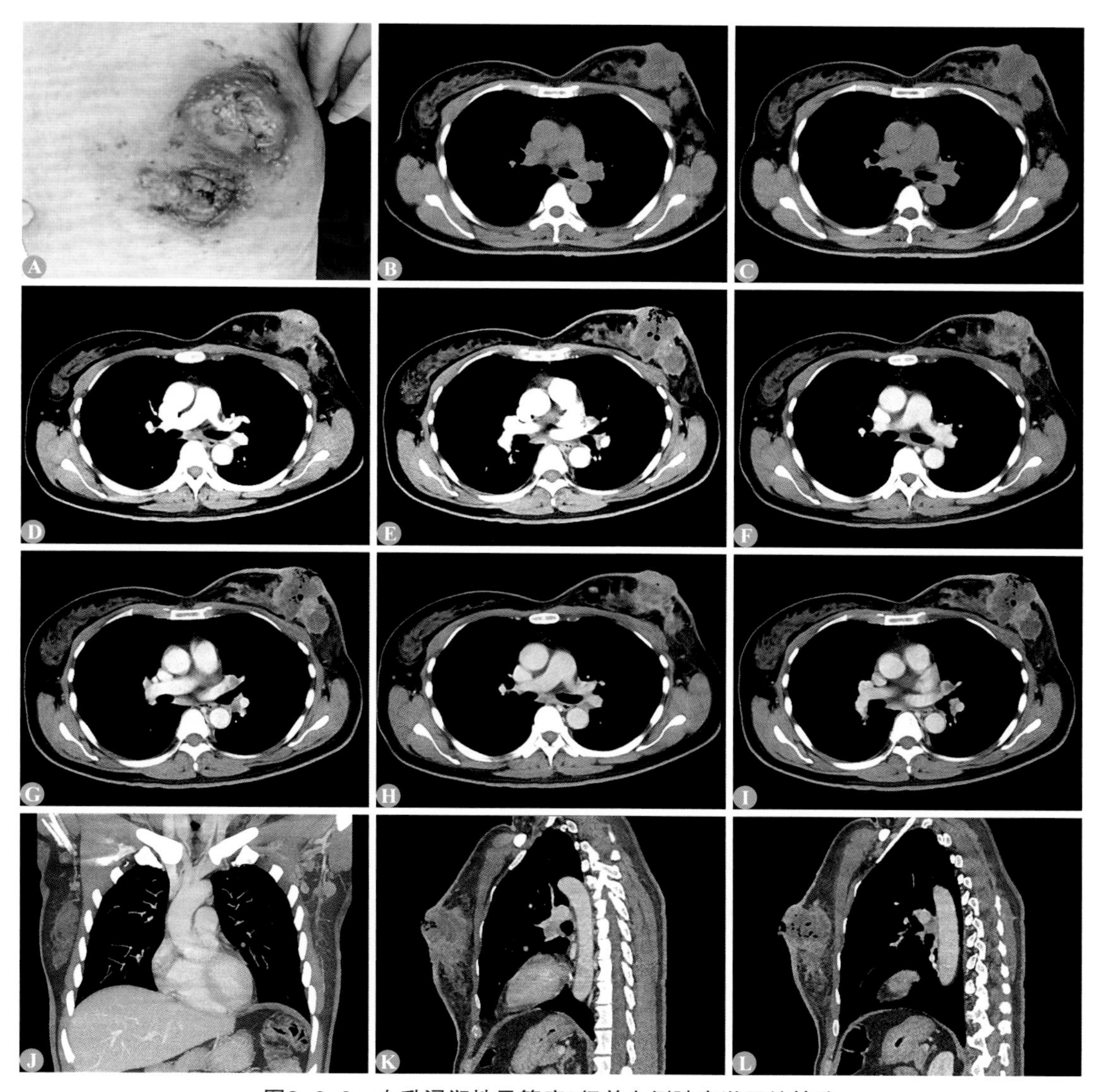

图3-6-8 左乳浸润性导管癌2级并左侧腋窝淋巴结转移

A.左乳实物图；B、C.穿刺活检前胸部CT平扫示左乳外上象限不规则肿块，边界不清，密度不均匀，左侧腋窝淋巴结肿大，边界不清；D、E.穿刺活检后CT平扫示左乳外上象限不规则肿块，密度不均匀，内见积气；F、G.动脉期图像，左乳外上象限肿块较明显不均匀强化；H、I.静脉期图像，病灶强化减退；J.静脉期冠状位厚层图像，左侧腋窝淋巴结肿大；K、L.静脉期斜矢状位重建图像

【病理结果】

■**病理结果** （左乳）穿刺活检，镜下所见：癌细胞排列呈条索状或不规则巢状，异型性明显，纤维组织增生，伴慢性炎性细胞浸润；免疫组化染色呈：ER（+，约80%中等）、PR（+，约40%中等）、c-erbB-2（1+）、P120膜（+）、E-cad（+）、GATA3（+）、P53（-）、Ki-67（+，约40%），癌巢周围未见P63及CK5/6（+）肌上皮细胞。

■ **病理诊断**　（左乳）浸润性导管癌 Ⅱ级。

【诊断要点】

乳腺癌（breast cancer，BC）是女性最常见的恶性肿瘤之一，好发于绝经前后40～60岁妇女。乳腺癌的CT表现：乳腺内不规则软组织密度肿块，等或稍高密度，微小钙化灶显示不如钼靶，可见毛刺、皮肤增厚、局限性凹陷、乳头回缩及淋巴结肿大。动态增强扫描多呈明显不均匀强化，且表现为“快进快出”典型曲线，有时呈边缘向中心填充的“向心性”强化。另外，CT在乳腺癌对胸壁侵犯情况、胸廓骨质、肺部及纵隔淋巴结转移病灶的检查方面具有明显优势。

【鉴别诊断】

■ **纤维腺瘤**　纤维腺瘤多发生于40岁以下年轻女性，无明显症状，多为偶然发现。表现为类圆形肿块，边缘光滑、锐利，密度较淡，部分可见粗大颗粒状钙化。增强扫描呈缓慢渐进性、均匀性强化，有时呈中心向外围扩散的“离心性”强化。

■ **浆细胞性乳腺炎**　浆细胞性乳腺炎有急性炎症表现，白细胞计数升高，肿块大时皮肤可呈“橘皮样”改变，消炎治疗有效。临床多可诊断，无须影像检查。

■ **乳腺结核**　乳腺结核见中青年女性，有相关结核症状，病程长，发展缓慢，局部表现为乳房内肿块，肿块质地偏韧，部分可有囊状感，有疼痛无周期性。

【病案点评】

乳腺的恶性肿瘤98%为乳腺癌，乳腺癌已经成为全球范围内女性最常见的恶性肿瘤之一，好发于绝经前后（40～60岁）女性，呈逐年上升、年轻化趋势，是城市中死亡率增长最快的癌症。中国乳腺癌发病率低于欧美国家，是发病率增长最快的国家之一，每年以2%～7%的速度递增。乳腺癌病因至今不明，乳腺的重度增生被认为是癌前病变。主要的流行病学危险因素包括：月经初潮年龄提前、绝经期推迟；晚婚、晚育、哺乳时间缩短；高脂肪饮食；使用激素类药物；遗传和基因突变等。早期无典型临床症状，多以偶然发现乳腺无痛性肿块就诊。发病时多为中晚期，可有乳头溢液（血）、表面皮肤“橘皮样”变、腋窝淋巴结肿大等远处转移表现。

乳腺癌早期发现、早期诊断、早期治疗（“三早”）是改善预后的重要因素。目前一级预防尚无良策，影像学检查是乳腺癌早期检出、诊断的重要方法。乳腺钼靶和超声检查是乳腺癌的常用影像检查方法，临床作为体检筛查的常规手段。CT、MRI检查对致密型乳腺内瘤灶的观察、多中心多灶性病变的检出，对胸壁侵犯和胸骨后、纵隔及腋窝淋巴结转移的显示优于其他方法，对乳腺癌的诊断、良恶性鉴别、术前分期、个性化治疗方案制定、新辅助化疗疗效监测与评估、治疗后预后随访等非常有价值。

乳腺癌多发生于外上象限，按病理型分为非浸润性癌，浸润性非特殊型癌，浸润性特殊型癌。病灶较小时形态规则、密度均匀，边界较清楚，缺乏典型钙化征象，常被误诊为乳腺纤维腺瘤等良性病变。病灶较大时形态不规则、密度欠均匀，可有典型“砂粒状”钙化，累及皮肤水肿增厚呈“橘皮样”变，腋窝淋巴结肿大等表现，综合分析影像学表现，结合临床症状多可做出准确诊断。最常见的转移途径为淋巴结转移，也可血行远处播散至颅脑、肺、肝及全身骨骼等。

实验室检查对乳腺癌诊断和鉴别诊断有所帮助，炎性指标有助于与乳腺炎性病变鉴别；有应用价值的肿瘤标志物有CEA、CA125和CA15-3。

乳腺癌的治疗方案包括手术、新辅助化疗、同步放化疗、内分泌治疗等，个体化治疗方案的制订有赖于“社会-生理-心理”的综合评估考量。早期乳腺癌5年生存率可达80%～90%，甚至达临床治愈水平。对于晚期的患者更需要综合评估，选择最佳的、个性化的治疗方案，提高生存质量和时间。

（龚良庚　吴海龙　周淑丽　周晶晶）

第七章 肝脏、胆囊、胰腺、脾脏

第一节 肝脏病变

一、肝脓肿

【病例介绍】

患者女性，65岁，因“发热、周身无力10天”入院。

■**现病史** 患者10天前出现发热、周身无力，口服药物后缓解，未予诊治。1天前病情加重，高热不退，最高体温达39.0℃，为求进一步诊治来我院。患者自发病以来，无寒战，无咳嗽、咳痰，无心悸、气短，无黄疸，无腹痛、腹胀、腹泻，无尿急、尿频、尿痛，饮食、睡眠差，大小便可。

■**查体** 腹平坦，未见胃肠型及蠕动波，未见腹壁静脉曲张，无压痛、反跳痛及肌紧张，肝脾肋下未触及，未触及腹部肿物，墨菲征阴性，肝区叩击痛，移动性浊音阴性，肠鸣音4次/分，未闻及气过水音及金属音。

■**实验室检查** 白细胞计数6.24×10^9/L，中性粒细胞百分比91.54%（↑），血红蛋白92.00 g/L（↓），血细胞比容（HCT）0.279（↓），血小板计数227.00×10^9/L。总蛋白（TP）47.0 g/L（↓），白蛋白（ALB）20.8 g/L（↓），丙氨酸氨基转移酶220 U/L（↑），天门冬氨酸氨基转移酶1026 U/L（↑），谷草转氨酶/谷丙转氨酶4.66（↑），碱性磷酸酶（ALP）673 U/L（↑），谷氨酰转肽酶（GGT）561 U/L（↑），乳酸脱氢酶1194 U/L（↑）。

■**影像学检查** 增强CT（对比剂应用碘美普尔400），具体内容见下。

■**入院诊断** ①发热待查；②肝脓肿？③感染性休克；④贫血；⑤糖尿病。

■**主要诊疗计划** 予哌拉西林舒巴坦抗感染，抑酸、补液、对症治疗，严密观察病情变化。

【CT 技术】

■**对比剂注射方案** 根据患者身高体重，注射碘美普尔400，剂量70 mL，速率3.5 mL/s，动脉期智能追踪（触发阈值为170 HU）、静脉期40 s、延迟期200 s；相同条件下，碘美普尔400浓度高，图像更清晰。

■ **CT图像采集参数**　自动电压自动电流探测器宽度40 mm，层厚1.25 mm，层间距1.25 mm，螺距0.984，旋转时间0.6 s，迭代重建ASIR-V AR40 40%。

■ **后处理技术**　MPR。

【CT 图像】（图 3-7-1）

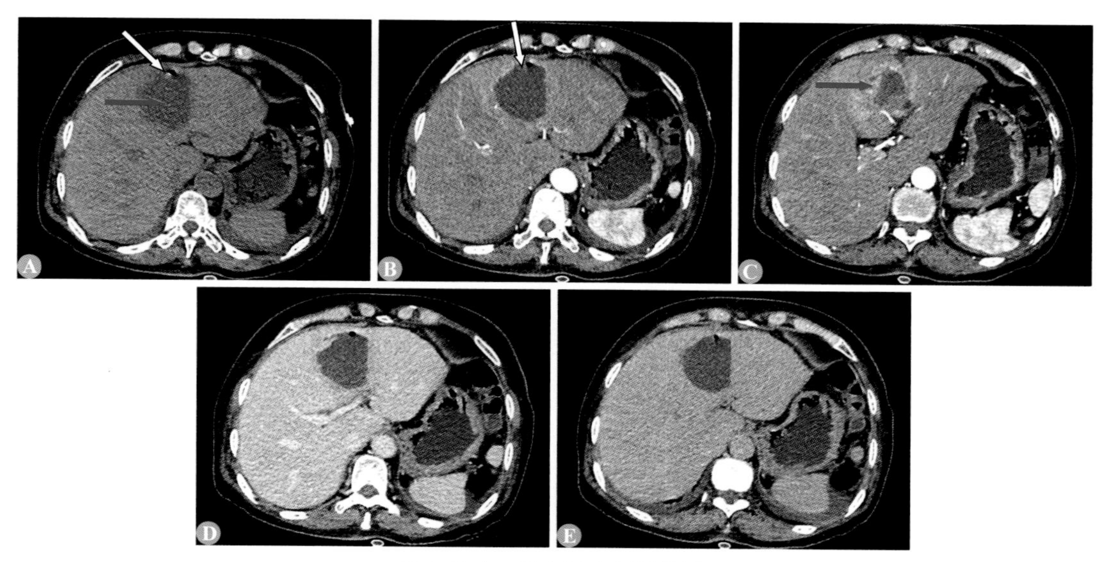

图3-7-1　肝左叶内侧段脓肿

A.CT平扫图像，肝左叶内侧段见稍低密度影，边界不清，内可见小气泡影（白箭头），内部为液化坏死区域（蓝箭头），CT值约17 HU；B、C.动脉期图像，病灶边缘明显一过性强化，呈“单环”改变（白箭头）；病灶内部见分隔样明显强化影（蓝箭头）；D、E.门静脉期及延迟期图像，病灶边缘强化回落，显示病灶清晰边界

【诊断依据】

患者10天前出现发热、周身无力，1天病情加重，发热不退，最高体温达39.0℃，查体肝区叩击痛，中性粒细胞数目明显升高；CT病灶周边一过性高灌注，脓肿壁强化呈单环病灶内见气泡影。

【诊断要点】

根据强化影像特点分为典型肝脓肿及不典型肝脓肿，前者反映脓肿形成期，脓腔液化坏死彻底，后者多指脓肿的早期改变，反映化脓性炎症期和脓肿形成初期，坏死不彻底、肝组织残存、脓肿壁及脓腔尚未形成时。

■ **典型肝脓肿**　CT平扫：肝内圆形或类圆形低密度灶，CT值介于水与肝组织之间，环绕脓腔的环形脓肿壁密度低于肝组织、高于脓腔，脓肿壁周围可有环状水肿带，边界不清。20%脓腔内出现小气泡或气-液平面似肝脓肿的特征，其病理基础是脓肿坏死液化伴产气菌感染。增强扫描：90%脓肿壁明显强化，脓腔无强化，周围水肿强化，呈不同密度的环形强化带及“环征”（“环靶征”）。单环：即脓肿壁周围水肿不明显。双环：即脓肿壁（内环）周围水肿带（外环）存在。三环：即除了水肿带外，脓肿壁有两层结构：外环（中环）为纤维肉芽组织，强化最为明显，内层（内环）由炎症组织构成。动脉期病变周围一过性强化也是重要的影像特征。

■ **不典型肝脓肿** CT平扫：缺乏特异性。增强扫描：“花瓣征”：表现为脓肿边缘和分隔强化，类似“花瓣样”改变。“簇形征”：为病灶内部的多个小环状强化，相互堆积成簇或类似蜂窝。两者均系脓肿液化坏死不彻底，其间残存炎症肝组织形成分隔所致。“病灶缩小征”：门静脉期、延迟期可见病灶范围缩小，可能是由于病灶周围有炎症组织及残存肝组织的延迟强化。“持续强化征”：病灶蜂房壁呈持续性强化，可能与蜂房壁含炎性肉芽组织或与残存肝组织混合存在有关。“周围一过性强化征”：表现为病灶周围出现片状或楔形一过性强化，可能是脓肿周围门脉系统炎症，导致门脉狭窄，门脉血流量减弱，肝动脉血代偿性增加。动脉期明显强化：病灶动脉期呈明显斑片状强化，可能是由于局部炎性浸润使毛细血管扩张，出现血流灌注改变。门静脉期、延迟期病灶周围门静脉血管增粗，呈弧形包绕，可能是周围的门静脉炎性浸润，血管腔狭窄引起。间接征象：因胆道系统感染，肝脓肿周围的胆管轻度扩张、积气，邻近肝包膜下及胸腔的少量积液。

【鉴别诊断】

■ **肝血管瘤** 肝血管瘤是肝最常见的良性肿瘤，女性居多，一般多无临床症状。CT平扫：圆形或卵圆形低密度灶，边界清晰，密度均匀，大的血管瘤灶中央可见更低密度区，呈裂隙状、“星状”或不规则形，CT值为30～45 HU。增强扫描：典型：“慢进慢出”边缘向中心渐进性强化。动脉期：边缘强化，呈结节状或环形，密度与同层腹主动脉接近。门静脉期：对比剂逐渐向病灶中心填充。延迟期：CT值逐步下降，最终整个病灶呈等密度，其密度接近正常肝实质或略高；较大的病灶，中心区域始终不能填充，呈更低密度，可能为纤维结缔组织或囊性变。

■ **原发性肝癌** 原发性肝癌通常指肝细胞癌（hepatocellular carcinoma，HCC），有肝硬化背景，血清AFP升高是诊断HCC的重要指标和特异性最强的肿瘤标志物。CT：动脉期出现明显强化，但是持续时间短，呈现“快进快出”的特点，一般不会出现持续强化及病灶缩小。

■ **肿块型肝内胆管细胞癌** 肝内胆管瘤（intrahepatic cholangiocarcinoma，ICC）多见于老年女性，影像表现：病灶远端肝内胆管扩张，局部肝包膜萎缩，动态增强病灶边缘常环状强化，多较小且边缘强化相对不规则，门静脉期及延迟期病变中心表现为片絮状延迟强化；病灶中心没有肝脓肿密度低，无“病灶缩小征”，周围异常灌注征象少见；可见门静脉主干或分支瘤栓形成。

■ **肝上皮样血管内皮瘤** 肝上皮样血管内皮瘤多紧邻肝各段包膜下生长，动态增强CT：

>3 cm的病灶增强后有向心性强化倾向；<3 cm的病灶呈边缘环形强化，门静脉期及延迟期持续环形强化。肝内静脉主干或分支终止于肿瘤的边缘，形成“棒棒糖征”。

【病案点评】

肝脓肿（liver abscess）是一种肝脏炎症性疾病，是由细菌、真菌等多种微生物引起的肝化脓性病变。按致病微生物的不同分为细菌性肝脓肿、阿米巴性肝脓肿、霉菌性肝脓肿、结核性肝脓肿等。按感染途径分为4种：胆管源性肝脓肿、门静脉源性肝脓肿、肝动脉源性肝脓肿及邻近器官直接蔓延肝脓肿。脓肿的形成大致可分为化脓性炎症期、脓肿形成初期、脓肿形成期。

主要表现为高热、右上腹胀痛、肝区叩痛、畏寒、恶心、纳差、消瘦、黄疸等。

实验室检查：血常规：查白细胞计数有无增高，明确感染等。免疫学检查：酶联免疫吸附测定血肿抗阿米巴抗体，检测是否有阿米巴感染。肝穿刺：阿米巴肝脓肿可抽出巧克力色脓液；细菌性肝脓肿可抽出黄绿色或黄白色脓液，脓液培养可获得致病菌。脓液应做AFP测定以除外肝癌液化。卡松尼皮试或相关免疫学检测：可排除肝包虫病。影像学检查：B超、CT和MRI，明确脓肿部位及大小等，为脓肿提供可靠的影像学资料。

根据感染的微生物，选择合适的抗生素或抗真菌药物或阿米巴药物抗感染治疗。肝脓肿破裂可引起腹膜炎、脓胸，甚至肝衰竭。不做任何处理的肝脓肿死亡率可高达10%～30%，但及时给予抗感染、脓液引流等治疗，死亡率为5%～30%。

本例临床症状、实验室检查及影像学表现均为典型肝脓肿。

（杨东生　　王明旭）

二、局灶性结节增生

【病例介绍】

患者女性，39岁，因“发现肝占位病变2周”入院。

■ **现病史**　2周前患者以“上腹部隐痛3天”为主诉于当地医院就诊，行腹部CT示“肝占位性病变”。病程中患者无恶心、呕吐，无腹泻、黄疸，无发热、寒战，睡眠欠佳，食欲欠佳，大小便通畅，近期体力、体重未见明显改变。

■ **查体**　双侧腹部对称，未见腹壁静脉曲张，未见肠型或蠕动波，未触及压痛、反跳痛，局部腹肌略紧张，未触及肿块。肝、脾、胆囊、双肾均未触及，墨菲征阴性，肝区及双肾区均无叩击痛。移动性浊音阴性。肠鸣音正常，4～5次/分，无振水音，未闻及血管杂音。

■ **实验室检查**　CA125 9.70 U/mL（－），CA19-9<2.00 U/mL（－），CEA 1.63 ng/mL

（-），AFP 1.53 ng/mL（-），CA72-4 6.41 U/mL（+），总胆红素9.20 μmol/L（-），丙氨酸氨基转移酶10.00 U/L（-），门冬氨酸氨基转移酶13.00 U/L（-）。

■ **影像学检查** 腹部增强CT（对比剂应用碘美普尔400），具体内容见下。

■ **入院诊断** 肝占位性病变。

■ **主要诊疗计划** 拟行全身麻醉下腹腔镜下肝部分切除术。

【CT 技术】

■ **对比剂注射方案** 碘美普尔400剂量50 mL，速率3.5 mL/s。患者取头先进，右肘正中静脉埋置20 G套管针，连接单筒高压注射器，双臂举过头顶，扫描范围由膈肌上缘至髂前上棘水平，平扫完成后直接进行增强扫描。ROI置于腹主动脉起始点肝顶位置，触发阈值为180 HU，延迟5 s后自动扫描动脉期，延迟20 s扫描门静脉期，延迟60 s扫描延迟期。

■ **CT图像采集参数** GE brightspeed VCT，管电压120 kV，管电流通过NI自动调节，NI设定为10。球管旋转速度为0.5 s/r，螺距1.375：1，准直64 mm × 0.6 mm，探测器宽度40 mm，FOV 36 cm，矩阵512 × 512，层厚/层距1 mm。

■ **后处理技术** VRT、MPR、MIP。

【CT 图像】（图 3-7-2）

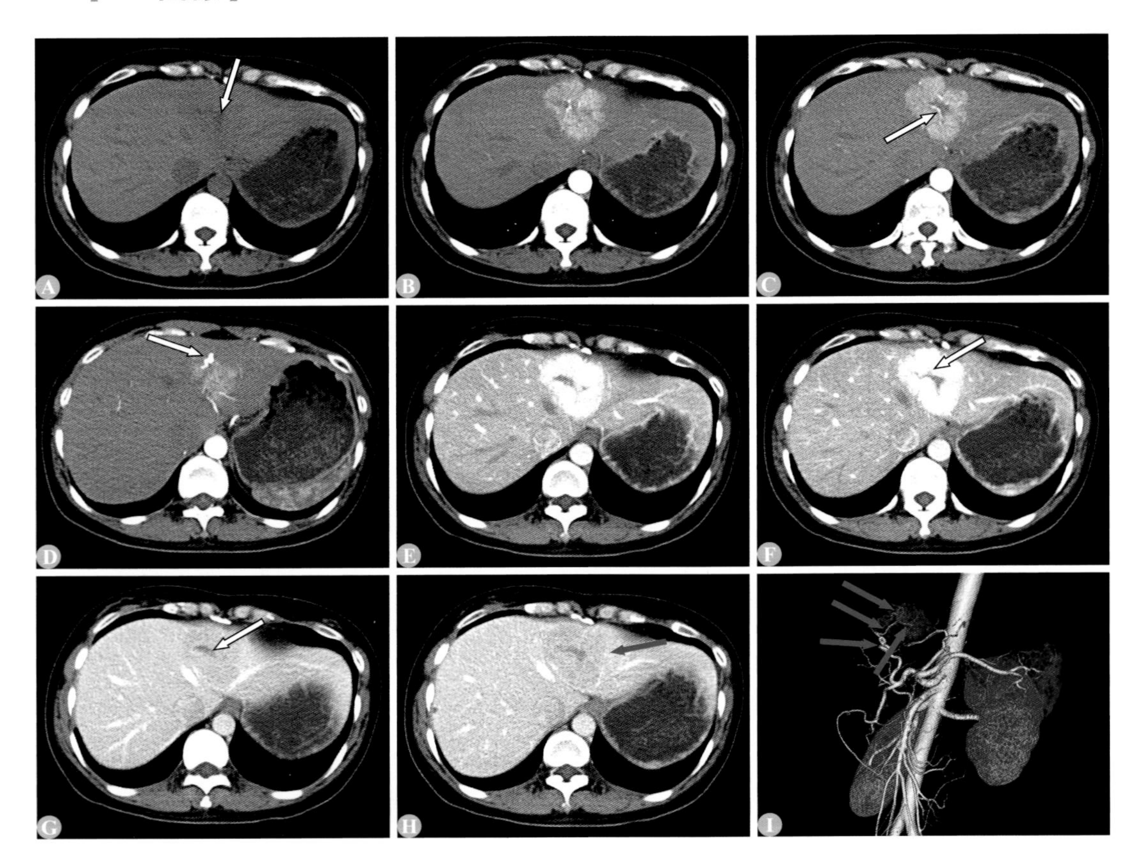

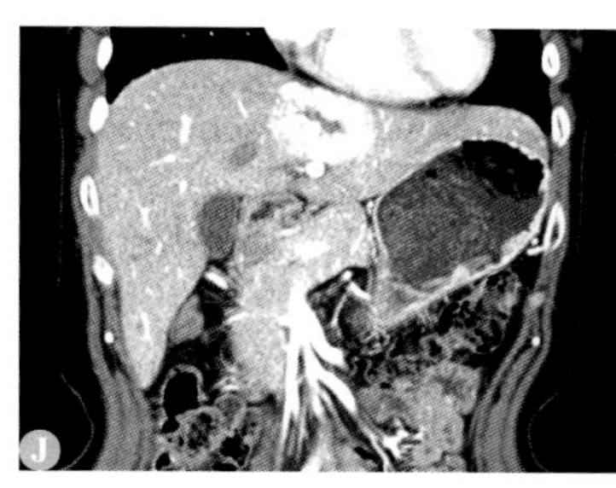
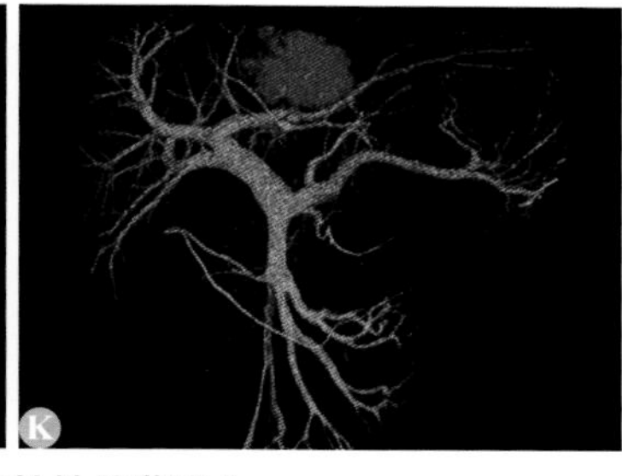

图3-7-2　局灶性结节增生

A.CT平扫图像，肝Ⅳ段见不规则形稍低密度影，边界欠清，其内可见斑片状更低密度影（白箭头）；B～D.动脉期图像，病灶呈明显强化，CT值约130.5 HU，呈分叶状，病灶中心见低密度中央瘢痕及供血肝动脉（白箭头），病灶周围见增粗肝左叶动脉（白箭头）；E～F.门脉期图像，病灶持续显著强化，CT值达203.6 HU，病灶中心见中央瘢痕（白箭头）；G～H.延迟期图像，病灶强化幅度略低于周围正常肝实质（蓝箭头），病灶中心低密度区可见延迟强化征象（白箭头）；I.动脉期VR图像，病灶内及周围见增粗纡曲肝左叶动脉（蓝箭头）；J.门静脉期MPR图像，周围门静脉血管受压移位改变；K.门静脉期VRT重建图像，肝左叶门静脉受压，轻度移位

【病理结果】

■ **手术经过**　经术前准备及全科讨论，全身麻醉下行肝肿物切除术。探查肝左外叶及Ⅳa段可见大小约5 cm×6 cm包块，利用超声刀沿包块与正常肝交界处标记切开肝被膜，逐渐切除肝组织，完整切除包块。

■ **病理结果**　（肝）局灶结节性增生，病变最大径6.1 cm。免疫组化：AFP（-）、AR（-）、Arginase-1（+）细胞质、CD10（+）、CD34（+）、CK19（+）胆管、CK7（+）胆管、CK8（+）部分、ER（-）、Glypican-3（-）、Hepatocyte（+）、Ki-67（+）1%、P53（-）、PR（-）。

【诊断要点】

肝脏局灶性结节增生（hepatic focal nodular hyperplasia，FNH）为肝第二常见的良性肿瘤。由于其内含有正常的肝细胞，CT平扫时呈等密度或略低密度，部分病灶可显示中心瘢痕，呈低密度；典型的中心瘢痕呈“星芒状”或轮辐状，少数呈条状或不规则形。肝脏FNH为富血供肿瘤，增强扫描动脉期多呈明显均匀强化，边界清晰，病灶中央及周边有异常增粗扭曲的供血动脉；门静脉期和延迟期病灶强化程度下降，可呈高密度、等密度，甚至略低密度，病灶边界变得不清楚。出现中心纤维瘢痕者，瘢痕早期无强化而呈相对低密度，延迟期强化程度增高。非典型的FNH常无中心瘢痕，增强扫描动脉期病变明显均匀强化，门静脉期及延迟期呈等、略高或低密度。

【鉴别诊断】

■ **肝海绵状血管瘤**　典型的肝海绵状血管瘤CT平扫呈低密度，MRI扫描T_1WI多呈低信号，T_2WI呈高信号，可见“灯泡征”，增强扫描呈渐进性强化，即动脉期从病变周边开始出现点状、结节状或环形强化，逐渐向中心填充，延迟期多表现为高信号。FNH平扫多与肝实质密度相似，动脉期除中心瘢痕外呈明显均匀强化，中心瘢痕延迟强化，典型病例与肝海绵状血管瘤鉴别不难。

■ **肝腺瘤** 肝腺瘤与FNH均多见于育龄期女性，均属肝富血供肿瘤，常规CT及MRI扫描鉴别较困难。肝腺瘤有包膜，而FNH一般不具有包膜。FNH部分病例病灶中可见星形瘢痕，瘢痕为延迟强化，肝腺瘤病灶中一般无瘢痕。钆塞酸二钠MRI增强扫描在二者鉴别中具有重要意义，FNH因由正常肝细胞构成在肝胆期摄取钆塞酸而呈高信号，腺瘤则几乎不摄取钆塞酸呈低信号。

■ **原发性肝癌** 典型的原发性肝癌增强扫描表现为“快进快出”模式，即动脉期明显强化，门静脉期强化程度降低，平衡期及延迟期病灶基本无强化，强化方式不同于FNH。原发性肝癌有的可有包膜，肿瘤常侵入门脉系统形成门脉癌栓，晚期患者几乎均有门静脉的癌栓。

【病案点评】

FNH是肝海绵状血管瘤之外第二常见的肝良性肿瘤，发病率约0.9%，常见于育龄期女性，男女比例约1：8。多数患者无明显症状，于体检时偶然发现，少数患者出现腹痛和肝肿大。目前国内外报道大都认为FNH是由于血管畸形引起局部血流灌注增加，从而导致局部正常肝细胞的反应性增生，而非真正意义上的肿瘤。也有报道认为FNH女性患者有口服避孕药史，并提出该病的病因可能与长期服用避孕药有关；另有学者认为某些化疗药物会导致肝血管窦扩张、紫癜、小叶中央静脉纤维化，引起肝细胞结节状再生。

FNH是一种因正常肝细胞的过度反应性增生所形成的肿瘤样病变，由正常肝细胞、变异的厚壁血管、增生的胆管及浸润的炎性细胞构成，不含门静脉成分。FNH在病理上分为两类：典型肝FNH（80%）和不典型肝FNH（20%）。典型肝FNH特征性的“星芒状”中央瘢痕将周围增生的肝组织分割成结节状，中央瘢痕内有来源于肝动脉的厚壁血管，可见畸形血管的存在，为病变提供大量的动脉供血，还可见胆道结构，但这些胆道结构无法连接成胆管的树状结构。不典型肝FNH缺乏中央瘢痕，或仅有部分纤维组织分隔，间隔内可见增生的小胆管及增粗变异的血管，并可见慢性炎症细胞浸润，结节中心有典型的汇管区。

通常FNH患者的AFP及实验室血清肝功能检查指标均正常（当压迫肝内胆管致阻塞时可能引起转氨酶升高）。目前尚无确切报道证实FNH向肝癌的转化，但FNH的潜在恶性可能仍不确定。

中央瘢痕的出现有助于FNH的确诊，然而关于中央瘢痕存在以下问题。①部分典型FNH并不显示中央瘢痕。肿块越大其中央瘢痕的显示率越高，故对于直径较小的FNH病灶，其中央瘢痕显示率必将大幅度降低。②绝大多数不典型FNH不显示中央瘢痕。不典型FNH病灶中央瘢痕常缺如，或由于病灶内异常增生血管的闭塞，病灶中央瘢痕无强化。③中央瘢痕也可出现于除FNH以外的血管瘤、肝细胞肝癌、胆管细胞癌、纤维板层肝细胞癌、肝腺瘤、富血管性肝转移瘤和布-加综合征（或其他血管病变）中的再生结节，故中央瘢痕并不是FNH的绝对的特异性征象，某种程度上增加了FNH确诊的难度。

FNH另有以下几类常见的非典型特征：①假包膜，其形成可能与周围肝实质推挤受压、绕行血管结构及炎症反应有关；②中央瘢痕缺如/不强化，可由病灶太小导致或在不典型病灶发生。中央瘢痕中异常增生的血管腔发生狭窄闭塞时可表现为增强扫描时的不强化；③病灶密度不均匀/强化不均匀，FNH出现坏死、钙化和脂肪浸润的概率较小，但尚有极少部分病例出现，当出现坏死、钙化和脂肪浸润时，病灶呈不均匀密度的组织，CT增强扫描时随之出现不均匀强化；④多发性FNH综合征，是指FNH至少2个病灶，同时合并有下列病变中的至少一项：肝海绵状血管瘤、动脉结构缺失、中枢神经系统血管畸形、脑膜瘤或星形细胞瘤。

目前临床上对于影像学典型或经病理学检查确诊的无症状FNH患者，无须干预治疗，建议定期随访保守治疗。绝大多数病灶在长期随访中不出现数量增多或体积增大等变化，少部分患者甚至可出现病灶减小及消失。对于确诊为FNH的年轻女性患者，不建议继续使用口服避孕药；而对妊娠期女性则应进行严密观察，同时建议保守治疗不予干预。外科手术治疗的指征尚存争议，较统一的共识性意见是：对于有明显症状、直径＞5 cm、不排除恶性病变可能或性质未明的患者，可考虑传统外科开腹手术及腹腔镜下手术切除。近年来，一些微创非手术治疗技术逐渐广泛地应用于FNH的治疗，如选择性动脉栓塞术、经皮射频消融术等，也达到了良好的治疗效果，但目前尚缺乏足够理论依据将这些治疗手段确定为临床常规方法。

（王　艳　　陈　杰）

三、肝细胞肝癌

【病例介绍】

患者女性，54岁，因“发现肝占位2天”入院。

■ **现病史**　患者2天前行B超检查示“肝占位”，进一步行上腹部增强CT提示“①肝右前叶原发性肝癌；②肝硬化，门静脉高压，脾大”。现收治入院拟行进一步治疗。既往有乙型肝炎病史3余年，口服“恩替卡韦”抗病毒治疗。

■ **查体**：腹平，未见胃肠型及蠕动波，未见腹壁静脉显露，全腹软，无明显压痛，无反跳痛，墨菲征阴性，未触及包块，肝肾区无叩击痛，脾肋下未触及，腹腔积液阴性，肠鸣音4次/分。双下肢未见水肿。

■ **实验室检查**　AFP 1.71 ng/mL（－），异常凝血酶原53.30 mAU/mL（＋），CEA系列（－），总胆红素11.8 μmolL（－），谷丙转氨酶74 U/L（＋），谷氨酰胺转移酶56 U/L（＋）。

■**影像学检查** 腹部增强CT（对比剂使用碘美普尔400），具体内容见下。

■**入院诊断** ①原发性肝癌；②肝硬化，门静脉高压，脾大。

■**主要诊疗计划** 拟行腹腔镜下肝部分切除术。

【CT 技术】

■**对比剂注射方案** 碘美普尔400剂量70 mL，生理盐水30 mL，注射速率3.5 mL/s。

■**CT图像采集参数** 采用PHILIPS 256层iCT进行扫描，扫描参数：扫描准直128 mm × 0.625 mm，层厚1.25 mm，螺距0.99：1；管电压120 kV，管电流：自动毫安秒技术；采用iDose^{4}进行重建。

■**后处理技术** MPR、CPR等。

【CT 图像】（图 3–7–3）

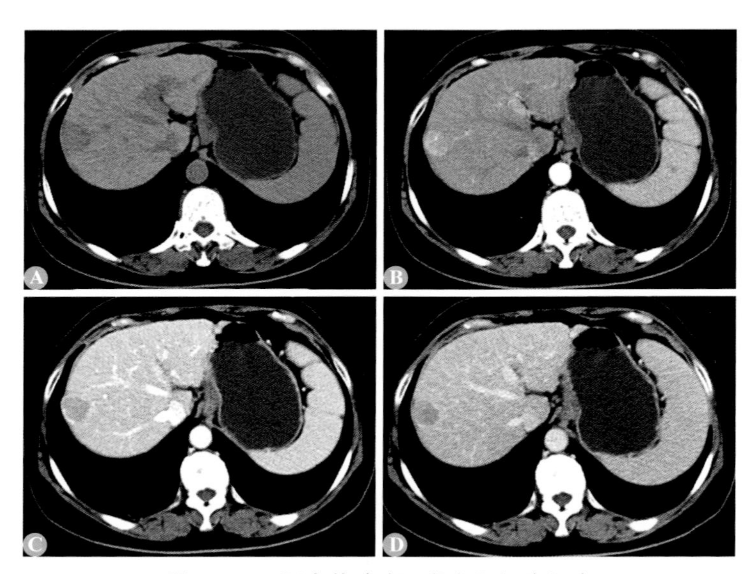

图3–7–3 肝右前叶（Ⅷ段）肝细胞肝癌

A.肝右前叶包膜下直径约2.5 cm低密度灶；B.动脉期图像，病灶明显不均匀强化；C.门脉期图像，病灶强化程度低于正常肝，边缘见环形强化包膜；D.延迟期图像，病灶强化程度明显低于正常肝

附相似病例（图 3–7–4）

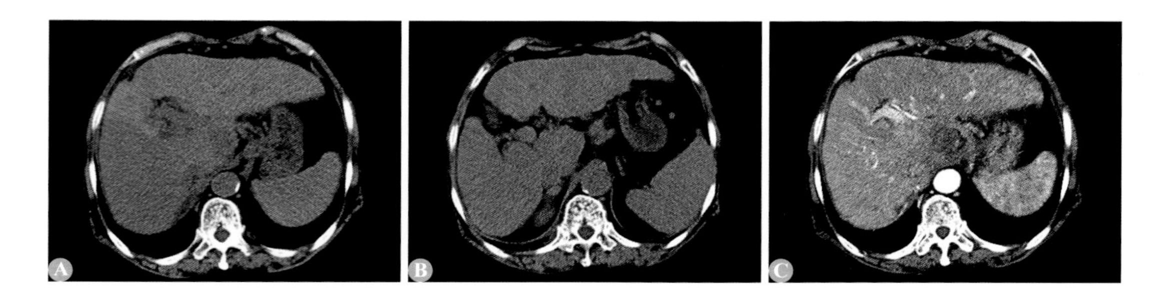

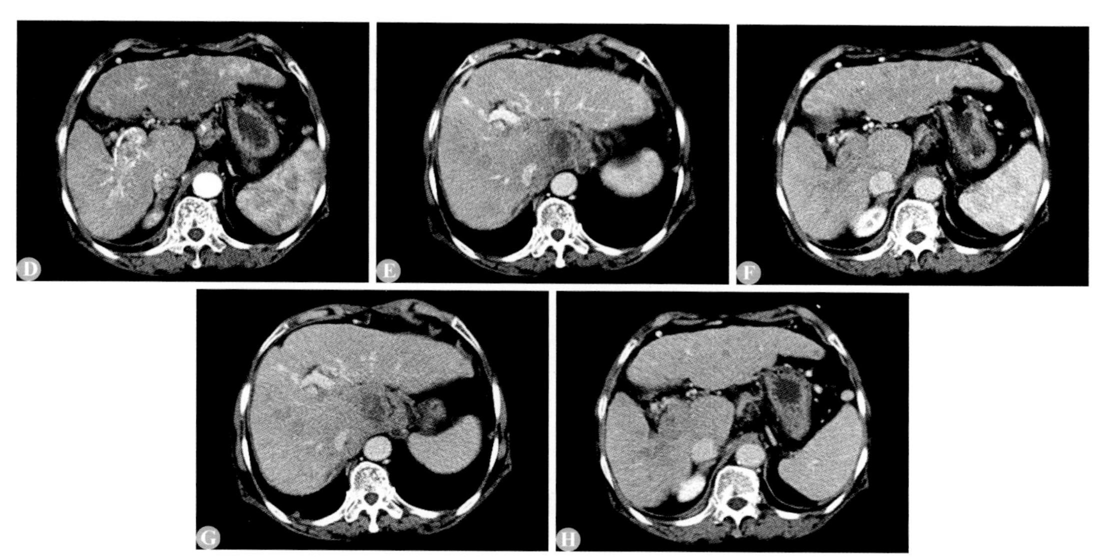

图3-7-4 肝右叶肝细胞肝癌伴门脉右支及主干癌栓、肝左叶多发子灶

A、B.肝右叶见范围约13 cm×12 cm低密度影；C、D.动脉期图像，肝右叶病灶明显不均匀强化，门脉主干及右支癌栓强化，肝左叶多发结节状强化灶；E、F.门脉期图像，肝右叶及肝左叶多发病灶强化程度低于正常肝，门脉主干及右支强化减低，呈“快进快出”强化方式；G、H.延迟期图像，肝右叶及肝左叶多发病灶、门脉主干及右支强化程度明显低于正常肝

【病理结果】

■ 手术经过 经术前准备及全科讨论，患者诊断明确，符合手术指征，拟行腹腔镜下肝部分切除术。腹腔内无明显渗液，肝体积稍萎缩，质地硬，边缘钝，呈慢性肝病改变，肝表面广泛分布大小不等的结节。肝右前叶（Ⅷ段）上段见一直径约3 cm肿瘤，位于包膜下，突出肝表面，质地硬。脾大，肝门淋巴结无肿大。术中诊断：肝右前叶原发性肝癌，慢性乙型肝炎肝硬化，决定行腹腔镜下肝右前叶肝癌切除术。

■ 病理结果 大体所见，肝组织大小6.5 cm × 6.0 cm × 2.0 cm，紧靠被膜，距切缘0.2 cm处见一肿块，大小2.8 cm × 2.5 cm × 2.0 cm，切面灰白灰黄色，质地中等，边界清晰。周围肝呈细结节状改变。光镜所见，肿瘤组织呈结节状、“团巢状”排列，肿瘤细胞呈肝细胞分化，局灶伴坏死。近癌旁、远癌旁均未见微血管侵犯（microvascular invasion，MVI），未见“卫星灶”；肝切缘未见癌组织。周围肝组织内炎细胞浸润，部分肝细胞轻度脂肪变性，网染及Masson三色示汇管区纤维组织增生，假小叶形成。病理诊断：（肝右前叶）肝细胞肝癌，Ⅲ级，大小2.8 cm × 2.5 cm × 2.0 cm，MVI风险分级：M_0（未见MVI）。（周围肝）慢性乙型肝炎，肝硬化（HBV-CH-G1S4）。

【诊断要点】

肝细胞肝癌（hepatocellular carcinoma，HCC）为最常见的肝原发性肿瘤。病理上分为以下几类：①弥漫型：病灶大小0.5 ~ 1.0 cm，弥漫分布、互不融合，常同时伴有肝硬化；②肿块型：病灶>5 cm，巨块型为病灶>10 cm；③结节型：病灶>3 cm但<5 cm，常同时伴有肝硬化；④小肝癌型（中国标准）：单个病灶<3 cm，或2个病灶最大直径之和<3 cm，坏死出血少见，常有包膜。

HCC病灶以肝右叶多见，大多数呈圆形或类圆形，病灶浸润性生长时边界往往模糊。CT平扫病灶大多数呈低密度，少数因出血或钙化为高密度，或者因周围脂肪肝背景而病灶呈高密度。病灶均匀度与病灶大小有关，病灶小则较均匀，病灶大则常不均匀。增强扫描90%HCC为富血供的强化方式，大多数小肝癌在动脉期为明显均匀强化，门静脉期为低密度，呈“快进快出”的强化方式，门静脉期也可呈等密度或高密度，有时可见完整或不完整的包膜。大病灶动脉期往往呈不均匀明显强化，中央见无强化出血及坏死区域，门静脉期病灶密度下降为低密度，动静脉瘘是肝癌的特征性表现之一。门静脉受侵犯和癌栓形成是肝癌肝内扩散的主要形式，累及门脉分支血管最常见，门静脉癌栓主要CT表现为受累门静脉扩张伴充盈缺损，动脉期明显强化，门脉期强化减低，若门静脉严重阻塞可形成“门静脉海绵样变性”。弥漫型HCC CT表现为肝内广泛均匀分布、大小接近的结节影，几乎100%病例发生门静脉癌栓，几乎100%病例伴有肝硬化，动脉期HCC结节有强化，因门静脉癌栓形成造成局部肝组织供血不足使得门静脉期肝实质与病灶差异缩小，容易漏诊。

【鉴别诊断】

■ **肝脏局灶性结节增生**　肝脏FNH为肝少见良性富血供病变，病灶一般无钙化、出血或坏死，动脉期明显强化，呈高密度，门静脉期呈稍高密度或等密度，延迟期多呈略低密度或等密度，中心瘢痕是肝脏FNH的特征性表现，其动脉期无明显强化，延迟期有强化，一般无包膜。

■ **肝腺瘤**　肝腺瘤为富血供良性肿瘤，过去认为肝腺瘤与口服避孕药有很强的相关性，近年来研究表明肝腺瘤可自然发生，也可与长期服用合成类固醇、巴比妥类、克罗米酚和雄性激素类等药物有关。其常伴有出血及囊变，往往动脉期明显不均匀强化，门脉期及延迟期可为等密度或略低密度，一般都有包膜。

■ **血管瘤**　血管瘤表现为动脉期边缘结节状强化，延迟期进一步填充的典型血管瘤与HCC鉴别容易。有些小血管瘤动脉期明显均匀强化需与HCC鉴别，但其动脉期明显强化的幅度与主动脉密度一致，有重要的鉴别诊断价值。

■ **胆管细胞癌**　好发于30～50岁患者，CT平扫一般为低密度肿块，可见更低密度区域，部分内见不规则钙化，95%为乏血供，无明显包膜，边界不清，邻近肝被膜皱缩，肿块内或远侧伴有胆管扩张，门静脉及肝静脉癌栓少见。

【病案点评】

HCC在全世界癌症发病率排名第六、死亡率排名第三。全世界近3/4的原发性肝癌发生在亚洲，而且多继发于慢性病毒性肝炎，在我国慢性乙型病毒性肝炎最多见。主要的流行病学危险因素：①乙型肝炎病毒（hepatitis B virus，HBV）或丙型肝炎病毒（hepatitis C virus，HCV）的慢性感染；②酒精性肝硬化、胆汁性肝硬化；③肥胖；④糖尿病；⑤摄入受黄曲霉毒素污染的食物；⑥遗传代谢疾病。

HCC高发年龄为60～70岁，男性发病率是女性的2～4倍，根据国际癌症研究机构的研究，HCC在男性常见恶性肿瘤中排名第五，而在女性常见恶性肿瘤中排名第九。HCC早期无明显临床症状，出现症状时大多为中晚期。肝区疼痛为最常见的临床症状，右上腹部多见，为肿瘤生长迅速致包膜紧张。还可出现胃功能减弱及恶心、呕吐等消化道症状及消瘦、乏力、黄疸、发热等症状。

HCC是一种起源于肝的上皮性肿瘤，由与正常肝细胞相似的细胞组成。约90% HCC发生在慢性肝病患者中，最常见的是HBV和HCV感染者，分别占54%和31%。肝硬化发展为HCC是一个多步骤、多阶段的过程，从再生结节（regenerative nodular，RN）到低级不典型增生结节（low-grade dysplastic nodule，LGDN）和高级不典型增生结节（high-grade dysplastic nodule，HGDN），发展为不典型增生结节中的癌灶（结中结）和早期肝癌，最终进展为中晚期肝癌。HCC早期阶段称为小肝癌，预后良好，采用完全切除或肝移植，5年生存率超过90%。但HCC具有高度的局部侵袭性，可能浸润门静脉分支，少数情况可浸润胆管，可形成异常动静脉连接，可在血管内出现肿瘤栓塞，尤其是门静脉系统，即使在疾病早期，门静脉的浸润以肿瘤栓子形成，也会促进肝内转移，形成子灶。

传统血清学指标AFP 在HCC的随访、诊断、预后方面仍有较好的应用价值。研究发现，异常凝血酶原/脱-γ-羧基凝血酶原作为一个新的血清学指标，其对肝癌的诊断价值与AFP相当。联合AFP和异常凝血酶原（DCP）进行检测，可一定程度上提高原发性肝癌的诊断。

目前治疗HCC的方法较多，包括肝切除、肝移植、介入治疗、消融治疗、放射治疗、系统化疗、靶向治疗、免疫治疗、基因治疗及中医治疗等多种治疗方式。HCC分期不同，手术方式也不相同，肝切除术是目前应用于肝癌最普遍及有效的根治性措施，可明显降低肿瘤复发率及转移率，明显延长生存期。中晚期HCC普遍利用介入治疗，主要用于不能手术切除的患者或者术后复发的患者。针对不同分期HCC患者采取多学科联合治疗为主的个体化治疗将成为治疗肝癌的主流趋势。

（张　涛　　黄爱娜）

四、胆管细胞癌

【病例介绍】

患者男性，45岁，因“巩膜黄染10天，腹痛1天”入院。

现病史 患者10天前无明显诱因出现巩膜黄染，1天前无明显诱因出现上腹部疼痛不适，呈间断性隐痛，无胸闷气短，无心悸心慌，无恶心呕吐，就诊于当地医院，行磁共振胰胆管成像（magnetic resonance cholangiopancreatography，MRCP）示“胆总管扩张，考虑胆管占位性病变”，为求进一步治疗来我院。

查体 T：37.2℃，P：71次/分，R：19次/分，BP：125/80 mmHg。发育正常，营养良好，正常面容，神志清，查体合作。专科检查：腹平坦，无腹壁静脉曲张，上腹部压痛阳性，余腹部柔软，无压痛、反跳痛，腹部未触及包块。肝脾肋下未触及，墨菲征阴性，肾区无叩击痛，移动性浊音阴性。肠鸣音未见异常。

实验室检查 嗜碱细胞百分比0.3%，未成熟粒细胞计数0.11×10^9/L，平均血红蛋白浓度358 g/L，平均血小板体积10.2 fL，有核红细胞百分比0.00%，大血小板比率26.2%，血小板计数265×10^9/L，红细胞计数3.87×10^{12}/L。CA19-9 1498.000 U/mL。碱性磷酸酶183 U/L，谷丙转氨酶23 U/L，尿素3.45 mmol/L，氯99.2 mmol/L，直接胆红素283.4 μmol/L，γ谷氨酰胺转肽酶214 U/L，钠138 mmol/L，超氧化物歧化酶180.6 U/L，总胆汁酸170.1 μmol/L，总胆红素380.1 μmol/L。

影像学检查 MRCP（外院）：胆总管及肝内胆管扩张，胆管占位性病变可能。腹部增强CT（对比剂应用碘美普尔400），具体内容见下。

入院诊断 ①胆管占位性病变；②肝硬化；③双肾小囊肿。

【CT 技术】

对比剂注射方案 患者空腹、禁食不禁水6小时，扫描前20～30分钟对患者进行呼吸训练，并饮入1000 mL水作为肠道的阴性对比剂。检查前在患者右肘部静脉穿刺22号留置针；使用高压注射器进行对比剂团注，团注前排空管路内的空气，先将20 mL生理盐水以3 mL/s的流速进行预注射以确保留置管路通畅，避免外渗的发生；而后注射碘美普尔400（剂量70 mL，速率2.2 mL/s）+生理盐水（剂量30 mL，速率2.2 mL/s）。

CT图像采集参数 患者均需行MSCT多期增强扫描，即动脉期、动脉晚期（胰腺期）、门静脉期。取仰卧位，足先进，扫描范围包括从膈肌到盆腔。具体扫描条件：管电压120 kV，管电流300 mA。扫描参数：准直0.5 mm，层厚0.5 mm，重建间隔3.0 mm，螺距0.9，矩阵512×512，视野348 mm×348 mm。扫描时间15～20 s，延迟时间根据小剂量试验确定，阈值为180 HU。行动脉晚期、门脉期，扫描范围包括从膈肌至盆腔。

后处理技术 扫描完成后将原始图像分别进行MPR、MIP、CPR、VR。

【CT 图像】（图 3-7-5）

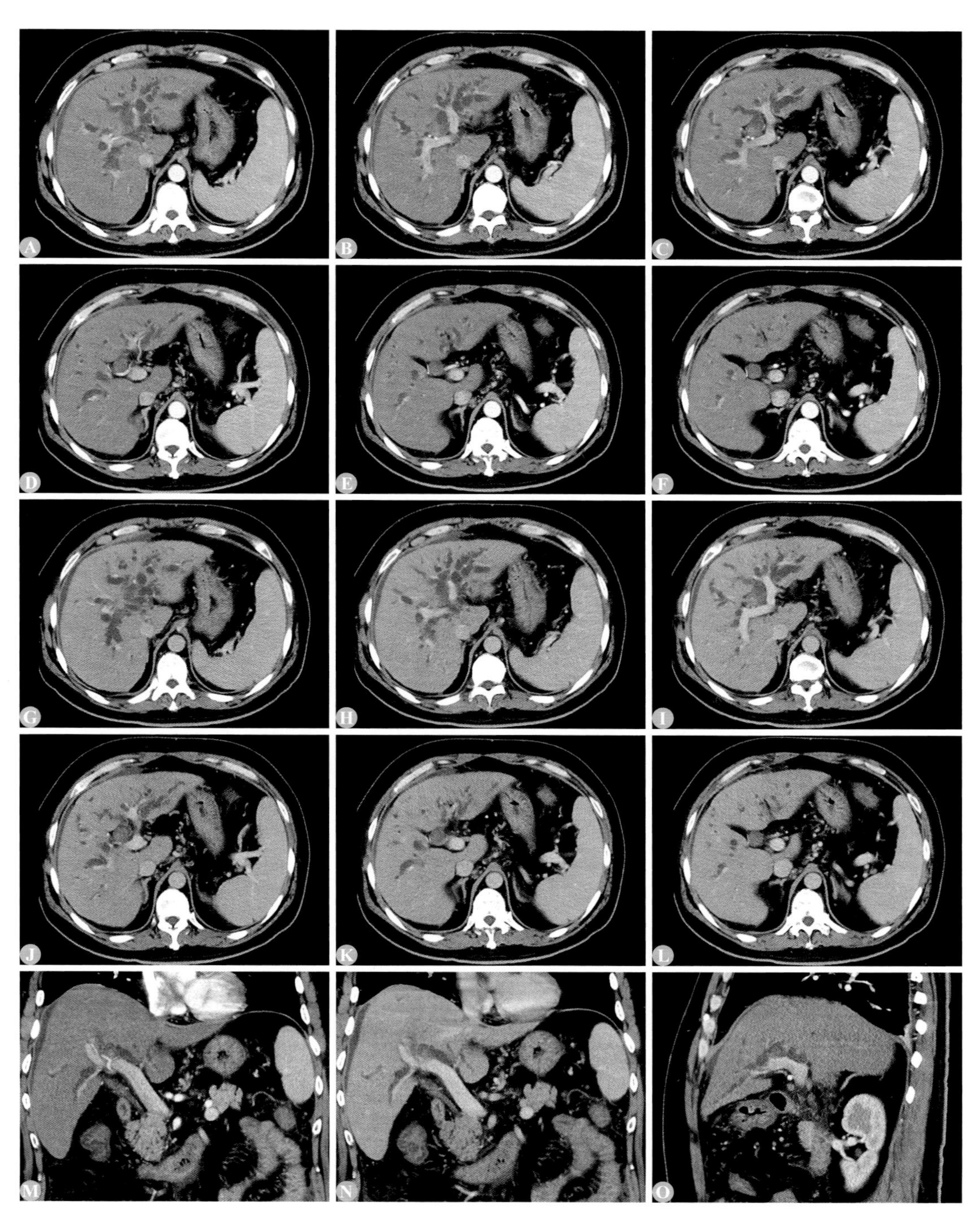

图3-7-5　肝门部胆管癌伴肝内转移瘤、肝内胆管扩张

A～F.动脉期图像，肝门部胆总管壁增厚，似见结节样轻度强化，其上方胆管明显扩张，动脉期轻度强化；G～L.静脉期图像，病灶持续强化；M～O.MPR图像

【诊断要点】

■ **直接征象** 肝门部胆管内轻度延迟强化结节；肝门部胆管壁不规则增厚并轻度延迟强化；肝门部不规则肿块或结节。

■ **间接征象** 肝内胆管“软藤样”扩张，肝动脉、门静脉的侵犯情况，肝转移，肝门、腹膜后等淋巴结转移。

【鉴别诊断】

■ **硬化性胆管炎** 硬化性胆管炎的主要影像学表现是胆管狭窄和闭塞，此外还有明显胆管炎、胆管不规则、结节和溃疡形成；胆道造影示交替的胆管扩张和狭窄，这些表现有助于确诊；肝外胆管也有节段性或弥漫性狭窄，常见典型的胆管呈囊状或扩张。CT和MRCP表现包括肝内胆管扩张及狭窄交替出现，呈“串珠样”改变，为弥漫性或局灶性改变；CT增强示胆囊壁增厚；如果扩张严重，管壁内可见囊状改变，横断面成像示肝病晚期表现，包括门静脉周围纤维化、肝边缘呈分叶状、外侧或后侧肝段萎缩和尾叶扩大。

■ **肝门部胆管结石** 一般结石所致的胆管扩张程度较轻，结石可有几种不同的表现，阳性结石胆总管内有圆形或环形致密影，结石以上近端胆管扩张。也可有阴性结石，MSCT诊断较困难，表现为胆总管扩张逐渐变细，突然中断，但未见结石，也无肿块，此时应考虑有等密度结石可能，需再结合B超或MRCP等检查确诊。

■ **肝门部转移淋巴结致肝内胆管扩张** 有原发肿瘤的征象。肝门部原发性及继发性肝癌或淋巴结转移瘤可压迫肝门部肝管和（或）肝总管。原发性肝细胞癌表现为肝内低密度灶，界线较清。增强扫描动脉期明显强化，很快就变为低密度，呈“快进快出”；肝门部转移瘤表现为大小不等的多个低密度结节，可有“靶征”，增强后肿瘤界限清晰。除肝内可见转移病灶外多可见原发肿瘤的表现。

【病案点评】

CT平扫可见肝门部低密度肿块，或肝门部管壁不规则增厚及管腔狭窄，动态增强扫描多表现为缓慢持续性强化，其他典型表现为病灶近侧端出现胆管扩张，表现为“软藤状”“蟹足样”肝内胆管扩张，多数为弥漫性扩张，部分为局部肝叶胆管扩张更明显，胆总管一般不扩张，也有学者提出肝叶萎缩是肝门胆管癌的特征之一，这主要是由于胆管阻塞引起门静脉血流逆转，肝细胞代谢障碍萎缩和梗阻后纤维化共同导致。肝门胆管癌转移途径有局部浸润、血管侵犯、淋巴转移、神经侵犯和腹膜种植5种方式。肝门部胆管癌位置特殊，临床表现缺乏特异性，只有10%～20%患者能在疾病早期被发现，患者有症状时多处于晚期。对于高度怀疑的患者，需综合其临床表现、实验室检查和影像学检查等做出诊断。发病早期患者多无症状，晚期可能出现体重减轻、腹部不适、黄疸、肝肿大等。实验室检查通常可见碱性磷酸酶和γ-谷氨酰转肽酶水平升高，CA19-9可帮助诊断。影像学检查为首选，增强CT扫描可以明确肿块的位置，对了解肝门部血管的侵犯情况，淋巴结转移情况及血行转移情况有帮助。多期扫描，薄层MPR、曲面重建是诊断重要环节。

（郭建新　杜纯忠　李先浪　杨玉龙）

五、肝转移瘤

【病例介绍】

患者男性，89岁，因“腹痛便秘1个月，发现结肠癌2天”。

■ **现病史**　患者1个月前出现腹痛，伴有便秘，大便后缓解，无明显血便，无恶心呕吐，当时未予重视。2天前至我院，行腹部CT检查示“乙状结肠癌伴肝多发转移，腹腔淋巴结转移”。门诊以“乙状结肠癌伴肝转移”为诊断收治入院。病程中，患者无畏寒发热，无咳嗽咳痰，无胸闷，无呕血黑便，饮食睡眠一般。

■ **查体**　神志清，精神萎靡，口唇无发绀，全身浅表淋巴结未触及肿大，两肺呼吸音稍粗，未闻及干湿性啰音。心率70次/分，律齐，腹平软，无明显压痛、反跳痛。

■ **实验室检查**　CA125 45.25 U/mL（+），CA19-9 737.90 U/mL（+），CEA 291.50 ng/mL（+），谷氨酰转肽酶154 U/L（+）。

■ **影像学检查**　腹部增强CT（对比剂应用碘美普尔400），具体内容见下。

■ **入院诊断**　①乙状结肠癌Ⅳ期；②肝、腹腔淋巴结转移；③原发性高血压 3级 极高危。

■ **主要诊疗计划**　补充电解质，调节免疫抗肿瘤治疗。

【CT 技术】

■ **对比剂注射方案**　碘美普尔400剂量90 mL，速率4.0 mL/s；生理盐水剂量30 mL，速率4.0 mL/s。

■ **CT图像采集参数**　采用PHILIPS 256层iCT进行扫描，扫描参数：扫描准直128 mm × 0.625 mm，层厚1.25 mm，螺距0.99∶1；管电压120 kV，管电流：自动毫安秒技术；采用iDose^{4}进行重建。

■ **后处理技术**　包括MPR、CPR等。

【CT图像】（图3-7-6）

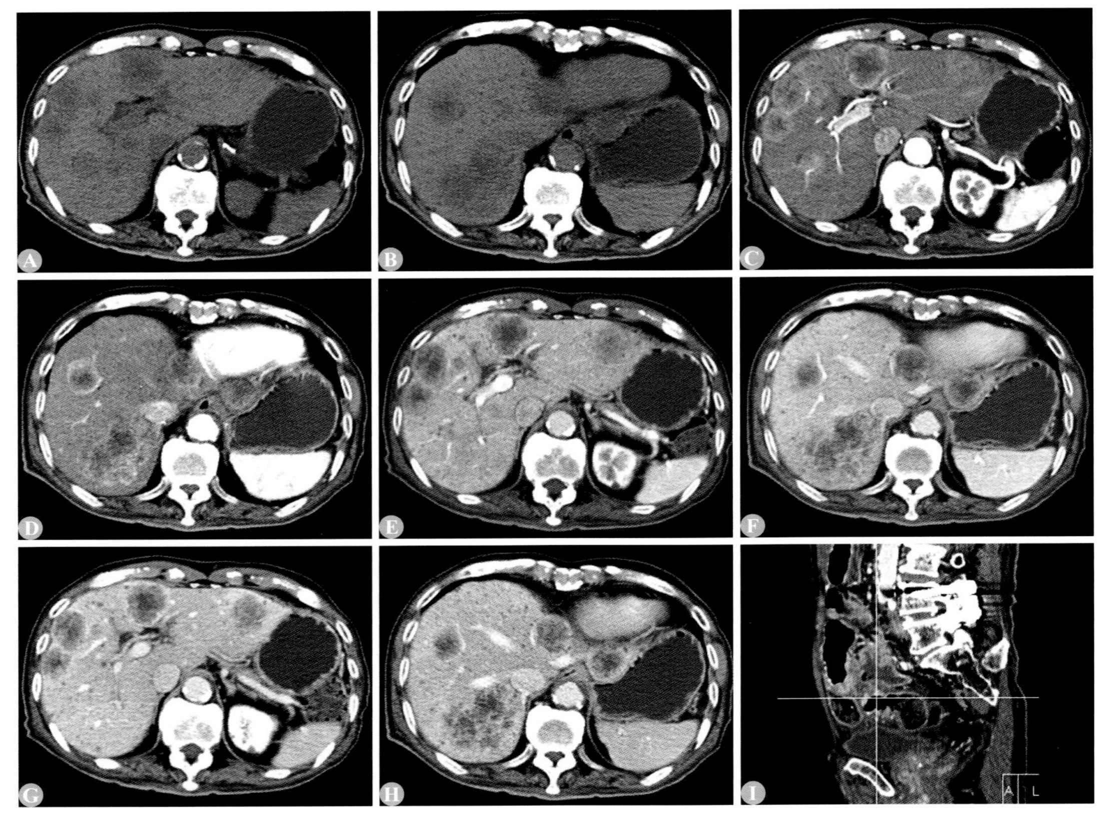

图3-7-6　乙状结肠癌伴肝多发转移瘤

A、B.CT平扫图像，肝多发大小不等低密度灶，边界不清；C、D.动脉期图像，病灶呈不均匀强化，以周围环形强化为主；E、F.门脉期图像，病灶周围强化程度稍减低；G、H.延迟期图像，病灶中央延迟强化；I.MPR图像，乙状结肠管壁增厚、管腔狭窄，局部见软组织肿块，不均匀强化

【病理结果】

■ **电子肠镜**　进镜至乙状结肠，见全周黏膜增殖性病灶，表面不规则，黏膜糜烂渗血，管腔明显狭窄，肠镜不能通过。内镜诊断：乙状结肠癌（待病理）。

■ **病理结果**　大体所见："粟粒"大小组织4块。光镜所见：肿瘤组织呈腺管状结构，在间质内浸润性生长，细胞异型性显著，核分裂易见。病理诊断：（乙状结肠黏膜，活检）腺癌，中分化。

【诊断要点】

肝转移瘤也称转移性肝癌或继发性肝癌，为最常见的肝恶性肿瘤。肝转移瘤表现多种多样，即使来源于同一原发肿瘤，转移灶表现及强化方式也可不同。肝转移瘤多表现为大小、数目、形态不等或相近的多发病灶，但密度多低于肝实质，部分病灶可因液化坏死、出血、钙化而呈更低密度或高密度影；在四期增强扫描CT表现为少血供或富血供的特征。肝少血供转移瘤CT特征为动脉期病灶边界不清楚、强化不明显，门脉期和延迟期病灶边缘强化，绝大多数肝转移瘤为此种表现。肝富血供转移瘤CT特征为动脉期整个病灶均一强化或强化不均匀，强化呈簇状，病灶内密度可高于肝实质。“牛眼征”是肝转移瘤的特征性表现，CT表现为中心低密度灶，周围环状强化带，最外层低密度带强化不明显，此征象于门脉期显示最为明显。囊性变是肝转移瘤的少见表现，CT表现为圆形或类圆形，少数也可呈分叶状，病灶边界清或不清。

【鉴别诊断】

■原发性肝癌　少数富血供肝转移瘤常误诊为肝癌，但肝癌通常发生于有乙型肝炎和肝硬化病史的患者，AFP多数阳性，动脉期明显强化，门脉期、均衡期及延迟期强化消退呈低密度，强化方式为“快进快出”，可见包膜或假包膜。

■肝血管瘤　富血供肝转移瘤少数可表现为动脉期周边强化，类似于肝血管瘤，但是肝血管瘤于动脉期表现为边缘结节状或环形的明显强化，密度极高，接近腹主动脉密度值，门脉期及延迟期对比剂进一步向中心填充，强化方式为“快进慢出”。

■肝脓肿　有些转移瘤中心出血、坏死明显，增强后强化表现为厚壁环形强化，需与肝脓肿鉴别。但肝脓肿患者有高热、寒战表现，查血白细胞计数增高。增强扫描脓肿壁强化可出现“双环征”，脓肿形成期可出现低密度区伴有边缘及分隔强化的蜂窝状改变，部分病灶内可见小气泡或气-液平面。

【病案点评】

肝是转移瘤最常累及的器官之一，特别是来源于消化系统的原发肿瘤容易转移至肝。肝转移瘤发生率是肝原发性肿瘤的18～40倍。肝转移瘤常表现为多灶性病灶，有时为孤立性肿块或融合性肿块。肝转移瘤不含有功能性肝细胞及胆管结构，可以是乏血供、富血供或者囊性的，主要取决于原发肿瘤的成分。

肝转移瘤早期临床症状及体征不明显，往往被原发肿瘤掩盖，晚期肝转移瘤出现原发肿瘤及肝区疼痛、黄疸、腹腔积液等症状。大多数肝转移瘤是在原发肿瘤术前检查或与原发肿瘤同时被发现，少数是以肝转移瘤为首要表现而进一步检查寻找原发肿瘤。早期临床检验指标大多数为阴性，部分中晚期患者有CEA、酸性磷酸酶、碱性磷酸酶、胆红素等检验指标升高。

由于肝解剖特殊及双重血供，人体各部位恶性肿瘤均能经门静脉、肝动脉及淋巴途径转移至肝而发生转移瘤。肝转移瘤血供多少与肿瘤起源有关，大多数肝转移瘤为少血供，在门静脉期显示最清楚，表现为低密度病灶，结肠癌、肺癌、胃癌最常表现为少血供转移。少数肝转移瘤表现为富血供肿瘤，约占10%，动脉期病灶部分增强或者全部病灶增强，表现类似HCC，常见于肾癌、黑色素瘤、甲状腺癌和类癌等。乳腺癌可表现为少血供或者富血供。囊性肝转移瘤主要来源于囊性恶性肿瘤，如卵巢癌或胰腺黏液性囊腺癌，表现为囊壁厚薄不一，壁内缘不光整，囊液密度不均匀，有时与肝囊肿鉴别困难。然而，囊性肝转移瘤也可能来源于胃肠道间质瘤（gastrointestinal stroma tumor，GIST）、平滑肌瘤、恶性黑色素瘤、类癌和嗜铬细胞瘤，甚至原发性肿瘤表现为实性肿瘤。肝转移瘤病灶钙化的发病率为12%～27%，钙化性肝转移瘤的原发肿瘤以结肠癌最多见，其他还可见于卵巢囊腺癌、胃腺癌、乳腺癌、黑色素瘤等，钙化对判断原发肿瘤有一定的指导作用。

肝转移瘤患者的预后与原发肿瘤的类型、位置、恶性程度、肝转移范围及有无肝外转移等密切相关。过去认为，一旦发现肝转移瘤，患者便不再适合手术治疗，近年来，随着治疗方法及技术的发展，部分有一定手术指征的肝转移瘤患者可以进行手术切除，包括原发肿瘤与肝转移瘤Ⅰ期同时切除或原发肿瘤与肝转移瘤Ⅱ期分期切除。部分暂时无法进行手术治疗的患者可通过化疗和分子靶向治疗、经导管动脉栓塞化疗（transcatheter arterial chemoembolization，TACE）、消融、放疗等非手术治疗方式进行综合治疗后转为可手术切除患者。部分无法手术治疗的患者积极进行非手术治疗延长生命、改善生活质量。

（张　涛　　黄爱娜）

第二节　胆囊病变

一、胆囊癌

【病例介绍】

患者男性，65岁，因“胆囊结石30余年，发现胆囊占位3周余”入院。

现病史　患者30余年前发现胆囊结石，未治疗。3周前，患者因“失眠”于外院就诊，行腹部MRI示“肿瘤性病变可能性大”。患病期间，患者多次出现进食油腻食物后上腹部钝痛，无恶心呕吐、无腹胀、无发热寒战，无胸闷气促，无咳嗽咳痰等不适。

查体　皮肤、巩膜黄染。腹部外形正常，全腹软，无压痛及反跳痛，肝区叩痛，腹部未触及包块。

实验室检查　CA125 44.70 U/mL（+），CA19-9 176.00 U/mL（+），CEA 5.73 ng/mL（+），AFP 2.61 ng/mL（-），总胆红素41.5 μmol/L（+），丙氨酸氨基转移酶68 U/L（+），门冬氨酸氨基转移酶74 U/L（+）。

影像学检查　腹部增强CT（对比剂应用碘美普尔400），具体内容见下。

■ **入院诊断**　①胆囊癌？②肝门部胆管癌？③梗阻性黄疸；④胆囊结石。

■ **主要诊疗计划**　拟行全身麻醉下胆囊癌根治+胆肠吻合术。

【CT 技术】

■ **对比剂注射方案**　CT平扫完成后采用双筒高压注射器经右肘前静脉注射碘美普尔400，速率3 mL/s，然后以相同的速率注射生理盐水20 mL，碘总量控制在520 mg/kg。

■ **CT图像采集参数**　管电压采用80 ~ 140 kV双能瞬时切换技术，管电流400 mA，旋转时间0.8 s，螺距0.992：1，重建层厚2.5 mm，重建间隔1.25 mm，采用迭代重建技术，ASIR-V为30%。

【CT 图像】（图 3-7-7）

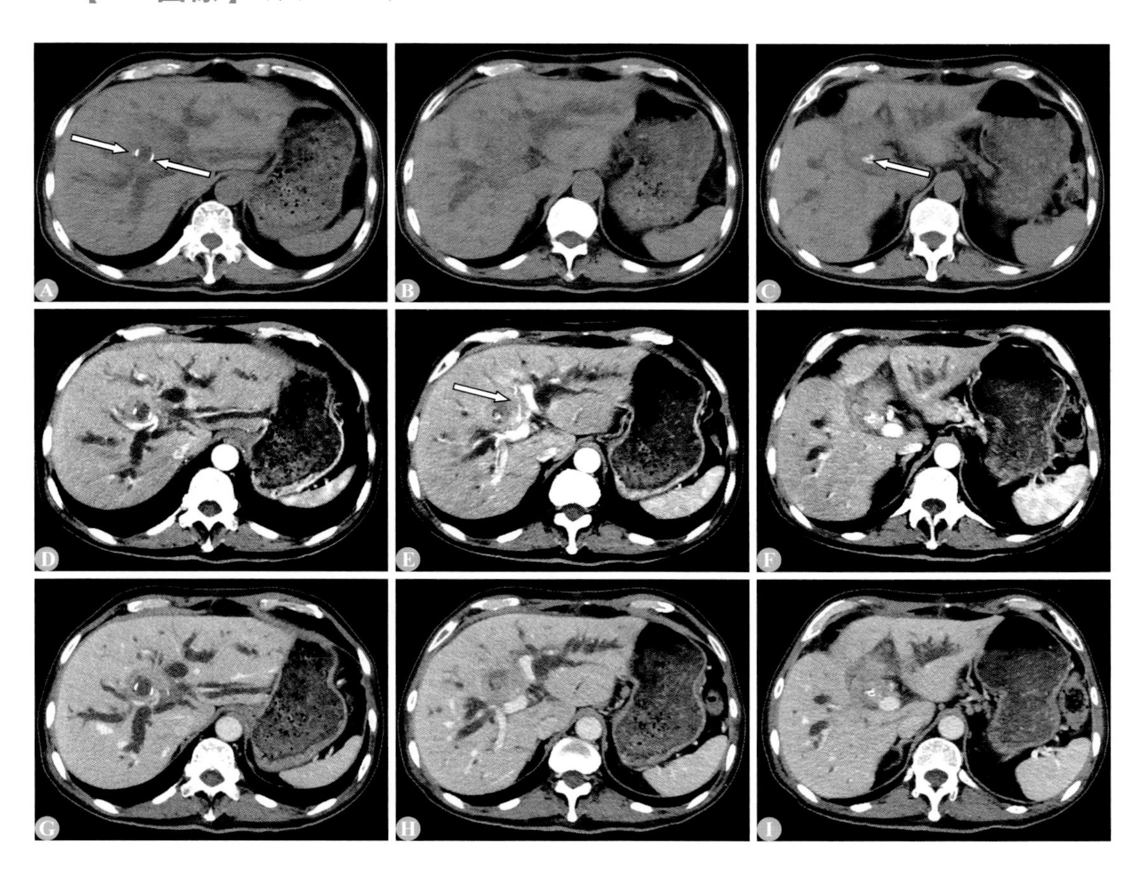

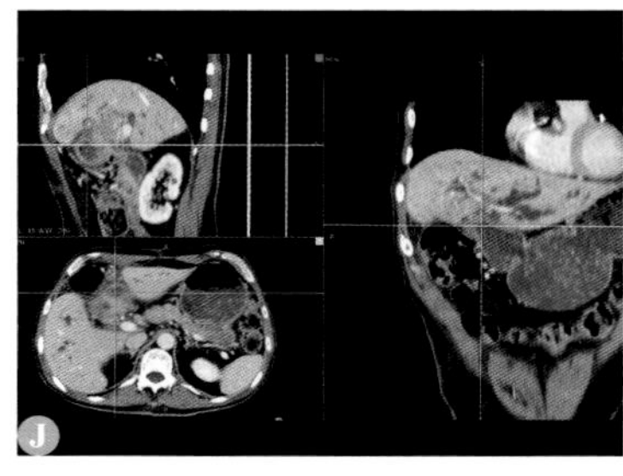
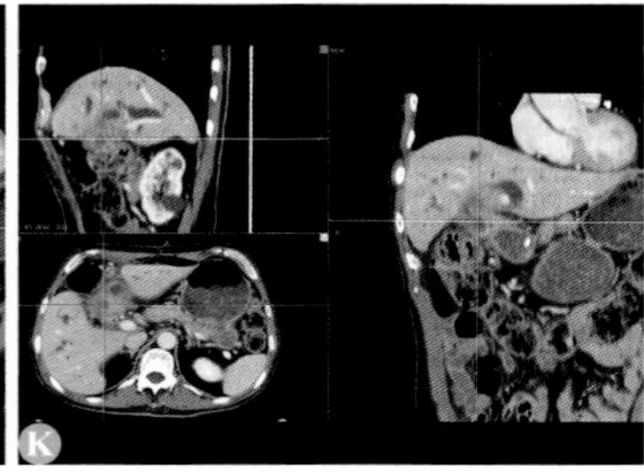
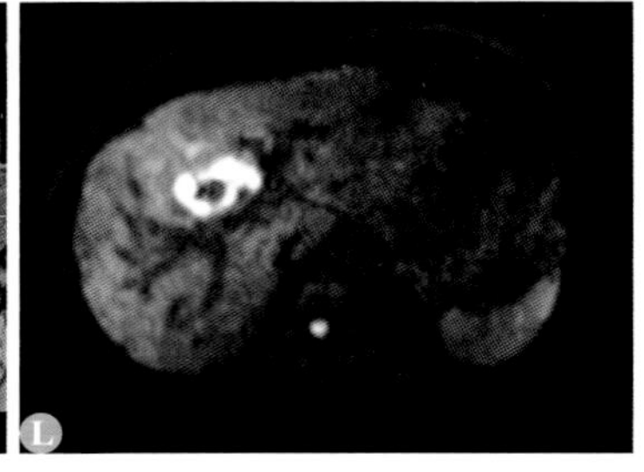

图3-7-7　胆囊癌肝活检术术后22天、化疗前

胆囊癌累及胆总管上段、肝脏、胃窦、十二指肠，肝内胆管扩张。A～C.平扫图像，胆囊窝区见不规则软组织肿块影，内见高密度结石影（箭头）；D～F.动脉期图像，病灶呈不均均匀强化，邻近肝实质受侵，可见被病灶包绕、致狭窄的肝动脉分支（箭头）；G～I.门脉期图像，病灶强化程度稍低于正常肝脏；J.MPR图像，病灶与胃幽门部分界不清（图中横线与纵线交叉处为幽门部）；K.MPR图像，病灶与邻近十二指肠球部及部分降段分界不清；L.DWI图像（b=1000 s/mm^2），病灶明显弥散受限

【病理结果】

手术经过　经术前准备及全科讨论，行全身麻醉下行剖腹探查肝活检术。术中腹腔可见少量淡黄色腹腔积液，肝外未见明显肿瘤转移灶，无明显肝硬化改变。胆囊萎缩壁增厚，与肝分界不清，胆囊区扪及大小约6.5 cm × 5 cm肿物，胆囊肿瘤向下侵犯胃壁与小肠，难以分离，向上侵犯第一肝门，肝门呈冻结样改变。

约1个月后，患者收入肿瘤科：患者恶性肿瘤诊断明确，分期晚，手术探查无法切除，预后差，不可根治，有姑息化疗指征，建议“GP”方案化疗：吉西他滨1.4 g（d_1、d_8）+顺铂40 mg（d_1、d_8），静脉滴注，每3周1次。

病理结果　（肝）穿刺活检，查见腺癌，免疫组化：CK7（+）、CK19（+）、CDX-2（+）、CK20（灶+）、MLH1（+）、MSH2（+）、MSH6（+）、PMS2（+）、Ki-67阳性率约30%。该免疫表型可符合胆道来源腺癌。

【诊断要点】

胆囊癌（gallbladder cancer，GBC）为胆道系统最常见的恶性肿瘤之一，其影像学表现可为腔内息肉状或无蒂的肿块、囊壁增厚或腔外较大的肿块。浸润型胆囊癌表现为胆囊局限或广泛的不规则增厚，增强扫描明显强化；结节型胆囊癌表现为胆囊壁向腔内突起的单发或多发乳头状结节，直径>1 cm，增强扫描病灶强化；肿块型胆囊癌表现为胆囊窝内边界不清的软组织肿块，增强扫描明显强化。胆囊癌对于邻近肝组织为癌性浸润，邻近肝组织与胆囊分界不清，增强扫描多呈轻度不均匀强化。

大多数胆囊癌发生于胆囊底部或体部，少数发生于胆囊颈部或胆囊管。CT能够显示胆囊肿块及囊壁增厚。肿瘤通常表现为不均质强化的低密度肿块。胆囊壁可局限性或弥漫性增厚，增强后常表现为异常明显或持续性强化。腔外的肿瘤常表现为肝十二指肠韧带区的淋巴结肿大，以及对肝、胆管、十二指肠、胃、胰腺和（或）肾的侵犯，有时可发生远处器官的转移。腹腔积液、淋巴结肿大、肝内多发结节为转移征象，后者可有典型的“牛眼征”，增强扫描呈环形强化。

【鉴别诊断】

■ **肿块型胆囊癌需与胆囊窝附近的原发性肝细胞肝癌鉴别**　胆囊癌多合并胆管扩张，强化特点为持续强化，而肝癌多有肝病背景（肝炎、肝硬化等），AFP明显升高，肿瘤血供特点为富血供，强化方式多为“快进快出”，易形成门静脉癌栓。

■ **厚壁型胆囊癌需与慢性胆囊炎、胆囊腺肌症鉴别**　慢性胆囊炎胆囊壁均匀增厚，腔内表面光滑，强化示黏膜连续，无明显破坏；胆囊腺肌症表现为胆囊壁内可见小囊样结构。而厚壁型胆囊癌与黄色肉芽肿性胆囊炎在术前较难鉴别，因为后者多伴有胆囊及胆管恶性肿瘤。

■ **腔内型胆囊癌需与胆囊息肉和乳头状腺瘤鉴别**　后两者结节较小，直径<1 cm，窄基底与胆囊壁相连，边缘光滑，强化程度低于癌性结节；而结节直径>1 cm则需考虑恶性可能。与胆囊息肉鉴别时，息肉表现为胆囊腔内多发或单发小结节样突起，胆囊壁光整，无胆管扩张。

【病案点评】

胆囊癌发病率位列消化道肿瘤第六位，大部分胆囊癌患者发现时为进展期，患者5年总生存率仅为5%。主要的流行病学危险因素：①胆囊结石，约85%的胆囊癌患者合并胆囊结石，胆囊结石患者患胆囊癌的风险是无结石人群的13.7倍；本例患者CT检查发现胆囊结石；②胆囊慢性炎症，与胆囊肿瘤关系密切，胆囊慢性炎症伴有黏膜腺体内不均匀钙化被认为是癌前病变；③胆囊息肉，息肉直径≥10 mm，直径<10 mm合并胆囊结石、胆囊炎，单发息肉迅速增大者具有恶变倾向；④胰胆管汇合异常；⑤遗传学；⑥胆道系统感染；⑦肥胖症和糖尿病；⑧年龄和性别，随年龄增加呈上升趋势。

胆囊癌高发年龄为60岁，女性多于男性，发病率是男性的3倍，74%～92%的患者伴有结石。胆囊癌早期缺乏临床症状，体重下降、饮食差，特别是黄疸是进展期胆囊癌的标志，提示预后差。黄疸主要发生于有肝十二指肠韧带处淋巴结转移及肝外胆管受阻塞的患者，说明肿瘤已达到后期或无法手术根治，本例患者即探查后发现无法手术，最终进行姑息性化疗。但有时因合并胆总管结石梗阻，虽在癌肿的早期也可出现黄疸。

胆囊癌多发生于胆囊体或胆囊底部，偶亦见于胆囊颈。胆囊恶性肿瘤98%起源于上皮，其中90%为腺癌，其组织学特点是有柱状细胞或立方细胞排列的腺体，包括乳头状腺癌、黏液性腺癌、结节状腺癌及浸润型腺癌等亚型。胆囊癌可来自腺瘤癌变，腺肌瘤亦偶可发生癌变。大体上分型可分为浸润型、结节型、结节浸润混合型、乳头型及乳头浸润混合型。浸润癌时胆囊呈弥漫性增厚，有的在胆囊腔内充满黏液；乳头状癌常见于胆囊底部，肿瘤呈“绒毛状”或“菜花样”包块，可阻塞胆囊的出口，肿瘤可发生出血及坏死，胆囊腔扩大，临床上可误诊为胆囊积液。组织学类型最常见的是腺癌，其中乳头型腺癌预后较其他类型好，可能与其侵袭性较弱有关。胆囊癌大多数具有浸润性。最常见的转移途径为直接侵犯周围脏器。最容易受胆囊癌侵犯的脏器依次为肝、结肠、十二指肠和胰腺。

实验室检查仅对进展期胆囊癌诊断有所帮助，包括贫血、白蛋白减少、白细胞计数增多及碱性磷酸酶活性和胆红素水平升高等。有潜在应用价值的肿瘤标志物仅有CEA和CAl9-9。

手术切除是胆囊癌唯一有效的治疗方式，但只有极少数的患者术后能生存至5年以上。对于晚期的患者，扩大手术切除范围是无益的。姑息性的手术方法是通过切开胆总管，将T形管的一臂放至梗阻部位之上，以解除黄疸和瘙痒症状。晚期患者亦可通过经皮肝穿刺胆道引流（percutaneous transhepatic cholangial drainage，PTCD）而不必做剖腹手术。由于多数胆囊癌患者在就诊时属于进展期，通过影像学来诊断和评价胆囊癌就显得非常重要，可以避免不必要的剖腹探查。

（宋　彬　　李　谋　　杨东生　　王明旭）

二、胆囊炎

【病例介绍】

患者男性，71岁，因“右上腹疼痛1天”入院。

■**现病史**　患者1天前无明显诱因出现右上腹疼痛，疼痛呈持续性，休息后无缓解，遂至当地医院就诊，行上腹部CT示：“胆囊结石，胆囊炎，胆总管结石，脾大，肝囊肿，右肾结石”，遂转入本院。

■**查体**　腹平坦，未见肠型及胃蠕动波，全腹软，未见肠型和蠕动波，上腹部压痛，未触及反跳痛，右下腹可见一长约7 cm手术瘢痕，肝脾肋下未触及，肝肾区无叩击痛，移动性浊音阴性，肠鸣音不亢进。

■**实验室检查**　血常规：白细胞计数10.12×10^{9}/L（↑），红细胞计数3.02×10^{12}/L（↓），血红蛋白浓度107 g/L（↓）；血淀粉酶测定：淀粉酶84 U/L；急诊纤溶功能检查：凝血酶原时间23.6 s（↑），国际标准化比值2.22，急诊肌钙蛋白I：0.003 ng/mL；男性肿瘤标志物筛查组套（-）；甲状腺功能全套（-）；CA72-4 8.80 U/mL（↑）；神经元特异性烯醇化酶16.9 ng/mL（↑）。

■**影像学检查**　腹部CT平扫+增强（对比剂应用碘美普尔400），具体内容见下。

■**入院诊断**　①胆总管结石；②胆囊结石伴胆囊炎；③高血压 1级 极高危；④房颤。

■**主要诊疗计划**　入院急查血尿便常规，生化全套，病毒八项，纤溶功能，肿瘤指标，胰腺炎指标、心电图、MRCP等检查，待检查结果出来后，择期手术治疗。告知患者及其家属，停用抗血小板聚集药物期间可能出现胆囊炎加重并发胰腺炎可能。

【CT 技术】

■ **对比剂注射方案**　用高压注射器经（右）肘前正中静脉注射碘美普尔400，剂量80 ~ 90 mL，速率3.0 ~ 4.0 mL/s，分别于注射对比剂后25 ~ 30 s、60 ~ 70 s、110 ~ 130 s扫描得到动脉期、门脉期、平衡期三期图像。

■ **CT图像采集参数**　扫描范围从肝脏上缘至胰头钩突部，层厚与间隔常规为5 mm，重建层厚1.25 mm、间隔1.25 mm。

【CT 图像】（图 3-7-8）

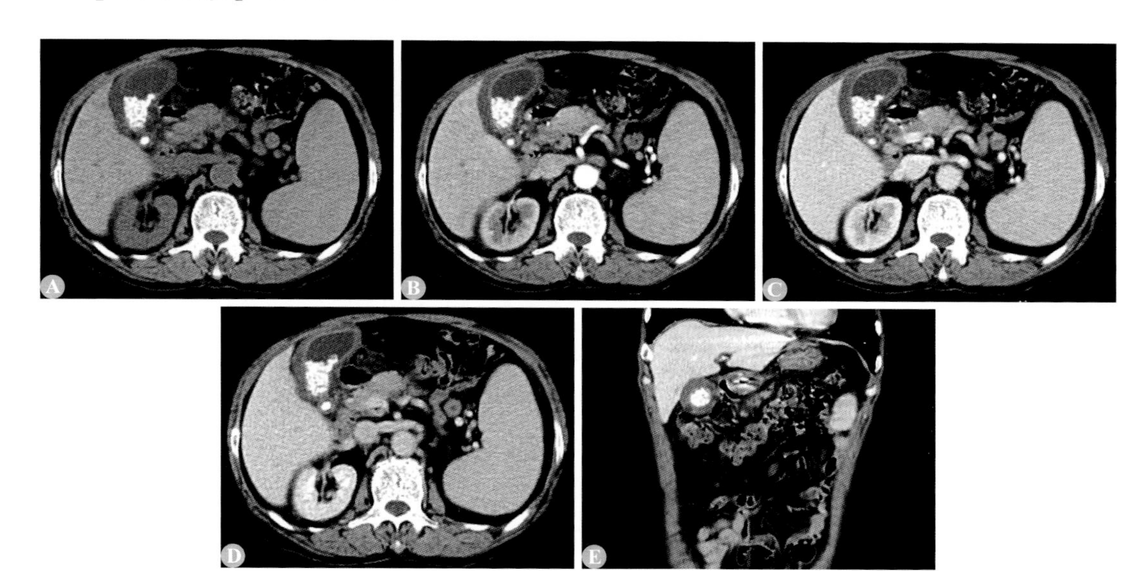

图3-7-8　胆囊炎

A.CT平扫示胆囊壁毛糙增厚，胆囊内及胆囊颈部见成堆颗粒状高密度结石；B ~ E.CT增强示胆囊壁增厚，均匀强化，壁周水肿。肝门未见肿大淋巴结

【病理结果】

■ **术中探查**　肝色泽灰暗，质地中等，表面凹凸不平，边缘稍钝。胃窦及十二指肠未见明显肿块和瘢痕。胆囊大小约12 cm × 6 cm × 4 cm，中度炎症水肿，与周围组织粘连。胆囊管直径约0.4 cm，胆总管扩张，直径约0.9 cm。遂决定行胆囊切除术。锐性及钝性分离胆囊三角，分离胆囊管，锁扣夹闭胆囊管，剪刀剪断，近端可见数个泥沙样结石涌出，挤压胆总管直至胆汁清亮，中号钛夹及锁扣夹闭近端胆囊管；分离胆囊动脉，小心分离后予以2枚血管钛夹夹闭，远端电钩灼断；以电钩分离胆囊床，经上腹剑突下切口取出胆囊。

■ **病理结果**　（腹腔镜下胆囊切除标本）破碎胆囊一堆，大小7 cm × 6 cm ×

1.5 cm，壁厚0.2 ~ 0.5 cm，黏膜粗网状，见结石。

■ **诊断** 慢性胆囊炎急性发作，胆囊结石。

【诊断要点】

胆囊炎（cholecystitis）是与胆囊结石密切相关的一类疾病，包括急性胆囊炎与慢性胆囊炎，也存在无结石的胆囊炎。

急性胆囊炎CT表现：①胆囊扩大，横径可达5 mm以上，常见但不具有特异性；②胆囊壁增厚，通常表现为弥漫性、向心性增厚，增强后强化明显，且持续时间较长，偶可见结节状增厚，难与胆囊癌鉴别；③胆囊壁水肿；此外，还包括胆囊内结石、积气、出血、穿孔、合并肝脓肿等。

慢性胆囊炎CT表现：①胆囊壁增厚；一般为比较规则增厚，但胆囊壁增厚个体差异较大，充盈与排空时相差也很大，若充盈良好，壁厚>3 mm有一定意义；②胆囊壁钙化；③胆囊缩小，表示胆囊壁纤维化；胆囊增大，表示胆囊积液；④多发胆囊结石。

【鉴别诊断】

■ **黄色肉芽肿性胆囊炎** 黄色肉芽肿性胆囊炎表现为胆囊壁局限性增厚或弥漫性增厚，前者居多。局限性增厚是指病变范围不超过胆囊周长的50%，CT检查表现为胆囊壁局限性或结节状增厚，其内有时可见低密度结节影，增强扫描动脉期和门静脉期呈环形增强，中心低密度无强化。弥漫性增厚是指病变范围超过胆囊周长的50%，CT检查表现为胆囊明显增大，胆囊壁呈均匀增厚或团块样增厚，增强扫描示明显强化或动脉期胆囊壁黏膜层及浆膜层明显强化、中间肌层强化相对较弱，呈“夹心饼干征”。

■ **胆囊癌** 胆囊癌好发于胆囊底部和体部，可分为结节型、厚壁型、肿块型。结节型胆囊癌表现为自胆囊壁向腔内突出均匀密度软组织结节影。厚壁型胆囊癌表现为胆囊壁不规则增厚，胆囊腔内壁凹凸不平。肿块型胆囊癌表现为胆囊窝不规则肿块，胆囊腔大部分或完全被充填而无法辨认胆囊形态。大多数胆囊癌患者胆囊内壁不光整，CT增强扫描示肝胆界面模糊、不光整，胆囊癌常有肝转移，以及肝门、腹膜后淋巴结转移等征象。

■ **胆囊腺肌瘤** 胆囊腺肌瘤是一种原因不明的胆囊增生性疾病，可分为弥漫型、节段型和局限型，好发于中年女性，一般病程缓慢，CT检查表现为胆囊壁增厚，增强扫描示增厚的胆囊壁明显强化，胆囊壁间可见多个小囊腔状改变。

【病案点评】

急性胆囊炎的主要病因是梗阻与感染，90%以上的梗阻由胆囊结石引起，感染主要由大肠杆菌、产气杆菌等肠道内革兰阴性杆菌及厌氧菌引起。急性胆囊炎以40岁左右女性多见，男女比约1：2，临床表现以右上腹痛为主，早期为持续性胀痛，稍后为阵发性绞痛，炎症波及浆膜层及壁腹膜时还可有腹膜炎表现，如右上腹压痛，反跳痛、肌紧张、持续性剧痛，还可放射至右肩部，严重者可有发热、畏寒，墨菲征阳性，部分可出现黄疸。

慢性胆囊炎以女性多见，临床表现不典型，患者可无特殊不适；饱餐尤其是大量脂餐后、疲劳时可诱发急性发作，与急性胆囊炎表现一致。胆囊炎、胆囊结石容易并发急性胰腺炎，临床症状危重。

（陈祖华　颜廷波　居胜红　王远成）

第三节　胰腺病变

一、胰腺浆液性囊腺瘤

【病例介绍】

患者女性，51岁，因“间断性上腹部胀痛不适2个月”入院。

■ **现病史**　患者2个月前出现上腹部胀痛不适，程度轻，进食后加重，当时在当地医院就诊，给予对症处理后，腹痛有所缓解。此后患者饮食不当或劳累后，上述症状间断出现。1周前行腹部CT示“胰腺体部占位，囊腺瘤？恶性病变不完全除外”。病程中，患者精神欠佳，饮食及睡眠欠佳，大小便正常。无高热、寒战，无黄疸，无呕血、黑便，无心慌、气短、胸闷，无尿频、尿急、尿痛。发病以来体重无明显变化。

■ **查体**　腹部略饱满，无腹肌紧张，上腹部有轻压痛，无反跳痛，未闻及振水音。未触及腹部包块。

■ **实验室检查**　CA125 12.10 U/mL（-），CA19-9 3.86 U/mL（-），CEA 3.13 ng/mL（-），AFP 2.60 ng/mL（-），CA72-4 0.79 U/mL（-），总胆红素6.21 μmol/L（-），丙氨酸氨基转移酶11.76 U/L（-），门冬氨酸氨基转移酶11.76 U/L（-）。

■ **影像学检查**　腹部增强CT（对比剂应用碘美普尔400），具体内容见下。

■ **入院诊断**　胰腺肿物（囊腺瘤？）

■ **主要诊疗计划**　拟行全身麻醉下胰腺病损切除术（胰体尾切除）。

【CT 技术】

■ **对比剂注射方案**　碘美普尔400剂量50 mL，速率3.5 mL/s。患者取头先进，右侧肘正中静脉埋置20 G套管针，连接单筒高压注射器，双臂举过头顶，扫描范围由膈肌上缘至髂前上棘水平，平扫完成后直接进行增强扫描。ROI置于腹主动脉起始点肝顶位置，触发阈值为180 HU，延迟5 s后自动扫描动脉期，延迟20 s扫描门静脉期，延迟60 s扫描延迟期。

■ **CT图像采集参数** GE brightspeed VCT，管电压120 kV，管电流通过NT自动调节，NT设定为10。球管旋转速度为0.5 s/r，螺距1.375：1，准直64 mm × 0.6 mm，探测器宽度40 mm，FOV 36 cm，矩阵512 × 512，层厚/层距1 mm。

■ **后处理技术** VRT、MPR。

【CT 图像】（图 3-7-9）

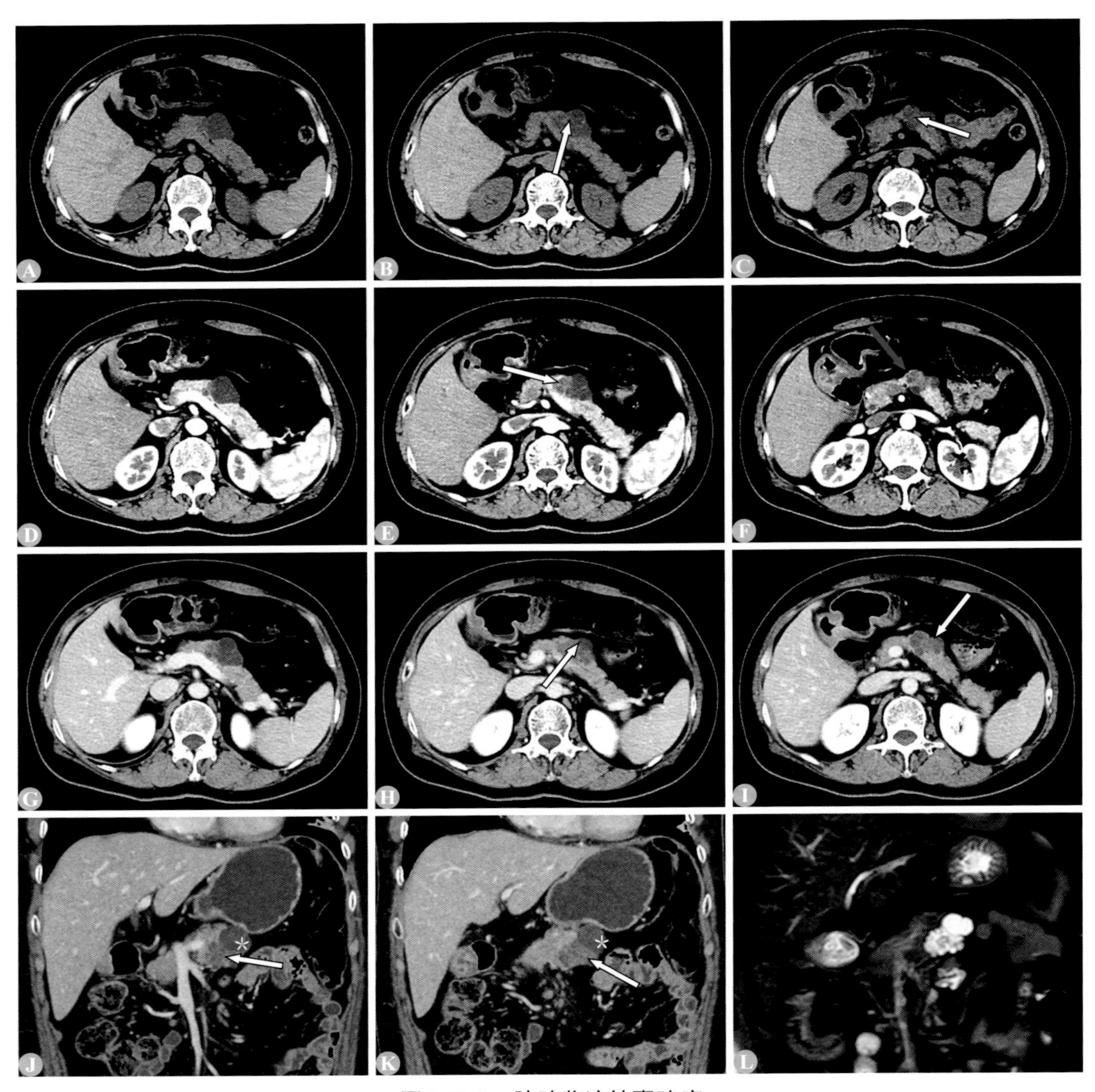

图3-7-9 胰腺浆液性囊腺瘤

A～C.平扫图像，胰腺体部见不规则低密度影，内见等密度分隔影（白箭头）；D～F.动脉期图像，病灶内分隔及实性部分可见强化（白箭头），部分层面病灶内见多发小囊（蓝箭头）；G～I.门脉期图像，病灶内分隔及实性部分持续强化（白箭头）；J、K.MPR图像，病灶边界清晰，病灶内见分隔、实性部分（白箭头）及囊性部分（星号）；L.冠状位压脂T_2WI序列示病灶呈明显高信号，其内可见分隔及小囊影

【病理结果】

■ **手术经过**　经术前准备及全科讨论，行全身麻醉下胰腺病损切除术，术中显露整个胰腺，胰腺体部可触及5 cm × 4 cm大小包块，多囊、质较软，保留胰头及胰腺颈部，在肠系膜上动、静脉前用切割闭合器切除胰体、胰尾部及脾并送病理检查。

■ **病理结果**　（胰腺）形态学符合浆液性囊腺瘤，肿瘤大小5 cm × 3 cm × 3.5 cm。免疫组化：CA-IX（+）、CEA（−）、CK19（+）、CK7（+）、CgA（−）、EMA（+）、Ki-67（+）＜1%、Muc-6（+）、NSE（+）、P53（+）、野生型Syn（−）、inhibin（+）、CD10（−）。（胰腺）符合浆液性囊腺瘤。

【诊断要点】

浆液性囊腺瘤（serous cystadenoma，SCA）是一种少见的胰腺良性肿瘤，占胰腺囊性病变的10% ~ 16%。SCA可发生于胰腺任何部位，最常见于体尾部，多单发。WHO病理分类将SCA分为微囊性、寡囊性、实性、von Hippel-Lindau（VHL）相关性、混合性−内分泌性5种亚型。其中，浆液性微囊性囊腺瘤是SCA中最常见的一种亚型，约占70%。其典型表现呈分叶状，边界清楚，内可见多发小囊，病灶直径从数毫米到2 cm不等，通常＜1 cm，有学者称之为“蜂窝状”改变。增强扫描囊腔无强化，囊与囊之间的多发纤维分隔明显强化，但强化幅度低于胰腺正常组织，囊腔显示更加清晰。30%病例可见中央星状纤维瘢痕，CT平扫呈等密度，增强扫描后可见强化，被认为是其特征性表现。此外，纤维瘢痕及囊壁内可见不规则钙化或特征性“日光放射状”钙化。

【鉴别诊断】

■ **黏液性囊腺瘤**　多见于中年女性，好发于胰体尾部。肿瘤可表现为大单囊，也可由几个大囊组成，囊壁厚薄不均，内可见线样分隔，其钙化多为边缘性钙化，部分患者可见乳头状结节突向腔内，增强扫描后囊壁、分隔及壁结节强化。而SCA多以小囊为主，囊壁薄，且少有壁结节。

■ **实性假乳头状瘤**　多见于年轻女性，好发于胰尾部。囊实性多见，病灶内密度/信号不均匀，可见出血、囊变及钙化。增强扫描肿瘤实性部分呈渐进性强化，强化幅度低于正常胰腺组织，瘤体与胰腺交界处可出现“杯口征”改变。肿瘤以囊性成分为主者，囊内大部分无强化，其内实性部分结节状 / 乳头状强化，呈“浮云征”改变。

■ **胰腺导管内乳头状黏液性肿瘤**　多见于中老年男性，好发于胰头部，累及主胰管或分支胰管，常伴近端胰管扩张。CT表现为胰头部的囊实混合性肿块，囊腔与主胰管相通是其诊断的可靠征象。二者虽均可表现为“蜂窝状”改变，但SCA并非起源于胰管，囊腔不与胰管相通，也不侵犯胰管，一般不引起胰管及胆总管扩张。

【病案点评】

胰腺SCA是一种相对少见的外分泌性肿瘤，占胰腺肿瘤的1%～2%，肿瘤一般单发，胰体尾部多见。常见于中老年女性，研究报道，其确诊年龄中位数约60岁，恶变率0.1%～0.6%。患者可出现不同程度的腹痛、腹胀、腹部包块等，部分患者无明显症状或体征，于体检时发现。

WHO病理学分类将SCA分为微囊性、寡囊性、实性、VHL相关性、混合性-内分泌性5种亚型。浆液性微囊性囊腺瘤是SCA中最常见的一种亚型，镜下见囊壁衬以单层扁平上皮细胞或立方上皮细胞，胞质透亮，细胞核居中，呈圆形、卵圆形，大小一致，核仁不明显，缺少核分裂，细胞无异型性。肿瘤中央星芒状纤维瘢痕由透明变的组织构成，其内可见少量簇状小囊。浆液性寡囊性囊腺瘤镜下见囊内衬更倾向于立方上皮而不是扁平上皮，细胞核相对较大，细胞质透明。实性SCA镜下可见肿瘤与胰腺组织分界清，多有较厚的纤维组织分隔，肿瘤细胞呈小腺泡样排列。混合型浆液-神经内分泌肿瘤镜下既可见SCA的特点，也有神经内分泌肿瘤的特点。VHL相关性SCA常出现多器官受累，镜下与浆液性微囊型囊腺瘤表现类似。

SCA起病隐匿，多数无特异性临床表现，肿瘤标志物不升高，无胰腺炎病史和黄疸等浸润表现，好发于中年女性。当影像学难以诊断时，可行细针穿刺获取组织和囊液，进行肿瘤标志物、淀粉酶或分子生物学检测（CEA、CA19-9等），CEA＜5 ng/mL、CA19-9＜37 U/mL时，高度提示SCA。

浆液性微囊性囊腺瘤多表现为“蜂窝状”，病灶中央星芒状纤维瘢痕及钙化被认为是其特征性表现。浆液性寡囊性囊腺瘤多表现为单囊或多囊的大囊型肿块（直径＞2 cm），瘤内无星芒状纤维瘢痕及钙盐沉积，包膜可不完整，可延伸至邻近胰腺组织中。VHL相关性SCA除表现为胰腺囊性占位外，还可出现多器官受累与年龄依赖性。实性SCA富含血供，动脉期强化幅度明显高于正常胰腺组织。而诊断混合性-内分泌性浆液瘤是指要在同一胰腺内同时发生SCA和神经内分泌肿瘤。

目前尚无证据表明手术后细胞会脱分化或改善预后，当影像学提示胰腺SCA，且无明显压迫症状时，可行长期随访。当肿瘤生长较快或瘤体较大出现相关压迫症状时，可行保留十二指肠的胰头切除术、胰腺节段切除或保留脾脏的胰体尾切除，手术应尽可能保留器官功能。

（王　艳　　陈　杰）

二、胰腺癌

【病例介绍】

患者男性，63岁，因“胰腺癌伴肝转移、肺转移化疗后3周”入院。

■ **现病史** 患者2年前出现腰部疼痛不适，未予重视，后渐行性加重。1年前就诊于当地医院，行上腹部CT示“胰腺癌并肝多发转移瘤”，并行2周期化疗，化疗后疼痛缓解。为进一步治疗就诊于上级医院，以“胰腺癌”收住入院。

■ **查体** T：36.5℃，P：68次/分，R：15次/分，BP：112/85 mmHg。发育正常，营养良好，皮肤、巩膜无黄染，全身浅表淋巴结未触及肿大。腹部外形正常，全腹软，无压痛及反跳痛，肝区无叩痛，腹部未触及包块。

■ **实验室检查** 血红蛋白浓度123 g/L、血小板计数231×10^9/L、红细胞计数4.02×10^{12}/L、白细胞计数5.71×10^9/L，肿瘤标志物：CA19–9＞10 000.00 U/mL、CEA 25.600 ng/mL（+），肝肾功能、电解质基本正常。

■ **影像学检查** 胸部CT：两肺多发结节影，考虑转移，纵隔未见肿大淋巴结；肝内多发圆形模糊稍低密度影，考虑转移。增强CT（对比剂应用碘美普尔400），具体内容见下。

■ **入院诊断** ①胰腺癌；②多发肝转移；③多发肺转移；④2型糖尿病。

■ **主要诊疗计划** 及时对症处理，开始第三周期化疗，完善检查，评估化疗疗效。

【CT 技术】

■ 对比剂注射方案：患者空腹，禁食不禁水6小时，扫描前20 ~ 30分钟对患者进行呼吸训练，并饮1000 mL水作为肠道的阴性对比剂。检查前在患者右侧肘部静脉穿刺22号留置针；使用高压注射器进行对比剂团注，团注前排空管路内的空气，先将20 mL生理盐水以3 mL/s的速率进行预注射以确保留置管路通畅，避免外渗的发生；碘美普尔400（剂量70 mL，速率2.2 mL/s）+生理盐水（剂量70 mL，速率2.2 mL/s）。

■ **CT图像采集参数** 患者均需行MSCT多期增强扫描，即动脉期、动脉晚期（胰腺期）、门静脉期。患者取仰卧位，足先进，扫描范围包括从膈肌到盆腔。具体扫描条件：管电压120 kV，管电流300 mA。扫描参数：准直0.5 mm，层厚0.5 mm，重建间隔3.0 mm，螺距0.9，矩阵512 × 512，视野348 mm × 348 mm。扫描时间15 ~ 20 s，延迟时间根据小剂量试验确定，阈值为180 HU。行动脉晚期、门脉期，扫描范围包括从膈肌至盆腔。

■ **后处理技术** 扫描完成后将原始图像分别进行MPR、MIP、CPR、VR。

【CT 图像】（图 3-7-10）

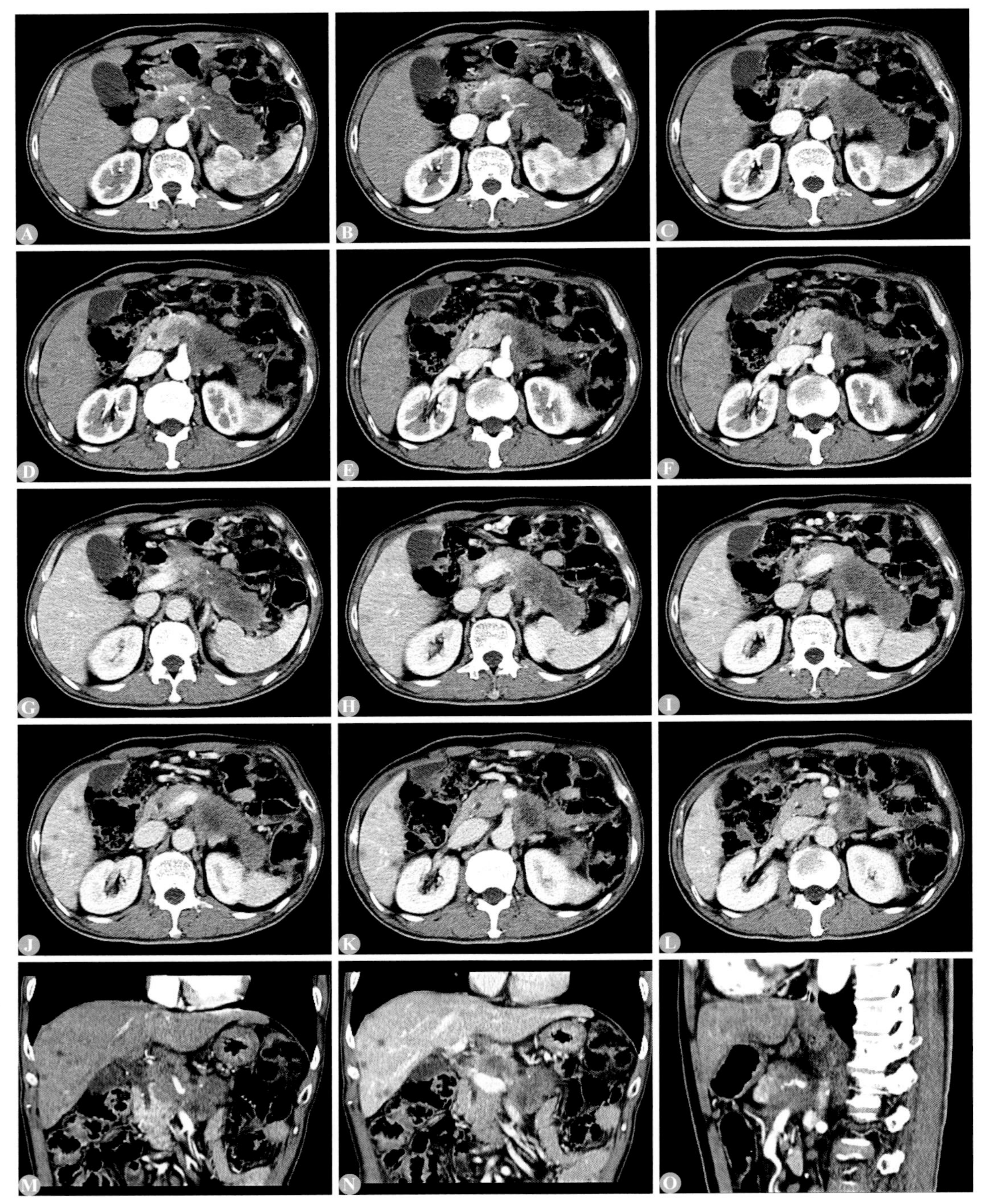

图3-7-10　胰腺体尾部癌

A～F.动脉期图像，胰腺体尾部不规则增大，肿瘤密度明显低于正常胰腺组织，腹腔干、肝总动脉、脾动脉受侵；G～L.门静脉期图像，肿瘤密度仍低于正常胰腺组织，肠系膜上静脉左缘与肿瘤接触面＜180°；M～O.MPR图像，病变显示更佳

【诊断要点】

胰腺癌（pancreatic cancer，PC）的影像学CT直接征象是肿块，肿块多呈不规则分叶状或局部隆起，或向周围呈现“蟹足样”浸润，胰腺正常光滑、连续的轮廓被中断。

■ **肿块的位置** 通常将肿块部位分为胰头、胰体和胰尾。胰头位于肠系膜上静脉（superior mesenteric vein，SMV）和门静脉（portal vein，PV）汇合处的右侧缘，胰体位于肠系膜上静脉和门静脉汇合处至腹主动脉，胰尾位于腹主动脉至脾门，此外还要关注两个特殊解剖部位，即钩突和胰颈。

■ **肿块大小** 采用RECIST 1.1实体肿瘤疗效评价标准的单径测量法测量肿瘤大小，该方法简单、误差小，可重复性高，且可更加客观准确地评价放化疗治疗前后的疗效。指南推荐在增强后的动脉晚期测量肿块大小，因此期肿瘤与正常胰腺对比度最大。在横断面上寻找肿瘤最大CT层面，并放大图像后测量肿瘤最长径。肿块的大小与肿瘤T分期预测密切相关。AJCC第8版PC分期对第7版做了以下更新：①T_2期定义为肿瘤位于胰腺内，2 cm＜最大径≤4 cm，替换了第7版的肿瘤位于胰腺内，最大径＞2 cm；②T_3期定义为肿瘤最长径＞4 cm，但尚未累及腹腔干（celiac axis，CA）或肠系膜上动脉（superior mesenteric artery，SMA），替换了第7版的肿瘤累及胰腺外组织，但未侵及腹腔干或肠系膜上动脉；③T_4期定义为肿瘤累及腹腔干、肠系膜上动脉和（或）肝总动脉（common hepatic artery，CHA），不考虑肿瘤大小，替换了第7版的肿瘤侵犯腹腔干和肠系膜上动脉（局部不可切）。因此，影像科医师需要对肿瘤的测量更加准确与精细化，同时对小PC和早期PC的影像诊断也提出更高要求。

■ **肿块密度** CT平扫时常呈等密度或稍低密度；增强扫描以动脉晚期正常胰腺实质的密度为参照，将肿块分为低密度、等密度、高密度。此外需对肿瘤内部出血、钙化或液化等改变进行描述。

■ **胰胆管系统** 胰胆管改变有时是PC的重要间接征象，需要表述肿块附近胰管和胆管情况，包括狭窄、中断、伴或不伴有上游胰胆管的扩张及扩张程度。

■ **胰周动脉和静脉的评价**

胰周动脉：胰周动脉包括腹腔干、肠系膜上动脉、肝总动脉和腹主动脉（abdominal aorta，AA）。影像报告需要明确给出动脉与肿瘤有无接触面，接触面≤180°还是＞180°，血管管腔口径是否变窄、变形。当血管与实性肿瘤接触面出现“云雾状”或“索条状”密度增高影时需要明确这些密度增高影与血管之间的接触关系。

胰周静脉：胰周静脉包括门静脉、肠系膜上静脉和下腔静脉（inferior vena cava，IVC）。静脉的影像学评价内容与动脉类似，此外，还需描述肠系膜上静脉第一属支与肿瘤的关系，静脉内是否有瘤栓或非感染性血栓、局部管径的狭窄、管腔的不规则变形或“泪滴样”变形、是否伴有门静脉高压和侧支循环等。

■ **淋巴结的影像评价** AJCC第7版将淋巴结转移情况简单分为N_0期和N_1期，即区域淋巴结无或有转移。AJCC第8版对第7版中“N_1”的笼统表述进行了分层，即区域淋巴结转移1～3枚为N_1期，区域淋巴结转移≥4枚为N_2期，并强调N_2期的意义及其对患者预后的影响。胰头癌第13组（胰十二指肠后组）为前哨淋巴结，体尾癌第11组（脾动脉周围组）和第9组（腹腔干周围组）为前哨淋巴结。因此，在诊断时要根据胰腺肿块的位置，循着淋巴结分布路径仔细观察，当淋巴结的短轴直径＞10 mm，密度不均匀，不均匀强化，内部有坏死、融合，边缘模糊、累及周围脏器或血管等特征时高度提示转移。

■ **胰外局部侵犯和转移的影像评价** 在影像报告中描述肿瘤与周围脏器的关系也十分重要，需要给出的胰外评价，如肝、腹膜和网膜等要明确有无转移、可疑转移、性质能否确定；胃、十二指肠、空回肠、结肠及肾上腺等有无直接侵犯，有无腹腔积液或胸腔积液等。

【鉴别诊断】

■ **慢性胰腺炎** 慢性胰腺炎与PC在临床表现、病理变化上都存在相似性，CT征象也存在一定的相似处，临床容易出现误诊。慢性胰腺炎患者主要表现为腹痛胰腺内分泌及外分泌功能不足，血尿淀粉酶增高，有胰腺炎反复发作的病史。CT表现为胰腺实质的萎缩、胰管的扩张及钙化，不出现肝等转移影像学表现；PC患者临床表现主要为背痛、乏力、消瘦，CT表现为胰腺不规则肿块，密度不均匀，晚期还会侵害周边脏器及远处转移；CT多期强化对疾病的鉴别非常有帮助。

■ **胰腺内分泌肿瘤** 胰腺内分泌肿瘤较为少见，占胰腺肿瘤的2%，临床表现缺乏特异性。CT平扫时密度与正常胰腺相似，检出较为困难，会出现病灶局部隆起或突出于胰腺轮廓外，胰腺内分泌肿瘤具有丰富的血供，强化扫描表现为界限清楚的多血供肿块，在动脉期呈明显强化，多期动态薄层重建增强CT扫描是检出该疾病的重要手段。

【病案点评】

PC是常见的消化系统恶性肿瘤，近年来发病率明显上升，死亡率极高，具有“三高四低”的特点：高发病率、高复发转移率、高死亡率、低早期诊断率、低切除率、低药物有效率和低生存率。PC好发年龄是60～70岁，男性略多于女性，临床特征无特异性，首发症状极易与胃肠、肝胆疾病相混淆。PC早期即可发生局部浸润和全身转移，出现症状时，多数已属晚期，这是其预后差的主要原因。本病例中，患者处于好发年龄段，出现症状时不典型，确诊时已出现肝和肺多发转移。

糖尿病患者几乎所有肿瘤的发病率均升高，其中以肝癌和PC最为明显，已有较多科学研究证实糖尿病与PC之间有密切关系，是PC发病的又一独立危险因素。其机制尚不明确，共同机制可能有高胰岛素血症、高血糖、免疫和肥胖等。本例患者有2型糖尿病史近10年，因未进行规律监测和治疗，血糖控制效果不详。

作为癌中之王，PC的防治效果差主要包括病因不明、无法预防、早期诊断困难，早期诊断率仅为5%。目前，MSCT增强扫描是诊断和术前评估PC最常用、最准确的影像学方法之一。增强CT扫描，可以明确肿块的位置、大小、癌周浸润和远处器官、淋巴结转移评价。因为PC在病理上具有硬癌的特征，绝大多数在影像学上表现为乏血供型肿瘤，因此，对可以PC患者进行多期增强扫描，既可得到肿瘤的最佳显示，又可很好的评估有无肝和腹部淋巴结转移，推荐四期扫描，即动脉早期、胰腺期、门静脉期及延迟期。本例患者上腹部增强双期CT扫描可见胰腺体尾部体积不规则增大，呈低密度影，强化程度低于正常胰腺组织，门静脉期可见肝内数个低密度影，为典型的胰腺癌并肝转移。

PC的早期诊断、规范诊治是改善预后的关键因素，分期不同的PC患者预后差异较大。从治疗角度考虑，肿瘤的位置、大小、有无血管侵犯、淋巴结转移及其他脏器转移或累及是决定手术方案的主要因素，因此，客观、准确、全面的影像检查及诊断报告对术前分期预测至关重要。

（郭建新）

三、胰腺神经内分泌肿瘤

【病例介绍】

患者女性，65岁，左侧腰背痛部疼痛2月余。

■ **现病史**　患者2个月前无明显诱因出现左侧腰背部剧烈疼痛，呈阵发性绞痛，后转移至上腹部，每次持续4～5小时，伴呕吐，呕吐物为胃内容物，无畏寒、发热，无头痛、头晕，无胸闷、胸痛，无肛门停止排便、排气等。

■ **查体**　KPS评分90分，皮肤巩膜无黄染，各浅表淋巴结未触及肿大，腹平软，无腹壁静脉曲张，无胃肠型、蠕动波、手术瘢痕，肝脾肋下未触及，胆囊未触及，全腹部无压痛、反跳痛。

■ **实验室检查**　总胆红素31.50 μmol/L（+），间接胆红素27.10 μmol/L（+），谷丙转氨酶183.00 U/L（+），谷草转氨酶120.00 U/L（+），r-谷氨酰转移酶80.00 U/L（+），神经元特异性烯醇化酶25.77μg/L（+），血清胰岛素测定（化学发光法）、凝血功能检查正常。

■ **影像学检查**　腹部增强CT（对比剂应用碘美普尔400），具体内容见下。

■ **入院诊断**　①胰腺癌？②肝转移？③胆道梗阻；④左肾结石。

■ **主要诊疗计划**　拟行B超引导下穿刺活检。

【CT 技术】

■ **对比剂注射方案**　碘美普尔400剂量1 mL/kg，速率4～5 mL/s，生理盐水剂量40 mL，速率4～5 mL/s。

■ CT图像采集参数 管电压120 kV，管电流200 mA，有效层厚0.5 mm，探测器0.625 mm × 256 mm，重建矩阵512 × 512，球管转速0.5 s/r，FOV 350 ~ 500 mm，层厚0.625 mm，层间距0.625 mm。注射后对比剂20 ~ 25 s行动脉期扫描，60 ~ 70 s后开始行静脉期扫描。

【CT 图像】（图 3-7-11）

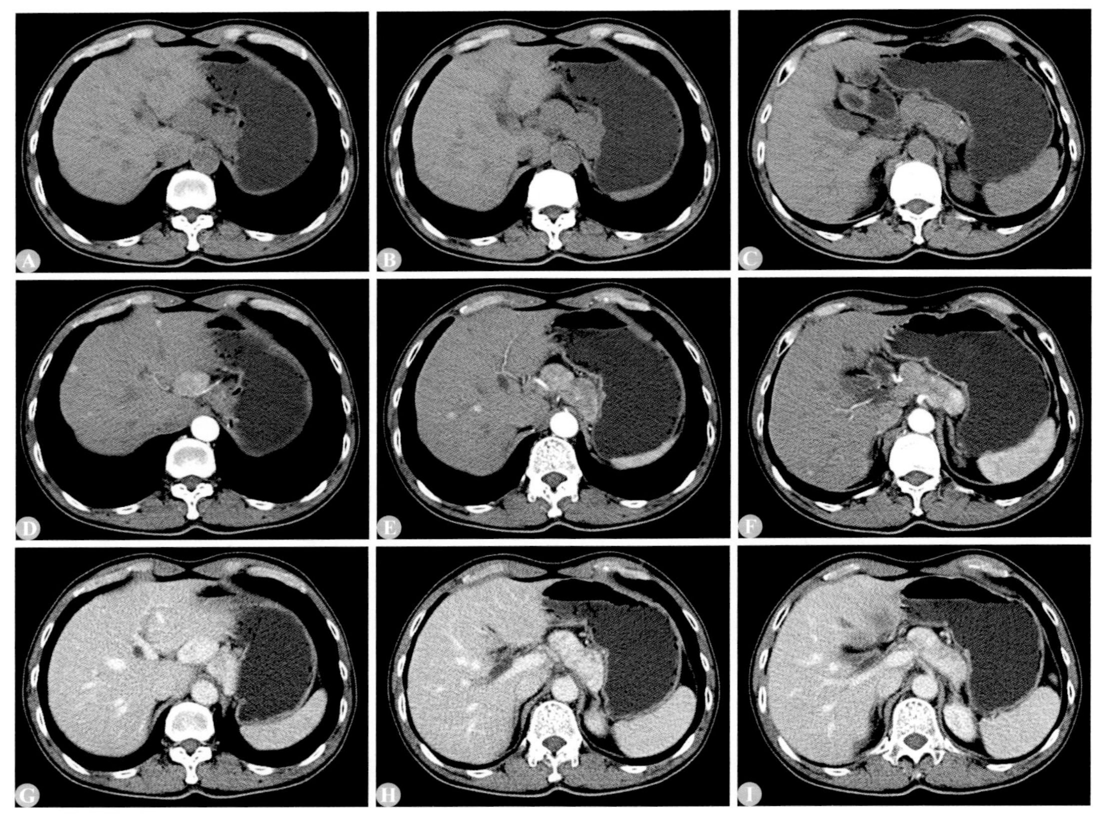

图3-7-11 胰腺神经内分泌肿瘤

A ~ C.CT平扫图像，肝胃韧带区域见不规则软组织肿块影，密度尚均匀，内见少许点状钙化，边界欠清晰，病灶大小约6.4 cm × 2.8 cm；D ~ F.动脉期图像，病灶增强后动脉期可见明显欠均匀强化；G ~ I.静脉期图像，病灶增强后静脉期持续强化

【病理结果】

行B超引导下胰腺+肝肿物穿刺活检术，术后病理：（胰腺肿物）神经内分泌肿瘤。

【诊断要点】

胰腺神经内分泌肿瘤（pancreatic neuroendocrine neoplasm，PNEN）为胰腺较少见的肿瘤之一，其影像学表现为胰腺囊性或囊实性类圆形软组织肿块，实性部分密度较均匀，边界较清，形态规则。功能性神经内分泌肿瘤，具有内分泌激素的临床症状，CT检查时，肿瘤体积较小，一般≤2 cm，不会造成胰腺轮廓及形态学改变，圆形或卵圆形，形态规则，边缘光滑，有完整的包膜，密度比较均匀，大多数为实性密度，与正常胰腺相似。增强扫描后实性肿瘤病理血供丰富，大多数病灶动脉期强化显著，门脉期增强程度下降，但仍高于胰腺实质。部分恶性肿瘤，还可出现胰周、腹膜后淋巴结转移及远处转移。

非功能性神经内分泌肿瘤，因为早期无内分泌激素的临床症状，就诊时肿瘤体积较大，对周围脏器及组织产生推移、牵拉后产生症状就诊，CT表现为胰腺较大的软组织肿块，肿块直径大小不等，直径范围可达3~20 cm，密度不均匀呈囊实性改变，可出现液化坏死。肿瘤的囊壁或分隔规则、厚度较均匀，与周围脏器及组织分界不清。增强扫描后，囊实性肿瘤强化方式变化较大，实性为主时肿瘤增强后表现为明显不均匀强化。囊性比例大或以囊性为主时，动脉期病灶分隔明显强化或包膜环形强化，病灶主体轻度或中度不均匀强化，完全囊变或坏死区无强化，门脉期病灶主体持续强化或增强程度下降，总体强化程度远低于实性肿瘤，甚至低于胰腺实质为低密度。如果发现有远处转移，可提示恶性肿瘤。

【鉴别诊断】

■ **胰腺癌** PC起源于胰腺导管上皮，是乏血供肿瘤，增强扫描轻度强化，病灶各期密度均低于正常胰腺实质密度。PC多引起胰腺导管扩张，胰腺肿瘤远端实质萎缩。PC具有明显的侵袭性，包绕血管，向腹膜后生长，侵犯周边组织。而PNEN是富血供的肿瘤，增强明显强化，超过正常胰腺实质密度，且边界多清晰。

■ **胰腺实性假乳头状瘤** 胰腺实性假乳头状瘤好发于中青年女性，多表现为囊实性病变，有完整包膜，病灶边缘清晰。MSCT增强扫描动脉期实质部分中等强化，门静脉期呈渐进性强化，部分病灶囊实性相间分布，增强后呈特征性的“浮云征”强化。

■ **胰腺导管内乳头状黏液瘤** 胰腺导管内乳头状黏液瘤好发于中老年男性，胰腺导管内乳头状黏液瘤通常包含多个小囊性病变，呈分叶状，可见明显分隔，伴主胰管或分支胰管扩张，MRCP可见病变与胰管相通。囊性PNEN多呈单一的大囊，病灶内无分隔、边缘光滑，可区分。

■ **胰腺囊腺瘤** 胰腺囊腺瘤好发于老年女性，以囊性为著，囊壁常厚薄不均，可见壁结节，多成“分房状”改变，增强后囊壁可见强化，但增强后其强化程度低于神经内分泌肿瘤。

【病案点评】

PNEN是起源于胰腺多能神经内分泌干细胞的一类肿瘤，属于胃肠胰神经内分泌肿瘤之一。WHO 2010年将PNEN分为神经内分泌瘤、神经内分泌癌和混合性腺神经内分泌癌。临床上发病年龄约40~60岁，性别无差异，发病症状不一，也可以无症状，偶在体检时发现。临床又分为功能性及无功能性两种，前者包括血管活性肠肽瘤、胰高血糖素瘤、胃泌素瘤、胰岛素瘤等有内分泌激素症状，例如低血糖，稀便、间断的面部潮红；后者多表现为肿块局部压迫或肿瘤转移等原因所致的非特异性症状，如腹痛、腹胀。

PNEN肿瘤组织细胞由小细胞或大细胞组成，呈浸润性生长，肿瘤细胞有显著异形性，呈弥漫状分布，多灶性坏死普遍，核分裂象多见。嗜铬粒蛋白A（chromogranin A，CGA）是神经内分泌细胞分泌的产物，几乎所有类型的胃肠道神经内分泌肿瘤均可出现CGA水平升高，其诊断神经内分泌肿瘤的敏感度和特异度为70%～90%，较其他肿瘤标志物具有明显优势。

神经内分泌肿瘤以手术切除+辅助化疗为主要治疗手段，一般预后好于胰腺导管癌。局限于胰腺的肿瘤，胰十二指肠切除术或胰体尾联合脾切除术是其标准手术方式，同时进行相应区域的淋巴结清扫。伴发肝转移并不是绝对的手术禁忌证。手术应尽量同时切除原发灶及转移灶，对于无法根治性切除者，可联合采取姑息性减瘤、动脉栓塞化疗、射频消融、生物治疗和分子靶向治疗等，也有助于控制病情、改善预后。

（彭吉东　　赖丙林　　刘招琪）

四、急性胰腺炎

【病例介绍】

患者男性，55岁，因“腹痛，伴有呕吐，发热4天”入院。

■ **现病史**　患者家属代诉患者4天前无明显诱因出现上腹部剧烈疼痛，呈持续性，伴腰背部放射痛，伴发热、恶心、呕吐、腹胀，呕吐物为胃内容物，无呕血、无四肢抽搐、无大小便失禁。曾在外院住院治疗，予以气管插管接呼吸机辅助呼吸，护胃、抗感染、抑制胰腺分泌等治疗。症状未见明显好转，出现高热，测体温39.5℃，为求进一步治疗，急诊来我院，以“急性胰腺炎”为诊断收治入院。

■ **查体**　腹部平软，未见胃肠型及蠕动波，腹式呼吸正常，腹壁静脉未显露，腹肌紧张，无反跳痛，无振水音，液波震颤阴性，肿块未触及，肝未触及，胆囊未触及，移动性浊音阴性，肠鸣音减弱。

■ **实验室检查**　血淀粉酶155 U/L（↑），尿淀粉酶285 U/L（↑），总胆红素49.5 μmol/L（↑），白细胞计数11.51 × 10^9/L（↑），中性粒细胞百分比81.10%（↑），淋巴细胞百分比8.10%（↓），单核细胞百分比10.60%（↑），红细胞计数3.86 × 10^{12}/L（↓），血红蛋白浓度87 g/L（↓），血细胞比容28.9%（↓）。

■ **影像学检查**　腹部增强CT（对比剂应用碘美普尔400），具体内容见下。

■**入院诊断：**①急性胰腺炎；②胆囊结石；③胆总管结石。

■**主要诊疗计划**　胃肠减压，抗感染，抑制胰腺分泌，补液、扩容等对症治疗。

【CT 技术】

■**对比剂注射方案**　碘美普尔400剂量1 mL/kg，速率4～5 mL/s，生理盐水剂量40 mL，速率4～5 mL/s。

■**CT图像采集参数**　管电压120 kV，管电流200 mA，有效层厚0.5 mm，探测器0.625 mm×256 mm，重建矩阵512×512，球管转速0.5 s/r，FOV 350～500 mm，层厚0.625 mm，层间距0.625 mm。注射对比剂20～25 s后行动脉期扫描，60～70 s后开始行静脉期扫描。

【CT 图像】（图 3-7-12）

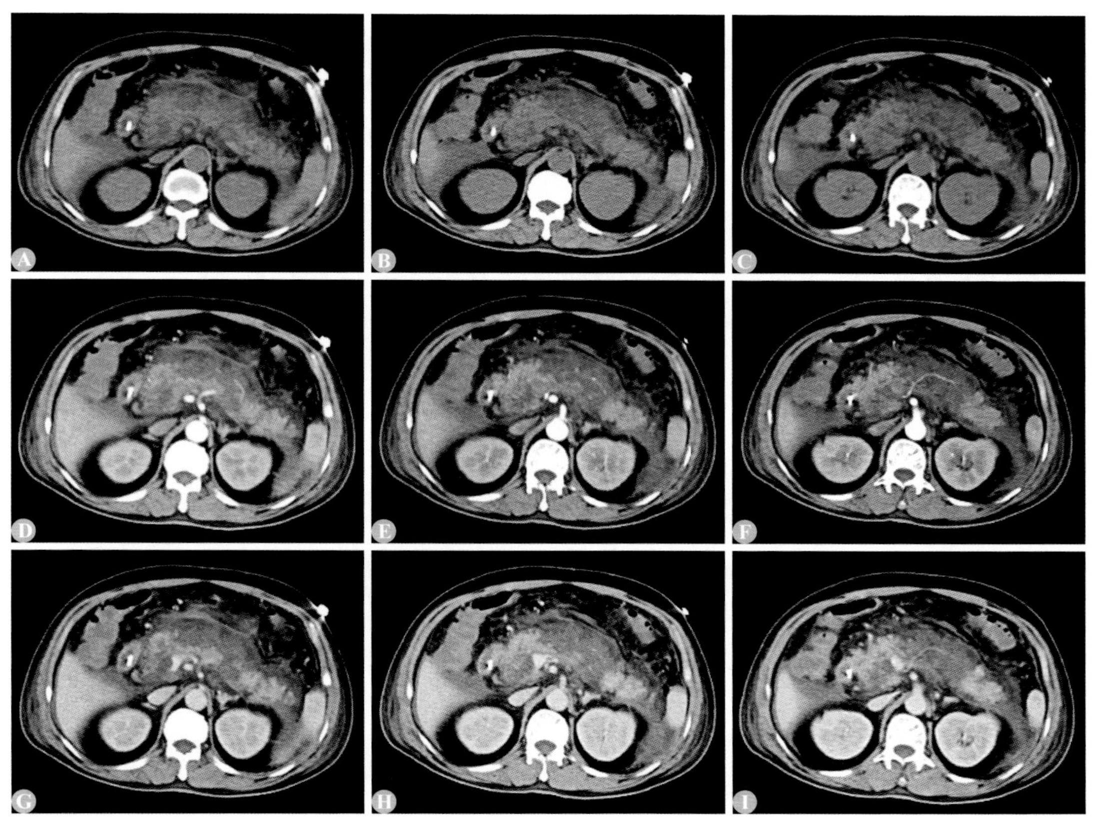

图3-7-12　急性坏死性胰腺炎

A～C.CT平扫图像，胰腺弥漫性明显肿胀，胰腺实质密度不均匀减低，胰周脂肪间隙模糊，周围液体渗出，左侧肾周筋膜增厚；D～F.动脉期图像，增强扫描后胰腺不均匀明显强化，胰腺内可见多发片状低密度无强化影；G～I.静脉期图像，胰腺内仍见多发片状低密度无强化影

【诊断要点】

急性胰腺炎（acute pancreatitis）是一种极为严重的急腹症，其病因主要为胆系疾病或饮酒。急性胰腺炎的严重程度有很大差异，轻症者可有自限性，重症胰腺炎可危及生命，发病率占所有急性胰腺炎病例的20%~30%，常合并败血症、多脏器衰竭，死亡率高。临床上，常把急性胰腺炎分为水肿型和出血坏死型两种，少数出血坏死型胰腺炎常继发感染、腹膜炎和休克等，病情严重且预后较差。CT检查能确定胰腺炎症浸润程度、缺血或出血倾向及出血量，甚至成为金标准。

急性水肿型胰腺炎：少数轻型患者，CT可无阳性表现；大多数病例CT表现为胰腺弥漫性或局灶性肿胀，表现为胰腺形态饱满，体积弥漫性增大，以头部和体部较为明显，胰腺边缘粗糙，实质密度均匀或欠均匀轻度下降，胰腺周围脂肪层模糊，可有少量胰周积液，肾前筋膜增厚；CT增强扫描后，胰腺实质均匀强化，未见低密度的无强化坏死区。

急性出血坏死型胰腺炎：CT表现弥漫性胰腺增大，胰腺密度减低，坏死区密度更低，出血区的密度增高，可为灶性点状出血，片状散在出血或弥漫性出血。胰周脂肪间隙模糊，胰周积液，胰腺与小网膜囊为毗邻器官，当胰腺分泌的液体突破胰腺时，一般最先进入的就是小网膜囊，从而造成小网膜囊积液；当胰腺分泌的高侵袭性液体向后侵袭时，肾旁间隙是最常累及的区域，一般先充盈左肾旁间隙，后扩散至右肾旁间隙，从而导致肾周积液。CT增强扫描后，胰腺坏死区无强化，正常胰腺明显强化。

【鉴别诊断】

急性胰腺炎常有明确病史、体征及实验室检查结果，结合影像学表现，诊断并不困难。

【病案点评】

胰腺炎的发病原因主要包括胆道系统疾病、酗酒、暴饮暴食、手术、感染等原因。患者多起病急，常伴发热及恶心、呕吐、腹胀等胃肠道症状，上腹部呈持续性剧烈疼痛，可放射至胸背部，病情凶险，病死率较高。

急性胰腺炎主要表现为上腹痛、血尿淀粉酶上升等，轻度急性胰腺炎典型表现为胰腺水肿，预后通常良好。但近年来临床统计重症急性胰腺炎发病率不断上升，易继发感染、休克等严重并发症，预后差且病死率较高。为此，及时诊断出急性胰腺炎，判断胰腺炎严重程度至关重要。重症急性胰腺炎主要以间质炎症、胰腺组织出血坏死为特点，其腺泡、小叶结构破坏，周边系膜、腹膜及网膜组织坏死，与周围解剖结构分解模糊，血管遭到破坏，且胰液外溢，导致腹膜盆腔、周边腔隙液体聚集。若局限性液体聚集，被炎性纤维包膜包裹，可能形成假性囊肿。因肝靠近胰腺，与静脉、胰腺、胆管交通，重症胰腺炎患者多合并肝异常，伴不同程度的肝损伤，且致病机制复杂的急性水肿性胰腺炎在发病之后给予禁食、胃肠减压、抑制胰液分泌及相关支持治疗的情况下，一般可以达到病情缓解的目的，但是急性出血坏死型胰腺炎常伴发休克甚至进行性脏器功能障碍，从而导致与水肿型胰腺炎的临床预后有很大差别。

CT是诊断重症胰腺炎较为理想的筛查方法，其组织分辨率高，且免受肠道气体与脂肪的干扰，可清晰显示患者胰腺及周围组织结构，同时增强CT扫描可精确显示小范围病变，显示胰腺出血灶与液化坏死区域，比普通CT检查更敏感，可显示正常胰腺组织与病变组织的对比特点，对肾前筋膜增厚、胰周积液等征象显示更为清晰。CT对急性胰腺炎诊断的价值在于可以快速判断急性胰腺炎的严重程度，还可进行动态复查，及时掌握胰腺损伤变化的情况。

（彭吉东　　赖丙林　　廖忠剑）

五、自身免疫性胰腺炎

【病例介绍】

患者男性，39岁，因“尿黄10天”入院。

■ **现病史**　患者10天前无明显诱因出现尿液发黄，尿量正常，伴上腹胀，大便不成形，初呈陶土色，后转为黄色，无尿频、尿急、尿痛，无发热、寒战，无恶心、干呕，无腹痛、腹泻，无呕血、黑便，无胸闷、气喘，至当地医院就诊，行腹部超声示“肝回声密集均匀；胆囊内胆汁淤积；肝内外胆管扩张伴胆总管内等回声光团；胰腺形态不规则，钩突部体积增大”。上腹部MRI平扫+MRCP示“①胰腺炎表现，必要时结合免疫性检查以除外自身免疫性胰腺炎；胆总管胰上段锥形变窄，胰腺段未显影，伴其上胆道扩张、胆囊肿大；②腹腔少量积液；③左肾下极囊肿”。门诊拟“梗阻性黄疸”收住入院。病程中，患者饮食、睡眠尚可，近期体重无明显变化。

■ **查体**　神志清楚，精神尚可。全身皮肤、黏膜明显黄染，无瘀点、瘀斑，浅表淋巴结未触及肿大，巩膜明显黄染。呼吸平稳，两肺呼吸音清，未闻及干湿性啰音，心律齐，心音有力，各瓣膜听诊区未闻及病理性杂音。腹平，未见胃肠型及蠕动波。全腹软，上腹正中轻压痛，无反跳痛及肌紧张，肝脾肋下未触及，肝颈静脉回流征阴性，胆囊未触及，墨菲征阴性，肝、肾区无叩痛，肠鸣音正常。四肢无畸形，双下肢无水肿。

■ **实验室检查**　血常规：白细胞计数11.26×10^9/L（↑）；中性粒细胞百分比79.61%（↑）；淋巴细胞百分比12.32%（↓）；中性粒细胞计数8.95×10^9/L（↑）；淀粉酶161 U/L（↑）。急诊电解质：钾3.09 mmol/L（↓）；二氧化碳18.9 mmol/L（↓），余无异常。急诊纤溶功能：抗凝血酶149%（↑）；纤维蛋白原4.60 g/L（↑）；免疫球蛋白G4 15.1 g/L（↑）。肿瘤指标：CA19–9 187.2 U/mL（↑）。生化：谷丙转氨酶288 U/L；谷草转氨酶106 U/L；碱性磷酸酶382.8 U/L；谷酰转肽酶436.5 U/L；总胆红素145.9 U/L；

直接胆红素124.0 U/L。尿常规：胆红素（+）；尿蛋白（±）。

■**影像学检查** 胰腺CT平扫+增强（对比剂应用碘美普尔400），具体内容见下。

■**入院诊断** ①胰腺炎；②左肾囊肿。

■**主要诊疗计划** ①完善相关检查，包括血、尿、便常规、生化全套、纤溶功能、肿瘤指标、心电图、IgG4、抗核抗体系列、胰腺CT等检查；②暂予保肝、抑酸、抑酶、补液等治疗，根据检查结果调整治疗方案。

【CT 技术】

■**对比剂注射方案** 经肘静脉团注碘美普尔400，采用低剂量0.5 ~ 1.0 mL/kg（常规剂量1.5 ~ 2.0 mL/kg），以减轻心、肾负担；低注射速率2.0 ~ 3.5 mL/s（常规速率3.0 ~ 4.0 mL/s），降低对比剂外渗概率，强化效果更好。患者检查前服用清水800 ~ 1000 mL充盈胃及十二指肠。

■**CT图像采集参数** 采用GE HD 750平扫加动态增强扫描。管电压120 kV，管电流采用自动mA技术，层厚5 mm，薄层0.625 mm重建。先行胰腺平扫，再行动态增强扫描，包括动脉期、静脉期、延迟期。采用对比剂自动追踪技术，追踪腹主动脉，达到阈值后延迟6 s扫描，一般动脉期20 s左右，静脉期60 s左右，延迟期150 s。

■**后处理技术** 图像采集完成自动发送到TOSHIBA VITREA1后处理工作站，三维重建采用MPR，VR和MIP等技术。

【CT 图像】（图 3-7-13）

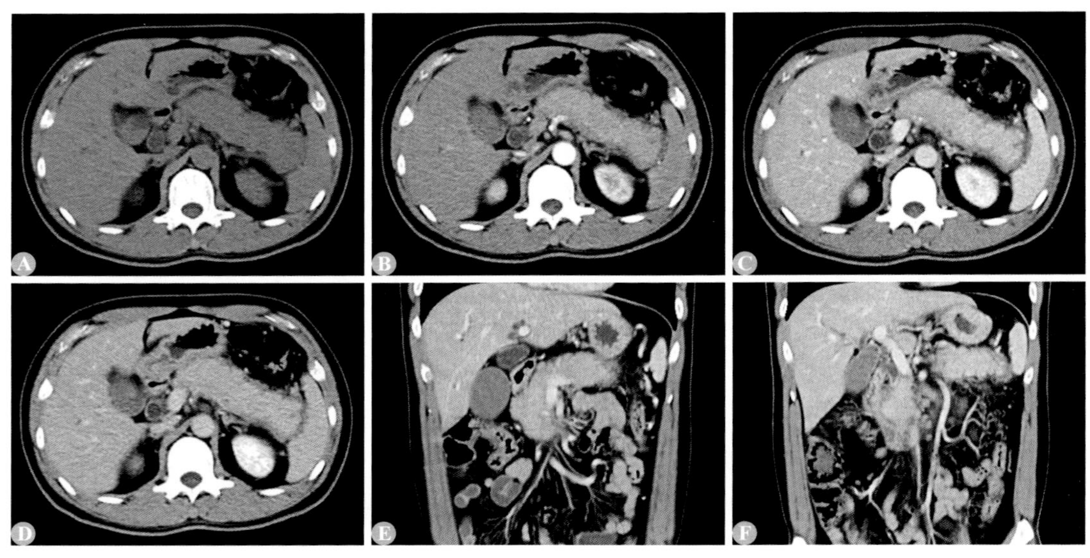

图3-7-13 自身免疫性胰腺炎

A.CT平扫图像，胰腺弥漫肿大，CT呈等密度，胰腺失去正常“羽毛状”形态，胰腺周围见环状低密度影，致使肿大的胰腺呈典型的“腊肠状”改变；B ~ F.CT增强扫描图像，胰腺呈渐进性明显强化，胰腺周围低密度包膜呈轻中度延迟强化，形成典型的“胶囊征”

【病理结果】

胰腺穿刺活检：穿刺组织见淋巴细胞、浆细胞及中性粒细胞浸润，免疫组化染色IGg4阳性浆细胞个数＞50个/HPF，IGg4/IGg＞20%，结合血清学检查考虑IGg4相关性疾病；免疫组化CK（+），Ki-67（+），Bcl-2（+），CycLinD1（−），CD38（+），IGg（+），CD3（+），CD2020（+）。

【诊断要点】

自身免疫性胰腺炎（autoimmune pancreatitis，AIP）是一种良性、纤维炎症性慢性胰腺炎，其影像学分为弥漫型和局限型。

弥漫型AIP表现为胰腺弥漫增大，CT呈等或稍低密度，胰管不规则狭窄，胰腺失去正常“羽毛状”形态，胰腺周围环低密度影，致使肿大的胰腺呈典型的“腊肠状”改变。CT增强胰腺呈渐进性明显强化，胰腺周围低密度包膜呈轻中度延迟强化，形成典型的“胶囊征”。MRI上T_1WI呈稍低信号，T_2WI呈稍高信号，DWI序列呈高信号，胰腺边缘常可见线样T_1WI及T_2WI低信号影包绕，形成“腊肠状”改变。

局限型AIP表现为胰腺局部肿大，CT显示病变呈稍低密度，边界不清，增强扫描病变强化程度较正常胰腺低。MRI可见胰腺内局限性肿块影，T_1WI呈稍低信号，T_2WI呈稍高信号，DWI序列呈高信号影，增强扫描程延迟强化。MRCP示胰管的不规则狭窄。狭窄段一般较光整，狭窄段以上肝内外胆管可不同程度扩张；主胰管狭窄通常是弥漫性。

【鉴别诊断】

■ **胰腺癌**　PC多表现为均匀或不均匀肿块，胰管突然中断，后方胰管不均匀扩张，胰腺体尾部萎缩，增强扫描呈轻度不均匀强化。常见胰周血管、神经受侵、淋巴结及肝脏转移。临床实验室检查常有CA19-9、CA125、CEA升高。

■ **急慢性胰腺炎**　急性水肿性胰腺炎表现为胰腺肿胀，轮廓不规则，胰腺周围可见多发的渗出。急性坏死型胰腺炎临床症状明显，影像学上表现为胰腺密度不均匀，增强扫描可见无强化坏死区，胰腺周围渗出明显。慢性胰腺炎主要表现为胰腺实质萎缩、钙化，胰管呈“念珠状”扩张，胰周可有胰腺假性囊肿形成。

■ **胰腺淋巴瘤**　胰腺淋巴瘤分为原发型和继发型，其影像学表现为胰腺体积增大及头体部弥漫低密度肿块，肿块直径常＞6 cm，形态不规则，与正常胰腺界限不清，增强扫描肿块可轻度强化，伴有胰周、腹膜后及浅表淋巴结肿大。

【病案点评】

AIP是一种罕见的胰腺疾病，与自身免疫损伤有关，是IgG4相关性系统性疾病中的胰腺受累，组织病理学上表现为大量IgG4浆细胞、淋巴细胞及其他炎性细胞浸润胰腺实质及胰胆管。除累及胰腺实质外，尚可累及胆道、肾、涎腺、消化道等。AIP病因复杂，目前认为多种因素错综交织：①遗传因素，主要组织相容性复合体（MHC）可能与AIP易患有关；②体液免疫及靶抗原，在AIP的患者中通常可检测到一些抗体：抗乳铁蛋白抗体（ALF），抗碳酸脱水酶抗体（ACA）。抗碳酸苷脱水酶Ⅱ、Ⅳ抗体（ACA-II、ACA-IV），在I-AIP患者胰腺组织内IgG4阳性浆细胞明显增高；③细胞免疫及效应细胞，血清Th_1/Th_2平衡的打破，Th_1水平升高引发免疫反应的类型应该是AIP的发病机制；④补体系统作用，IgG1型免疫复合物通过经典途径促发免疫系统；⑤微生物感染，致病原与机体自身结构具有相同的一个或多个抗原决定簇；其通过免疫细胞的旁位活化效应，具有自身杀伤的潜能。

根据临床及组织学诊断，AIP分为两个类型，即Ⅰ-AIP型和Ⅱ-AIP型。Ⅰ-AIP型为淋巴浆细胞性硬化性胰腺炎（lymphoplasmacytic sclerosing pancreatitis，LPSP），其特点是受累组织器官大量浆细胞（富含免疫性球蛋白IgG4）浸润，对类固醇诊疗敏感；Ⅱ-AIP型为特发性导管中心性胰腺炎，其特征是以胰腺导管为中心、粒细胞上皮内浸润性病变及不伴有系统性疾病。

Ⅰ-AIP多发生于老年人，80%患者为50岁以上，80%为男性。Ⅰ-AIP临床表现多样，急性梗阻性黄疸、急性胰腺增大伴体重下降表现最显著，可出现新发糖尿病症状；少见表现为急性腹痛、胰酶升高。Ⅱ-AIP年轻患者多见，无性别差异，20%～30%患者可伴发肠管炎性改变。

Ⅰ-AIP的组织学类型常伴有3个关键特征：①胰腺导管周围富含淋巴浆细胞浸润；②编织或漩涡状纤维化；③闭塞性静脉炎。血清学检查最显著特征：IgG4水平升高及富含IgG4阳性淋巴浆细胞。Ⅱ-AIP组织学特征独特，即非酒精性导管破坏性胰腺炎、特发性导管中心性胰腺炎（idiopathic duct centric pancreatitis，IDCP）或粒细胞上皮内浸润性胰腺炎（granulocyte epithelial lesion，GEL），有时可见大量丰富中性粒细胞浸润，导致胰腺小叶导管内微脓肿形成，中性粒细胞、淋巴细胞及浆细胞透壁性浸润也比较常见。炎性细胞浸润通常侵及导管上皮，引起管腔狭窄及导管上皮细胞破坏。

AIP诊断标准为：具有典型影像学表现、血清IgG4水平升高或相互印证的组织学表现，可以做出AIP诊断。如果血清IgG4水平不高，一些并不常见的特征性血清免疫标记物亦可作为参考，如抗核抗体（ANAs）水平升高、类风湿因子升高。据文献报道，血清IgG4诊断AIP的敏感度为66.7%～100%，特异度为63.6%～89.3%。

激素是治疗初发患者的首选药物，对于复发患者往往联合激素治疗。也有少部分患者由于病灶周围纤维化程度高、血流差，药物难以进入病灶，对内科治疗的反应差，或因胆道梗阻需要长期留置胆道支架。对于此类患者，在权衡利弊后可考虑手术切除或行胆肠吻合以缓解症状。

（邹建勋　蓝海源　姜敏霞　居胜红　王远成）

第四节　脾脏病变

一、脾血管瘤

【病例介绍】

患者女性，50岁，因“上腹部不适1月余”入院。

现病史　患者1个月前因便秘出现上腹部不适，伴恶心干呕、食欲下降，自行服用“多潘立酮片”后未明显缓解，遂于3天前于沈阳某医院就诊，超声检查示“①胆囊壁欠光滑；②脾实质内囊性病变；③肝胰未见明显异常”。腹部CT示“①肝内小囊肿；②脾大，脾内多发占位；③双肾结石；④胸腰椎密度不均”。

查体　腹平坦，腹壁未见胃肠型及蠕动波，未见腹壁静脉曲张。全腹无压痛反跳痛，麦氏点压痛阴性，墨菲征阴性，肝脾肋下未及，胆囊未及，全腹未扪及肿块，肝区叩击痛阴性，双侧肾区叩击痛阴性，移动性浊音阴性，肠鸣音正常，约3～5次/分。

实验室检查　无。

影像学检查　腹部CT平扫+增强（对比剂应用碘美普尔400），具体内容见下。

入院诊断　①脾占位；②肝囊肿。

主要诊疗计划　患者入院后完善相关检查，排除手术禁忌后行手术治疗。

【CT 技术】

对比剂注射方案　碘美普尔400剂量100 mL，速率3.0 mL/s或3.5 mL/s。常规CT增强扫描时段动脉期为25～30 s，静脉期约60 s，平衡期约120 s。

CT图像采集参数　常规CT平扫层厚为5 mm，薄层重建。

后处理技术　扫描完成后将平衡期图像进行冠状位、矢状位重建。

【CT 图像】（图 3-7-14）

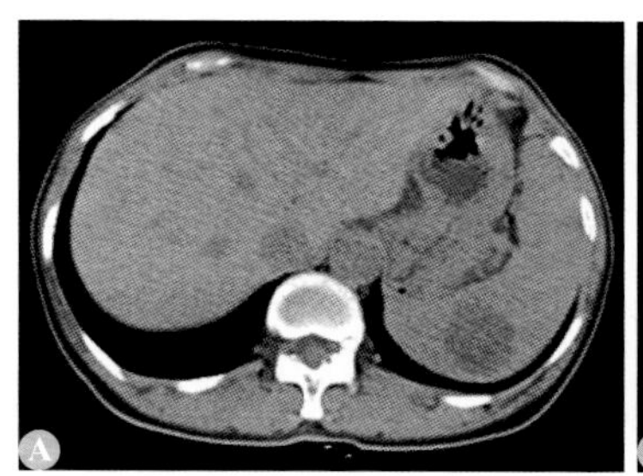

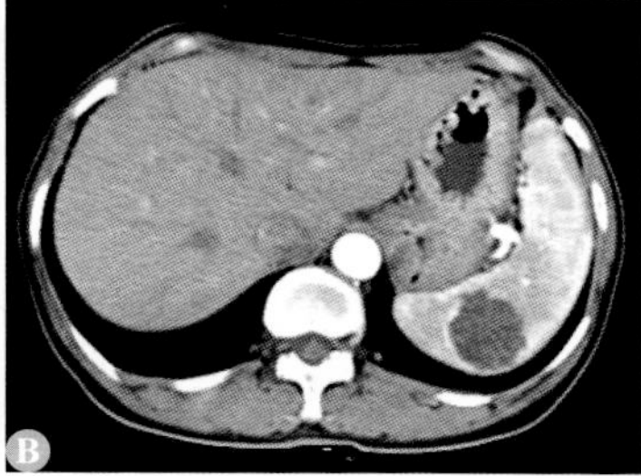

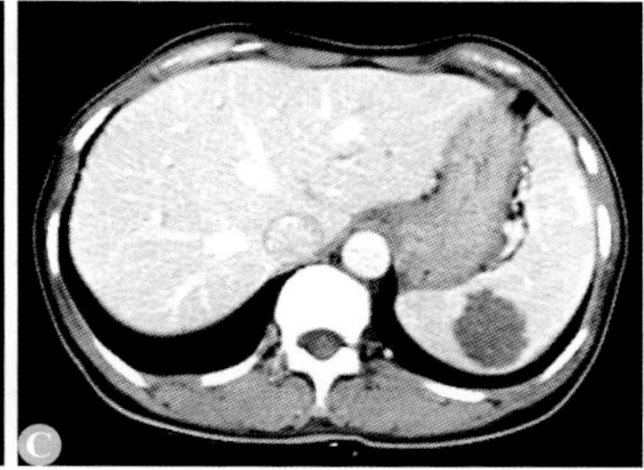

第七章

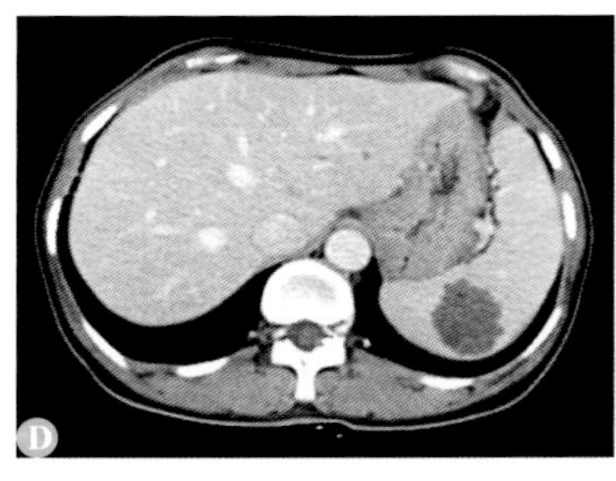

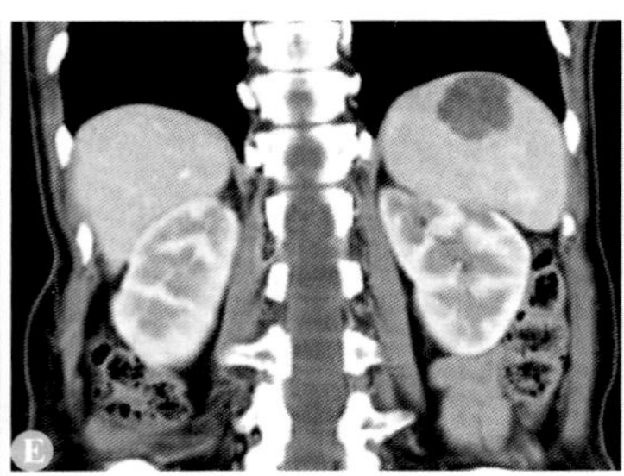

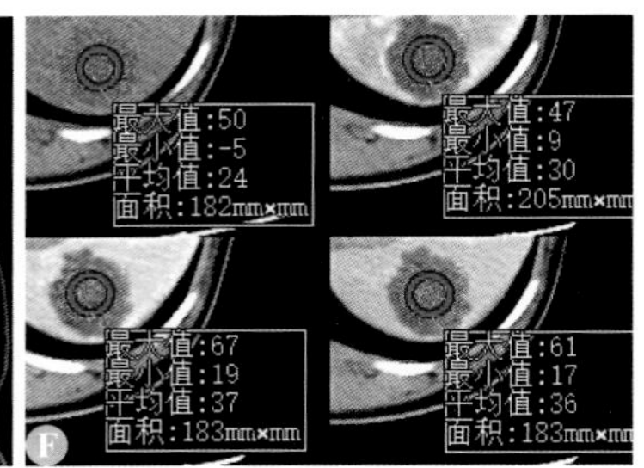

图3-7-14　脾切除术前7天

A.CT平扫图像，病变呈类圆形低密度，边界清晰；B～F.CT增强图像，病变呈轻度渐进性强化，密度均匀

【病理结果】

■手术经过　行全身麻醉下腹腔镜下脾切除术。打开胃结肠韧带，向上直至脾上极，分离出胃短血管，以锁扣夹闭后离断，于胰尾部上缘解剖出脾动脉，予2枚锁扣夹闭，游离脾下极，以超声刀钝锐结合离断脾结肠韧带、脾肾韧带及脾膈韧带，将脾完全游离，将脾托起，以一次性线性切割闭合器切断脾蒂，将脾装入取物袋内，于剑突下作一纵行切口，长约6 cm，取出脾，缝合腹膜。再次建立气腹，查术野无明显出血，清点纱布器械无误，冲洗腹腔，于脾窝置引流管1根从左侧鞘卡孔引出，腹腔内注入手术防粘连液3支。缝闭各鞘卡孔及腹部切口。

■病理结果　（脾切除标本）脾血管瘤，肿块最大径2.5 cm，肿瘤紧靠标本环周切缘。免疫组化：CD34（+），CD31（+），D2-40（-），Ki67（灶性+），ERG（+）。

【诊断要点】

脾血管瘤（splenic angioma）是脾较为常见的良性肿瘤，影像学表现：CT平扫多呈类圆形的低密度或等密度，轮廓清晰，大小不等，多为单发、也可以是多发。较大的血管瘤中央可有瘢痕形成，表现为更低密度。当内部有出血时，可呈高密度；瘤体较大时脾形态及轮廓改变，部分增大。增强扫描可见瘤体强化呈多形态改变，部分呈结节状，部分呈由皮质逐渐向病变中心弥散充填。随时间的延迟，最终对比剂完全充填至与正常脾的密度趋于相等，是脾血管瘤的特征性表现。若病变中心液化坏死或纤维瘢痕形成则部分不强化。再则脾海绵状血管瘤血流速度相对较慢，因此，需要延迟时间相对较长，对高度怀疑的病例应保证延时充分。

【鉴别诊断】

■脾淋巴瘤　脾淋巴瘤分为弥漫增大型、粟粒结节型、多肿块型和巨块型。弥漫增大型脾淋巴瘤和粟粒结节型脾淋巴瘤影像表现常仅见脾增大。多肿块型和巨块型脾淋巴瘤CT平扫呈稍低密度，增强静脉期病灶显示更清楚，部分边缘不清，肿块呈软组织密度轻度筛孔样强化。

■脾囊肿　脾囊肿常单发，壁钙化为假性囊肿的特征，增强后无强化，发现脾囊肿时需注意是否为胰腺炎、外伤史、感染或脾梗死等继发所致，否则无壁的囊肿应考虑真性囊肿。

■ **脾淋巴管瘤** 脾淋巴管瘤的分叶或“花瓣样”多房分隔囊性病灶为其特点，CT增强后无强化。

■ **脾转移瘤** 脾转移瘤CT增强后常边缘轻度强化或不均匀强化，具有典型的“牛眼征”。

■ **脾脓肿** 脾脓肿的壁常厚薄不均，边缘模糊，较明显强化，可出现脾包膜下脓肿或积液，其发热、腹痛及白细胞计数升高是重要依据。

【病案点评】

脾血管瘤是脾最常见的良性肿瘤，多数患者发病年龄为20～60岁，成年人多为海绵状血管瘤。也可见于6岁以下儿童，多为毛细血管瘤。一般认为脾血管瘤的形成基础是脾血管组织结构先天胚胎发育异常，瘤体由海绵状血管网或毛细血管组成，以单发或多发等多种形式表现，多数呈卵圆形。病变中心或边缘可发生钙化，瘤体较小时临床上往往无明显症状，但当瘤体较大则可伴有因脾增大压迫周围脏器而产生的一系列症状：上腹部疼痛及不适，心悸、乏力、左上腹不适和凝血功能障碍等临床表现，可有多种并发症，其中最危险的是血管瘤破裂致大出血。因此，普遍认为巨大的脾血管瘤一经发现，应予以外科手术切除。脾血管瘤可分海绵状血管瘤、毛细血管血管瘤和混合性血管瘤，其中以海绵状血管瘤最为常见。

血管瘤动态增强一般以由边缘结节性强化向中心推进的“渐进性强化”为特点，本例患者增强后并未表现出典型征象，考虑因时间关系，往往只限于常规的动静脉期及平衡期2分钟内扫描。而2分钟内脾血管瘤的强化可不明显或仅轻度强化，究其原因为脾血管瘤的灌注速度较慢，其强化程度和速度均不如肝血管瘤。因此，极易误诊为淋巴瘤、囊肿或淋巴管瘤。故建议延时5～10分钟扫描效果更好，可进一步明确是否血管瘤可能。

（陈祖华　颜廷波　居胜红　王远成）

二、脾淋巴瘤

【病例介绍】

患者男性，58岁，因“体检发现脾大1周”入院。

■ **现病史** 患者1周前至当地医院体检，查腹部B超：“脾大、门静脉高压、腹主动脉低回声”。上腹部MRI：“①巨脾伴含铁血黄素沉积，腹腔及后腹膜肿大淋巴结，请结合临床排除淋巴瘤；②双肾小囊肿；③腹腔少量积液”。浅表淋巴结B超：“双侧腋窝、颈部、腹股沟肿大淋巴结”。胃镜：“胃底静脉曲张”。门诊以“脾大待查”为诊断收治入院。病程中，患者精神可，大小便正常，食纳可，睡眠欠佳，体重下降约7 kg。

■ **查体** 皮肤巩膜未见黄染，双侧腹股沟可触及“蚕豆”大小淋巴结。腹稍隆起，腹壁未见胃肠型及蠕动波，未见腹壁静脉曲张。全腹无压痛反跳痛，麦氏点压痛阴性，墨菲征阴性，肝肋下未触及，脾大达盆腔，无压痛。

■ **实验室检查** 红细胞计数3.62×10^{12}/L（↓）；血红蛋白浓度88 g/L（↓）；血小板计数91×10^{9}/L（↓）；单核细胞百分比15.61%（↑）；淋巴细胞计数0.72×10^{9}/L（↓）；红细胞分布宽度-SD：48.10 fl（↑）；血小板压积0.10%（↓）。

■ **影像学检查** 上腹部CT平扫+增强（对比剂应用碘美普尔400），具体内容见下。

■ **入院诊断** ①脾大；②胃底静脉曲张；③双肾囊肿；④门静脉高压。

■ **主要诊疗计划** 入院后完善相关检查，待相关进程结果回报后，再予调整。

【CT 技术】

■ **对比剂注射方案** 经肘静脉团注碘美普尔400，采用低剂量0.5～1.0 mL/kg（常规剂量1.5～2 mL/kg），以减轻心、肾负担；低注射速率2.0～3.5 mL/s（常规速率3.0～4.0 mL/s），降低对比剂外渗概率，强化效果更好。患者检查前服用清水800～1000 mL充盈胃及十二指肠。

■ **CT图像采集参数** 采用GE HD 750平扫加动态增强扫描。管电压120 kV，管电流采用自动mA技术，层厚5 mm，薄层0.625 mm重建。先行上腹部平扫，再行动态增强扫描，包括动脉期、静脉期、延迟期。采用对比剂自动追踪技术，追踪腹主动脉，达到阈值后延迟6 s扫描，一般动脉期20 s左右，静脉期60 s左右，延迟期150 s。

■ **后处理技术** 图像采集完成自动发送到GE AW 4.6后处理工作站，三维重建采用MPR，VR和MIP等技术。

【CT 图像】（图 3-7-15）

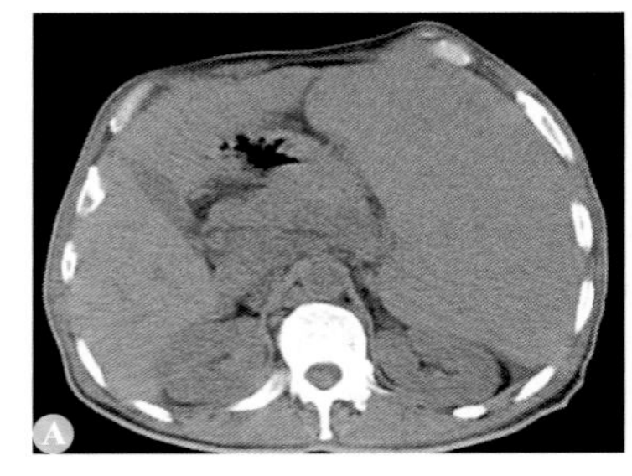

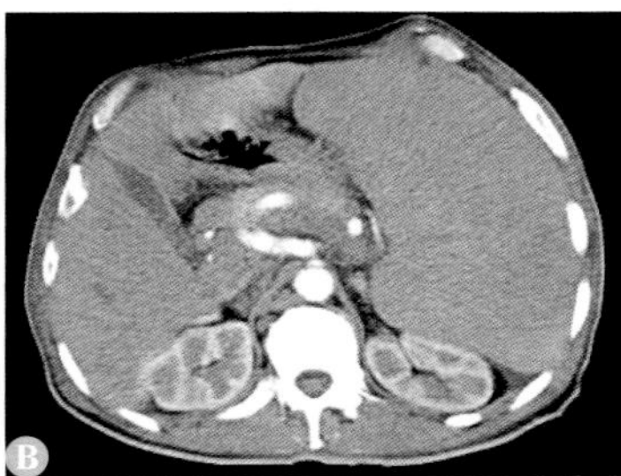

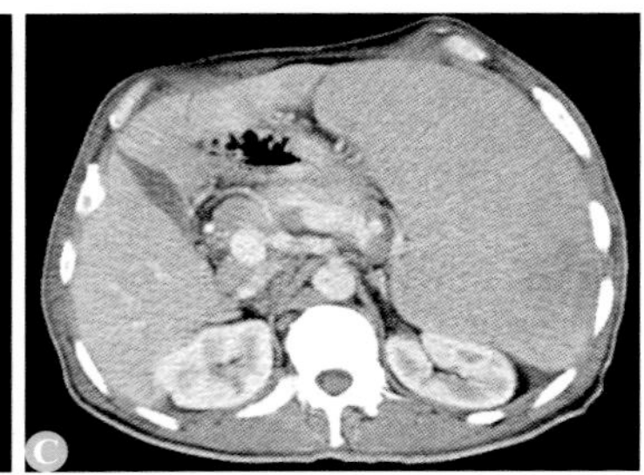

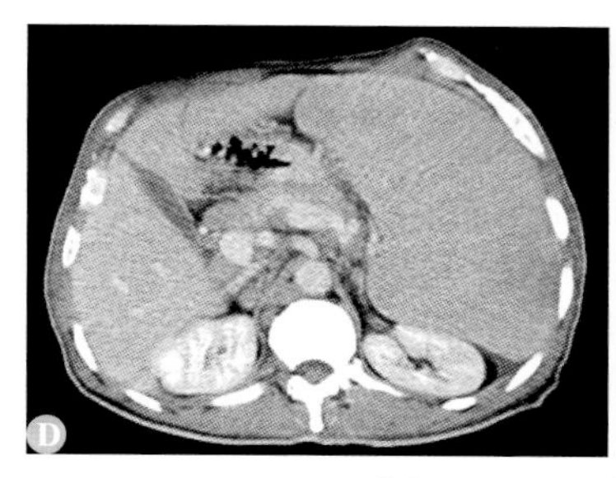
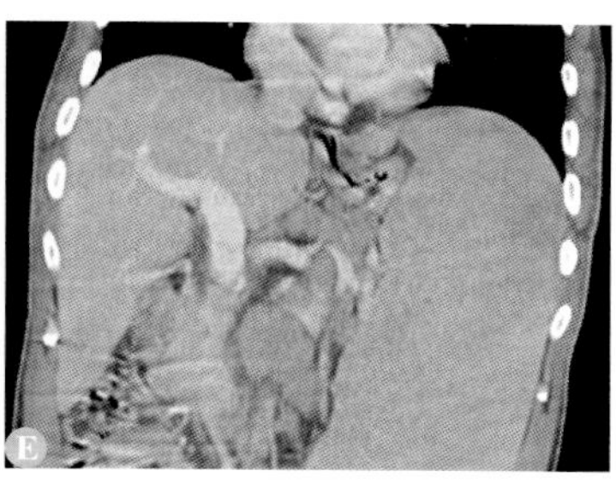

图3-7-15 脾切除术前7天

脾大伴腹膜后多发肿大淋巴结。A.CT平扫图像，脾体积增大，腹膜后见多发肿大淋巴；B.动脉期图像，腹膜后淋巴结强化均匀，脾内见稍低强化灶显示；C、D.静脉期图像，脾低密度灶显示较动脉期清晰，淋巴结未见坏死；E.MPR图像，沿着腹主动脉走行区见多发肿大淋巴结分布

【病理结果】

■ **手术经过** 取上腹部正中绕脐切口，长约15 cm，逐层进腹，探查：腹腔内无明显腹腔积液，肝脏表面光滑，色泽红润，未见明显结节及占位。胆囊大小约8 cm × 5 cm × 3 cm，表面无明显充血水肿，胆总管外径约0.6 cm。胃及十二指肠球部未见异常。胃大小弯未见明显曲张静脉。脾明显肿大，大小约25 cm × 18 cm × 12 cm，紫红色，脾上极见一直径3 cm梗死灶，脾与周围组织无明显粘连。术中诊断：①巨脾、脾功能亢进；②门静脉高压、胃底静脉曲张；③淋巴瘤？④双肾囊肿。遂决定行脾切除术+肝活检术。打开胃结肠韧带，Ligsure依次分离、离断脾胃韧带、脾结肠韧带、脾肾韧带，将脾托出切口外，以一次性直线切割缝合器切除脾，移除标本。查胃大小弯创面及脾床无明显渗血。切取1 cm × 1 cm大小左肝组织及结节行活检，肝创面仔细止血。冲洗腹腔，于脾窝置19号十字管一根，于左下腹戳孔引出并固定于腹壁。清点器械、纱布无误。PDS逐层关腹，2-0号微乔线缝合皮肤。

■ **病理结果** （脾切除标本）脾及副脾套细胞淋巴瘤，瘤细胞累及红髓。脾门淋巴结（15/15）见肿瘤累及。（肝活检标本）：送检肝组织，小叶结构基本正常，汇管区内淋巴组织增生，免疫组化标记仅局灶少量淋巴细胞ClyinD1阳性，目前诊断淋巴瘤累及证据不足。免疫组化：脾：CD20（+），PAX5（+），CD3（-），CD5（+），CD10（-），Bcl-6（-），Bcl-2（+），Ki67（+约15%～20%），CyclinD1（+），Sox11（+），CD43（部分+）；肝活检组织：CD20（+），CD3（+），CyclinD1（局灶+），Ki67（+约10%）。

【诊断要点】

脾淋巴瘤是脾较常见的恶性肿瘤，它可以是全身淋巴瘤脾浸润，也可以是原发于脾的原发性淋巴瘤，因脾血运丰富，原发性肿瘤发生率极低。淋巴瘤在脾的表现为多发结节或肿块影，增强扫描多呈不均匀低强化，相对来说脾实质强化程度较肿瘤强化程度要明显。但由于常规增强扫描动脉期脾本身存在“花瓣样”强化特点，无法区别正常脾结构和肿瘤病灶，因此，脾的扫描不强调动脉期扫描。

脾淋巴瘤的影像表现，根据不同类型可分为弥漫增大型、粟粒结节型、多肿块型和巨块型。①弥漫增大型脾淋巴瘤：脾均质性增大，肉眼光滑不见结节，镜下瘤细胞弥漫分布或直径<1 mm的小结节；②粟粒结节型脾淋巴瘤：脾均匀肿大，在脾实质内见粟粒状稍低强化区，动脉期强化不明显，门脉期轻中度强化，延迟期可呈稍低或等密度/信号，直径约1 mm～5 mm；③多肿块型脾淋巴瘤：CT表现为脾内多发结节或类圆形低密度灶，MRI表现为T1WI稍低、T2WI稍高信号，DWI呈高信号，边界清楚，直径约2～10 cm，增强后均匀强化，部分可见腹腔及腹膜后均匀强化淋巴结显示；④巨块型脾淋巴瘤：脾实质单发巨大肿块，病灶直径常>10 cm，边缘可规则或呈分叶，由于肿块巨大，常出现坏死、出血，增强后不均匀强化，亦可合并腹腔及腹膜后多发肿大淋巴结，增强后均匀强化。原发性脾淋巴瘤常表现为脾体积增大，其内见低密度肿块影，增强后呈边缘“地图样”强化，具有特征性。

【鉴别诊断】

■ **脾转移瘤** 脾转移瘤常有原发肿瘤的影像学依据，表现为直接侵犯或者血行转移。脾转移瘤强化方式呈多样性，一般呈环形强化，囊实性病灶中实性部分强化，有时与脾淋巴瘤很难鉴别，需结合其他原发肿瘤依据及临床肿瘤指标等检查。

■ **脾血管瘤** 脾血管瘤与其他实质脏器血管瘤强化方式类似，早期呈结节样强化，门脉期及延迟期病灶中央逐渐给对比剂填充，表现为“填充样”强化特点。

■ **脾错构瘤** 脾错构瘤又称血管平滑肌脂肪瘤，瘤内成分有血管、肌肉及纤维组织、脂肪，强化程度取决于肿瘤内血管成分，增强后动脉期未见明显强化，门脉期及延迟期呈明显强化，部分病灶内见脂肪成分，更需要考虑该肿瘤的可能。

■ **脾脓肿** 脾淋巴瘤患者常表现为全身免疫力低下，容易继发感染。二者病灶均可表现为平扫稍低密度，增强后呈不均匀强化及部分坏死区无强化改变，但脾脓肿常有全身寒战高热征象，白细胞计数增高，查体有左上腹压痛体征。

■ **脾淋巴管瘤** 脾淋巴管瘤为淋巴系统的先天性发育畸形，好发于颈部及腋窝区域，发生于脾的较罕见。CT表现为脾内囊样低密度灶伴分隔样改变，增强后可见分隔轻度强化，其内囊性密度灶未见强化，这点可区别单纯脾囊肿及脾淋巴管瘤。

【病案点评】

淋巴瘤是起源于淋巴结和淋巴组织的恶性肿瘤，可发生于全身任何部分，临床表现多样，影像表现多样。淋巴瘤是脾最常见的恶性肿瘤，可分为原发性和继发性，原发性淋巴瘤罕见，继发性淋巴瘤多见。40%的霍奇金淋巴瘤和非霍奇金淋巴瘤患者有脾受累，影像的准确诊断对肿瘤的分期、临床治疗方案的制订和患者预后有重要作用。脾淋巴瘤影像上可分为：弥漫增大型、粟粒结节型、多肿块型、巨块型。病因目前不明确，一般认为可能和基因突变及病毒或其他病原体感染、放射线、化学药物，合并自身免疫病等有关。

实验室检查对脾淋巴瘤的诊断有帮助，包括血常规及血涂片、骨髓涂片和活检，血生化中乳酸脱氢酶增高与肿瘤负荷有关，提示预后不良。中枢神经受累患者脑脊液检查可出现淋巴瘤细胞。TCR或IgG基因检测可呈阳性改变。穿刺活检取病理是确诊最终依据。

因淋巴瘤具有高度的异质性，所以相同治疗方案，对不同患者治疗效果差别很大。目前临床上治疗方法主要有以下几种：①放射治疗：某些类型淋巴瘤可以早期单纯放疗，同时还可以于化疗后或骨髓移植后巩固治疗；②化疗：临床常采用多种药物联合化疗，效果不好时还可以结合靶向治疗药物或者生物治疗。近年来治疗效果有很大改善；③骨髓移植：为自体造血干细胞移植或异基因造血干细胞移植。适用于60岁以下的患者及能耐受大剂量化疗的中高危患者；④手术治疗：仅限于活检取病理或针对并发症处理，部分脾功能亢进而无手术禁忌证的患者，血白细胞计数低，可以给予切脾，为以后的放化疗创造条件。

淋巴瘤的预后和患者的肿瘤病理类型和分期有关。一般儿童和老年人预后较中青年人差，女性患者治疗后预后较男性好。但早期发现并经过临床合理治疗，生存期可以得到明显延长。

（邹建勋　陈勇军　满术千　居胜红　王远成）

第八章 胃肠

第一节 胃部病变

一、胃癌

【病例介绍】

患者男性，61岁，因“上腹部胀痛3个月”入院。

现病史 患者3个月前无明显诱因出现上腹部胀痛，伴饮食差，无恶心、呕吐，无咳嗽咳痰，无寒战发热。近来症状有所加重，在当地医院行胃镜检查：“胃窦巨大不规则溃疡，胃潴留”。病理结果：“胃窦腺癌”。腹部CT：“胃潴留”。给予胃肠减压，加强营养支持治疗。来我院求进一步诊治，门诊以“胃癌，胃潴留”收入院。患者起病以来，精神、睡眠可，饮食差，大小便正常，体重减轻5 kg。

查体 生命体征平稳，颈软，浅表淋巴结未触及肿大，双肺呼吸音粗，未闻及干湿性啰音，心律齐，腹部平软，无压痛、反跳痛，未触及明显包块，移动性浊音阴性，肠鸣音正常。

实验室检查 CA19-9 5.47 U/mL（-），CEA 1.67 ng/mL（-），AFP 4.57 ng/mL（-）。

影像学检查 CT平扫、增强及MPR，CTA（对比剂应用碘美普尔400），具体内容见下。

入院诊断 ①胃癌（cT_4N+M_0）；②胃潴留。

主要诊疗计划 患者诊断明确，无明显手术禁忌证，需注意手术风险，充分告知患者及家属，患者及家属知情同意后可予手术。

【CT 技术】

对比剂注射方案 用高压注射器经右侧肘静脉注射碘美普尔，剂量80 mL，速率3.5 mL/s，动脉期采用智能追踪技术，门静脉期注射60 ~ 70 s后扫描。

CT图像采集参数 扫描范围自膈顶至两侧髂前上棘。CT扫描的具体参数如下，曝光条件：120 kV，自动毫安，层厚5 mm，重建间隔5 mm，SFOV 50 cm，转速0.6 s/r，探测器宽度40 mm，Pitch：1.375∶1。

■ **后处理技术**　扫描后各期图像重建层厚0.625 mm，各期图像传入后处理工作站，进行后处理。

【CT 图像】（图 3–8–1）

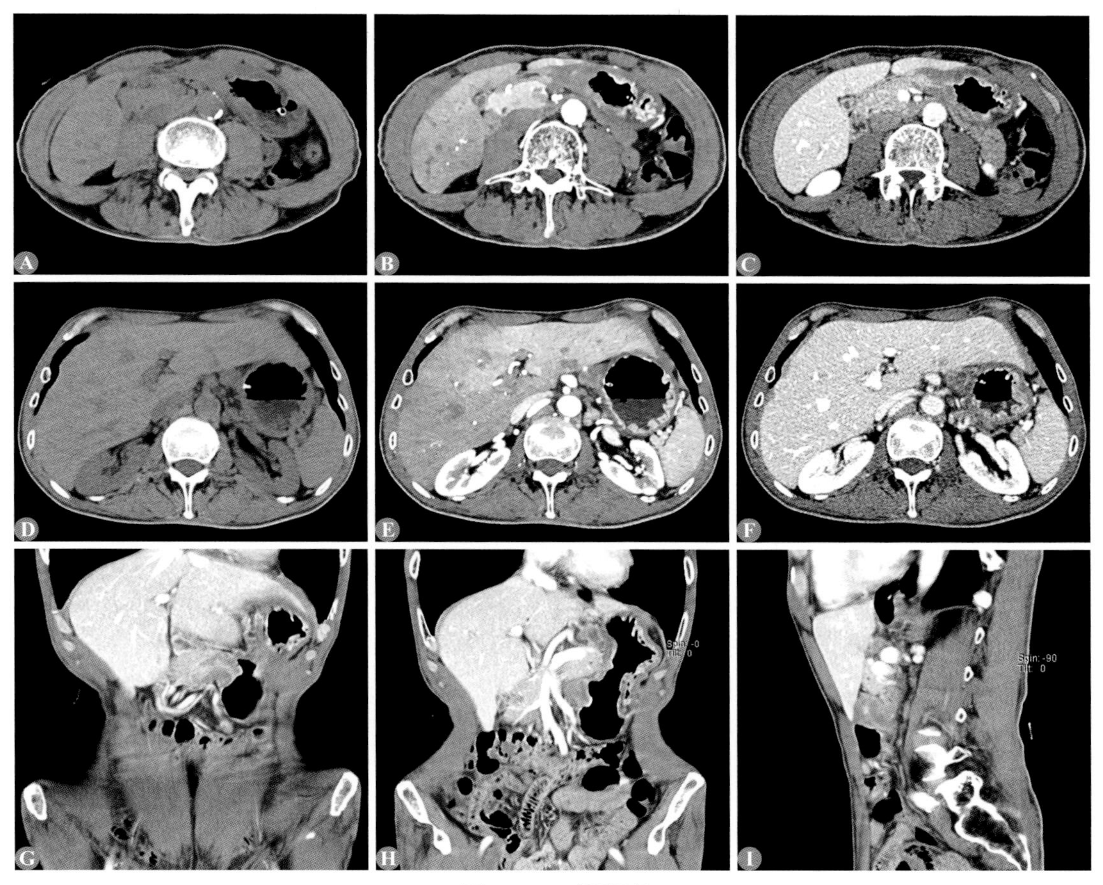

图3–8–1　胃窦癌

胃窦癌，累及周围脂肪间隙，伴胃周多发淋巴结转移。A ~ C.CT平扫示胃窦部胃壁增厚，边缘毛糙，增强扫描呈明显不均匀强化，累及胃角；D ~ F.胃周脂肪间隙模糊，贲门旁淋巴结影，增强扫描明显强化；G ~ I.MPR图像；G.胃窦部病灶与周围脂肪间隙分界不清；H、I.胃贲门旁淋巴结与邻近脂肪间隙分界不清

【病理结果】

■ **手术经过**　经术前准备及全科讨论，全身麻醉下行腹腔镜下胃癌根治+肠粘连松解+肠吻合术。腹腔腹膜、盆腔及肝脏等其他脏器未见转移灶，肿瘤位于胃窦至幽门管，约3.0 cm × 3.0 cm，质硬，浸出浆膜面，未侵及周围组织，胃周见较多明显肿大淋巴结，少量腹腔积液。行胃癌根治切除术及胃空肠Billroth Ⅱ式侧侧吻合。

术后骨髓抑制，三系减少，告知患者家属患者病情危重，给予输血小板32 U，继续加强营养支持治疗，建议患者转综合医院血液科继续治疗。

■病理结果　（胃）中低分化腺癌，侵及胃壁全层达浆膜面（pT_4），切缘及网膜未见癌，脉管癌栓（+），广泛神经侵犯（+），淋巴结15/28见癌。HER-2（1+）。

【诊断要点】

胃癌（gastric carcinoma）是指原发于胃的上皮源性恶性肿瘤。早期胃癌是指癌肿局限于黏膜或黏膜下层，不论其范围大小和有无淋巴结转移，目前，国内外常采用日本内镜学会提出的早期胃癌的定义与分型。

依肉眼形态分为3个基本类型与3个亚型。

Ⅰ型：隆起型，癌肿隆起高度>5 mm，呈息肉状外观。

Ⅱ型：浅表型，病灶比较平坦，根据癌灶凸凹程度不同又分3个亚型：Ⅱa型：浅表隆起型，癌灶隆起高度≤5 mm；Ⅱb型：浅表平坦型，与周围黏膜几乎同高，无隆起或凹陷；Ⅱc型：浅表凹陷型，癌灶凹陷深度≤5 mm。

Ⅲ型：凹陷型，癌灶深度>5 mm，形成溃疡，癌组织不越过黏膜下层。

除上述3型外，尚有混合型，根据病变类型的主次有Ⅲ+Ⅱc型、Ⅱc+Ⅲ型及Ⅱa+Ⅱc型、Ⅱc+Ⅱa型等。

早期胃癌多见于胃窦部与胃体部，尤以胃小弯多见，其他部位少见。临床上症状轻微，多与胃炎与胃溃疡类似，亦可无任何自觉症状。

进展期胃癌（advanced gastric cancer）是指癌组织越过黏膜下层已侵及肌层及以下者。亦称中晚期胃癌或侵袭性胃癌，常有近处的癌细胞浸润或远处转移。

Borrmann把进展期胃癌分成Ⅰ～Ⅳ型，与目前病理、放射及内镜专家确定的进展期胃癌类型相一致。Ⅰ型：胃癌主要向腔内突起，形成蕈伞、巨块状、息肉或结节，基底较宽，但胃壁浸润不明显，表现可呈“菜花状”，多有溃疡或小糜烂，外形不整，生长慢，转移晚。此型也称巨块型、蕈伞型。Ⅱ型：胃癌向壁内生长，中心形成大溃疡，溃疡呈“火山口样”，溃疡底部不平，边缘隆起，质硬，呈“环堤状”或结节状，与正常邻近胃壁边界清楚，附近胃壁浸润较少，此型也叫溃疡型。Ⅲ型：与Ⅱ型类似，也有较大的溃疡，形状不整，环堤较低，或欠完整，宽窄不一，与邻近胃壁边界不清，肿瘤呈浸润性生长，此型也称作浸润型溃疡。Ⅳ型：主要为胃癌在壁内弥漫性浸润性生长，使胃壁弥漫性增厚但不形成腔内突起的肿块，也不形成大溃疡，此型亦称浸润型。因病变可累及胃的一部分或全部，故又分为两个亚型：其一为只限于胃窦及幽门管，致幽门管变窄；其二为肿瘤累及胃的大部或全部致整个胃壁弥漫性增厚，胃壁僵硬，胃腔缩窄，称“皮革胃”。

进展期胃癌的病灶大小为2～15 cm，好发部位依次为胃窦、幽门前区、胃小弯、贲门、胃体、胃底。其主要临床症状为上腹痛、消瘦与食欲减退，呈渐进性加重，贫血与恶病质，可有恶心、呕咖啡样物或黑便，出现转移后有相应的症状与体征。

CT与MRI检查对于进展期胃癌的主要价值在于肿瘤的分期、治疗计划的制订及评价治疗效果与复查随访。但值得提及的是，在检查中口服对比剂应选择低密度的阴性对比剂，如水与脂类，并且需行增强检查。胃的适度充盈也至关重要，若量不足，胃的扩张不适当，会导致评价错误；反之，当胃充盈过度时，会影响肝胃韧带淋巴结的评估。

胃癌的CT表现可为胃内大小不等的软组织块影固定于胃壁，常见的征象为胃壁增厚且柔韧度消失而呈现僵直硬化的改变，可呈凹凸不平或结节状；增强检查病变呈显著强化；CT的另一优势在于能了解胃癌组织向腔外累及和浸润的程度，及有无突破浆膜，与邻近脏器的关系，有无直接浸润肝左叶或胰腺，判断有无区域淋巴结转移及肝脏转移。有利于肿瘤的分期，为制订治疗方案提供依据。依据胃癌的CT表现，可分四期：Ⅰ期：限于腔内的肿块，无明显胃壁增厚，无邻近或远处扩散；Ⅱ期：胃壁厚度＞1.0 cm，但癌未超出胃壁；Ⅲ期：胃壁增厚，并直接侵及邻近器官，但无远处转移；Ⅳ期：有远处转移的征象与表现。

关于淋巴结增大的标准文献有多种观点，一般认为淋巴结＞5 mm时为转移淋巴结，但淋巴结＜5 mm时也会有转移，即有无转移与淋巴结的大小并不一致，需要结合淋巴结的大小（短径，长短径比）、密度、边缘、强化程度等综合判断是否转移。

【鉴别诊断】

进展期胃癌中，Ⅰ型即蕈伞型或肿块型应与其他良性肿瘤、腺瘤性息肉等鉴别，后者常见结节或肿块状突起，但大多外形光整，尽管有时也有分叶表现，结合临床特征不难鉴别。Ⅱ型、Ⅲ型胃癌均有不规则形的扁平溃疡表现，主要应与良性溃疡鉴别。Ⅳ型胃癌，胃窦部的浸润型癌需与肥厚性胃窦炎区别，后者黏膜正常，胃壁有弹性而不僵硬，低张造影可扩张，狭窄的边界不清，无“袖口征”或“肩胛征”。此外，胃淋巴瘤也可引起胃腔不规则狭窄变形，增强扫描均匀强化，但淋巴瘤强化程度不及胃癌。胃间质瘤较小时位于壁层，较大时多向腔外生长，增强扫描可有明显强化，转移淋巴结出现融合的情况少见。

【病案点评】

在我国，胃癌发病率仅次于肺癌居第二位，死亡率排第三位。全球每年新发胃癌病例约120万，中国约占其中的40%。我国早期胃癌占比很低，仅约20%，大多数发现时已是进展期，总体5年生存率不足50%。近年来随着胃镜检查的普及，早期胃癌比例逐年增高。早期胃癌患者常无特异的症状，随着病情的进展可出现类似胃炎、胃溃疡的症状，主要有：①上腹饱胀不适或隐痛，以饭后为重；②食欲减退、嗳气、反酸、恶心、呕吐、黑便等。进展期胃癌除上述症状外，常出现：①体重减轻、贫血、乏力；②胃部疼痛，如疼痛持续加重且向腰背放射，则提示可能存在胰腺和腹腔神经丛受侵，胃癌一旦穿孔，可出现剧烈腹痛的胃穿孔症状；③恶心、呕吐，常为肿瘤引起梗阻或胃功能紊乱所致。贲门部癌可出现进行性加重的吞咽困难及反流症状，胃窦部癌引起幽门梗阻时可呕吐宿食；④出血和黑便，肿瘤侵犯血管，可引起消化道出血。小量出血时仅有大便隐血阳性，当出血量较大时可表现为呕血及黑便；⑤其他症状如腹泻（患者因胃酸缺乏、胃排空加快）、转移灶的症状等。晚期患者可出现严重消瘦、贫血、水肿、发热、黄疸和恶病质。一般胃癌尤其是早期胃癌，常无明显的体征，进展期乃至晚期胃癌患者可出现下列体征：①上腹部深压痛，有时伴有轻度肌抵抗感，常是体检可获得的唯一体征；②上腹部肿块，位于幽门窦或胃体的进展期胃癌，有时可扪及上腹部肿块；女性患者于下腹部扪及可推动的肿块，应考虑Krukenberg瘤的可能；③胃肠梗阻的表现：幽门梗阻时可有胃型及震水音，小肠或系膜转移使肠腔狭窄可导致部分或完全性肠梗阻；④“腹腔积液征”，有腹膜转移时可出现血性腹腔积液；⑤锁骨上淋巴结肿大；⑥直肠前窝肿物；⑦脐部肿块等。其中，锁骨上窝淋巴结肿大、“腹腔积液征”、下腹部盆腔包块、脐部肿物、直肠前窝种植结节、肠梗阻表现均为提示胃癌晚期的重要体征。因此，仔细检查这些体征，不但具有重要的诊断价值，同时也为诊治计划的制订提供了充分的临床依据。

胃癌在一般人群中发病率较低（33/10万），内镜检查用于胃癌普查需要消耗大量的人力、物力资源，且患者接受度低。因此，只有针对胃癌高危人群进行筛查，才是可能行之有效的方法。我国建议40岁以上或有胃癌家族史者需进行胃癌筛查。符合下列第1条和第2～6条中任一条者均应列为胃癌高危人群，建议作为筛查对象：①年龄40岁以上，男女不限；②胃癌高发地区人群；③幽门螺杆菌感染；④既往有慢性萎缩性胃炎、胃溃疡、胃息肉、手术后残胃、肥厚性胃炎、恶性贫血等胃癌前疾病；⑤胃癌患者一级亲属；⑥存在胃癌其他高危因素（高盐、腌制饮食，吸烟，重度饮酒等）。

胃癌筛查方法如下：血清胃蛋白酶原（pepsinogen，PG）检测：我国胃癌筛查采用PG I浓度≤70 μg/L且PG I/PG Ⅱ≤7.0作为胃癌高危人群标准。根据血清PG检测和幽门螺杆菌抗体检测结果对胃癌患病风险进行分层，并决定进一步检查策略。

胃泌素17（gastrin-17，G-17）：血清G-17浓度检测可以诊断胃窦（G-17水平降低）或仅局限于胃体（G-17水平升高）的萎缩性胃炎。

上消化道钡餐：X线钡餐检查可能发现胃部病变，但敏感度及特异度不高，已被内镜检查取代，不推荐使用X线消化道钡餐进行胃癌筛查。

内镜筛查：内镜及内镜下活检是目前诊断胃癌的金标准，近年来无痛胃镜发展迅速，并已应用于胃癌高危人群的内镜筛查，极大程度上提高了胃镜检查的患者接受度。

手术切除是胃癌的主要治疗手段，也是目前治愈胃癌的唯一方法。胃癌手术分为根治性手术与非根治性手术。根治性手术应当完整切除原发病灶，并且彻底清扫区域淋巴结，主要包括标准手术、改良手术和扩大手术；非根治性手术主要包括姑息手术和减瘤手术。

根治性手术：①标准手术是以根治为目的，要求必须切除2/3以上的胃，并且进行D_2

淋巴结清扫；②改良手术主要针对分期较早的肿瘤，要求切除部分胃或全胃，同时进行D_1或D_1+淋巴结清扫；③扩大手术包括联合脏器切除或（和）D_2以上淋巴结清扫的扩大手术。

非根治性手术：①姑息手术主要针对出现肿瘤并发症的患者（出血、梗阻等），主要的手术方式包括胃姑息性切除术、胃空肠吻合短路术和空肠营养管置入术等；②减瘤手术主要针对存在不可切除的肝转移或者腹膜转移等非治愈因素，也没有出现肿瘤并发症所进行的胃切除，目前不推荐开展。

（刘玉林　郭小芳　汪博泉）

二、胃淋巴瘤

【病例介绍】

患者男性，68岁，因“上腹部胀痛3个月”入院。

■ **现病史**　患者3个月前无明显诱因感上腹部胀痛不适，伴恶心，欲吐等症状，不伴畏寒、发热、恶心、呕吐等症状，口服护胃药物治疗，症状稍好转，近感上腹症状复发，且进行性加重，睡眠可，大小便尚可，体力，体重无明显变化。

■ **查体**　生命体征平稳，神志清，全身浅表淋巴结无肿大，巩膜无黄染，双肺呼吸音清，未及干湿性啰音，心律齐，腹平软，上腹部轻压痛，无反跳痛，肝脾肋下未触及，墨菲征阴性，移动性浊音阴性，肠鸣音稍活跃，双下肢无水肿。

■ **辅助检查**　门诊胃镜：胃窦小弯侧至整个胃体至贲门内口见大面积溃烂，暗红色血凝块残留。

第八章

【CT 技术】

■ **对比剂注射方案**　用双筒高压注射器经肘静脉注射碘美普尔400，剂量1 mL/kg，速率3 mL/s，随后以同等速率注射30 mL生理盐水进行冲洗。

■ **CT图像采集参数**　扫描为头足方向，范围自膈面以上3 cm至肋弓下缘5 cm。CTE扫描参数：扫描准直2 mm × 128 mm × 0.6 mm，z轴方向飞焦点技术，螺距0.2 ~ 0.5；管电压100 kV（BMI≤25 kg/m^2）或120 kV（BMI＞25 kg/m^2），有效管电流200 mA；球管选择时间0.28 s；扫描延迟时间，动脉期：对比剂开始注射后25 s，门脉期：对比剂开始注射后25 s，延迟期：对比剂注射开始后120 s。

■ **后处理技术**　薄层重建层厚0.5 mm，间距0.5 mm。厚层重建层厚5 mm，间距5 mm。MPR。

【CT 图像】（图 3-8-2）

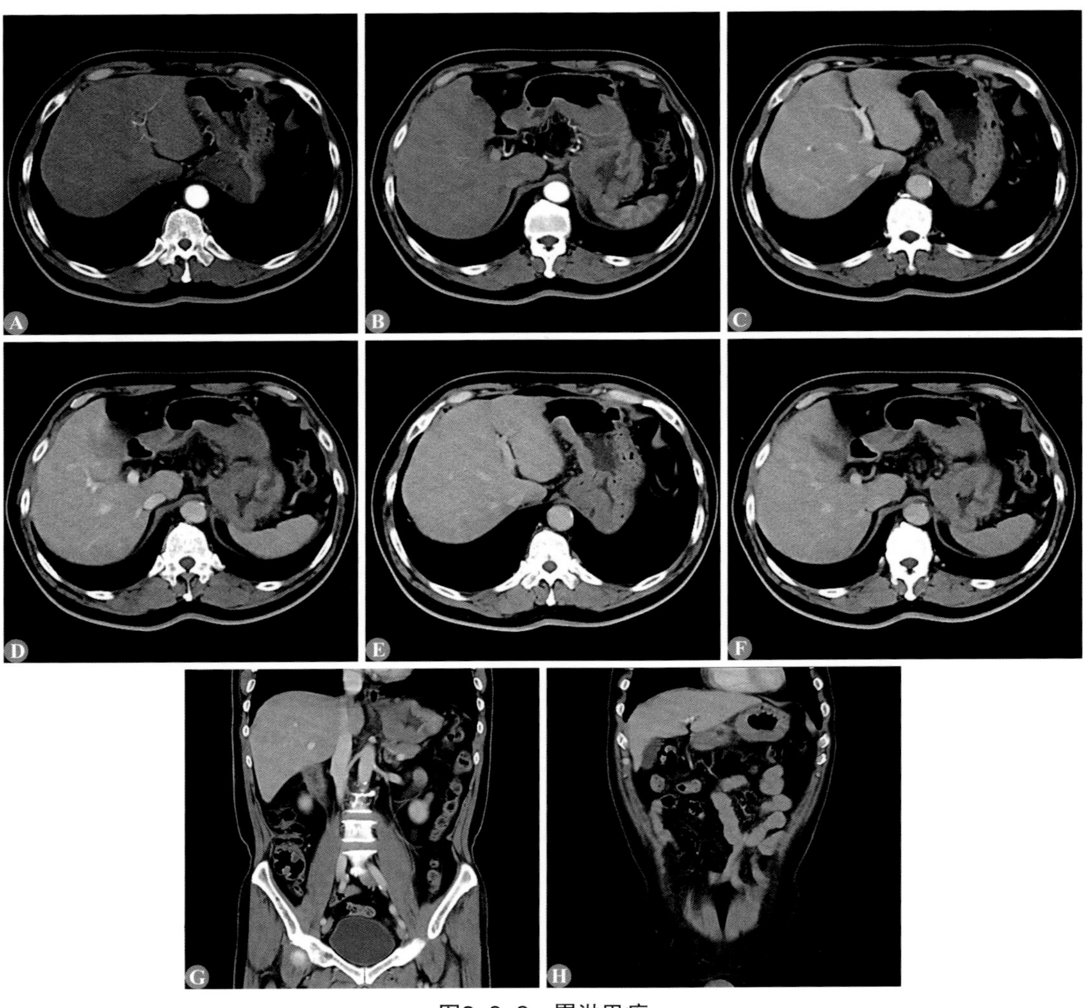

图3-8-2　胃淋巴瘤

A、B.动脉期图像；C、D.门脉期图像；E、F.延迟期图像；G、H.门脉期冠状位、MPR图像。胃底、胃体部胃壁弥漫性增厚，病变累及范围广，以小弯侧为甚，黏膜层、黏膜下层及肌层受累，轻中度强化，程度较均匀，三期增强扫描病灶强化程度无显著差异。增厚胃壁形态各期均有变化，柔软度尚可

【病理结果】

■ **手术经过**　取胃体后壁较大溃疡，切除约2.5 cm × 2 cm，术中快速病检：镜下见溃疡形成，未见明显癌组织，局部淋巴组织增生，反应性或肿瘤性均不排除，确诊待常规。与家属沟通协商，患者全胃溃烂，家属强烈要求行全胃切除术，签署相关知情同意书，提起横结肠，游离整个大网膜向左直至贲门左侧，向右直至网膜右动脉根部并离断网膜右动脉，残端双重结缝扎。其次游离小网膜向左直至贲门右侧，顺势清扫1、2、3、4、5、6组淋巴结，向右直至幽门上。小心从肿块后部剥离与胰腺、腹腔干动脉的粘连。

从胃左动脉根部清扫7、8、9组淋巴结同时离断胃左动脉，残端做三重结缝扎。同时做10、11、12组淋巴结清扫。然后将胃向上提起，游离胃后壁与胰腺的粘连一直向上游离直至贲门的后壁，将贲门及食道下端完全游离。

▪**病理结果**　胃弥漫性大B细胞淋巴瘤，非特指（生发中心细胞来源）；免疫组化：CD20、PAX-5、BCl-6、MUM-1、CD10、CD56（+），BCL-2（部分+，<；50%），C-myc（+，30%）；KI-67Li90%；余（CD3、CD43、CD5、CD138、CyclinD1、CD21、CD23、CD30、S-100、PCK）均（-）；分子检测：EBER（-）。

【诊断要点】

胃淋巴瘤（gastric lymphoma）绝大多数为非霍奇金淋巴瘤（non-Hodgkin lymphoma，NHL），最常见的亚型是黏膜相关淋巴组织淋巴瘤和弥漫性大B细胞淋巴瘤。胃淋巴瘤累及范围广，常累及两个及以上部位，而以胃体、胃窦最为多见，胃淋巴瘤往往先在胃黏膜固有层和黏膜下层蔓延，再向腔内、外侵犯，淋巴细胞增殖一般不破坏正常细胞，无纤维组织增生，故胃淋巴瘤胃壁有一定的扩张度、柔软度，三期扫描胃腔形态有改变，即使胃壁弥漫性增厚，梗阻征象也较少见。胃淋巴瘤细胞十分密集，血供不丰富，动脉期及门静脉期轻度强化，大部分胃淋巴瘤CT扫描不易区分病灶密度差异，呈现出密度均匀，多不发生较大片状坏死和液化。胃淋巴瘤大体病理分型分为3型：①结节型或息肉型；②溃疡型；③弥漫浸润型。在CT上将胃淋巴瘤胃壁增厚情况分为3种：①局限性增厚：局部形成结节状病灶；②节段性增厚：胃壁不均匀增厚范围小于胃周径的50%；③弥漫性增厚：胃壁不均匀增厚，胃周径的50%以上受侵。此病例病灶累及胃窦及胃体部小弯侧较大范围，呈弥漫性胃壁增厚，壁柔软度尚可，呈轻中度尚均匀强化，影像表现符合胃淋巴瘤。

【鉴别诊断】

▪**进展期胃癌**　进展期胃癌常发生于胃窦，较少发生在胃体及胃底，胃壁增厚范围相对较局限，且壁僵硬，无舒缩蠕动，胃腔变小，病变局限形态固定，黏膜层中断，不同于胃淋巴瘤胃壁增厚明显、黏膜层相对完整、胃壁相对柔软等特点，胃癌更倾向于向外浸润。胃癌强化程度较胃淋巴瘤明显，黏膜面出现“白线征”，这是由于胃癌的微血管分布主要集中在肿瘤表面，对胃癌的血管造影和微血管造影的研究显示，胃癌毛细血管床十分丰富，故动脉期即开始强化，静脉期仍有大量对比剂滞留在纡曲变形的肿瘤血管内。

▪**胃间质瘤**　胃间质瘤主要表现为胃壁肿块，往往较大，边缘清晰局限性肿块表现为主，可向腔内、腔外或腔内外混合型生长，坏死多见，偶尔可见钙化。增强扫描病灶强化较胃淋巴瘤明显，有助于鉴别。

（王　翔　　梁　盼）

三、胃间质瘤

【病例介绍】

患者女性，54岁，因“大便发黑3月余”入院。

■ **现病史** 患者3个月前无明显诱因出现黑便，伴头晕、乏力、胸闷，无呕血、恶心、呕吐，无腹痛、腹泻、腹胀，遂就诊于当地医院，具体检查结果不详，给予禁食，纠正贫血，保护胃黏膜等对症支持治疗后症状好转。行无痛胃镜检查：“胃底粘液糊清，黏膜红白相间。见一直径约2.1 cm黏膜下隆起，其上可见直径约0.7 cm溃疡，上覆白苔，周围黏膜充血水肿；胃窦：黏膜红白相间，以红为主”。镜下诊断：“①慢性浅表性胃炎；②胃底黏膜下隆起伴溃疡（胃间质瘤?）”。今为求进一步诊治，门诊以“胃间质瘤”收入院。

■ **查体** 腹部外形正常，全腹软，无压痛及反跳痛，腹部未触及包块。

■ **实验室检查** 未见明显异常。

■ **影像学检查** 腹部增强CT（对比剂应用碘美普尔400），具体内容见下。

■ **入院诊断** ①胃占位性病变；②胃间质瘤。

■ **主要诊疗计划** 拟行全身麻醉下行腹腔镜胃部分切除术。

【CT 技术】

■ **对比剂注射方案** 仰卧位平扫，碘美普尔400剂量2 mg/kg，速率3 mL/s，于25 s、70 s后进行动脉期和静脉期扫描。

■ **CT图像采集参数** 管电压100 kV和Sn 140 kV；参考电流230 mA和178 mA；准直宽度128 mm × 0.6 mm；螺距0.55。

■ **后处理技术** 平扫图像采用B10 f算法重建、静脉期融合图像采用B30 f算法重建，重建层厚均为1.0 mm，无间隔。

【CT 图像】（图 3-8-3）

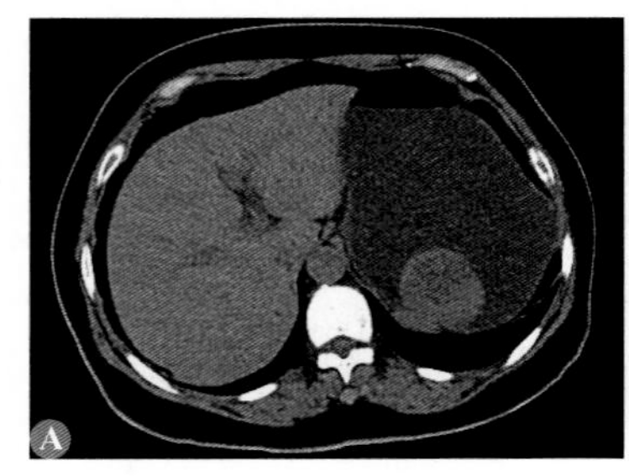

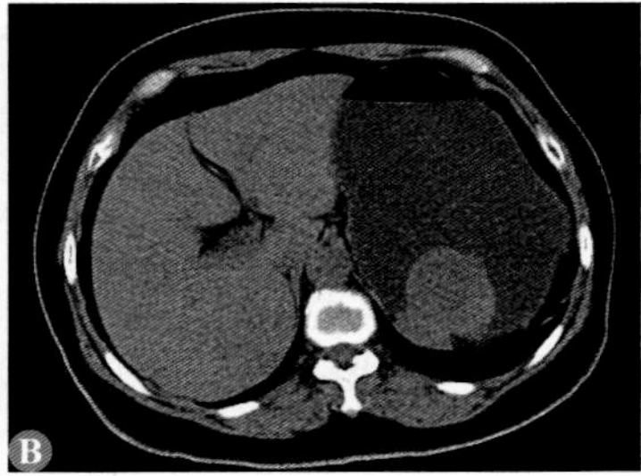

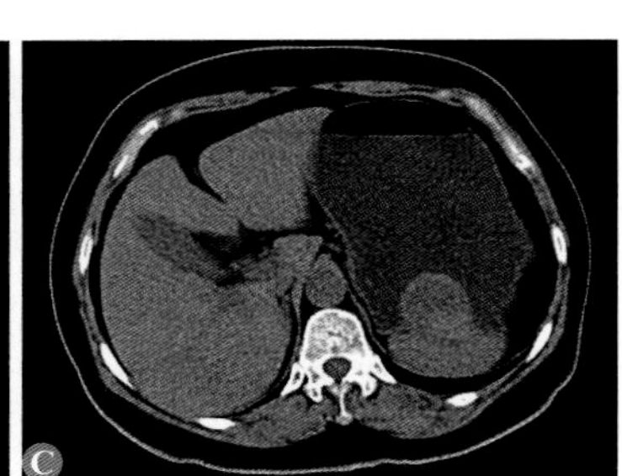

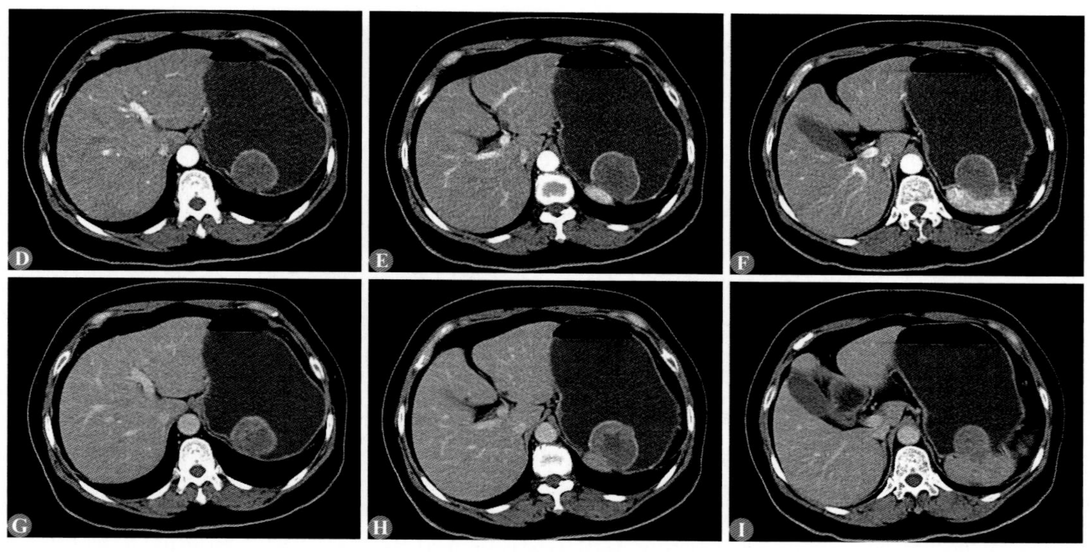

图3-8-3　胃间质瘤

胃底部团块状软组织影，向腔内外生长，大小约51 mm×41 mm。A～C.CT平扫图像，团块状影，密度稍低于软组织，密度均匀；D～F.动脉期图像，病灶呈轻度强化，黏膜明显强化，黏膜面欠连续，并见小溃疡形成；G～I.静脉期图像，病灶强化不明显

【病理结果】

▪**手术经过**　经术前准备及全科讨论，行全身麻醉下行腹腔镜胃部分切除术。部分肠管粘连严重，分离粘连肠管后继续探查见肝、胃、盆腔、横结肠及其系膜、大网膜无转移性病灶。胃底大弯侧见一大小约5 cm×5 cm质硬肿块，未穿透浆膜，活动可，未侵犯周围组织脏器，根据术前探查情况及术前检查结果决定行腹腔镜辅助胃部分切除+肠粘连松解术。

▪**病理结果**　（胃肿物）胃肠道间质瘤，核分裂＜5/50HPF，中危。免疫组化：①AE1/AE3（上皮+），CD34（+），CD117（−），Dog-1（+），S-100（−），S0X-10（−），Desmin（−），SMA（+），Caldesmon（弱+）Ki-67（10%+）；②PHH3（+），Ki-67（约15%+）；③HH3（+），Ki-67（约10%+）；④PHH3（+），Ki-67（约1%+）。该免疫表型可符合胃间质瘤来源。

【诊断要点】

胃间质瘤（gastric stromal tumor，GST）是一类独立起源于胃壁的具有非定向分化特征的间质肿瘤，占胃部肿瘤的1%～3%；多发生于胃体部，其次是胃底部，胃窦部最少。直径＜5 cm的肿瘤多表现为突向腔内的软组织肿块，多呈类圆形，CT平扫密度较均匀，增强后多呈均匀强化；直径＞5 cm的肿瘤多向腔外生长，形态多不规则，部分可呈分叶状，CT平扫密度多不均匀，较大者中心可见坏死、囊变或出血，增强后多呈斑片状不均匀强化，或呈周边实质部分明显强化，中心低密度不强化，以恶性较多。部分较大的恶性肿瘤表现为边缘模糊，侵犯邻近脏器。

GIST的良恶性是临床最为关注的问题，它直接决定着临床治疗方案的制订和患者的预后。良性肿瘤直径多<5 cm，形态规则，多呈类圆形，边缘清晰，中心坏死少见，CT增强多呈均匀强化。恶性肿瘤直径多>5 cm，倾向于向腔外生长，形态不规则多见，其中呈分叶状生长者均为恶性，中心囊变坏死多见，CT增强多呈不均匀强化，可发生转移。

【鉴别诊断】

■ **胃平滑肌瘤**　胃平滑肌瘤患者年龄<59岁、肿瘤位于胃贲门部、肿瘤最大径<3.2 cm、平扫CT值>30.3 HU和动脉期增强程度<10.9 HU，有利于胃平滑肌瘤的诊断；而患者临床症状明显、铁蛋白含量异常、肿瘤位于胃体部、CT增强后强化不均有利于GST的诊断。

■ **胃神经鞘瘤**　胃神经鞘瘤CT多表现为胃肠道壁内起源的圆形、卵圆形或扁圆形均质肿块，强化不明显或呈轻度强化，该表现明显区别于GIST影像学表现，尤其是直径在50 mm以上的肿瘤更有鉴别价值。

【病案点评】

GIST多见于中老年男性，40岁以前少见，肿瘤好发生于胃部，GST占60%～70%，临床症状主要表现为腹痛、腹部包块、呕血、黑便，偶伴发热等。GST多为恶性，可血行转移和种植转移到肝、腹膜和肺等部位，淋巴结转移少见。GST的恶性潜能难以预测，没有明确的良恶性界限，一些组织学上判断为良性的GST也可发生转移，GST的免疫表型如CD34和CD117虽然是较特异的和最具有实用价值的诊断指标，但它们在良恶性的鉴别方面意义不大。有研究发现*c-kit*基因的突变可能与GST的良恶性有关；有*c-kit*基因突变的肿瘤侵袭性强，预后较差。GST对化疗及放疗均不敏感，手术切除是唯一可以治愈的选择，必须切净，以防复发。即使是复发和转移病灶亦应持积极态度，多次行姑息性手术辅以化疗，可延长患者生存期。腹腔镜手术的兴起为GST的治疗提供了创伤小、出血少、恢复快且同样有效的手术方法。术中可行腔内肿瘤定位，在胃镜指导下找到病灶后分别于腹腔镜下用钛夹和缝线标记。GST的预后主要取决于肿瘤的良恶性和治疗是否及时，术后宜长期严密随访，对术后复发肿瘤再切除可明显延长患者的生存期，故应积极争取。

（梁　盼）

第二节　小肠病变

一、小肠黑色素瘤

【病例介绍】

患者女性，91岁，因“大便不通伴腹部胀痛半个月”入院。

▪**现病史**　患者大便不通伴腹胀、腹痛半个月。

▪**查体**　腹平软，腹式呼吸存在，未见腹壁静脉曲张，腹部无压痛，无肌紧张和反跳痛，未触及包块，肝脾肋下未触及，肝肾区无叩痛，移动性浊音阴性，肠鸣音正常。

▪**实验室检查**　白细胞计数11.1×10^9/L，中性粒细胞百分比82.5%，血红蛋白浓度86 g/L。余指标未见明显异常。

▪**影像学检查**　中下腹部增强CT（对比剂应用典迈伦），具体内容见下。

▪**入院诊断**　不完全性肠梗阻。

▪**主要诊疗计划**　拟行全身麻醉下腹腔镜探查+开腹小肠部分切除术。

【CT 技术】

中下腹部CT平扫+增强：自肾门水平向下扫描，层厚/层距5/5 mm，每期各36层。增强扫描肘静脉团注碘美普尔400，剂量60～80 mL，速率3 mL/s，延时动脉期25 s，门脉期65 s。各期均重建层厚5 mm的图像一套上传PACS；选择门脉期再重建1 mm层厚图像一套上传PACS和图像后处理工作站，在图像后处理工作站进行MPR冠状位基斜切面重建，层厚2 mm，根据病变情况选择图像30幅上传PACS保存。

【CT 图像】（图 3-8-4）

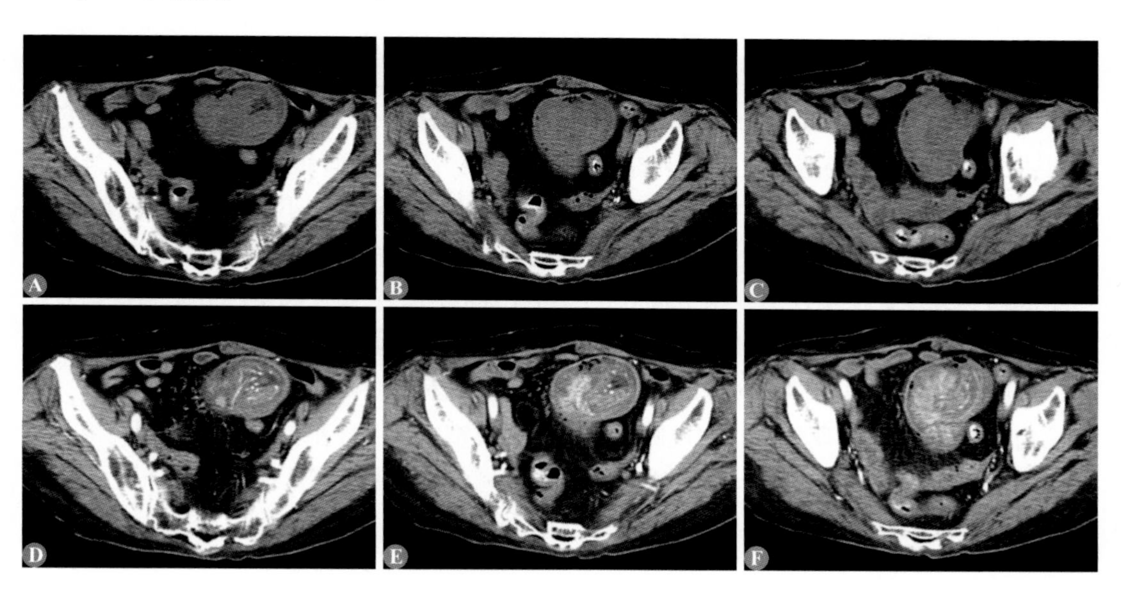

第八章

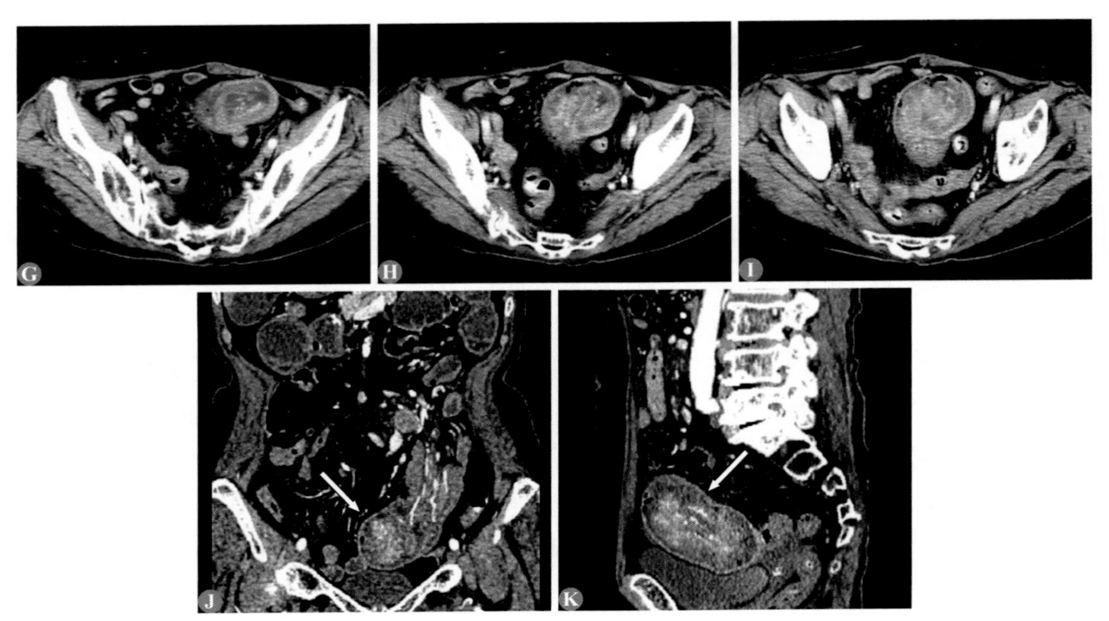

图3-8-4　小肠恶性黑色素瘤

左中下腹肠套叠伴肠梗阻，套叠肠管远端肿块。A～C.CT平扫图像，左中下腹局段肠管增粗，其内可见肠系膜脂肪密度影，该段肠壁增厚，近端肠腔扩张，内见气-液平；D～F.动脉期图像，该段肠壁可见强化，强化不均匀，套叠肠管远端见软组织肿块，套叠肠腔内可见强化血管影；G～I.静脉期图像，病灶持续强化；J、K.MPR图像，左中下腹肠套叠伴肠梗阻，套叠肠管远端肿块（箭头）

【病理结果】

（小肠）恶性黑色素瘤（透明细胞肉瘤），瘤体大小9.0 cm×5.5 cm×5.5 cm，肿瘤生长于肌层及黏膜下层，部分黏膜面坏死，肿块旁淋巴结见肿瘤转移。免疫组化：CK（-）、Vim（+）、Desmin（-）、CD34（-）、HMB45（+）、CD117（部分+）、Melan-A（+）、LCA（-）、Syn（-）、S-100（+）、Ki-67（25%+）。

【诊断要点】

小肠黑色素瘤（small intestinal melanoma）多为转移性，在小肠的转移癌中，黑色素瘤可占60%以上。胃肠道原发黑色素瘤并不常见，仅占黑色素瘤病例的1%～4%。黑色素瘤可转移至胃、食管、小肠、结肠和胆道系统，其中，最常见于小肠。其影像学表现可呈弥漫性，如壁结节、靶病灶或在X线片上表现为巨大的充盈缺损样肿块。内窥镜下，典型的病变表现为溃疡性黑变结节或肿块，可伴坏死和黑变病。肠系膜外浆膜受累较少见，在内镜检查中可导致假阴性结果。对这些恶性溃疡的内窥镜活检呈阳性。

小肠黑色素瘤多为转移性，单发的黑色素瘤，找不到明确的皮肤等原发病灶时，应考虑为原发性。CT表现为肠管不规则增厚，管腔狭窄或扩张，平扫肿块呈不均匀等、高密度，增强不均匀明显强化。CT扫描还可用于检测小肠的肠系膜转移灶。

【鉴别诊断】

本例病变发生于小肠，囊实性肿块伴局限性肠壁增厚，故病灶定位于肠壁无疑义。根据其CT表现，需考虑的病变有以下几种。

■ **炎性肿块** 炎性肿块病理上多为慢性炎性肉芽肿。病变多发生于邻近盲肠及回肠末端。CT表现为片状或块状影，边缘常模糊，肠周脂肪模糊有渗出，病变内有气体及钙化较具特征。周围肠管有受推移改变。

■ **Crohn病** Crohn病好发于回盲部，呈多节段、跳跃式分布。表现为肠壁增厚、黏膜及黏膜下溃疡、肠腔狭窄，肠外病变如窦道或瘘管、脓肿等；肠壁增厚常较轻微，少数病例增厚＞2 cm，与正常肠壁之间移行过渡。动态增强时动脉期及静脉期肠壁强化明显，肠系膜增厚，血管增多，其程度与该病所处不同临床分期密切相关。

■ **小肠腺癌** 小肠腺癌多见于十二指肠，空回肠发生较少，以腔内型生长为主。临床病程隐匿，主要以腹痛、消瘦、便血或隐血为主。其主要CT表现为局部偏心性圆形或类圆形软组织肿块，与正常肠壁之间过渡截然，平扫肿瘤密度多不均匀，增强中度强化，可有局部淋巴结肿大。

■ **小肠淋巴瘤** 小肠淋巴瘤好发于回盲部，可有多种生长方式，临床上有腹痛、便血，右下腹肿块的表现。CT表现为弥漫型或肿块型。前者肠壁增厚，肠腔狭窄或扩张，可出现“横8字征”“动脉瘤样扩张征”等。后者肠腔内/外软组织肿块，可见“肿瘤包绕血管征”，病变周围肠系膜淋巴结及腹膜后淋巴结可肿大，增强后病变实性区呈轻度强化。

■ **小肠间质瘤** 小肠间质瘤病灶大，富血供，易囊变或坏死，以腔外型生长为主。直径＞5 cm的间质瘤具有潜在的恶性倾向，可出现转移。CT主要表现为不规则软组织肿块及肿块内多灶性低密度坏死区，增强有中度以上不均匀强化和延迟强化。

【病案点评】

出现症状的胃肠道黑色素瘤并不常见，仅占黑色素瘤病例的1%～4%。黑色素瘤可转移至胃、食管、小肠、结肠和胆道系统，其中，最常见于小肠，可能与其拥有丰富的血管相关。临床表现可伴有非特异性症状，如疲劳、体重减轻、梗阻和吸收不良等。恶性黑色素瘤累及胃肠道是总体预后不良的标志，有报道称5年生存率仅为14%，中位生存时间为12.5个月。

由于肛管上皮结构与皮肤类似，仅次于皮肤和眼部，肛管是原发性黑色素瘤的第三好发部位，是胃肠道原发性黑色素瘤最常发生的部位。小肠原发性黑色素瘤罕见，但小肠有黑色素细胞，具备发生黑色素瘤的组织学基础。恶性黑色素瘤很容易转移，尸检证实黑色素瘤小肠转移率超过60%。在美国，黑色素瘤的发病率达1.15%，其中被明确诊断有转移的约15%，小肠是其转移瘤最好发的部位之一。特别是远段空肠和回肠，转移灶可单发或多发，文献报道手术切除后，其预后较好，5年生存率约38%，不手术切除的患者5年生存率极低，故术前明确诊断至关重要。

黑色素瘤小肠或肠系膜侵犯的不同类型可能与血源性转移、种植性转移的部位、发展方向及其生长速度有关，有4种CT表现：①腔内肿块，栓子沉着于黏膜下层则生长产生腔内肿物；②溃疡性病变，肿物生长超过血液供应则产生溃疡和空洞；③弥漫性浸润（肠壁增厚）；④肠壁外种植，如栓子沉着于肠系膜近端则形成系膜肿瘤，沉着到肠壁肌层或浆膜层则可造成种植肿瘤压迫邻近肠袢改变。其中最常见的表现是肠壁外种植，CT表现为肠壁或腹腔内单发、多发边界清楚的类圆形肿块，较大肿块内可伴出血和（或）坏死囊变，实性部分和囊壁中度或中度以上强化。

回顾性分析，本例影像表现与文献报道相仿，但CT表现缺乏特异性，与其他小肠肿瘤或肠系膜肿瘤如间质瘤、腺癌及淋巴瘤等影像表现重叠较多，给定性诊断造成困难。尽管如此，本例给我们分析小肠或肠系膜肿瘤病变拓宽了思路：小肠转移癌中半数以上为黑色素瘤，小肠是黑色素瘤转移最好发的部位。故临床工作中遇到有上述影像表现的病例，需要排除本病，追问有无黑色素瘤治疗史，或进一步检查皮肤、眼、直肠等处是必要的。

（詹松华　　窦娅芳）

二、小肠克罗恩病

【病例介绍】

患者女性，76岁，因“左下腹胀痛2月余”入院。

■**现病史**　患者2个月前间断出现左下腹胀痛不适，可向左侧腰背部放射，伴尿频，排尿后疼痛可稍缓解，大便4～5次/日，多黄色，成形，不含黏液脓血及未消化食物，无发热、寒战，无恶心、呕吐等不适。

■**查体**　左下腹压痛，无反跳痛，肝脾肋下未触及，无移动性浊音，肠鸣音正常。

■**实验室检查**　白细胞计数13.04×10^9/L（↑），中性粒细胞计数10.61×10^9/L（↑），CEA 2.76 ng/mL（-），全程C反应蛋白9.24 mg/dL（↑），总蛋白64.7 g/L（↓），白蛋白35.9 g/L（↓）。

■**入院诊断**　肠粘连。

■**主要诊疗计划**　完善相关检查，予以暂禁食、胃肠减压、加强抗感染、抑酸、补充电解质、营养支持等措施，行小肠穿孔切除+小肠吻合+肠粘连松解+剖腹探查术。

【CT 技术】

■**对比剂注射方案**　用双筒高压注射器经肘静脉注射碘美普尔400，剂量1 mL/kg，速率3 mL/s，随后以同等速率注射30 mL生理盐水进行冲洗。

■ **CT图像采集参数**　扫描为头足方向，范围自膈面以上3 cm至耻骨联合下缘2 cm。CTE扫描参数：扫描准直2 mm × 128 mm × 0.6 mm，z轴方向飞焦点技术，螺距0.2 ~ 0.5；管电压100 kV（BMI≤25 kg/m²）或120 kV（BMI>25 kg/m²），有效管电流200 mA；球管选择时间0.28 s；扫描延迟时间，动脉期：对比剂开始注射后25 s，门脉期：对比剂开始注射后25 s，延迟期：对比剂注射开始后120 s。

■ **后处理技术**　薄层重建层厚0.5 mm，间距0.5 mm。厚层重建层厚5 mm，间距5 mm。MPR。

【CT 图像】（图 3-8-5）

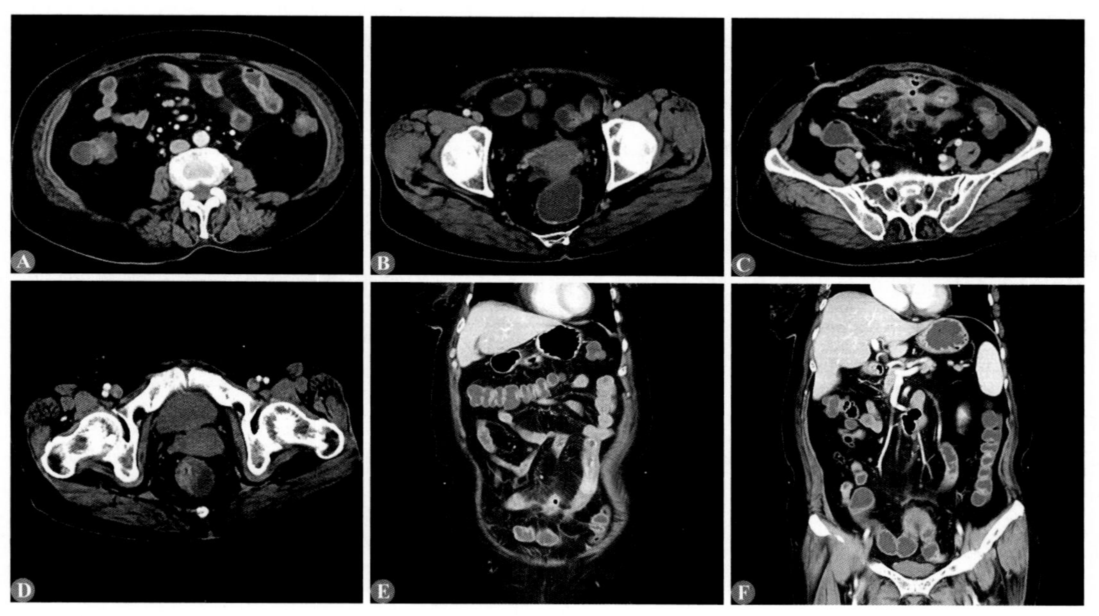

图3-8-5　克罗恩病

A ~ D.动脉晚期轴位增强图像；E、F.门脉期冠状位重建MPR图像。A、B、F.左下腹及右下腹均可见增厚回肠肠壁，不均匀强化，系膜侧为著，系膜直小血管增粗，呈“梳状征”；C、E.下腹部回肠壁增厚伴回肠间瘘管形成，伴肠周包裹性游离积气，提示穿孔；D.直肠病灶，右侧壁局限性增厚伴不均匀明显强化

【病理结果】

■ **手术经过**　取右下腹经腹直肌切口分层入腹，见腹腔广泛粘连，小心分离肠管与腹壁、降结肠、乙状结肠间广泛粘连，见回肠段肠管多处破裂，破裂口以上肠管严重扩张、充血、水肿，吻合口以下肠管空虚，游离扩张段及穿孔段小肠系膜，切除该段小肠约80 cm，近远段肠管经切口上缘拖出腹腔，管状吻合器及直线切缝将近远段肠管行端端吻合，外加丝线间断浆肌化加固，关闭小肠系膜孔。

■ **病理结果**　送检小肠局部呈透壁性炎症，黏膜糜烂明显，隐窝减少，部分残留的隐窝形态扭曲，可见裂隙状溃疡形成，溃疡底部炎性肉芽组织增生，肠壁全层散在分布大小不一的非干酪样肉芽肿，局灶肠黏膜呈炎性息肉样改变；病变呈多灶性跳跃分布。所见符合克罗恩病。分子检测：PCR法检测结核杆菌（-）。

【诊断要点】

克罗恩病（Crohn disease，CD）是一种原因未明的胃肠道慢性炎性肉芽肿性疾病，与溃疡性结肠炎统称为炎症性肠病（inflammatory bowel disease，IBD）。CD最常发生于青年期，发病高峰年龄为18～35岁，男性略多于女性。可发生于从口到肛门的胃肠道任何部位，多见于末段回肠和邻近结肠，常呈节段性、跳跃性或不连续性分布，CTE或MRE是小肠克罗恩病的最有效检查方法，可以发现病灶部位、范围和并发症。影像表现为肠壁节段性增厚，活动性病灶明显强化，可呈透壁性均匀强化、“靶征样”分层强化、系膜侧为主不均匀强化3种强化模式，可伴或不伴管腔狭窄，部分可见系膜对侧宽基底囊袋状突起的假性憩室。肠周可见水肿或炎症，异常肠管段附近脂肪增多，即纤维脂肪增生征；供应炎症肠袢系膜直小血管增粗，形成“梳样征”；严重者可形成脓肿或炎性包块；部分可单独形成瘘管或与邻近肠管形成瘘管，复杂瘘管可见“三叶草”或“星状”。另外需留意有无肠系膜静脉栓塞及其他CD肠外影像学表现。本例患者病变累及回肠中远段多处节段及直肠，中下腹部回肠复杂瘘管形成并穿孔，可见包裹性游离积气。

【鉴别诊断】

▪**肠结核**　肠结核主要发生于回盲部，也发生于回盲瓣、邻近右半结肠和末端回肠。增厚肠壁呈环形对称性增厚，即肠管系膜缘和游离缘均增厚。增厚肠壁黏膜溃疡，凹凸不平，而克罗恩病以黏膜下肠壁受累为主。腹膜播散时可见腹膜及网膜呈“饼状”、结节状伴周边环形强化，并伴腹腔积液，此征象克罗恩病较少见。结核菌素试验阳性等有助于鉴别。

▪**溃疡性结肠炎**　溃疡性结肠炎与克罗恩病同属肠道免疫性炎症疾病，有学者认为两者实际上是同一疾病的不同亚型，病变主要累及大肠，多数在直肠、乙状结肠，可扩展至降结肠、横结肠，少数可累及全结肠。据发病部位可鉴别，但溃疡性结肠炎亦偶见涉及回肠末段，鉴别较困难。

▪**肠型白塞病**　白塞病可累及消化道，表现为溃疡形成，侵及食管、小肠、回盲部、结肠较为常见，其中以回盲部最为多见，内镜下回盲部孤立深大呈椭圆形的溃疡具有诊断意义。

（王　翔）

第三节　结直肠病变

一、结肠癌

【病例介绍】

患者男性，58岁，因“间断肠梗阻保守治疗1月余”入院。

■ **现病史**　患者1个月前因突发腹痛1天就诊于外院，诊断为“降结肠占位并肠梗阻”，入院行保守治疗后好转出院，半个月前再次出现肠梗阻症状，外院行保守治疗后症状好转，能进流食及自行排便。现来我院要求进一步治疗，门诊以“降结肠癌伴不全性肠梗阻”收入院。患者自患病以来，神志清楚，精神尚可，饮食情况如上述，睡眠一般，大小便如上述，体力体重较前下降。

■ **查体**　生命体征稳定，颈软，浅表淋巴结未触及肿大，双肺呼吸音粗，未闻及干湿性啰音，心律齐，腹部平坦，肝脾肋下未及，未触及明显包块，肾区无叩击痛，四肢活动好。

■ **实验室检查**　CA72−4 349.30 μ/mL（+），CA19−9 18.70 μ/mL（−），CEA 1.40 μg/L（−），消化系统癌症相关抗原6.04 μ/mL（−）。

■ **影像学检查**　腹部CT平扫、增强及MPR，CTA（对比剂应用碘美普尔400），具体内容见下。

■ **入院诊断**　降结肠癌伴不全性肠梗阻。

■ **主要诊疗计划**　肠粘连松解术+左半结肠切除术。

【CT 技术】

■ **对比剂注射方案**　用高压注射器经右侧肘静脉注射碘美普尔400，剂量80 ~ 100 mL，速率3.5 mL/s。动脉期采用智能追踪技术，门静脉期注射60 ~ 70 s后扫描。

■ **CT图像采集参数**　扫描范围自膈顶至耻骨联合上缘水平。CT扫描的具体参数如下，曝光条件：120 kV，自动毫安，层厚5 mm，重建间隔5 mm，SFOV 50 cm，转速0.6 s/r，探测器宽度40 cm，Pitch：1.375∶1。

■ **后处理技术**　扫描后各期图像重建层厚0.625 mm，各期图像传入后处理工作站，进行后处理。

【CT 图像】（图 3-8-6）

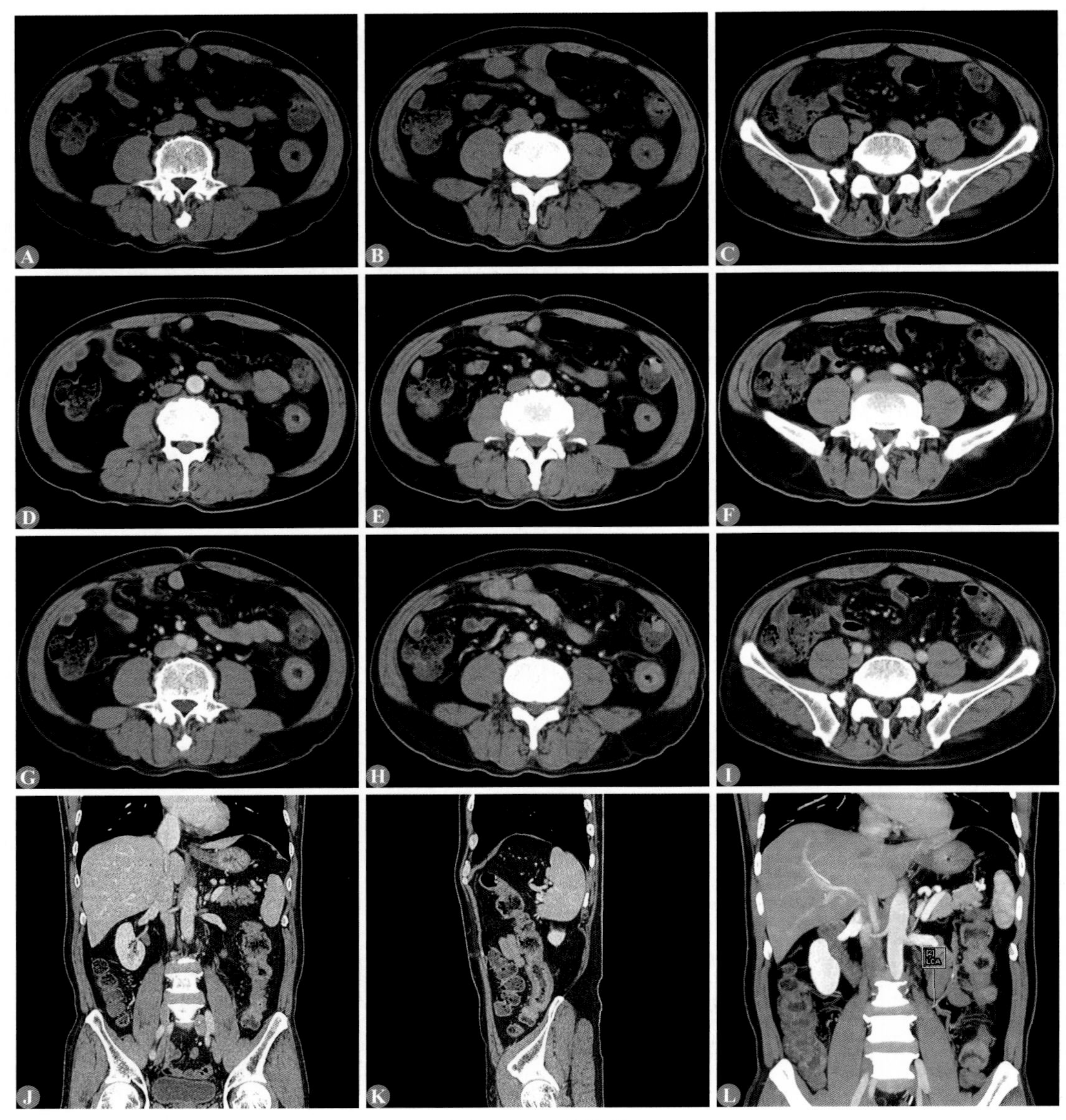

图3-8-6 结肠癌

A～C.CT平扫图像，降结肠肠壁增厚，腔内结节形成，周围脂肪间隙模糊；D～F.动脉期图像，病灶较均匀强化，病灶内黏膜增厚并强化，累及周围脂肪间隙；G～I.门脉期图像，病灶较均匀强化，病灶内黏膜增厚并强化，累及周围脂肪间隙；J.MPR图像，冠状位示降结肠壁增厚，累及范围较长；K.MPR重建图像，矢状位示降结肠壁增厚，病灶呈腔内生长，周围间隙稍模糊；L.MIP图像，病灶由左半结肠动脉供血

【病理结果】

■ **手术经过** 经术前准备及全科讨论，全身麻醉下行肠粘连松解+左半结肠切除术。

探查腹盆腔，见降结肠内大小约4 cm × 4 cm × 3 cm肿瘤，质地硬，侵透前方浆膜，肠周围及系膜触及淋巴结，直径0.2 ~ 0.8 cm，结肠近段稍微扩张，近段结肠未触及肿物；其下方约15 cm结肠中段肠腔内可以触及直径约1 cm肿瘤，可以活动；肝、脾正常，腹腔其他处未见明显转移征象，无腹腔积液，行左半结肠切除术，将乙状结肠和横结肠行断侧吻合，乙状结肠断端缝合器闭合。术后行“XELOX”方案（卡培他滨+奥沙利铂）化疗。

■ **病理结果**　（左半结肠）①中分化腺癌，侵及肌壁全层至浆膜下纤维脂肪组织（pT_3），未见脉管癌栓与神经侵犯；②管状-绒毛状腺瘤伴腺上皮低级别上皮内瘤变。（上切端，下切端），系膜根部，系膜切缘均净。经仔细反复触摸，系膜淋巴结2/9枚可见癌转移。免疫组化：MSH2（3+，70%）、MSH6（3+，90%）、MLH1（3+，70%）、PMS2（3+，70%）、BRAF（V600E）（-）、Ki67（Clone：MIB1）（Li：60%）。免疫组化示错配修复蛋白（MMR）未缺失。

【诊断要点】

结肠癌（colon cancer）为胃肠道最常见的恶性肿瘤之一，其影像学可表现为腔内“菜花状”的肿块、肠壁规则或不规则增厚、肠壁肿瘤浸润并伴溃疡形成。增生型结肠癌表现为向腔内生长的肿瘤，大多为“菜花状”，基底较宽，可偏心性生长，增强扫描不均匀强化；浸润型结肠癌表现为结肠壁局限或广泛增厚，围绕肠壁呈环形生长，致肠腔向心性狭窄，增强扫描明显强化；溃疡型结肠癌表现为肿瘤浸润肠壁各层，并形成形态不一、深而不规则溃疡，增强扫描不均匀强化；混合型结肠癌为以上不同类型的混合，可以某一种表现为主。

CT能够显示结肠肿块、肠壁增厚，可以明确病变侵犯肠壁的深度、向壁外蔓延的范围和远处转移。肿瘤通常表现为不均匀强化的稍低密度肿块；结肠壁亦可呈局限性或弥漫性增厚，增强后均匀或不均匀强化；肿瘤区肠壁部分坏死可伴溃疡形成，MPR可显示溃疡的形态、大小、浸润深度。结肠癌可侵犯肠壁全层，累及周围脂肪间隙、肠系膜或邻近器官，通常引起邻近肠系膜多发淋巴结肿大，有时可发生远处器官的转移，以肝、肺转移多见。转移形态依据肿瘤原发的表现各有不同，通常肝的转移可伴有典型的“牛眼征”，或者原发肿瘤黏液成分较多，致转移的病灶伴有多发泥沙状、均一或其他不定型的钙化。

【鉴别诊断】

■ **炎症性肠病**　溃疡性结肠炎以左半结肠受累为主，溃疡多呈弥漫而小锯齿状的龛影；结肠癌的溃疡多大而深；肠结核及克罗恩病多发生在回盲部，肠结核增厚肠壁增强明显强化且有分层现象，侵犯肠周组织引起结核性炎症或结核性肉芽组织及干酪样坏死组织，周围脂肪组织强化，肠系膜淋巴结肿大，钙化常见；克罗恩病以系膜侧为主的非对称性肠壁增厚，易穿透肠壁形成瘘管，肠管外可伴炎性肿块和脓肿，呈跳跃分布的节段性狭窄；结肠癌较少累及回肠末端，溃疡大而深，无明显跳跃征象。

■ **息肉** 息肉体积一般较小，直径＞1 cm则需考虑恶性可能，可带蒂，底部柔软，可因牵拉而有轻度凹入；结肠癌肿块体积一般较大，癌肿多出现凹入或皱缩，壁僵直。

■ **肿瘤** 主要与淋巴瘤鉴别，淋巴瘤增厚管壁较柔软，密度较均匀，范围广，边界清楚，周围脂肪间隙清楚，病变肠管与近、远端正常肠管相通，无明确分界，增强可伴有“动脉瘤样扩张征”“黏膜环形强化或黏膜白线征”等典型征象，CTA示病灶为肠系膜动脉分支供血，呈“葡萄串征”，腹腔内淋巴结以病变周围区域性或肠系膜淋巴结肿大为主，呈“夹心面包征”/“三明治征”，肠梗阻及肠腔狭窄少见。而结肠癌纵轴范围相对局限，常伴肠腔狭窄及肠梗阻；瘤周界面欠清，常累及浆膜、周围脂肪组织；密度不均，伴坏死、局限性较大的边缘不规则的溃疡；强化较淋巴瘤明显。

【病案点评】

我国结直肠癌的发病率和死亡率均保持上升趋势。2018中国癌症统计报告显示我国结直肠癌发病率、死亡率在全部恶性肿瘤中分别位居第三位及第五位，其中，城市远高于农村，且结肠癌的发病率上升显著。多数患者在确诊时已属于中晚期。主要的流行病学危险因素：①经常进食高蛋白、高脂肪，肥胖，糖尿病；②遗传因素，如直系亲属中有2人及以上患病，遗传性非息肉病性结肠癌，家族性腺瘤性息肉病等；③与以下疾病有关，如溃疡性结肠炎、结直肠息肉、结直肠腺瘤、克罗恩病、血吸虫病等，需详细询问患者相关病史；④吸烟。

结肠癌高发年龄为40～50岁，男性多于女性。结肠癌早期缺乏临床症状，发展到一定时期最常见的症状为腹痛或腹部不适，腹部肿块，排便习惯改变（如顽固性便秘、腹泻），大便性质改变（如便血、脓血便及黏液样便），肠梗阻征象。病变发展到晚期，可有贫血、消瘦、乏力、低热等恶病质征象。本例患者没有明显临床症状，仅表现为便血、腹痛、肠梗阻征象。

结肠癌主要组织学类型为腺癌，以高分化型的乳头状腺癌，癌细胞排列成腺管状的管状腺癌多见。特殊类型的腺癌，包括黏液腺癌、印戒细胞癌、锯齿状腺癌、微乳头状腺癌、髓样癌、筛状粉刺型腺癌等。其中黏液腺癌可伴有大片粘液湖形成，使肿瘤及转移瘤容易伴发钙化；也可表现为充满黏液的囊腺状结构，囊壁衬以分化较好的粘液柱状上皮，此型肿瘤及转移瘤以囊性成分为主，不易与其他类型的病变鉴别。印戒细胞癌的病理分化差，恶性程度高，镜下肿瘤主要由弥漫成片的印戒细胞构成，不形成腺管状结构，其更容易发生淋巴结转移及血行转移。结肠癌的其他组织学分型有未分化癌、腺鳞癌、鳞状细胞癌、梭形细胞癌/肉瘤样癌等。结肠癌大体分型为增生型、浸润型、溃疡型及混合型，肿瘤以混合型为主，CT表现形式多样。本例以浸润型为主。转移途径为局部扩散、淋巴转移、血行转移，结肠癌容易侵犯肠系膜，引起邻近肠系膜区淋巴结转移，晚期易转移到肝、肺、骨等，以肝转移多见。

结肠癌的实验室检查中，尿常规可观察有无血尿，结合泌尿系统影像学检查了解肿瘤是否侵犯泌尿系统；大便常规注意有无红细胞、白细胞；大便隐血试验了解消化道是否有少量出血；此外结直肠癌患者在诊断时、治疗前、评价疗效、随访时，必须检测外周血CEA、CA19-9；有肝转移的患者建议检测AFP；疑有腹膜、卵巢转移患者建议检测CA125。所有疑似结肠癌的患者若无禁忌证均推荐全结肠镜检查。

早期结肠癌患者可行局部手术切除；进展期患者无法手术治疗时，建议给予包括手术在内的姑息性治疗；对于有远处转移的患者，在多学科诊疗模式（multi disciplinary team，MDT）讨论的前提下，可行术前化疗或放化疗后再施行结肠切除术；对于有梗阻的患者，可先解除梗阻症状再依情况择期手术切除病灶。结肠癌的分期不同，治疗的方法也不同，结肠癌的精准治疗很大程度上依赖于术前精准诊断，而影像学检查能够对结肠癌进行准确分期，从而为结肠癌患者提供更加精准、个性化的治疗。

（刘玉林　郭小芳　刘　丹）

二、结肠淋巴瘤

【病例介绍】

患者男性，34岁，因“脐周反复绞痛3月余，便血3天”入院。

■ **现病史**　患者3个月前无明显诱因出现脐周绞痛，未予系统检查及治疗。近3天大便1～2次，不成形，鲜红色，胃镜：“平坦糜烂性胃炎伴胆汁反流，十二指肠球炎”。肠镜：“肠腔内见血性液体，进镜抵达距肛门70 cm见肿块，占肠腔1周，表面不规则、糜烂、坏死、质脆、易出血，结论：结肠癌可能，待病理”。

■ **查体**　腹平软，腹式呼吸存在，未见腹壁静脉曲张，腹部无压痛，无肌紧张和反跳痛，未触及包块，肝脾肋下未触及，肝肾区无叩痛，移动性浊音阴性，肠鸣音正常。

■ **实验室检查**　CA125 39.50 U/mL（正常值0～35 U/mL）。

■ **影像学检查**　腹部增强CT（对比剂应用碘美普尔400），具体内容见下。

■ **入院诊断**　右半结肠癌。

■ **主要诊疗计划**　拟行右半结肠根治+腹腔广泛粘连分解+腹腔恶性肿瘤特殊治疗术。

【CT 技术】

■ **CT图像采集参数**　64排螺旋CT横断面屏气扫描后重建成像，螺距1.0，FOV 35 cm，120 kV，智能毫安。范围从膈顶开始向下扫描，下缘范围至肛门。

■ **对比剂注射方案**　经肘静脉团注碘美普尔400，剂量60～80 mL，速率3 mL/s，延时动脉期25 s，门脉期60 s，延迟期120 s。

■ **后处理技术** 各期均重建层厚5 mm的图像一套上传PACS；选择门脉期再重建1 mm层厚图像一套上传PACS和图像后处理工作站，在图像后处理工作站进行MPR冠状位基斜切面重建，层厚2 mm，根据病变情况选择图像30幅上传PACS保存。

【CT 图像】（图 3-8-7）

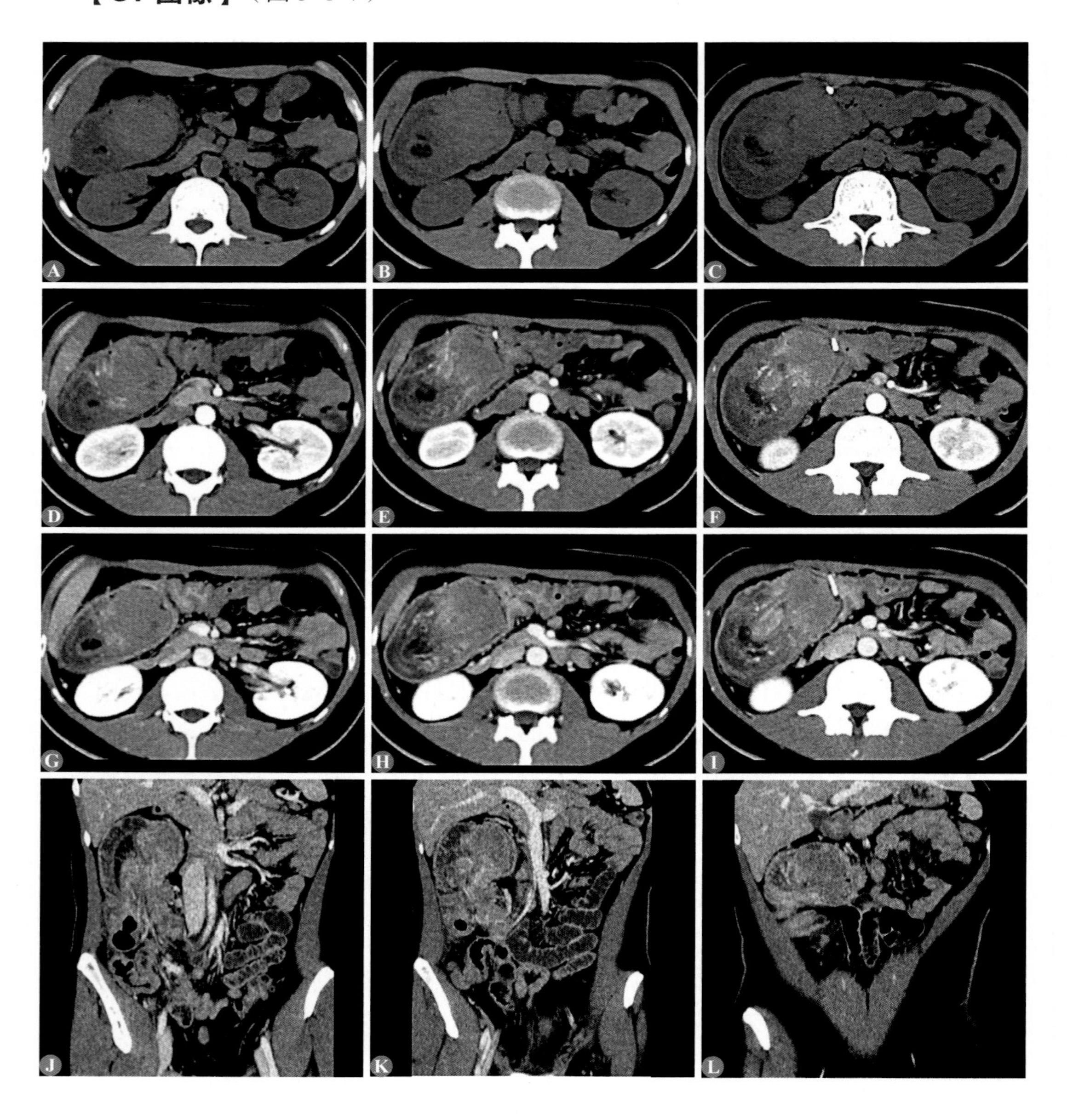

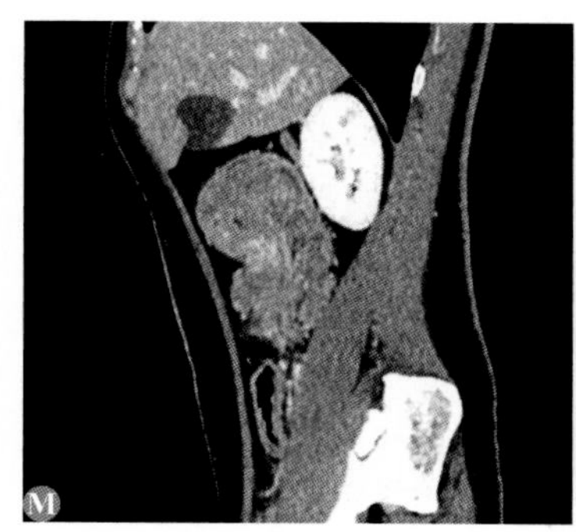

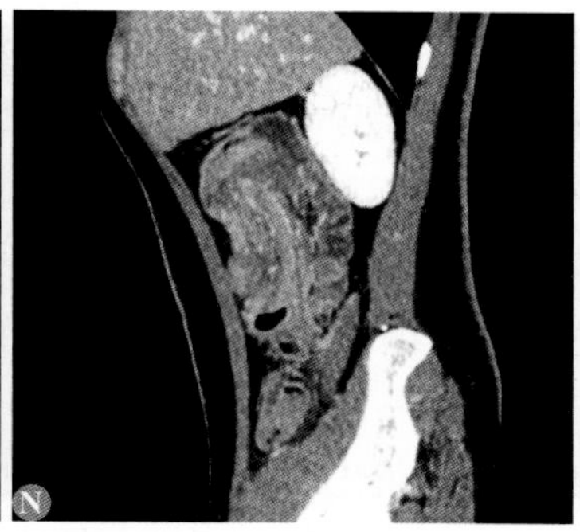

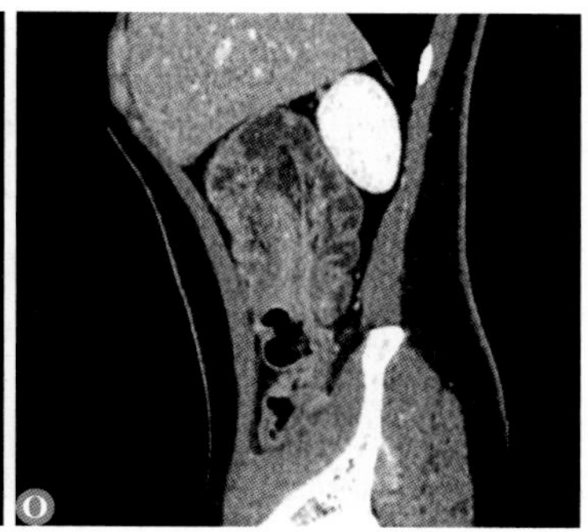

图3-8-7　回盲部淋巴瘤

A ~ C.CT平扫图像，右半结肠肠壁广泛环形增厚，并见近盲肠类不规则软组织肿块影，周围多发淋巴结肿大；D ~ F.动脉期图像，肿块呈中度强化；G ~ I.静脉期图像，病灶中度强化；J ~ L.MPR冠状位图像，右半结肠壁环形增厚，肠腔扩张；M ~ O.MPR矢状位图像，右半结肠壁环形增厚，肠腔扩张

【病理结果】

■ **手术经过**　经术前准备及全科讨论，全身麻醉下行剖腹探查术中见腹腔内大网膜、小肠与腹壁粘连较为广泛：右半结肠近盲肠有一直径6 cm质硬肿块，侵及浆膜层；肠系膜见多枚淋巴结，直径0.5 ~ 1 cm，部分融合成团。

■ **病理结果**　（回盲瓣口）弥漫性大B细胞淋巴瘤（DLBCL，NOS，non-GCB亚型）；肿瘤大小6.5 cm × 6.0 cm × 3.5 cm，浸润至浆膜下脂肪组织并形成肿瘤性结节5枚；免疫组化：CD79a（+）、CD20（+）、Bcl-2（+）、Bcl-6（弱+）、MUM-1（弱+）、CD10（-）、Ki-67（70%+）、CD3（-）、CD5（-）、CyclinD1（-）、CD30（-）、ALK（-）、C-myc（-）、CK-pan（-）、EBER原位杂交（-）。

【诊断要点】

原发性结肠淋巴瘤（primary colon lymphoma）是一种较少见的结外淋巴瘤，占结肠恶性肿瘤的0.5% ~ 2%。病变常在黏膜固有层和黏膜下层沿着肠管长轴生长，再向腔内、腔外侵犯，病变早期范围即可广泛或多发。病理上大体分型包括：浸润型、肿块型、溃疡型和混合型。非霍奇金淋巴瘤占2/3以上，霍奇金淋巴瘤极为罕见；一般起源于B细胞，以弥漫性大B细胞淋巴瘤最为多见，少数起源于T细胞。

CT表现一般可见肠壁明显增厚且病变范围广泛，其特点为即使肠壁明显增厚，但病变肠壁仍具一定的柔软度，肠腔往往有扩张倾向，肠梗阻少见，但可引起肠套叠。病灶密度较均匀，增强后呈轻中度强化。病变周围脂肪间隙清晰，较少受肿瘤侵犯，但易侵犯周围器官。肠系膜或腹膜后淋巴结融合，但对周围血管无侵蚀性，仅呈包绕性改变，形成特异性的“夹心面包征”或“三明治征”。此外，不同类型病理组织类型结肠淋巴瘤也有各自的影像特征：B细胞型淋巴瘤多表现为肿块型或节段性肠壁增厚型，多有肠系膜及腹膜后淋巴结肿大融合。T细胞型淋巴瘤多表现为溃疡型，肠壁增厚不明显，腹膜后淋巴结可无肿大。

【鉴别诊断】

■ **结肠癌** 结肠癌是最常见的结肠恶性肿瘤，发病部位多集中于乙状结肠和直肠。肿瘤局部肠壁僵硬、肠腔狭窄，常引起肠梗阻症状，且病变纵向浸润范围不及淋巴瘤广，一般局限在5 ~ 8 cm。结肠癌多发生局部淋巴结转移，且周围的肠系膜容易受累，CT图像上常可见条索样浸润性病灶。因此，结合病变发生的部位及病灶局部的特点有助于结肠癌与淋巴瘤鉴别。

■ **结肠间质瘤** 孤立肿块型且不伴淋巴结肿大的结肠淋巴瘤需要与结肠间质瘤鉴别。良性的结肠间质瘤直径多<5 cm，较大的结肠间质瘤容易发生液化坏死。而结肠淋巴瘤多质地均匀，较少发生液化坏死。而且结肠淋巴瘤的强化方式不如结肠间质瘤明显。

■ **炎症性肠病** 部分T细胞淋巴瘤临床表现与炎症性肠病相似，且影像表现上以黏膜溃疡伴淋巴结肿大为特征，与炎症性肠病的影像学表现相仿。这对于影像学的鉴别诊断有一定的困难。有时一次的病理结果也不能得到正确的诊断。这就需要结合临床治疗的情况进行分析，必要时在影像资料的指导下多次多部位活检，以提高诊断正确性。

【病案点评】

原发性结肠淋巴瘤约占结肠恶性肿瘤的0.5% ~ 2%。通常见于中老年人，以男性为主。常见症状包括腹痛、腹部肿块、便血、腹泻、发热等，体格检查时出现腹部肿块。由于症状的非特异性，诊断通常被延迟。病灶主体位于结肠，可伴局部淋巴结受累，但外周淋巴结及纵隔淋巴结可无异常，白细胞计数正常。

有文献统计，结肠淋巴瘤最常见发病部位是盲肠，约占50%，随后为升结肠、横结肠、降结肠和乙状结肠。病灶主要以发生在右半结肠为主，尤其是回盲部所占比例超过一半。这一特点主要与回肠、盲肠黏膜下分布有较多的淋巴组织的组织学特性有关。

结肠淋巴瘤起源于黏膜固有层或黏膜下层的淋巴组织，肿瘤细胞多在黏膜下呈隆起性或浸润性生长，故CT检查多以不同形式的肠壁的环形增厚为主要特征。尽管肿瘤细胞在黏膜下的堆积可造成肠腔的狭窄，但一般较少见肠梗阻的表现。这主要是由于肿瘤细胞在黏膜下生长并不引起纤维组织增生，因此，较少引起肠壁的僵硬及蠕动减弱或消失，肠壁的正常弹性和蠕动未受明显影响。另有观点认为，黏膜下肿瘤细胞的大量堆积破坏了肠壁正常的固有肌层及神经，因此，受累的肠管有时不但不表现为肠腔的狭窄，反而表现为肠壁增厚伴瘤样扩张。另外，由于肿瘤在黏膜下多沿肠壁纵轴浸润生长，且较少突破结肠的浆膜层，因此，在CT图像上可看到病灶累及的肠壁范围较长，但其浆膜面多比较光整，周围肠系膜间隙较清晰，较少见模糊条索影。

从病理大体形态学角度看，结肠淋巴瘤可分为以下4型：浸润型、肿块型、溃疡型及混合型。在CT图像上，肿块型和浸润型病灶比较容易发现，但对于部分肠壁增厚不明显的溃疡型病灶或浅表性溃疡病灶，CT往往难以察觉。此时，往往需要结合肠镜结果。

结肠淋巴瘤患者腹腔内受累的淋巴结往往表现为淋巴结体积增大，质地均匀，部分肿大淋巴结可融合形成肿块，但较少见淋巴结液化坏死，增强后淋巴结多表现为均匀的轻中度强化。部分患者的CT图像上可见到淋巴瘤较为特征性的表现——“夹心面包征”或“三明治征”，肠系膜或腹膜后淋巴结肿大融合，包绕腹腔内血管及系膜，但对血管无明显侵蚀性。

不同病理类型结肠淋巴瘤的CT表现有差异，根据组织病理学特点，淋巴瘤分为霍奇金淋巴瘤和非霍奇金淋巴瘤两类。霍奇金淋巴瘤占胃肠道淋巴瘤的比例较小，且主要发生于儿童及青少年。非霍奇金淋巴瘤占胃肠道淋巴瘤的主要部分，其中主要以B淋巴细胞，尤其是弥漫性大B细胞淋巴瘤多见，而T细胞淋巴瘤较少见，研究报道约占18%，且患者多有肠道疾病或免疫低下表现。根据文献认为，B细胞型淋巴瘤的结肠病灶主要表现为肠壁环形增厚或外生性肿块，而T细胞淋巴瘤的大体病理主要特点多为肠壁增厚伴有大片溃疡形成。有统计显示，T细胞淋巴瘤（41%～50%）比B细胞淋巴瘤（＜30%）更容易发生肠穿孔。其次，B细胞型淋巴瘤的腹腔淋巴瘤肿大融合趋势比较明显。也正由于结肠淋巴瘤的病理类型以弥漫性大B细胞型多见，结肠淋巴瘤的表现多为结肠肿块，而溃疡型病灶较胃淋巴瘤少。

结肠淋巴瘤有多种不同类型的CT表现，如肿块型、浸润型、溃疡型、混合型等，且腹腔受累的淋巴结的表现也是多种多样的。结肠淋巴瘤较为特征性的表现有：①肠壁增厚明显且病变范围较广；②即使肠壁明显增厚，但病变肠壁仍有一定柔软度，肠腔往往有扩张倾向，且肠梗阻少见；③病灶密度较均匀，增强呈轻中度强化；④病变周围脂肪间隙清晰，较少受肿瘤侵犯；⑤肠系膜或后腹膜淋巴结肿大融合，但对周围血管无侵蚀性，仅呈包绕性改变，形成有特异性的“夹心面包征”或“三明治征”。

另外，不同的病理类型的结肠淋巴瘤也有各自的影像特征：B细胞型淋巴瘤多表现为肿块型或节段性肠壁增厚型，多有肠系膜或后腹膜淋巴结的肿大融合；而T细胞淋巴瘤多表现为溃疡型，肠壁增厚不明显，后腹膜淋巴结可无肿大。

虽然结肠淋巴瘤的影像学表现有一些特征性，但仍有一些特点与其他结肠疾病相重叠，需结合肠镜等其他检查手段来更全面认识病变，有时仅能依靠病理做出诊断。

各种病理类型的治疗原则与其他部位相应类型的淋巴瘤治疗原则基本相同，治疗手段主要包括手术、化疗、放疗、自体干细胞移植等。胃肠道淋巴瘤已不推荐手术治疗，因为器官切除后远期并发症多且影响患者的生活质量。

（詹松华　　窦娅芳）

三、溃疡性结肠炎

【病例介绍】

患者男性，62岁，因“便血1月余”入院。

■ **现病史** 患者1个月前无明显诱因出现便血，量约2～3 mL，便质不成形，未予治疗。

■ **查体** 腹平软，腹式呼吸存在，未见腹壁静脉曲张，腹部无压痛，无肌紧张和反跳痛，未触及包块，肝脾肋下未触及，肝肾区无叩痛，移动性浊音阴性，肠鸣音正常。

■ **实验室检查** 电子肠镜：炎症性肠病，溃疡性结直肠炎活动期（E_3型，中度）。病理：（直肠）黏膜慢性炎，急性活动，伴小血管周围炎。

■ **影像学检查** 腹部增强CT（对比剂应用碘美普尔400），具体内容见下。

■ **入院诊断** 便血待查（溃疡性结肠炎？克罗恩病？）。

■ **主要诊疗计划** 口服酪酸梭菌活菌散剂调节胃肠道菌群。

【CT 技术】

■ **CT图像采集参数** 64排螺旋CT横断面屏气扫描后重建成像，螺距1.0，FOV 35 cm，120 kV，智能毫安。范围从膈顶开始向下扫描，下缘范围至肛门。

■ **对比剂注射方案** 经肘静脉团注碘美普尔400，剂量60～80 mL，速率3 mL/s，延时动脉期25 s，门脉期60 s，延迟期120 s。

■ **后处理技术** 各期均重建层厚5 mm的图像一套上传PACS；选择门脉期再重建1 mm层厚图像一套上传PACS和图像后处理工作站，在图像后处理工作站进行MPR冠状位基斜切面重建，层厚2 mm，根据病变情况选择图像30幅上传PACS保存。

【CT 图像】（图 3-8-8）

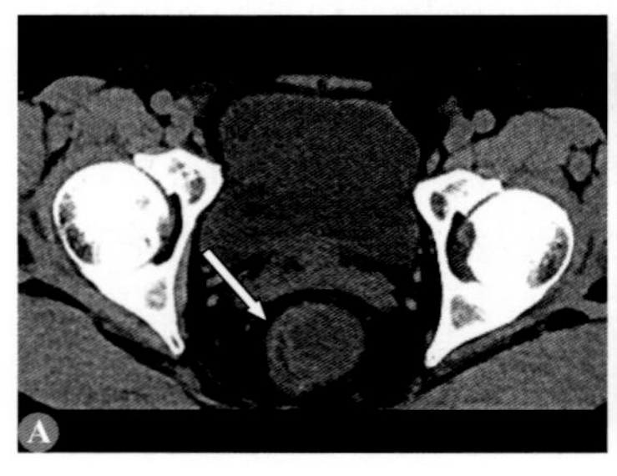

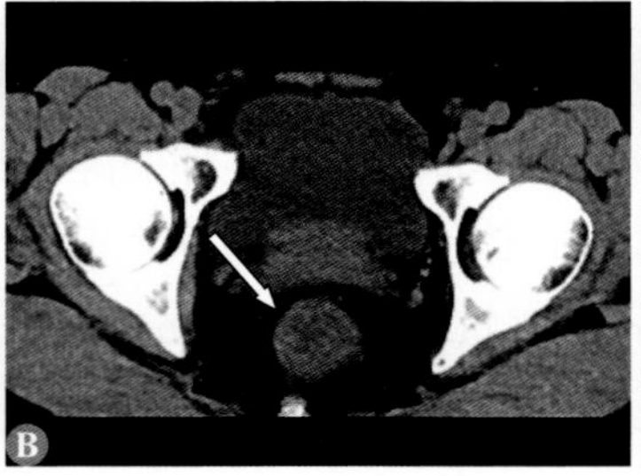

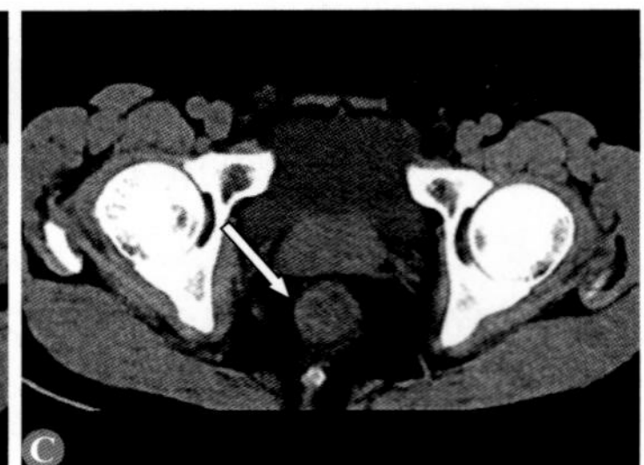

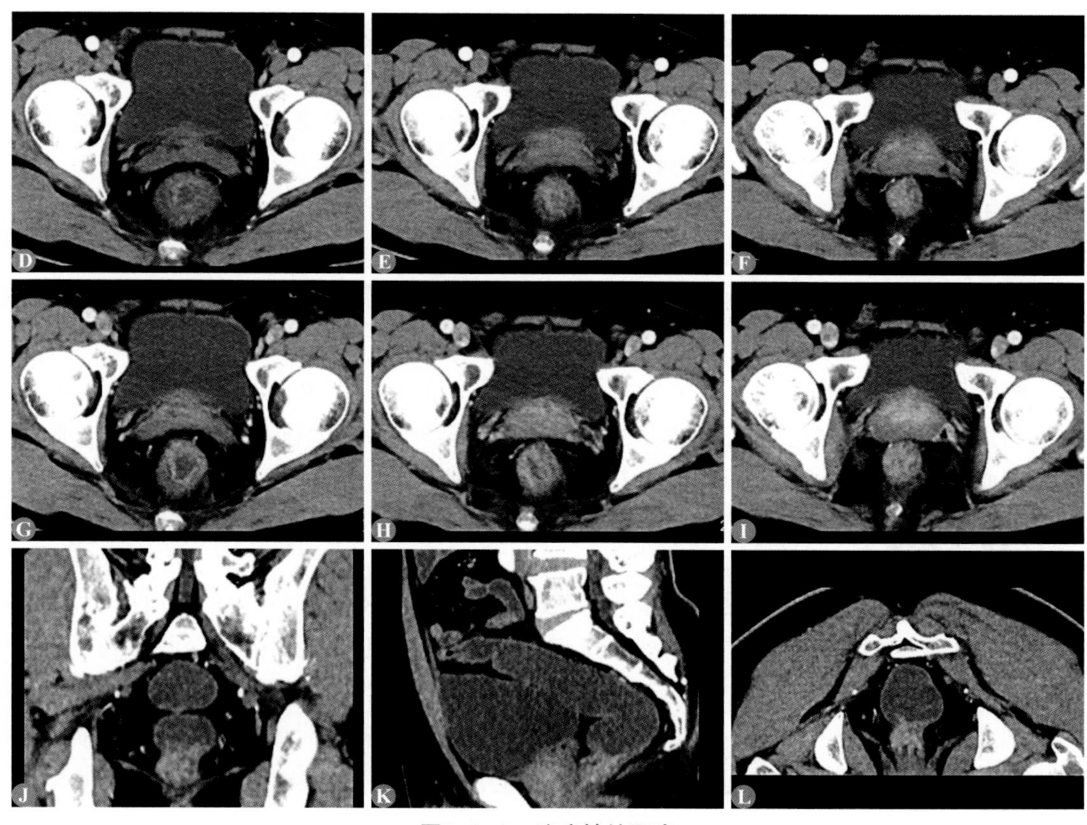

图3-8-8　溃疡性结肠炎

A ~ C.CT平扫图像，直肠壁增厚（箭头）；D ~ F.动脉期图像，病灶明显分层强化；G ~ I.静脉期图像，病灶明显分层强化；J ~ L.MPR图像，病灶明显强化

【诊断要点】

溃疡性结肠炎（ulcerative colitis，UC）为一种原因不明的直肠和结肠慢性非特异性炎症性疾病。病变主要局限于黏膜与黏膜下层。CT表现为首先侵犯直肠、乙状结肠，以后沿结肠长轴向上发展。早期黏膜受累时，CT一般无明显改变。随病变发展，可见肠壁连续增厚。肠壁增厚一般 <10 mm，肠腔可略狭窄，较对称。增强后肠壁呈分层强化，横断面呈“靶征”，肠壁可见积气，肠系膜血管增生，纤维脂肪增殖。

【鉴别诊断】

■结肠克罗恩病　克罗恩病病变主要在右半结肠而非左半结肠，直肠一般不受累，克罗恩病呈节段性不连续性，病变分布不对称，溃疡多为纵形，黏膜增生呈“卵石征”表现，至晚期有瘘道形成。

■肠结核　肠结核好发于回盲部，不呈节段性或跳跃性分布，溃疡型肠结核表现的溃疡与肠管长轴垂直，肠腔呈环形对称性狭窄，易并发肠梗阻。增殖型肠结核表现的肠壁增厚比溃疡性结肠炎更明显，可形成回盲部肿块，肠瘘、窦道少见，常伴其他部位结核。

■肠淋巴瘤 肠淋巴瘤好发于回肠，结肠淋巴瘤表现为局部肠壁增厚并软组织肿块。特征性表现包括“夹心面包征”和“动脉瘤样肠腔扩张征”，增强后肠壁强化均匀，无分层表现，很少出现腹腔积液、肠梗阻及肠管柔顺度改变，肠系膜、腹膜后淋巴结多发增大，多见融合，易与溃疡性结肠炎相鉴别。

■白塞病 白塞病好发于回盲部，溃疡呈圆形、椭圆形，多累及肠管系膜缘对侧，很少为纵行，常伴口腔、生殖器溃疡和眼部损害。

■假膜性结肠炎 假膜性结肠炎肠壁坏死，形成假膜，结肠壁特征性表现“手风琴样”改变。

■家族性息肉综合征 因溃疡性结肠炎有多数的假息肉形成，但其主要特点是炎症改变与溃疡的征象，而前者除有无数大小不等的息肉外，并无结肠炎的改变，加之临床上以便血为主要症状，且有遗传家族史，也较易鉴别。

【病案点评】

溃疡性结肠炎是一种病因尚不十分清楚的结肠和直肠慢性非特异性炎症性疾病，病变局限于大肠黏膜及黏膜下层。病变多位于乙状结肠和直肠，也可延伸至降结肠，甚至整个结肠。病程漫长，常反复发作。其特征表现为发作期与缓解期交替出现。病变早期为局部结肠黏膜广泛充血水肿，并可形成无数微小脓肿，破溃后形成大小不等的溃疡。病变愈合时，黏膜下层大多有大量纤维组织增生，沿结肠长轴发展，纤维瘢痕的收缩使肠腔变窄，肠管缩短，形似直筒状。多见于20～40岁的青年人，性别上发病率无明显差异。临床表现大多起病缓慢，病程有的可长达10年以上，大多有间歇的缓解期。发作期往往表现大便带血或腹泻，大便不成形，内有黏液脓血，并有腹痛伴里急后重，严重时有发热、贫血、消瘦、食欲减退等全身症状。

CT表现：肠壁轻度增厚，常连续、对称和均匀，早中期浆膜面光滑；增厚的结肠黏膜面由于溃疡和炎性息肉而凹凸不平；增厚的肠壁可出现分层现象，形成“靶征”，提示黏膜下水肿；病变区肠腔变细、肠管短缩；肠系膜和直肠周围间隙可出现脂肪浸润及纤维化，致直肠周围间隙增宽。

诊断主要依靠纤维结肠镜检，因90%～95%的患者有直肠和乙状结肠受累，所以通过纤维乙状结肠镜检已能明确诊断。镜检中可看到充血、水肿的黏膜，脆而易出血。在进展性病例中可看到溃疡，周围有隆起的肉芽组织和水肿的黏膜，貌似息肉样，或可称为假息肉形成。在慢性进展性病例中直肠和乙状结肠腔可明显缩小，为明确病变范围，应用纤维结肠镜作全结肠检查，同时多处活组织检查以便与克罗恩病鉴别。

主要药物治疗包括柳氮磺胺吡啶水杨酸制剂、皮质类固醇。对于暴发型溃疡性结肠炎患者及病情严重的患者，如内科治疗效果不佳，则考虑手术治疗。

（詹松华　　窦娅芳）

第九章　泌尿及生殖系统

第一节　泌尿系统疾病

一、融合肾

【病例介绍】

患者男性，39岁，因“右肾肾盂切开取石术后3年余”复查入院。

■ **现病史**　患者3年前因“右肾结石”在全身麻醉下行“后腹腔镜下肾盂切开取石术”，术后恢复可。1年前外院复查B超提示“右肾重度积水”，因担心病情变化就诊，门诊以“马蹄肾，肾积水”收入我院。

■ **查体**　右腰腹部陈旧性手术瘢痕，双肾区无畸形，双肾下极均未触及，右侧肾区稍叩痛，左侧肾区无叩痛，双侧肋脊角区均未闻及血管杂音，双侧输尿管走行区无压痛，膀胱区无隆起，未触及包块，叩诊浊音。

■ **实验室检查**　肌酐126 μmol/L（+），尿素氮6.70 mmol/L（−），阴离子间隙17.7 mmol/L（+），血渗透压298.08 mOsm/L（−）。

■ **影像学检查**　肾增强CT（对比剂应用碘美普尔400），具体内容见下。

■ **入院诊断**　①右肾积水；②马蹄肾。

■ **主要诊疗计划**　排除手术禁忌证，择期行输尿管D-J管置入术。

【CT 技术】

■ **对比剂注射方案**　用高压注射器经肘静脉注射碘美普尔400，速率3.0 mL/s，剂量1.2 mL/kg。注射后分别于30 s、75 s、3 ~ 5 min行皮质期、实质期及排泄期扫描。

■ **CT图像采集参数**　GE Revolution CT，管电压120 kVp，自动管电流，螺距1.375 : 1，准直器宽度0.625 mm × 64 mm，扫描层厚5 mm，层间距5 mm。

■ **后处理技术**　重建层厚1.25 mm，层间距1.25 mm，在GE AW4.7工作站进行MPR、MIP、VR。

【CT图像】（图3-9-1）

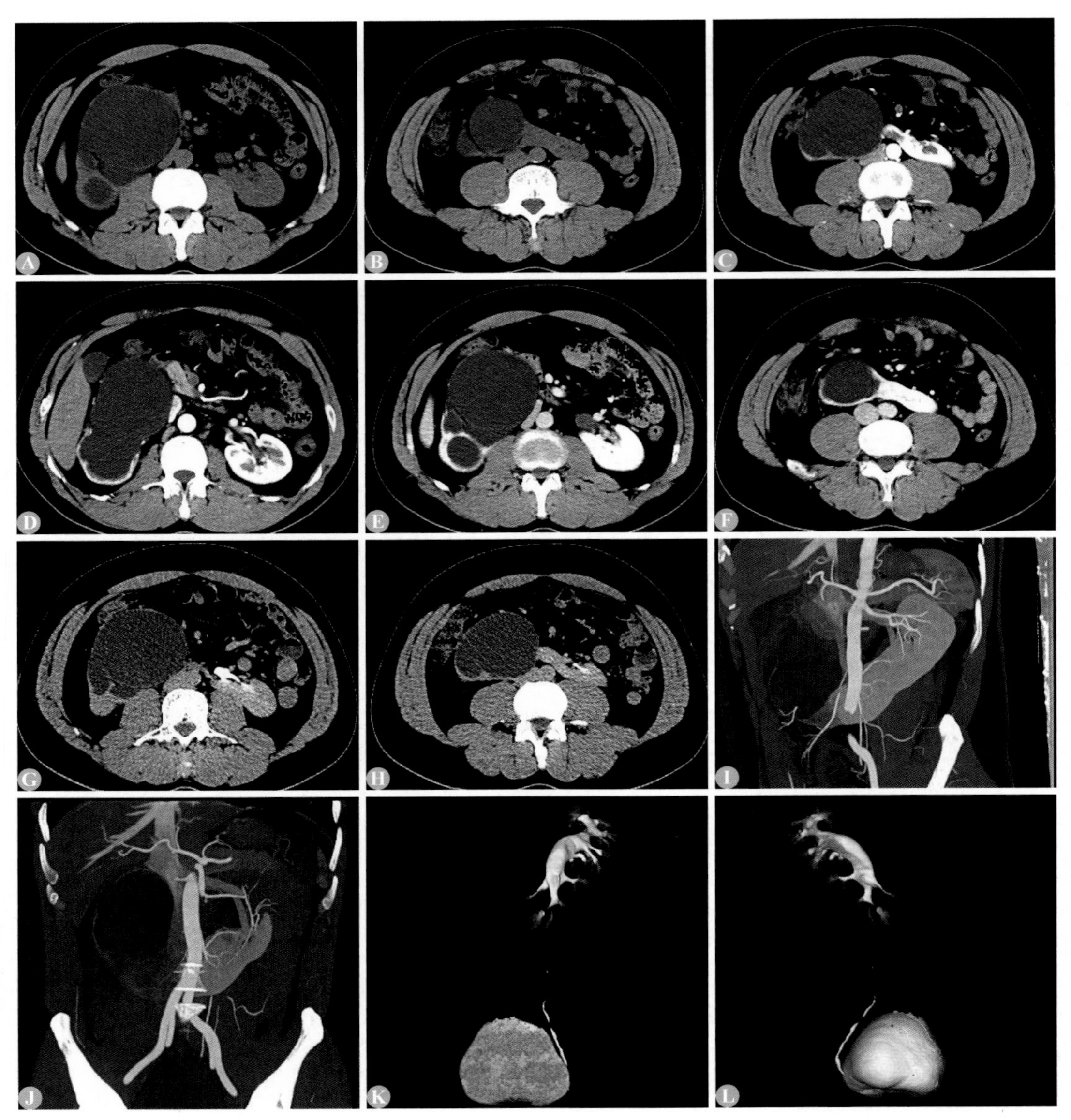

图3-9-1　马蹄肾

A、B.CT平扫图像，双肾形态不规则，右侧肾盂肾盏明显扩张积水；C、D.皮质期图像；E、F.实质期图像，双肾下极于脊柱前方融合，右侧肾皮质明显受压变薄；G、H.排泄期薄层图像，左侧肾盂略扩张，左侧输尿管中上段明显变细；I、J.MIP图像，右肾动脉变细，右肾静脉形态失常，局部变细；左肾动静脉走行，左肾副肾动脉形成；K、L.CTU图像，右侧输尿管未见确切显示；左侧输尿管上段明显变窄，中段显示欠清，下段显示可

【诊断要点】

融合肾（confluent kidney）通常称为马蹄肾，发生率约1/500。肾融合的形态各异，增强CT常表现为双肾形态不规则，可于双肾上极、下极或中极在椎体前方对称性融合，

亦可不对称融合，即一侧肾的上极和对侧肾的下极融合，常合并尿路感染、肾盂积水、结石等多种并发症，双肾血管CT造影检查（CTA、CTV）可诊断血管有无病变、先天发育变异等，有助于手术评估，双肾CTU检查可判断有无合并肾盂、输尿管畸形。

【鉴别诊断】

融合肾属于肾先天发育异常，增强CT检查即可明确。

【病案点评】

融合肾是肾融合畸形中最常见的先天性解剖变异，双肾在中线通过峡部相连。肾下极的融合使其在发育期不能正常旋转，且肾盂位于肾脏腹侧，此时输尿管需跨越峡部下行，因此，融合肾患者易发生肾积水、尿路结石、继发感染甚至肾脏无功能。部分融合肾患者常合并其他畸形，如肾盂输尿管连接部梗阻、膀胱输尿管反流、输尿管重复畸形等。患者年幼时多无症状，成年后慢慢出现症状，但也有部分患者始终无症状。

（邓　凯　　曲倩倩）

二、双肾盂双输尿管重复畸形

【病例介绍】

患者女性，50岁，志愿供肾者。

■现病史　因其子诊断为“慢性肾功能不全”，需行同种异体肾移植术，自愿为其子捐肾，以“健康供肾者”入院。

■查体　双肾区无畸形，双肾下极均未触及，双肾区无叩痛，双侧肋脊角区均未闻及血管杂音。双侧输尿管区无压痛，膀胱区无压痛，膀胱区未触及包块，无充盈。

■实验室检查　肌酐68 μmol/L（−），尿素4.00 mmol/L（−），尿酸219 μmol/L（−）。

■影像学检查　增强CT（对比剂应用碘美普尔400），具体内容见下。

■入院诊断　健康供肾者。

■主要诊疗计划　排除手术禁忌证，行肾移植术。

【CT 技术】

■对比剂注射方案　用高压注射器经肘静脉注射碘美普尔400，速率3.0 mL/s，剂量1.2 mL/kg。注射后分别于30 s、75 s、3 ~ 5 min行皮质期、实质期及排泄期扫描。

■CT图像采集参数　GE Revolution CT，管电压120 kVp，自动管电流，螺距1.375 : 1，准直器宽度0.625 mm × 64 mm，扫描层厚5 mm，层间距5 mm。

■**后处理技术** 重建层厚1.25 mm，层间距1.25 mm，在GE AW4.7工作站进行MPR、MIP、VR。

【CT图像】（图3-9-2）

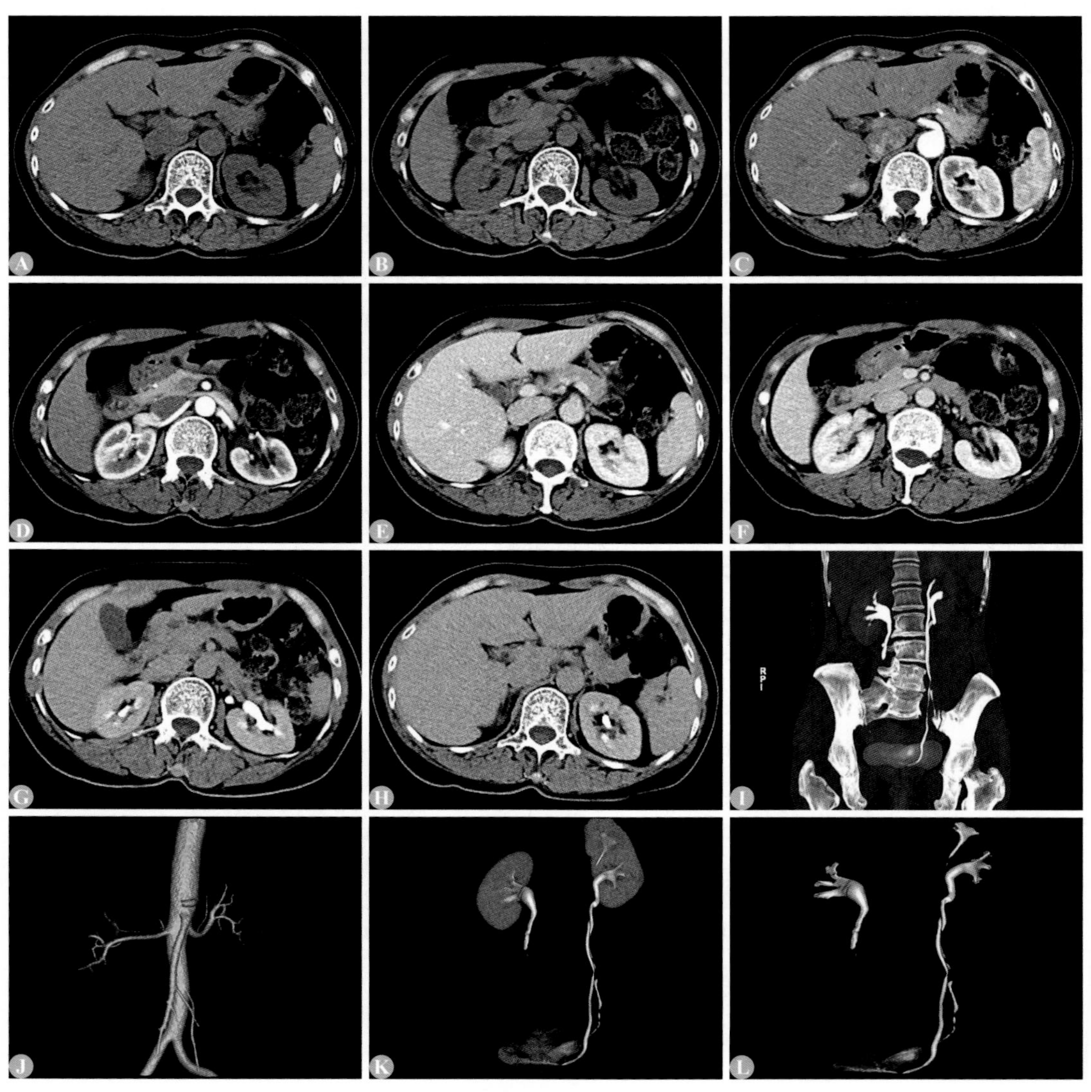

图3-9-2 肾盂输尿管重复畸形

A、B.CT平扫图像，左肾体积大；C、D.皮质期图像；E、F.实质期图像；G、H.排泄期图像，增强扫描示左肾两套肾盂分别延续为输尿管，均可见对比剂充盈；I～L.CTU、CTA重建图像，左侧两个肾盂、输尿管，肾盂输尿管显影可，两个输尿管于下段汇合，右肾可见副肾动脉形成

【诊断要点】

重复肾盂输尿管是泌尿系先天畸形中比较常见的一类，据文献报道，临床发病率为0.65%～0.8%，但由于该类病例多为偶然发现，并不引起特殊的临床症状。CT增强检查

是诊断重复肾盂输尿管畸形的主要手段，在清晰显示解剖和病理改变的情况下大多数病例即可确诊。

【鉴别诊断】

双侧肾盂双侧输尿管重复畸形是先天发育异常的一种，CT增强检查即可确诊。

【病案点评】

肾盂输尿管重复畸形临床并不少见，常合并其他畸形，伴发肾盂输尿管扩张并严重积水、结石、尿路感染、泌尿系肿瘤等。肾盂输尿管畸形的发病原因是胚胎期后肾发育异常。肾盂输尿管重复畸形在形态上分为3型：双肾盂输尿管重复畸形、双肾盂重复畸形、肾盂或输尿管分隔不全性畸形。CT具有较高的密度分辨率，在轴位图像上容易分辨不同程度积水的双输尿管，特别是对于一些重度积水并肾功能明显下降的病例，通过上下连续层面解剖结构的追踪及测量CT值等方法能区分ROI是否属于集合系统。典型的CT表现为一侧肾内上下排列2个肾盂，分别向下连接2个输尿管，在腰大肌前内侧可见2个圆形高密度输尿管影。本病例增强CT显示左肾2个肾盂，并分别延续为输尿管，左侧2根输尿管于骶骨上缘水平汇合后共同进入膀胱。

（邓　凯　　曲倩倩）

三、肾细胞癌

【病例介绍】

患者男性，51岁，因“右侧腰痛伴肉眼血尿5小时”入院。

■ **现病史**　患者5小时前无明显诱因出现右侧腰痛伴肉眼血尿，疼痛剧烈不能忍受，伴恶心、呕吐，呕吐物为胃内容物，无发热、寒战、腹痛、腹胀、肩背疼痛、黄疸等，遂急诊来我院行泌尿系超声：“右肾上极混合回声包块，多考虑占位，建议进一步检查”；下腹部CT：“右肾占位性病变，建议CT增强扫描进一步检查”；遂急诊拟“右肾肿瘤”收住入院。近期，患者饮食睡眠可，大便正常，体重无明显变化。

■ **查体**　腹部外形正常，无腹壁静脉曲张，无肠型蠕动波，腹软，无压痛及反跳痛，无液波震颤，无震水音，未触及肿块，肝脾肋下未触及，墨菲征阴性，右肾区叩痛阳性，输尿管走行区叩痛阴性，肠鸣音正常，4次/分。

■ **实验室检查**　CA72-4 22.1 U/mL（参考值0 ~ 6.9 U/mL）；CA19-9 45.4 U/mL（参考值0 ~ 27.0 U/mL）。

■ **影像学检查**　腹部增强CT：右肾肿瘤性病变，肾细胞癌?（对比剂应用碘美普尔400，具体图像见下）。

■ **入院诊断：** 右肾占位。

【CT 技术】

■ **对比剂注射方案**　碘美普尔400剂量0.8 mL/kg，速率3.0 mL/s。

■ **CT图像采集参数**　机型：SIEMENS SOMATOM Definition Flash双源128排，扫描管电压：120～140 kV，管电流252～428 mA，层厚5 mm。

■ **后处理技术**　无。

【CT 图像】（图 3-9-3）

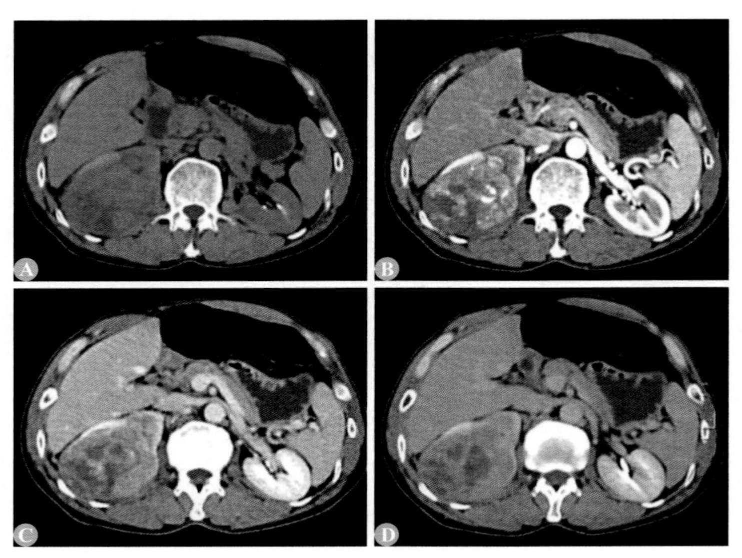

图3-9-3　肾细胞癌

A.轴位CT平扫示右肾上极团块状软组织密度影，边界欠清晰，密度欠均匀，病灶明显突出肾包膜之外，邻近组织明显受压，周围脂肪间隙略模糊；B.动脉期图像，病灶呈明显不均匀强化，内见液化坏死影，病灶边缘强化幅度高于肾皮质，提示富血供肿瘤；C、D.静脉期及延迟期图像，静脉期病灶迅速廓清，延迟期病灶密度进一步降低，病灶邻近骨质结构无受侵

【病理结果】

■ **手术经过**　麻醉成功后，取左侧卧位，腰部垫高，常规消毒、铺巾，切开皮肤、皮下组织、腹外斜肌、腹内斜肌、背阔肌及下后锯肌，向前推开腹膜，切断部分肋膈角肌纤维，向上推开胸膜。超声刀于肾周筋膜外游离肾及其内容物，探查见：右肾上极可扪及一直径约10 cm质硬肿瘤，与周围组织无明显粘连，肝未侵及，仔细解剖出右肾动、静脉，钳夹切断右肾动脉后远端双重丝线结扎，近端以7号丝线结扎2道、4号丝线缝扎1道，同法分别钳夹切断并结扎、缝扎右肾静脉，充分游离右肾上下极及右侧肾上腺，距肾盂10 cm处切断输尿管，断端消毒，输尿管远端双重结扎，清扫肾蒂血管周围淋巴结，

术区充分止血，探查无活动性出血，生物胶固定右肾动静脉残端，右肾窝留置橡皮引流管1根由切口旁戳孔引出，清点器械及纱布无误，逐层关闭切口，术毕。

■ **病理结果**　（右）肾透明细胞性肾细胞癌。

【诊断要点】

■ 肾细胞癌肿瘤中常有出血、坏死、囊变和钙化。生于肾实质内，长大后浸润、压迫、破坏肾盂肾盏，向肾包膜外发展，形成血管瘤栓或转移到淋巴结及其他脏器。

■ CT平扫可见肾局部隆起，内部密度不均匀偏低；增强扫描后病灶呈不均匀强化，早期强化程度高于肾皮质，实质期强化减低，有更低密度的坏死区存在。肿瘤可穿破包膜进入肾周脂肪层，晚期穿破肾筋膜扩散至肾外组织。

■ 肿块增强扫描“快进快出”是典型的影像学表现，体积大的肿瘤中常见坏死、出血、囊变。

【鉴别诊断】

■ **嫌色细胞癌**　嫌色细胞癌肿瘤中心多位于肾髓质，呈膨胀性生长，表现为形态规则的球形实质性肿瘤；嫌色细胞癌为少血供肿瘤，皮髓交界期多数肿瘤表现为轻中度强化；实质期肿瘤强化多样，多数肿瘤强化较皮髓交界期强化明显，大多数肿瘤强化相对均匀，近30%肿瘤出现轮辐状强化，部分肿瘤可见中心星芒状或轮辐状瘢痕；无论肿瘤大小，肿瘤密度非常均匀，很少出现坏死、出血和囊性变。

■ **乳头状细胞癌**　乳头状肾细胞癌多位于肾皮质，肿瘤容易出血、坏死、囊变，部分乳头状肾细胞边缘结节或小乳头样改变，增强扫描呈轻度均匀或不均匀强化，强化程度低于肾皮质。

■ **肾集合管癌**　肾集合管癌尽管也起源于肾髓质，也属于少血供肿瘤，但其恶性征象显著，肿瘤形态多不规则，肿瘤与正常肾交界模糊，易累及肾盂，淋巴结和远处转移。

【病案点评】

肾细胞癌（renal cell carcinoma，RCC）是泌尿系统常见的恶性肿瘤，约占成年人恶性肿瘤的2%～3%。在我国，肾细胞癌的发病率居泌尿系恶性肿瘤第三位，仅次于膀胱癌及前列腺癌，且发病率呈逐年上升趋势。

根据组织学和分子遗传学改变的不同，肾细胞癌主要包括3种组织亚型。透明细胞癌约占80%～90%，乳头状细胞癌占10%～15%，嫌色细胞癌占4%～5%。透明细胞癌主要由含有透明细胞质的细胞组成，部分细胞也可含嗜酸性细胞质。肿瘤生长方式可以是实心的、管状的或囊性的。乳头状癌含有嗜酸性或嗜碱性细胞，细胞排成乳头状或管状，肿瘤内坏死较常见。

肾细胞癌预后较差，国外文献报道，约1/3的患者诊断时已出现远处转移。

25%~50%的局限性肾细胞癌患者术后将发生远端转移。

（刘连锋　任　召　张　媛）

四、血管平滑肌脂肪瘤

【病例介绍】

患者女性，57岁，因“发现右肾肿瘤4月余”入院。

■**现病史**　患者4个月前无明显诱因出现右侧腰背部疼痛不适，伴有恶心呕吐，无肉眼血尿，无寒战发热，无尿频、尿急、尿痛等不适。当时至我院骨科就诊，查腰椎CT平扫示“腰4~5、腰5~骶1椎间盘膨隆，腰椎退行性变。右肾周异常密度灶，建议中上腹部CT平扫+增强”。同期超声示“右肾实质占位（81 mm×55 mm），右肾周围血肿（93 mm×27 mm）”。尿常规：“隐血（++），粘液丝91.7个/μL，上皮细胞、管型均（-）”。同期双肾CT平扫+增强示“右肾占位，考虑血管平滑肌脂肪瘤，右肾包膜下慢性血肿”。予以预防感染、卧床休息，待病情平稳后，本次门诊随访双肾CT平扫+增强：“右肾血肿较前明显吸收”。

■**查体**　腹部外形正常，全腹软，无压痛及反跳痛，右肾区叩击痛（+），肾脏触诊阴性，双侧输尿管压痛阴性。

■**实验室检查**　入院尿常规、血肝酐、尿酸、尿素氮均阴性。

■**影像学检查**　双肾增强CT（对比剂应用碘美普尔400），具体内容见下。

■**入院诊断**　右肾肿瘤（血管平滑肌脂肪瘤）。

■**主要诊疗计划**　拟行全身麻醉下腹腔镜下肾肿瘤切除术。

【CT技术】

■**对比剂注射方案**　用双筒高压注射器经肘正中静脉团注射碘美普尔400，剂量1 mL/kg，速率3 mL/s，注射完毕后再以相同速率注射30 mL生理盐水进行冲洗。

■**CT图像采集参数**　扫描仪器：SIEMENS SOMATOM Definition 64排CT。患者仰卧位，扫描范围为双侧肾上腺上缘至双肾下极。以双肾层面腹主动脉触发阈值为100 HU，达到阈值后约5 s（约35 s）启动扫描皮质期，80 s扫描实质期，25 min后扫描排泄期。扫描参数：管电压120 kV，管电流360 mA，探测器排数×准直器宽度64 mm× 0.75 mm，螺距1.0，层厚5 mm，层间距5 mm，矩阵512×512。

■**后处理技术**　利用工作站处理原始数据，采用薄层重建（层厚1 mm，层间距1 mm）VRT、MPR处理分析图像。

【CT 图像】（图 3–9–4）

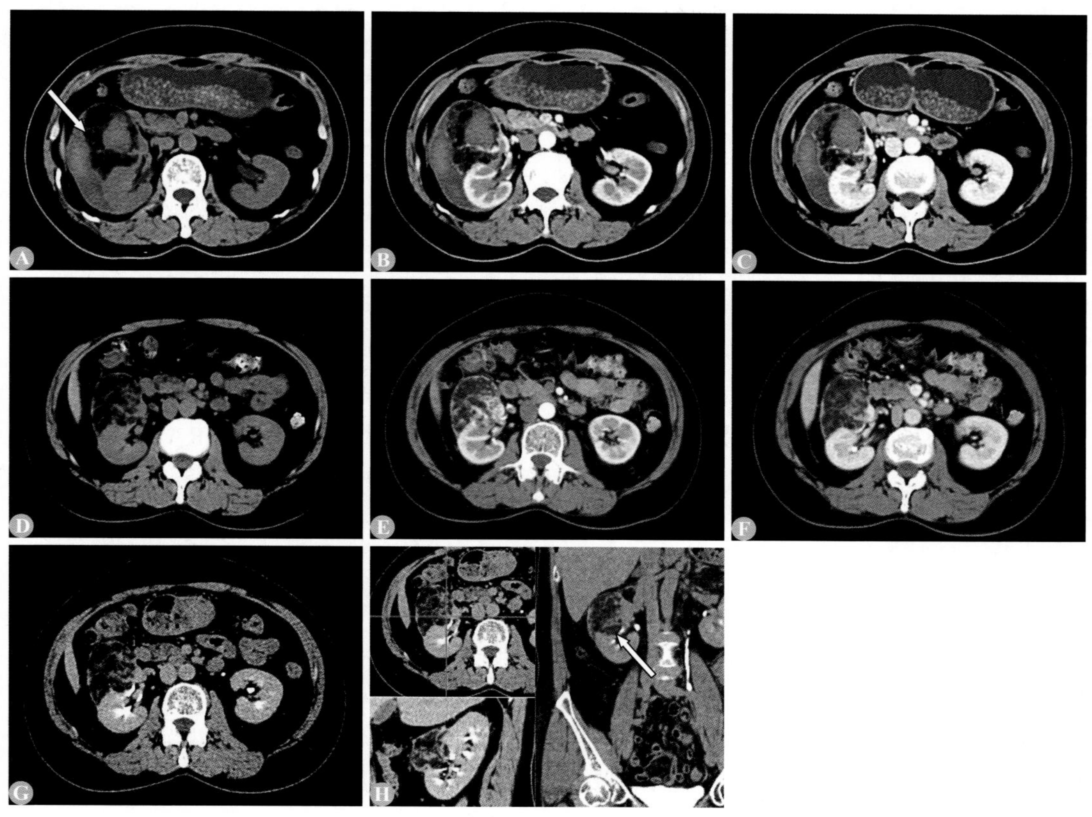

图3–9–4 右肾血管平滑肌脂肪瘤伴血肿

A.CT平扫图像，右肾见大小约6.7 cm×4.6 cm混杂密度灶（箭头），低密度区平均CT值约为–37 HU；右肾占位内及包膜下见片状等高密度影，平均CT值26～53 HU；B、C.增强二期图像：B.皮质期、C.实质期，病灶内见条索状强化，右肾占位内及肾包膜下等密度影无强化。治疗后复查双肾CT平扫+增强提示右肾血管平滑肌脂肪瘤，血肿较前基本吸收；D.平扫图像：右肾实质内低密度占位，大小约5.2 cm×4.9 cm，平均CT值约为–55 HU，4个月前示肾周血肿消退；E～G.增强三期图像：E.皮质期、F.实质期、G.排泄期，增强后皮质期右肾占位内见分隔不均匀强化，实质期、排泄期强化程度减退；H.MPR图像，右肾占位累及右肾上极部分实质，部分右肾下盏受压（箭头）

【病理结果】

■ 手术经过 经术前准备及全科讨论，行全身麻醉下腹腔镜下肾肿瘤切除术。术中检查各穿刺点及创面均无出血，在直视下第三穿刺点置入分离钳，第二穿刺点置入超声刀，分离腹膜外脂肪，扩大后腹腔，寻找腰大肌，并向上分离腰大肌筋膜和肾后筋膜，分离肾周脂肪，寻找腰大肌，并在其前方游离，逐渐向肾门方向游离，见搏动血管。用超声刀向上游离肾脏腹侧，肾上极与周围组织粘连严重，仔细将肾前筋膜与腹膜分离，直至肾上极肿瘤暴露，动脉血管夹夹闭肾动脉后，剜除部分瘤体，然后充分止血。予以倒刺线缝合配合Hemo-o-lock结扎关闭空腔。取出动脉血管夹，肿瘤装入标本袋。

■ **病理结果** 大体病理：肿瘤位于肾上极，突向腹侧，大小约5 cm × 4 cm，与周围组织粘连严重，切开可见脂肪组织。电镜病理：（右肾）血管平滑肌脂肪瘤。免疫组化：HMB45（部分+），CD117（−），CK（少+），SMA（大部分+），CD34（部分+），KP-1（部分+），Ki67（3%+），S100（少+）。

【诊断要点】

肾血管平滑肌脂肪瘤（renal angiomyolipoma，RAML）为最常见的肾实质性良性肿瘤，由血管、平滑肌和脂肪3种成分构成，多见于中年女性。CT表现取决于其内的实质性成分，分为富脂肪型，乏脂肪型和无脂肪型。通常以脂肪成分为主，典型表现为肾皮质内的含脂肪密度肿块，边界清晰，呈高低混杂密度，增强扫描后实质部分强化；少数为乏脂肪或无脂肪成分的实质性肿块，CT平扫呈均匀稍高密度，增强后肾皮质期呈明显均匀强化，实质期强化程度减退呈相对低密度，较难与肾细胞癌鉴别。RAML钙化、坏死少见，可自发出血，约20%病例合并家族性结节性硬化症。

【鉴别诊断】

■ 肾周含脂肪型RAML需与分化好的腹膜后脂肪肉瘤相鉴别，后者多见于50岁以上，男性多于女性，好发于肾脏周围，出现症状时肿瘤多巨大，可使肾移位，但罕见侵及肾脏实质，肿瘤血供不源于肾动脉。

■ 乏脂肪型RAML（高倍镜下脂肪细胞含量<25%）需与肾细胞癌相鉴别，后者中老年男性多见，好发于肾脏两极，早期可以无痛性血尿为主诉，肿瘤易出血、坏死，可出现无定型钙化，脂肪少见，边缘可见不完整假包膜，肿瘤多为富血供，强化方式为“快进快出”，皮质期明显强化，易转移。乏脂肪性RAML在T_2WI上呈低信号，“倒啤酒征（overflowing beer sign）”（+）、“角征（angular interface）”（+），肾细胞癌T_2WI呈高信号，“倒啤酒征”（−），“角征”（−）。

■ 乏脂肪型RAML也需与嗜酸性细胞腺瘤相鉴别，后者中老年男性多见，多无症状，径线<5 cm，表现为单发的边界光整的均匀低密度或高密度影，部分病变增强可见典型的低强化中央瘢痕和实质内轮辐状强化。

【病案点评】

RAML的尸检检出率为0.3% ~ 2.1%，随着影像学的发展，其检出率日益增加。约10%确诊的结节性硬化（tuberous sclerosis，TSC）患者并发RAML。

RAML在出生时即在体内形成，儿童及青少年时可继续生长，其病因主要包括两种，一种为散发型，一种伴随常染色体显性遗传病结节性硬化。散发型RAML最常见于中年女性，多数患者无症状，当病灶较大时，可出现卡压正常肾组织、血尿、腹膜后出血，甚至少数患者出现肾功能受损。散发型RAML病灶较大，以单侧肾累及、单发为主，合并结节性硬化的RAML以多发、双侧为主。

RAML主要有两种病理组织学类型：经典型（即脂肪细胞、异常厚壁血管的上皮样细胞和梭形平滑肌样细胞的不同比例组合）和上皮样型（圆形和多角形上皮样细胞，富含颗粒性细胞质和圆形核仁）。散发型RAML多数为经典型，结节性硬化的RAML患者比散发型的上皮样成分更常见。经典型RAML是良性肿瘤，但可有局部侵袭性，延伸进入肾周脂肪，或较罕见的情况下侵犯肾集合系统、肾静脉等。上皮样型少数情况下可能发生恶变，需密切随访。影像学上，RAML主要分为富脂肪型、乏脂肪型和无脂肪型（后两者较少见，约占5%），以血管平滑肌成分为主的经典型及上皮样型多表现为乏脂肪型或无脂肪型。肾的薄层CT平扫可以提高RAML的检出率，同时MRI和超声也可以提供鉴别诊断的证据。

多数RAML患者无须积极干预，对于较大的肿瘤，如选择保守方法随访，应避免发生腰部或腹部的撞击，出现症状时应立即就诊。对于直径>4 cm的RAML患者，尤其是血管丰富的患者，有学者建议行预防手术以防出血，对于保守治疗无法缓解或高度怀疑恶变的病变，也建议积极干预。干预措施包括：保留肾单位的手术切除、选择性肾动脉栓塞术、全肾切除术和射频消融术。

本病例为富脂肪型RAML，由于肿瘤体积较大且血供丰富，出现腹膜后血肿表现。行保守治疗待血肿吸收后行保留肾单位的肿瘤切除术。

（梁宗辉　　朱羽苑）

五、多囊肾

【病例介绍】

患者男性，29岁，因“双肾区阵发性隐痛半年”就诊。

▪**现病史**　患者双肾区阵发性隐痛半年，可自行缓解。无尿频、尿急、尿痛，无肉眼血尿和泡沫尿。腹部超声示“肝多发囊肿，双肾多发囊肿”。无面部和下肢浮肿，无夜尿增多、尿量减少。

▪**查体**　发育正常，体型适中。肝脾肋下未触及，双肾体积无增大，双肾区无叩击痛，输尿管移行区、膀胱无压痛，移动性浊音阴性，腹股沟无淋巴结肿大。

▪**实验室检查**　血常规正常、肝肾功能正常。

▪**影像学检查**　双肾增强CT（对比剂应用碘美普尔400），具体内容见下。

▪**门诊诊断**　①多囊肾；②双肾多发囊肿、肝多发囊肿。

▪**家族史**　父亲和姑姑有多囊肾病史。

【CT 技术】

■ **对比剂注射方案** 经肘静脉注射碘美普尔400，剂量1 mL/kg，速率3 mL/s，再以同样速率注射生理盐水30 mL冲洗。

■ **CT图像采集参数** GE Optima CT，管电压120 kV，自动毫安秒技术（12～13 mA）。

■ **后处理技术** 重建层厚5 mm，层间距5 mm，矩阵512×512，软组织算法（stnd）。

【CT 图像】（图 3-9-5）

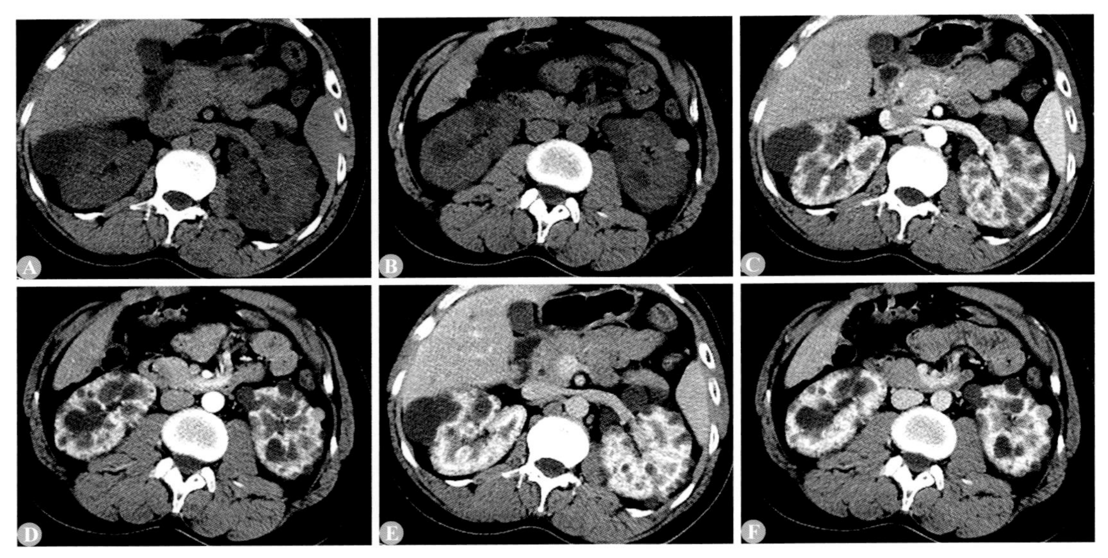

图3-9-5 成人型多囊肾

A、B.CT平扫图像，双肾体积稍增大，边缘不规则，肾实质内多发类圆形病灶，大小不一，边界清晰，低密度为主，部分等高密度影，囊内密度均匀；C、D.动脉期图像，双肾多发大小不等囊状密度影，边界清晰、光整，未见明显壁结节及分隔，不强化；E、F.门静脉期图像，双肾多发囊性低密度影，壁光整，不强化

【诊断依据】

患者成年男性，双肾多发大小不等囊肿（部分为复杂囊肿），合并肝多发囊肿，结合多囊肾的阳性家族史，临床诊断：成人型多囊肾。

【诊断要点】

多囊肾分为成人型多囊肾和婴儿型多囊肾。

成人型多囊肾是常染色体显性遗传多囊肾病（autosomal dominant polycystic kidney disease，ADPKD），是一种常见的遗传性疾病，主要由多囊肾1/2基因突变引起，以双肾多发、进行性增大的囊肿为主要表现。成人型多囊肾的主要影像学表现：双肾多发大小不等的圆形和卵圆形薄壁囊肿；早期肾大小及外形正常，随着囊肿数量增多和体积增大，肾脏轮廓逐渐呈分叶状，肾盂、肾盏受压，肾实质逐渐减少；囊肿不强化，残留的肾实质可明显强化。在ADPKD阳性家系中（遗传概率为50%），影像学检查是诊断ADPKD的主要手段。已建立与年龄相关的成人ADPKD诊断标准：有ADPKD阳性家族史，15～39岁，双肾囊肿≥3个；40～59岁，每侧肾囊肿≥2个；年龄≥60岁，每侧肾囊肿≥4个。ADPKD基因检测可用于无阳性家族史、影像学不能明确诊断的患者，也是诊断ADPKD的金标准。

婴儿型多囊肾也称常染色体隐性遗传多囊肾（autosomal recessive polycystic kidney disease，ARPKD），是儿童期最常见的遗传性囊性肾病，其病理特点为肾集合管“纺锤形”扩张。婴儿型多囊肾的主要影像学表现：双肾对称性肿大，外形大致保持；皮髓质分界不清，肾实质内无数直径1～2 mm的小囊肿，一般不伴有肾盏和肾盂变形。ARPKD的诊断标准：①具有ARPKD典型的影像学表现。②以下内容中的1条或多条：a.患儿父母大于40岁时未发现肾囊肿；b.有临床、实验室或影像学证据证实患儿存在肝纤维化；c.肝病理提示存在特征性肝胆板异常；d.同一家族的同胞有经病理检查确诊的ARPKD患者；e.父母近亲婚配提示为常染色体隐性遗传。

【鉴别诊断】

■肾多发囊肿　肾多发囊肿无明确家族史，无高血压及肾功能降低表现。肾实质内多发类圆形囊状低密度影，囊腔一般较大，数量可计，正常肾实质保留较多；囊肿边界清晰、壁薄，无强化。

■双肾多发占位　双肾多发占位可见于von Hippel-Lindau综合征，表现为双肾多发囊肿和进行性发展的肾透明细胞癌。肿瘤囊变、坏死较多时，需与多囊肾鉴别诊断，可按照Bosniak标准对病变分类管理，指导临床干预。

■髓质海绵肾　髓质海绵肾表现为髓质肾椎体内的集合管扩张，根据扩张程度分为轻度、中度和重度。重度呈囊状、扇形分布，其内有钙化或小结石，典型者呈“花束状”、放射状排列。增强后皮髓质分界清晰，集合管内可见对比剂聚集，部分可见从乳头伸向髓质的低密度囊状影（未显影的扩张肾小管）。临床可无症状，或因肾结石、泌尿系感染等并发症就诊。

【病案点评】

多囊肾分为成人型多囊肾和婴儿型多囊肾，其中成人型多囊肾常见，为常染色体显性遗传。肾囊肿始于胎儿期，可累及所有肾单位，出生后囊肿大小和数量随着年龄的增长而增大、增多，成年后出现临床症状。尽管家族史、临床表现和影像学检查是诊断的主要依据，但基因检查已经成为成人型多囊肾的诊断金标准。

成人型多囊肾的影像学表现通常为大小不等的圆形和卵圆形薄壁囊肿。随着年龄增加，肾囊肿数量增多和体积增大，导致肾脏轮廓呈分叶状，肾盂、肾盏受压，肾实质逐渐减少。肾囊肿通常为低密度，合并出血时呈高密度，CT值60～90 HU，囊壁可有弧形钙化，破裂者见肾周血肿；囊肿合并感染者可见囊壁及邻近肾周筋膜增厚。成人型多囊肾常合并多囊肝。

随着多囊肾进展，伴有肾小球滤过率减低、高血压、蛋白尿、肾结石、泌尿系感染等，约45%的患者在60岁前进展为终末期肾衰竭，是导致终末期肾病的主要原因之一。

在成人型多囊肾阳性的家系中，影像学检查不仅是诊断的主要手段，也是评价其进展和判断预后的主要指标之一。

暂无终止多囊肾进展的有效措施。

（邢　伟　　丁玖乐）

六、结核

【病例介绍】

患者男性，24岁，因“间断尿频、尿急伴血尿1年余”入院。

■ **现病史**　患者1年前无明显诱因出现尿频、尿急伴血尿，就诊于当地医院，予以抗感染治疗后好转，后症状反复发作。4个月前患者查尿结核杆菌示“阳性”，就诊于当地医院予以口服抗结核药物治疗。

■ **查体**　腹部外形正常，全腹软，无压痛及反跳痛，右肾区叩痛，腹部未触及包块。

■ **实验室检查**　结核分枝杆菌酶联免疫斑点检测有反应性。

■ **影像学检查**　双肾增强CT（对比剂应用碘美普尔400），具体内容见下。

■ **入院诊断**　右肾结核，右侧腰大肌冷脓肿形成。

■ **主要诊疗计划**　拟行全身麻醉下腹腔镜下肾切除+腹膜后脓肿清除术。

【CT 技术】

■ **对比剂注射方案**　用双筒高压注射器经肘正中静脉团注碘美普尔400，剂量1 mL/kg，速率4 mL/s，注射完毕后再以相同的速率注射30 mL生理盐水进行冲洗。

■ **CT图像采集参数**　扫描仪器为SIEMENS SOMATOM Definition128层螺旋CT。扫描条件：管电压120 kV、管电流300 mA，层厚1.0 mm。扫描范围为肾上缘至膀胱下缘。皮质期以腹主动脉触发阈值100 HU，达到阈值后约5 s启动扫描，实质期扫描延时60 s，排泄期延时6分钟。

■ **后处理技术**　利用工作站处理原始数据，采用MPR处理分析图像。

【CT 图像】（图 3-9-6）

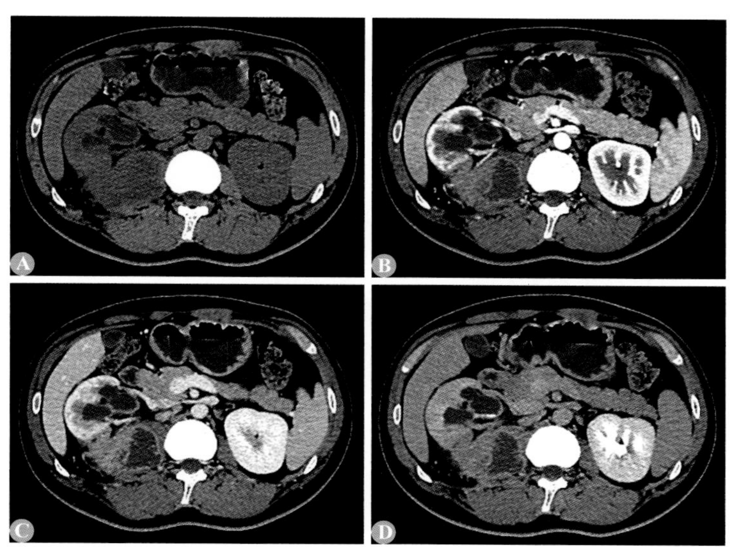

图3-9-6　右肾盂结核伴右侧腰大肌冷脓肿

A.CT平扫图像，右侧肾盂壁增厚，右侧肾盏扩张积水，右侧腰大肌内见团块状稍低密度灶；B、C.肾皮质期、肾实质期图像，右侧肾盂壁轻度、进行性强化；右侧腰大肌内见无强化坏死区，坏死区边缘见轻度进行性强化；D．排泄期图像，右侧扩张肾盂内见少许高密度对比剂

【病理结果】

■ **手术经过**　经术前准备，在全身麻醉下行腹腔镜下肾切除+腹膜后脓肿清术。麻醉成功后，左侧卧位，常规消毒铺巾。腋中线髂嵴上1 cm作一1 cm切口，分离至腹膜后腔。500 mL水囊扩张腹膜后腔。分别在腋前线、腋后线肋缘下置直径5 cm穿刺套管，腋前线平髂前上棘处作小切口，置直径10 cm穿刺套管，腋中线髂嵴上置10 cm穿刺套管，放置腹腔镜。清除腹膜外脂肪，打开侧轴筋膜，见一巨大肿块，周围与肾腰大肌分界不清，考虑为结核寒性脓肿，超声刀打开脓肿包膜后，可见乳白色脓液流出，吸引器吸尽周围脓肿和坏死组织后暴露肾上极，沿肾上极背侧往下极游离，寻及肾动、静脉，分别以ham-o-lock予以结扎后离断，充分游离整个肾脏，扩大髂嵴切口，将右肾、右肾脂肪囊等组织整块取出。生理盐水冲洗创面，彻底止血后，以浸润异烟肼的明胶海绵填塞腹膜后腔隙，放置一引流管，逐一缝合各切口。

■ **病理结果**　大体病理：（右）肾一枚，大小10 cm × 6 cm × 5.5 cm，上附输尿管长2.0 cm，直径1.0 cm，肾实质重度萎缩伴积水，未见明显肿块；（腹膜后肿物）灰白灰红不规则碎组织，大小7.5 cm × 4 cm × 1.5 cm。镜下：（右）肾多发性坏死囊腔形成，囊壁伴有大量干酪样坏死，周围可见类上皮样细胞及多核巨细胞反应，肾实质萎缩，肾小球玻璃样变性，肾小管萎缩消失，间质纤维组织增生，周围多量淋巴细胞及浆细胞浸润，形态学可符合肾结核病理学改变；切缘未见病变累及；（腹膜后肿物）肉芽肿性炎伴坏死，可见类上皮样细胞及多核巨细胞反应，形态学可符合结核病理学改变。特殊染色：抗酸（+），PAS（-），GMS（-）。

【诊断要点】

肾结核（renal tuberculosis，RTB）的影像学表现依据肾结核的病程长短而表现不一。最为多见的特征为由肾盏扩张形成的囊状病灶，早期多为体积较小的单纯性脓腔，延迟增强可见对比剂充填，后期囊状扩张体积增大伴张力增高，多围绕肾盂排列，呈"花瓣状"或"猫爪状"，增强后囊性病灶边缘可有轻度强化，肾盂通常不扩张。其次还可表现为肾结核性肿块形成，肿块常密度不均且密度相对较高，多为慢性干酪样脓肿，也可为结核性肉芽肿形成所致。部分病例可表现为肾盂肾盏和输尿管的弥漫性增厚。上述肾结核表现可单独存在，也可合并存在，而钙化为最常见的表现，可伴随于上述各类肾结核表现中。肾结核病程后期可形成弥漫性钙化，称自截肾。

【鉴别诊断】

■ **非结核性肾积水** 非结核性肾积水多为输尿管梗阻引起，肾盂肾盏扩张较为均匀，肾盂扩张程度常明显于肾盏，而结核性肾积水主要表现为肾盏明显囊状扩张，而肾盂不扩张或扩张程度低于肾盏。

■ **黄色肉芽肿性肾盂肾炎** 黄色肉芽肿性肾盂肾炎大部分病例有明显的肾盂或肾盏结石伴肾盂肾盏梗阻性积水，扩张的肾盂肾盏壁明显增厚伴延迟强化，而肾结核扩张肾盏的壁一般较薄，常有散在小斑片状钙化而非引起梗阻积水的结石；黄色肉芽肿性肾盂肾炎常引起肾脏轮廓明显扩大，且内容物密度常低于肾结核的脓液密度。

■ **多囊肾** 多囊肾一般双肾发病，囊肿光整，分布无规律且大小不一，囊内密度均匀，肾盂不扩张，少数可合并多囊肝、多囊胰腺，一般不难鉴别。

【病案点评】

肾结核是全身结核病变的一部分，主要继发于肺结核，好发于20～40岁青壮年，男性多于女性。90%为单侧发病。肾结核患者可持续数月无症状，最初表现可能是偶发的尿液检查结果异常。随着肾脏病变进展，临床出现非特异性的症状和体征，如尿频尿急、血尿或脓尿、腰痛及排尿困难等。

肾结核的实验室检查主要包括：①尿常规：对确诊肾结核有重要意义，尿液常混浊呈"淘米水样"，一般为酸性，尿内含有蛋白、白细胞、红细胞成分；②尿结核杆菌检查找尿中结核杆菌对诊断肾结核尤为重要；③结核菌的免疫学及分子生物学检查。如放射免疫测定法、酶联免疫吸附试验和尿PCR-TB-DNA检查等。

静脉尿路造影（intravenous urography，IVU）可显示肾结核特有的影像学表现，表现包括肾盏边缘不齐，呈"虫蚀状"破坏，肾盏变形、空洞形成，或肾盏闭塞而使肾盏不显影。CT表现依赖于肾结核的病程进展情况，包括一个或多个肾盏囊状扩张，肾皮质变薄，肾盂和输尿管壁增厚，肾盂积水和肾钙化等。活动性炎症在增强检查中因局灶性组织水肿和血管收缩而出现局灶性灌注不足。钙化出现在50%的肾结核患者中。其他不典型表现有椎体破坏及椎旁脓肿。肾结核还可伴发输尿管结核及膀胱结核，表现为输尿管壁、膀胱壁增厚，尿路积水等。肾结核也可延伸至腰肌鞘、肾周和肾旁间隙，形成冷脓肿、窦道和瘘管等。MRI对发现肾结核早期病变的敏感性较低，主要用于评估进展期肾结核。其进展期的表现与CT类似，但对钙化不敏感。肾结核患者常继发于活动性肺结核，故一般要行胸部X线或CT检查。

目前药物治疗是泌尿系结核最基本的治疗方法，现采用短效治疗方案：异烟肼、利福平及吡嗪酰胺三联药物组成，总疗程6个月，疗效满意。如果治疗6～9个月患者肾功能仍不能转为正常或严重破坏时，则应手术治疗。

（梁宗辉　　申晓俊）

七、肾动脉瘤

【病例介绍】

患者女性，61岁，因“尿痛，尿频1周”入院。

■ **现病史**　患者8年前因宫颈癌行微创手术，术后恢复良好。反复尿路感染，行腹部CT示“左肾门区结节”，建议进一步检查。

■ **查体**　双肾区无膨隆，双肾区叩痛（－），双侧输尿管区压痛（－），耻骨上膀胱区叩诊浊音（－）。

■ **实验室检查**　尿常规：白细胞8745.6个/μL（↑），红细胞118.5个/μL，细菌192.99个/μL（↑）。

■ **影像学检查**　肾动脉CTA（对比剂碘美普尔400），具体内容见下。

■ **入院诊断**　①泌尿道感染；②放射性膀胱炎？③左肾肿瘤？

■ **主要诊疗计划**　双肾CT增强检查，同时抗感染治疗。

【CT 技术】

■ **对比剂注射方案**　用双筒高压注射器经肘正中静脉团注碘美普尔400，剂量1 mL/kg，速率5 mL/s，注射完毕后再以相同速率注射30 mL生理盐水进行冲洗。

■ **CT图像采集参数**　扫描仪器：SIEMENS SOMATOM Definition 128层螺旋CT。患者仰卧位，扫描范围为双侧肾上腺上缘至双肾下极。以双肾层面腹主动脉触发阈值为100 HU，达到阈值后约5 s启动扫描，静脉期扫描延时约60 s，肾排泄期约延时6 min。扫描管电压为120 kVp，管电流时间300 mA，层厚1.0 mm。

■ **后处理技术** 利用工作站处理原始数据，采用MIP、VR、MPR处理分析图像。

【**CT 图像**】（图 3-9-7）

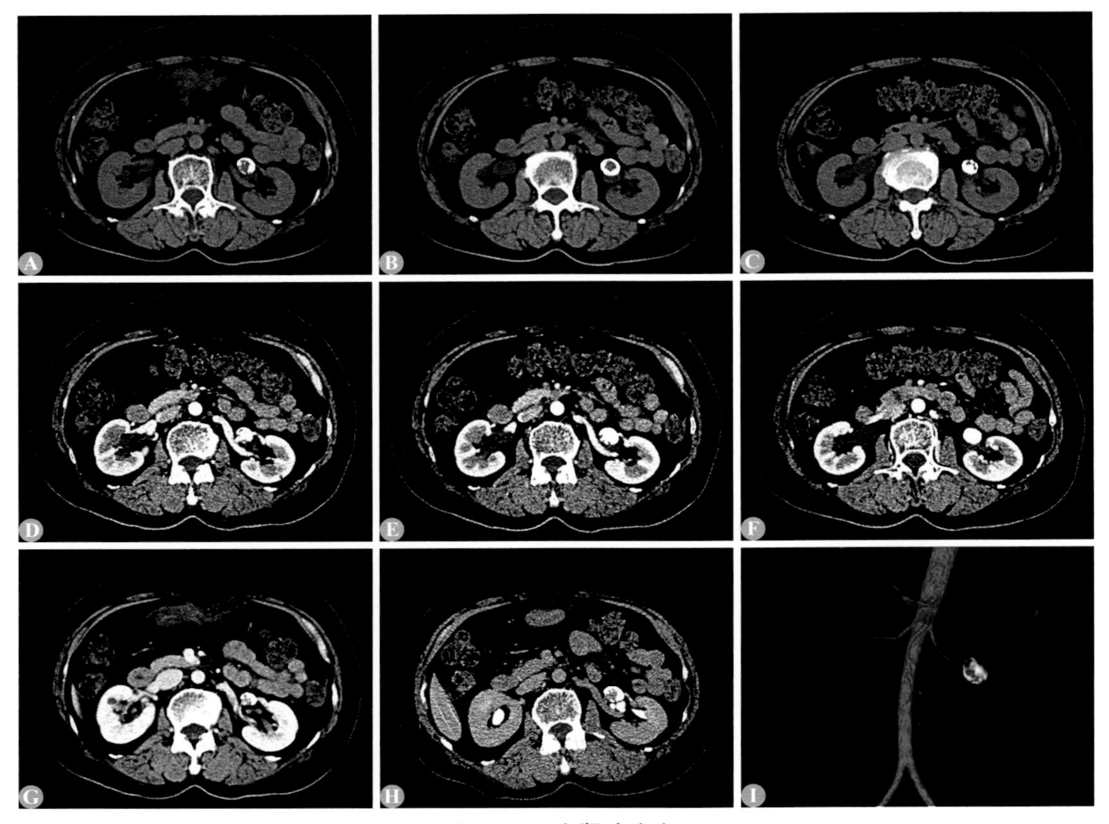

图3-9-7 左肾动脉瘤

A ~ C.CT平扫图像，左侧肾门见结节状异常密度影，直径约14 mm，边缘环形钙化影；D ~ F.动脉期图像，团注对比剂后结节中心强化，密度与同层面大血管相近，且与肾动脉一级分支相连续；G.静脉期图像，病灶中心密度下降，与同层面肾动脉密度一致；H.延迟期图像，病灶中心密度继续下降；I.VR图像，动脉瘤源自肾动脉，瘤壁有明显钙化

【**诊断依据**】

根据典型影像学表现可确诊。

【**诊断要点**】

肾动脉瘤（renal artery aneurysm，RAA）是一种较为罕见的肾血管性疾病，随着非侵入性影像技术的广泛应用，如超声、CT、MRI等，人群中估测的发病率为0.3% ~ 2.5%。肾动脉瘤常分为真性肾动脉瘤、假性肾动脉瘤及夹层肾动脉瘤。而临床上常说的肾动脉瘤多指真性肾动脉瘤，瘤体具有典型的血管壁三层结构；假性动脉瘤多由于血管壁损伤引起，如各种外伤及医源性穿刺；夹层肾动脉瘤常由动脉内膜缺陷引起，

动脉壁较为薄弱，继发夹层扩张。肾动脉瘤多发生于肾动脉主干分叉处，根据瘤体的扩张形态可分为肾囊状动脉瘤、肾梭形动脉瘤、肾内性动脉瘤。其中肾囊状动脉瘤约占70%，患者可无明显临床症状，也可能出现腰部不适、血尿等症状。肾动脉瘤患者很多都合并血管变异或其他血管病变，如果动脉瘤较大，可能合并瘤壁钙化现象。

肾动脉瘤临床检查主要依靠CT和血管造影检查。这些检查可清楚显示动脉瘤体的位置及与肾的关系。以往肾动脉瘤的诊断主要依靠肾动脉造影，其对病变的显示较为直观，但是对于较小的肾内动脉瘤诊断价值有限，且属于有创检查。而CTA为无创检查，空间分辨率高，重建的三维图形能清楚地显示动脉瘤与动脉的关系，对瘤体的来源、形态、数目、大小，以及分型都有明显优势。

【鉴别诊断】

■ **肾肿瘤**　肾肿瘤多发生于肾实质，CT平扫多为等密度或稍高密度肿块，增强扫描后强化程度一般低于正常肾实质强化。

■ **肾内血肿**　肾内血肿急性期CT平扫多为高密度肿块影，慢性期为等或低密度影，不强化。

【病案点评】

肾动脉瘤属于内脏动脉瘤的一种，较为少见，大多数患者无症状，少数可出现肾绞痛、血尿及高血压，当肾动脉瘤合并肾动脉狭窄可造成高肾素型高血压，甚至继发醛固酮增多症，潜在并发症包括血栓形成、肾梗死和破裂等。老年人因动脉粥样硬化并发肾动脉瘤破裂风险增高。对于瘤体较小、梭形的动脉瘤，可考虑保守治疗，严密影像学随访动脉瘤大小变化；对于偏心性（囊状）、直径>2 cm的动脉瘤，或合并顽固性高血压、急性夹层等瘤体破裂风险较大者，建议积极行手术治疗。

（梁宗辉　　李　璐）

八、输尿管尿路上皮肿瘤

【病例介绍】

患者女性，76岁，因“间断性右侧腰部疼痛1年，加重1个月”入院。

■ **现病史**　患者1年前突发右侧腰部疼痛，无恶心、呕吐，无寒战、高热，无胸闷、气短，无腹痛、腹泻等，患者及家属未予重视，未行相关诊疗，休息后自行缓解。此后上述症状间断出现。曾体检时诊断“右侧轻度肾盂积水（未见具体报告）”。1个月前上述症状加重，在我院门诊行超声检查示“右肾积水”。现以“右肾积水”收治入院。患者病程中，神志清，精神一般，饮食、睡眠一般，近期体重未见明显变化。

■**既往史** 平素身体健康状况一般，无既往疾病史、传染病史、外伤史、手术史。

■**查体** 双肾区无局限性隆起或凹陷，右肾区稍压痛，无叩击痛，无血管杂音。输尿管移行区无压痛及叩击痛。膀胱区叩诊呈浊音，压痛阴性。

■**实验室检查** 尿常规：颜色（无色），透明度（透明），尿葡萄糖（-），尿蛋白（-），隐血（+），酮体（-），亚硝酸盐（-），白细胞（-）。

■**影像学检查** 肾增强CT（对比剂应用碘美普尔400），具体内容见下。

■**入院诊断** 右肾积水，右侧输尿管占位?

■**主要诊疗计划** 拟行右侧输尿管肿瘤切除术。

【CT 技术】

■**对比剂注射方案** 碘美普尔400剂量0.8 mL/kg，速率3.0 mL/s。

■**CT图像采集参数** SIEMENS第二代DSCT仪，扫描参数：智能毫安，双源CTA球管、B球管管电压分别为140 kV、80 kV，参考管电流分别为162 mA、210 mA，层厚1 mm，层间距1 mm，足头向。采用触发扫描模式，选定膈下2 cm腹主动脉为监测兴趣区，监测阈值110 HU，延迟17 s、240 s进行实质期、排泄期扫描。

■**后处理技术** MPR。

【CT 图像】（图 3-9-8）

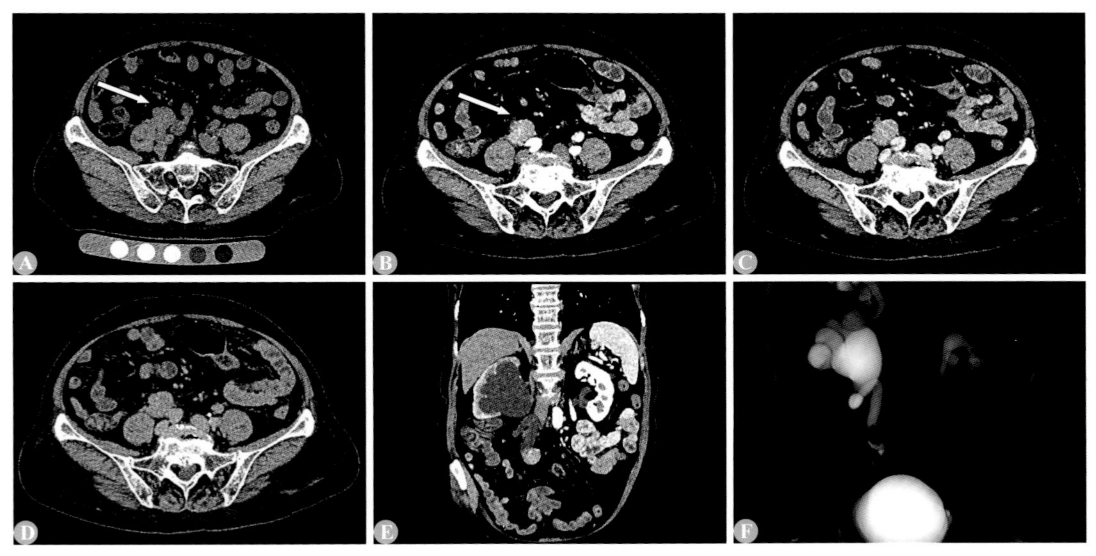

图3-9-8 右侧输尿管尿路上皮癌

A.CT平扫图像，右侧输尿管中段软组织肿块影（箭头）；B.皮质期图像，病灶呈中度较均匀强化（箭头）；C.实质期图像，病灶强化程度稍减低；D.排泄期图像，病灶强化程度同周围肌肉组织；E.MPR图像，病灶导致右侧肾盂、输尿管梗阻扩张；F.磁共振泌尿系水成像，右侧输尿管中段充盈缺损影并右侧肾盂、输尿管梗阻积水，梗阻端呈“杯口状”

【病理结果】

■ **手术经过**　经术前准备及全科讨论，行右侧输尿管肿瘤切除术。进入腹膜后，充分游离输尿管下段，可见输尿管下段有一肿物，大小约3 cm × 3 cm，距肿物两侧各1 cm左右完整切除肿物，断端吻合，检查创面无活动性出血，留置引流管。

■ **病理结果**　眼观（或大体病理）：输尿管一段，长4.5 cm，切端附灰白结节状组织一块，大小2.8 cm × 2 cm × 1 cm，切面灰白、实性、质软。镜检：低级别非浸润性尿路上皮癌。

【诊断要点】

输尿管尿路上皮癌（ureteral urological epithelial carcinoma）是泌尿系统少见的恶性肿瘤，与肾盂癌合称上尿路上皮癌。输尿管肿瘤大部分为恶性，90%以上是移行细胞癌。大多数输尿管癌发生在左侧，常见于远段输尿管，可单发或多发，也可双侧发生，部分病变由肾盂、膀胱肿瘤种植或蔓延引起。患侧的输尿管、肾盂、肾盏存在不同程度的梗阻积水现象，梗阻端发现异常软组织占位，可表现为输尿管壁环形或偏心性增厚，或管腔呈结节及不规则软组织密度肿块，增强扫描后病灶呈较均匀中度强化。磁共振泌尿系水成像（magnetic resonance urography，MRU）恶性梗阻常表现为尿路突然中断，梗阻端呈“杯口状”、不规则状或“鸟嘴状”形态。由于输尿管壁薄，就诊时，病灶常累及或穿透肌层，并发生输尿管周围淋巴结转移。

肿瘤生长方式：一类为肿瘤腔内生长，病变段输尿管增宽，管腔内见单发或多发结节样不规则充盈缺损，边缘不规整，伴部分轮廓线中断；另一类为肿瘤沿管壁浸润生长，管壁不均匀增厚、管腔不规则狭窄。

范围：大于1/3的病例可多中心发病。由于肾盂、输尿管和膀胱上皮起源相同，均为移行上皮，而且输尿管壁有丰富的淋巴管及毛细血管网，可同时、多中心发生肿瘤。

密度及强化方式：肿瘤体积较小时表现为均匀性软组织密度影，较大时因部分组织坏死而密度不均，增强扫描肿瘤呈渐进性持续强化，强化峰值在实质期。

转移：肿瘤易穿透至输尿管周围或早期出现远处转移，这是由于输尿管壁薄且具有丰富的淋巴管。

间接征象：肿瘤梗阻水平以上尿路不同程度的扩张积水，常为中度积水，重度积水少见。

【鉴别诊断】

■ **输尿管炎症**　输尿管炎性病变需要与管壁浸润性生长的输尿管癌鉴别，前者多见于年龄相对较轻的女性，管壁一般呈渐进性环形增厚，管腔轻度狭窄，累及范围较广泛，与正常输尿管呈移行性。后者管壁呈不规则增厚，范围较前者局限，周围常见浸润或肿大淋巴结。实验室检查（血白细胞）及临床表现对诊断及鉴别诊断均有提示意义，输尿管炎患者典型的症状包括发热、尿频、尿痛、脓尿，实验室检查白细胞计数升高。

■ **输尿管结核** 输尿管结核，多继发于肾结核，典型症状有尿频、尿痛、“米汤样”尿、脓尿及血尿。影像表现为多发性狭窄和扩张共存，呈“串珠样”改变，增强扫描输尿管壁呈环形强化。

【病案点评】

尿路上皮癌是原发性输尿管癌最常见的病理类型。近年来，随着诊断水平提高和人口老龄化的进展，其发病率有上升趋势。输尿管癌具有高复发性和多中心特点，且输尿管部位隐蔽，其临床表现缺乏特异性，不易引起患者重视，临床经常漏诊或误诊，早期诊断有一定困难。输尿管壁薄，肿瘤很容易浸润肌层和突破管壁伴发转移，因此，确诊时很多患者病情已进展至浸润性癌，预后差。

全程间歇性、无痛性肉眼血尿是原发性输尿管癌最常见的临床症状。当肿瘤浸润会继发上尿路梗阻，可伴有患侧腰腹部胀痛或钝痛。少部分患者因尿路梗阻引起无症状尿路积水也是常见症状之一。因此，对于出现反复肉眼血尿伴有单侧腰痛、肾积水的老年患者，经检查无泌尿系结石，应考虑输尿管占位性病变的可能。

输尿管镜检查特异度和敏感度高，直视下可观察肿瘤形态，取活检确定肿瘤性质。但该检查一直面临争议，由于输尿管壁薄，在灌注压力下，有导致输尿管破裂、穿孔及肿瘤种植转移的风险。尿脱落细胞检查是常规检查，有简单、安全、无创的优势，缺点是有假阳性、假阴性且无法判断肿瘤细胞来源。

由于输尿管壁薄，肿瘤易浸润肌层，输尿管周围淋巴管丰富，肿瘤容易通过输尿管周围的淋巴发生转移，因此，输尿管癌的治疗首选根治性肾、输尿管切除+同侧膀胱袖状切除术。CT检查对输尿管癌非常敏感，可发现输尿管壁增厚、肿瘤大小、浸润程度及分期、淋巴结肿大等，也可直观呈现双侧全尿路的情况，极大提高了输尿管癌诊断的准确性。

本例患者为老年女性，病程较长，CT提示右侧输尿管中段实性占位并右侧输尿管、肾盂梗阻积水，增强扫描呈渐进性强化，MRU示右侧输尿管中段突然截断，梗阻端呈“杯口状”，综合患者年龄、临床表现及CT、MRU表现，符合输尿管癌的表现。

（黄　刚　　贾应梅）

九、膀胱癌

【病例介绍】

患者男性，67岁，因“间断性血尿1年，近期血尿加重”入院。

■现病史　患者1年前无明显诱因出现肉眼血尿，色鲜红，未见血凝块，伴有尿频、尿急、尿痛，无寒战、发热，无颜面部及下肢水肿，未予重视，自服消炎药物后，血尿等不适症状可消失。近期再次出现血尿，出血较多，伴有血凝块。3天前就诊于当地医院，行泌尿系彩超："膀胱右侧壁实性占位性病变，建议至上级医院检查"。遂就诊于我院。病程中，患者神志清，精神一般，饮食正常，睡眠尚可，发生血尿时，尿色呈洗肉水样，大便正常，体重减轻约2 kg。

■既往史　平素身体健康，无既往疾病史。

■查体　双肾区无局限性隆起及凹陷，无压痛及叩击痛，双侧输尿管走行区无压痛、叩击痛；膀胱区无局部膨隆，按压时有压痛，无排尿感或尿外溢，叩诊呈浊音，未触及包块。

■实验室检查　尿常规：颜色（红色），透明度（浑浊），尿糖（-），尿蛋白（3+），隐血（3+），酮体（1+），亚硝酸盐（+），白细胞（2+）。

■影像学检查　增强CT（对比剂应用碘美普尔400），具体内容见下。

■入院诊断　膀胱肿瘤。

■主要诊疗计划　拟行全身麻醉下腹腔镜下根治性膀胱切除术+回肠代膀胱术。

【CT 技术】

■对比剂注射方案　碘美普尔400剂量0.8 mL/kg，速率3.0 mL/s。

■CT图像采集参数　SIEMENS第二代DSCT（SIEMENS SOMATOM Definition Flash）仪，扫描参数：智能毫安，双源CT A球管、B球管管电压分别为140 kV、80 kV，参考管电流分别为162 mA、210 mA，层厚1 mm，层间距1 mm，足头向。采用触发扫描模式，选定膈下2 cm腹主动脉为监测兴趣区，监测阈值110 HU，延迟17 s、240 s进行实质期、排泄期扫描。

■后处理技术　MPR。

【CT 图像】（图 3-9-9）

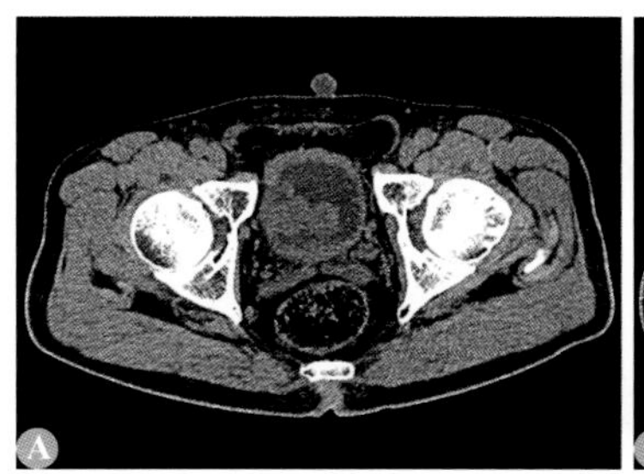

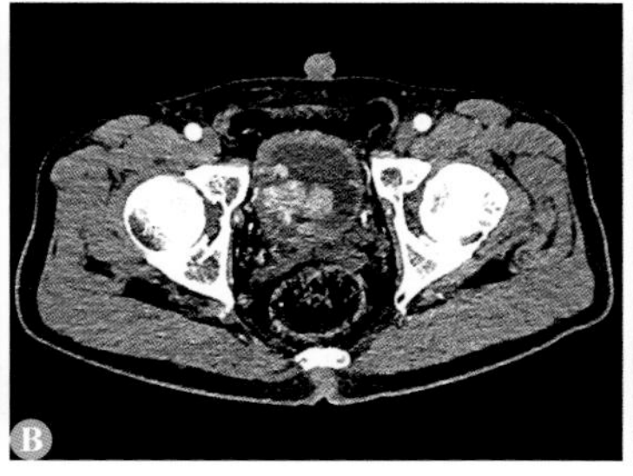

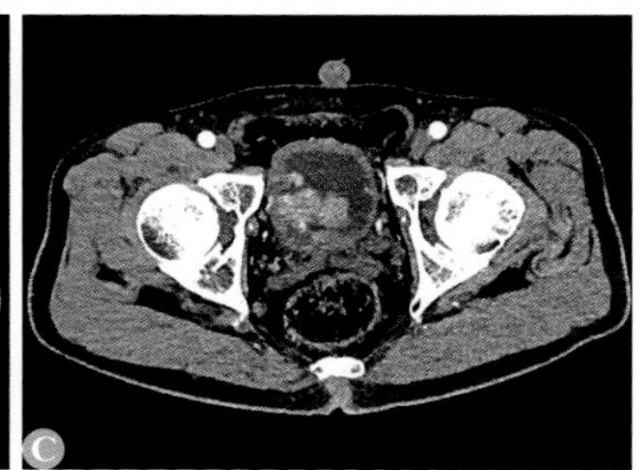

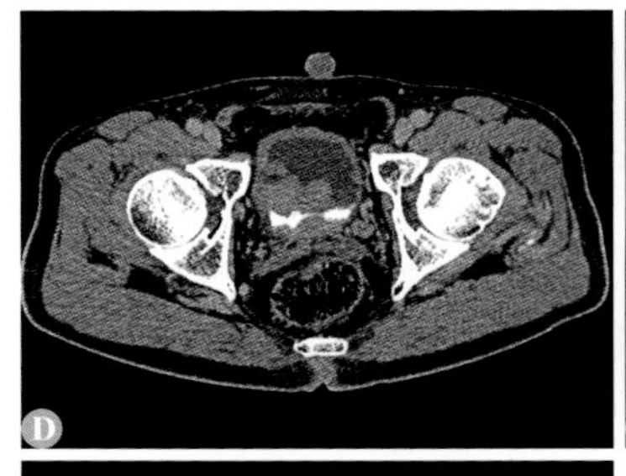

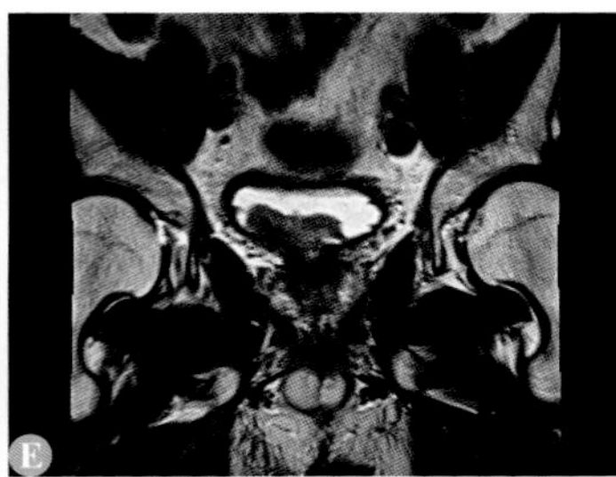

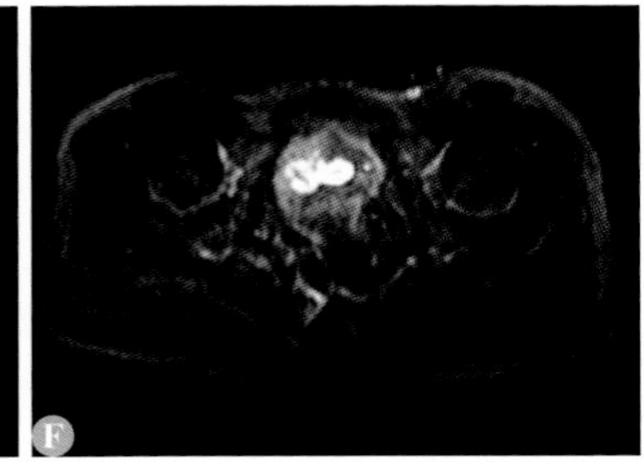

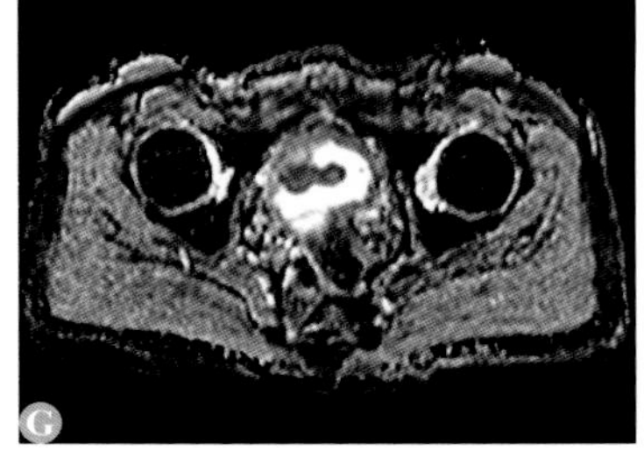

图3-9-9 膀胱癌

A.CT平扫图像，膀胱右侧壁宽基底软组织肿块突向膀胱腔内；B.皮质期图像，膀胱右侧壁病灶呈明显强化；C.实质期图像，病灶强化程度稍减低，密度尚均匀；D.排泄期图像，病灶强化程度减低，膀胱腔内见充盈缺损影；E.高分辨率T_2WI冠状位图像，病灶与膀胱右侧壁宽基底相连，呈“菜花样”突向膀胱强化，呈稍高信号；F、G.DWI（b=1000 s/mm^2）图像，病灶明显弥散受限

【病理结果】

■ **手术经过** 经术前讨论，全身麻醉下行腹腔镜下根治性膀胱切除术+回肠膀胱尿流改道术。常规盆腔淋巴结清扫后，分离膀胱，完整切除膀胱。距回盲部15 cm取末段回肠20 cm，将两侧输尿管与游离的末端回肠近端分别进行端侧吻合，将游离回肠远端经腹壁切开处拉出腹壁外做肠管外翻乳头，并于腹壁固定缝合，油纱布保护回肠乳头。

■ **病理结果** 眼观（或大体病理）：膀胱组织一个，大小11 cm × 7 cm × 6 cm，近膀胱内口可见一隆起型“菜花样”肿物，大小3 cm × 3 cm × 2.5 cm，肿物切面灰白实性、质中。免疫组化：CK7（+）、CK20（−）、P53（野生型）、P63（+）、Calponin（−）、GATA-3（+）、CD10（部分+）、CyclinD1（灶+）、P40（+）、Ki-67（index：60%）。结合免疫组织化学染色结果诊断：膀胱癌，高级别浸润性尿路上皮癌，癌组织浸润膀胱固有肌层浅肌层（9/20 mm）。

【诊断要点】

膀胱癌（gallbladder cancer，GBC）是膀胱最常见的恶性肿瘤，多为移行细胞癌，发病率及死亡率均较高。好发于膀胱三角区和两侧壁。病灶可呈“乳头状”、“菜花状”或浸润性生长，以“乳头状”为主，常侵犯肌层。CT检查早期病变呈小结节状或小丘状壁内肿块，随着肿块逐渐增大，晚期常表现为带蒂或广基的肿块向膀胱腔内突起，表面可出现出血、坏死，少数肿瘤表面可有点状或不规则钙化。增强扫描早期肿块多为较均匀明显强化，延迟扫描，腔内充盈对比剂，肿块表现为低密度充盈缺损影；而浸润性生长的肿瘤常表现为膀胱壁局限性或弥漫性增厚，膀胱镜检常漏诊、误诊，增强扫描常表现为异常明显或持续性的强化。肿瘤侵犯盆腔脂肪间隙时，膀胱壁与周围脂肪分界模糊，脂肪密度增高并呈网纹状结构，侵犯输尿管膀胱开口时引起患侧肾盂、输尿管积水。

【鉴别诊断】

■ **膀胱嗜铬细胞瘤** 膀胱嗜铬细胞瘤是一种罕见的泌尿系肿瘤，见于膀胱的顶壁及近三角区的后壁。临床症状为头晕、心悸、多汗、昏厥、排尿伴休克、无痛性肉眼血尿、阵发性高血压，其中间歇性肉眼血尿及排尿时高血压发作加重最为典型。CT常显示为圆形或类圆形，边界较清，体积较小，增强扫描后病灶呈显著持续强化。

■ **膀胱平滑肌瘤** 膀胱平滑肌瘤是一种少见的膀胱良性肿瘤，根据肿瘤与膀胱壁的关系通常分为黏膜下型、壁间型和浆膜下型，以黏膜下型最为常见。CT表现为类圆形或长条形密度均匀的软组织肿块，边界清晰，增强扫描呈轻中度强化，出血、坏死少见。

■ **膀胱内翻性乳头状瘤** 膀胱内翻性乳头状瘤是尿路上皮良性肿瘤中较为少见的类型之一，多发生于膀胱三角及颈部，男性多于女性，临床特点包括：①生长缓慢，临床症状轻；②病灶多较局限，以1～2 cm居多；③多呈“菜花样”、结节状，表面较光滑；④常与膀胱壁蒂连接；⑤密度均匀，无坏死液化，增强扫描呈中度延迟强化；⑥病灶为非浸润性生长，无邻近脏器受侵及周围淋巴结肿大等恶性征象。

■ **腺性膀胱炎** 腺性膀胱炎是膀胱移行上皮细胞的良性增殖性疾病，虽为癌前病变，但未表现为肿瘤样快速增殖，仍属于炎症范畴，强化程度较低，而膀胱癌富血供，所以明显强化，同时多伴有周围组织浸润、淋巴结转移。

【病案点评】

膀胱癌是泌尿系统最常见的恶性肿瘤之一，其发生不受年龄限制，有研究称，其发病率会随着年龄的增长而增加，多发于中老年人，发病率男性高于女性。90%的膀胱癌为移行尿路上皮细胞癌，其中15%～30%为肌层浸润性膀胱癌。血尿是大多数膀胱癌患者最初的临床表现。但由于血尿可自行出现减轻或停止现象，容易给患者造成“病愈”的错觉，因此，可能造成病情进一步发展。而部分患者发现存在血尿时，往往已经错过肿瘤治疗的最佳时期。

膀胱镜检为诊断膀胱癌的金标准，可以直视下观察膀胱内新生物数目多少、形态大小、具体生长部位，且可以获得明确的病理诊断，但经尿道进行操作是有创性的，可能损伤尿道黏膜、前列腺及膀胱壁引起出血，也可能引起医源性尿路感染。

应用CT扫描对膀胱癌进行诊断属于一种较为良好的影像学检查手段，其主要价值是能够对患者的病程状况进行分期，不仅能够观察患者的肿瘤累及范围和程度，还能显示肿瘤病变对患者周围器官的影响，观察是否存在淋巴结及远处转移，通过这种方式对膀胱癌进行准确的分析和诊断，有助于患者治疗方案的制订，并评估患者预后恢复。

典型的膀胱癌的CT表现为带蒂或宽基底突向膀胱腔的肿块，边界清楚，可呈“菜花样”改变，表面可出血、坏死，增强扫描呈不均匀中度强化，部分病灶表现为膀胱壁的弥漫性或局限性增厚，膀胱容量缩小，仅依赖于单一影像学诊断有一定的困难。

肌层浸润性膀胱癌恶性程度高，治疗方案采用根治性膀胱切除+局部淋巴结清扫术；对非肌层浸润性膀胱癌，大多数恶性程度相对较低，因此，目前多采用保留膀胱的局部切除术+术后立即膀胱灌洗化学治疗，但如果术后反复发作，仍需采用根治性膀胱切除。

本例患者为老年男性，病程较长，无痛性肉眼血尿是其特征性的临床表现，CT提示膀胱右侧壁宽基底占位，明显强化，MRI示病灶弥散受限，综合患者年龄、临床表现及CT、MRI表现，符合膀胱癌的表现。

（黄　刚　　贾应梅　　张古沐阳　　孙　昊　　许梨梨）

十、嗜铬细胞瘤

【病例介绍】

患者男性，29岁，因“体检发现左侧肾上腺占位4年，阵发性头痛头晕2年”入院。

■现病史　患者4年前结婚体检发现左侧肾上腺占位，无头痛、头晕，无恶心、呕吐，无腹痛、腹胀，无胸闷、气短，无四肢乏力不适，无颜面部针刺感，未诊治。约2年前开始间断出现头痛、头晕，一般于劳累、剧烈运动后出现，查体发现血压升高，具体不详，外院CT示“左侧肾上腺区占位，直径约6 cm”。病程中，患者神志清，精神一般，大小便如常，近期体重无变化。

■既往史　既往有乙型病毒性肝炎病史4年，未正规治疗。

■查体　全身皮肤及黏膜无发绀、黄染。腹部外形正常，全腹软，无压痛及反跳痛，腹部未触及包块，双肾区无叩击痛。

■实验室检查　肾素（浓度）5.22 ng/L（－），醛固酮（发光法）107.51 ng/L（－），血管紧张素AⅡ（发光法）163.86 ng/L（+），香草扁桃酸（VMA）73 μmol/24h（+），血浆皮质醇测定（CORL）32.80 nmol/L（－），乙型肝炎病毒表面抗原（+），乙型肝炎病毒e抗原（+），乙型肝炎病毒核心抗体（+）。

■影像学检查　腹部增强CT（对比剂应用碘美普尔400），具体内容见下。

■入院诊断　①左侧肾上腺良性肿瘤；②乙型病毒性肝炎；③高血压 2级 高危。

■主要诊疗计划　拟行全身麻醉下机器人辅助腹腔镜下左侧肾上腺肿瘤切除术。

【CT 技术】

■对比剂注射方案　碘美普尔400剂量0.8 mL/kg，注射速率3.0 mL/s。

■CT图像采集参数　SIEMENS第二代DSCT仪，扫描参数：智能毫安，双源CT A球管、B球管管电压分别为140 kV、80 kV，参考管电流分别为162 mA、210 mA，层厚1 mm，层间距1 mm，足头向。采用触发扫描模式，选定膈下2 cm腹主动脉为监测兴趣区，监测阈值110 HU，延迟17 s、240 s进行实质期、排泄期扫描。

■ **后处理技术**　MPR。

【CT图像】（图3-9-10）

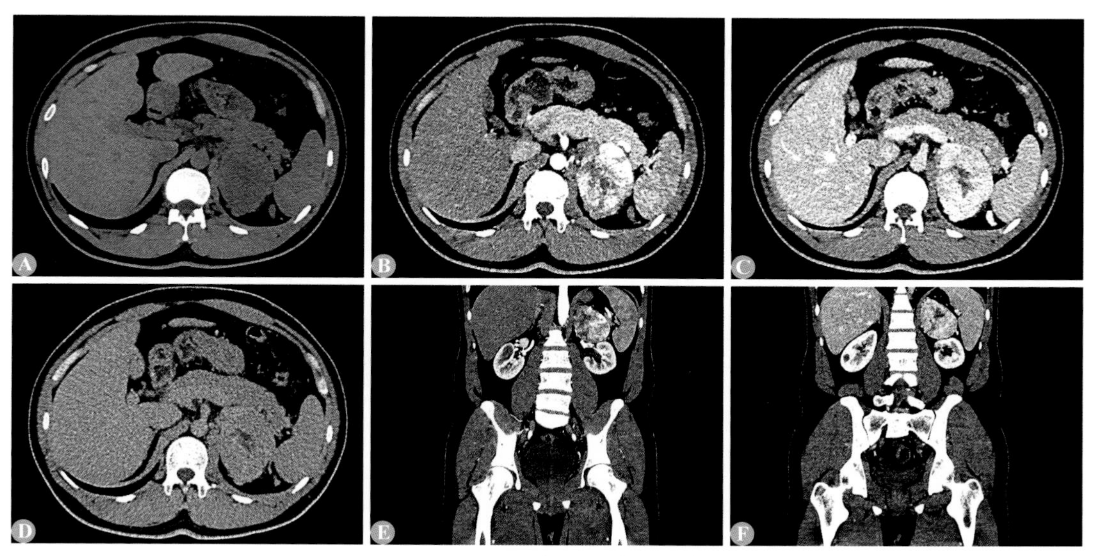

图3-9-10　左侧肾上腺嗜铬细胞瘤

A.CT平扫图像，左侧肾上腺区软组织肿块影，边界较清，密度不均匀；B.皮质期图像，左侧肾上腺区软组织呈明显不均匀强化，病灶内见片状低密度影；C.实质期图像，病灶仍呈明显不均均匀强化，边界趋于清晰，邻近胰腺受推挤；D.排泄期图像，病灶强化程度减低，病灶内见片状未强化低密度影；E、F.MPR图像，病灶与胰腺及左肾分界清晰

【病理结果】

■ **手术经过**　经术前讨论，全身麻醉下行机器人辅助腹腔镜下左侧肾上腺肿瘤切除术。术中探查左侧肾上腺肿物，长径约8 cm，肿瘤下极与左肾静脉界限不清，与周围组织界限不清。锐性与钝性分离结合分离左肾上腺肿瘤，完整切除左侧肾上腺肿瘤，检查创面无活动性出血，留置腹腔引流管。

■ **病理结果**　眼观（或大体病理）：左侧肾上腺灰黄灰红不整形组织一块，大小7 cm × 5 cm × 4 cm，可见部分包膜，切面灰黄灰红实性，质软。免疫组化：a-inhibin（−）、S-100（部分+）、CgA（−）、Syn（+）、CD56（大部+）、MelanA（+）、CKP（−）、EMA（−）、Vimentin（−）、Ki-67（index：2% ~ 5%）。结合免疫组织化学染色结果诊断：嗜铬细胞瘤，未见明确包膜及血管侵犯，瘤细胞生长活跃。

【诊断要点】

嗜铬细胞瘤（pheochromocytoma，PHEO）是起源于嗜铬细胞的肿瘤，通常来源于肾上腺髓质，形态多为圆形或椭圆形，大部分边缘光整清晰。影像学特点为肾上腺区较大、单发、实性肿块，病灶直径一般>2 cm，易发生出血、坏死、囊性变或钙化，平扫CT值>10 HU，T_2WI呈高信号，因为肿瘤不含有细胞质内脂肪，在反相位上无信号减低。嗜铬细胞瘤血供丰富，病灶增强后实性部分呈明显强化。动脉期CT值89～129 HU，静脉期持续增强，CT值82～106 HU，延迟期强化程度略有下降，CT值约76～92 HU，中心坏死囊变区无增强，强化快速而持久为其特点。恶性嗜铬细胞瘤表现为部分边缘不清、形态不规则且出现周围侵犯征象。

【鉴别诊断】

■ **肾上腺腺瘤**　肾上腺腺瘤多发生在单侧肾上腺，常表现为边界清晰、圆形、密度均匀的肿块，直径常<3 cm，钙化、出血、坏死、囊变少见。病灶内因含有脂质而呈现低密度，增强扫描轻中度强化，强化程度低于嗜铬细胞瘤。

■ **肾上腺皮质癌**　肾上腺皮质癌较少见，发病年龄40～70岁，体积较大，多呈分叶状，常伴出血、坏死及囊变，约30%伴钙化灶。增强扫描强化程度不及嗜铬细胞瘤，同时可有腔静脉内瘤栓形成及相关转移区域肿大淋巴结。

■ **肾上腺转移瘤**　肾上腺转移瘤以肺癌转移居多，可为单侧或双侧，体积一般较小，可发生坏死，但囊变的机率远小于嗜铬细胞瘤，增强扫描以边缘环形强化为主，强化程度低于嗜铬细胞瘤。结合原发瘤病史，一般可以做出鉴别。

【病案点评】

嗜铬细胞瘤是一种神经内分泌肿瘤，起源于嗜铬细胞，通常能分泌儿茶酚胺类物质（肾上腺素和去甲肾上腺素、多巴胺）。在正常情况下，体内的大多数嗜铬细胞在出生后不久逐渐消退，其余90%的嗜铬细胞位于肾上腺髓质中，另10%分布于腹主动脉旁的副神经节丛。功能性的嗜铬细胞瘤由于可以分泌大量儿茶酚胺类物质，可导致患者出现高血压危象等许多临床危急表现，因此，诊断并不困难，但非功能性者通常只是在影像学检查时被偶尔发现，单从影像学检查无法与功能性嗜铬细胞瘤相区别。

嗜铬细胞瘤多见于20～40岁的人群，男女差异无统计学意义，儿童嗜铬细胞瘤很少见，主要以恶性和家族遗传性多见。临床表现主要由于儿茶酚胺释放到血循环中的浓度决定，一般可见阵发性高血压或持续性高血压，儿茶酚胺性心肌病，基础代谢及糖、脂肪、电解质代谢紊乱，腹部肿块及溃疡出血等。10%法则通常用于描述嗜铬细胞瘤的特征：10%为肾上腺外，10%为双侧，10%为恶性，10%与遗传相关。

实验室检查主要是尿中儿茶酚胺代谢物香草扁桃酸的24小时测定，也可测定血清中自由儿茶酚胺的浓度。

嗜铬细胞瘤的治疗主要是外科切除。实验室检查和影像学检查明确诊断基础上，必须在麻醉诱导前接受肾上腺素能阻滞药物，同时在手术过程中严密监控以应对任何危急情况。

本病例为中年男性，病程长，有高血压病史，CT提示左侧肾上腺占位，增强扫描呈明显不均匀强化，内见粗大纡曲供血动脉，综合患者年龄、临床表现及CT表现，符合嗜铬细胞瘤的诊断。

（黄 刚 贾应梅 金征宇 张晓霄 孙 昊）

十一、皮质癌

【病例介绍】

患者女性，66岁，因“体检发现左肾上腺区占位性病变5年”入院。

■ **现病史** 患者5年前因“急性阑尾炎”就诊于当地医院，完善相关检查，发现“左侧肾上腺区占位性病变”，患者未予重视。3个月前患者就诊于外院，行子宫全切手术，期间发现左侧肾上腺区占位性病变有所增大，建议进一步治疗。遂来我院进一步治疗。自发病以来，患者神志清、精神可，近期体重无明显变化。

■ **既往史** 既往有高血压 2级 高危病史8年，未规律服药；糖尿病病史5年，规律服药；阑尾切除、子宫广泛性切除手术史。

■ **查体** 全身皮肤及黏膜无发绀、黄染。腹部外形正常，全腹软，无压痛及反跳痛，腹部未触及包块；左肾区压痛阳性，叩击痛阳性，右侧肾区无压痛，叩击痛阴性。

■ **实验室检查** CA19-9 3.50 U/mL（-），CEA 1.06 ng/mL（-），肾素（活性）5.77 ng/（mL·h）（+），血管紧张素Ⅰ 2.14 ng/mL （-），血管紧张素Ⅱ 157.40 ng/mL （+），血浆皮质醇396.7 nmol/L（-）。

■ **影像学检查** 增强CT（对比剂应用碘美普尔400），具体内容见下。

■ **入院诊断** ①左侧肾上腺肿物；②糖尿病；③高血压 2级 高危；④子宫恶性肿瘤史，子宫切除术后状态；⑤阑尾切除术后。

■ **主要诊疗计划** 拟行全身麻醉下机器人辅助腹腔镜左侧肾上腺肿瘤切除术。

【CT 技术】

■ **对比剂注射方案** 碘美普尔400剂量0.8 mL/kg，注射速率3.0 mL/s。

■ **CT图像采集参数** SIEMENS第二代DSCT仪，扫描参数：智能毫安，双源CT A球管、B球管管电压分别为140 kV、80 kV，参考管电流分别为162 mA、210 mA，层厚1 mm，层间距1 mm，足头向。采用触发扫描模式，选定膈下2 cm腹主动脉为监测兴趣区，监测阈值110 HU，延迟20 s进行静脉期扫描。

■ **后处理技术** MPR。

【CT 图像】（图 3-9-11）

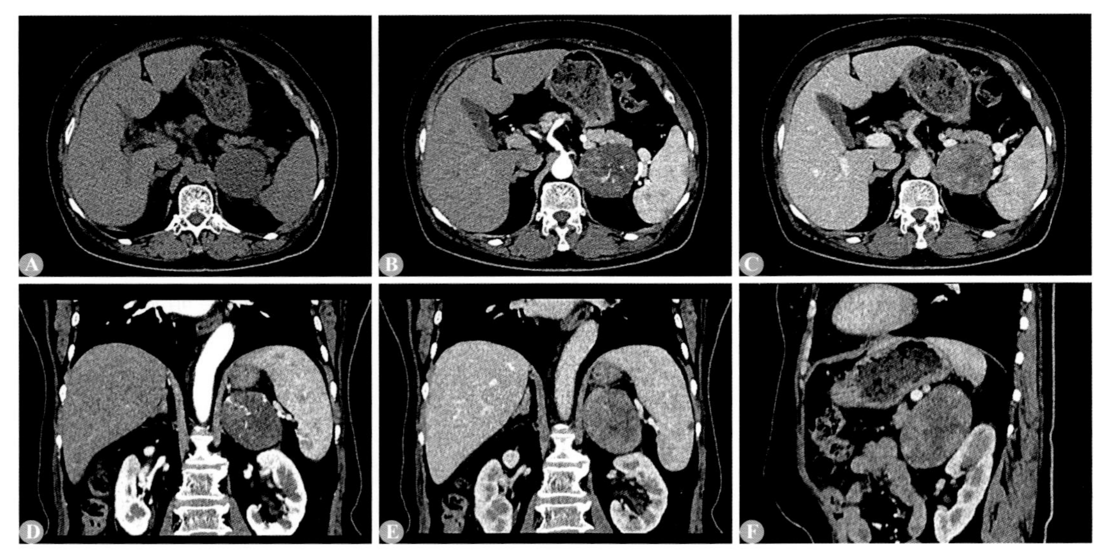

图3-9-11　左侧肾上腺皮质癌

A.CT平扫图像，左侧肾上腺正常结构消失，左侧肾上腺区见一类圆形肿块影，边界清晰，平扫密度较均匀；B.动脉期图像，病灶呈不均匀轻度强化，病灶内见纡曲走行血管影，邻近胰尾受推压；C.静脉期图像，病灶强化程度高于动脉期，呈不均匀延迟强化；D～F.MPR图像，病灶与胰腺、左肾分界清晰

【病理结果】

■ **手术经过**　经术前讨论，行全身麻醉机器人辅助腹腔镜下左侧肾上腺肿瘤切除术。术中探查左侧肾上腺区肿瘤，大小约6 cm×6 cm×5 cm，有外科包膜，与肝面腹膜局部粘连明显，周围脂肪“皂化”，夹闭肿瘤血管并离断，游离肾上腺肿瘤后装入标本袋，检查创面无活动性出血，留置腹腔引流管。

■ **病理结果**　眼观（或大体病理）：左侧肾上腺灰黄灰褐不整形组织一块，大小8 cm×6 cm×3 cm，可见部分包膜，组织切面灰白灰黄质糟脆。免疫组化：a-inhibin（+）、S-100（-）、CgA（-）、Syn（+）、CD56（弱+）、MelanA（-）、CKP（-）、EMA（-）、Vimentin（弱+）、GFAP（-），Ki-67（index：40%）。结合免疫组织化学染色结果诊断：肾上腺皮质腺癌。

【诊断要点】

肾上腺皮质癌（adrenocortical carcinoma，ACC）体积大（直径>5 cm），多单侧，边界呈不规则状，当肿瘤因生长快、供血不足造成坏死、出血，肿瘤的坏死区域发生再生修复时，会表现为钙化和囊性变，当淋巴结向深静脉和下腔静脉区域转移时，可能在相关转移区域见到肿大淋巴结。影像学特点：CT平扫常为边界清晰、密度不均的肿块，较小的肿瘤密度较均匀，约30%病灶可见细小或粗大的钙化，多位于肿瘤中心，部分区域CT值可接近脂肪组织（细胞质内脂质）。增强扫描肿瘤实性部分动脉期不均匀强化，延迟期持续强化，强化程度低于嗜铬细胞瘤。约19%的病例可见下腔静脉受侵，肿瘤常发生局部或主动脉旁淋巴结转移。

【鉴别诊断】

■ **肾上腺腺瘤** 肾上腺腺瘤多发生在单侧肾上腺，常表现为边界清晰、圆形、密度均匀的肿块，直径常<3 cm，钙化、出血、坏死、囊变少见。病灶内因含有脂质而呈现低密度，增强扫描轻中度较均匀强化。

■ **肾上腺嗜铬细胞瘤** 肾上腺嗜铬细胞瘤血供丰富，病灶增强后呈明显不均匀强化，强化程度明显高于ACC。

■ **肾上腺转移瘤** 肾上腺转移瘤以肺癌转移居多，可为单侧或双侧，体积一般较小，可发生坏死，但囊变的机会远少于嗜铬细胞瘤，增强扫描以边缘环形强化为主，强化程度低于嗜铬细胞瘤。结合原发瘤病史，一般可做出鉴别。

【病案点评】

ACC是来源于肾上腺皮质的恶性肿瘤，多发生于10岁以下的儿童和40～50岁的成年人，其发病罕见［（0.5～2）/100万］，发现时多已发生转移且治疗后易复发，5年生存率<35%。ACC的临床表现主要与肿瘤功能状态及体积大小有关。根据肿瘤有无内分泌功能，将ACC分为功能性肿瘤和非功能性肿瘤两大类。ACC能够分泌包括糖皮质激素（最常见）、盐皮质激素、性激素及其前体等在内的多种激素成分。体积较大的肿瘤除了引起局部压迫症状外，还能因肿瘤过量分泌激素引起相应的特殊表现，如皮质醇的过量分泌会引起Cushing综合征，醛固酮的过量分泌会引起高血压和低钾血症，性激素的过量分泌会引起男性的女性化和女性的男性化，根据这些特殊的临床表现可以推定相应激素分泌类型和水平，进而为ACC诊断提供线索。无功能性ACC起病多缓慢，常表现为腰痛、腹胀、消瘦、乏力、贫血、低热及腹部肿物等。患者通常为肿瘤增大到一定程度或转移引起的压迫引起疼痛，或在体检时发现。

实验室检查：欧洲肾上腺肿瘤研究网（European Network for the Study of Adrenal Tumors，ENSAT）建议的ACC内分泌检查主要由以下4个方面构成：①糖皮质激素：地塞米松抑制试验、24小时尿游离皮质醇、血清基础皮质醇和血清基础促肾上腺皮质激素（ACTH）浓度检测；②盐皮质激素：血钾浓度和醛固酮/肾素比值（仅用于高血压或低钾血症患者）检测；③性激素：血清硫酸脱氢表雄酮、17-羟基黄体酮、雄烯二酮、睾酮和17β-雌二醇（男性和绝经女性）浓度检测；④排除嗜铬细胞瘤相关激素检测。ACC因分化程度不高造成激素合成功能障碍，相关激素前体不能正常合成相应激素，会导致过量的激素前体堆积释放，通过激素前体的检测不失为一种有用的诊断方法。

ACC患者需要综合治疗，最重要的是初次手术完整切除肿瘤。淋巴结清扫的边界应包括隔膜，同侧的大血管旁和同侧肾门。即使完整切除肿瘤，仍有50%～80%的病例出现原位复发或转移，复发者再次行完整肿瘤切除手术是必要的。如果肿瘤无法切除，或局部、远处转移者，可选择米托坦、细胞毒性药物、靶向药物等辅助疗法。

本病例为老年女性，病程长，CT提示左侧肾上腺占位，平扫密度较均匀，增强扫描呈轻中度不均匀强化，内见粗大纡曲供血动脉，强化程度低于嗜铬细胞瘤，综合患者年龄、临床表现及CT表现，符合ACC的诊断。

（黄　刚　　贾应梅）

第二节　生殖系统疾病

一、畸胎瘤

【病例介绍】

患者女性，33岁，因“体检发现右附件区包块1周”入院。

■ **现病史**　1周前患者于外院体检发现“右侧附件区包块（疑卵巢畸胎瘤）”，无发热，无腹痛、腹胀，无尿频、尿急、尿痛，无大便性状改变。

■ **查体**　右侧附件区可扪及包块，质中，形态规则，活动度可，全腹软，无压痛、反跳痛，肝肋下未触及，脾肋下未触及，双肾未触及。

■ **实验室检查**　肿瘤标志物、血常规、生化等无异常。

■ **影像学检查**　盆腔增强CT（对比剂应用碘美普尔400），具体内容见下。

■ **入院诊断**　①卵巢畸胎瘤？②卵巢巧克力囊肿？

■ **主要诊疗计划**　完善术前检查，拟行全身麻醉下单孔腹腔镜右卵巢囊肿剥除术。

【CT 技术】

■ **对比剂注射方案**　碘美普尔400剂量2 mL/kg，注射速率2.0 mL/s。

■ **CT图像采集参数**　GE Revolution CT，患者检查前适当充盈膀胱，去除金属异物，仰卧位，阴道填塞纱布，扫描范围从膈肌顶部至外阴下缘。扫描参数：GSI扫描模式，管电压80～140 kV，管电流300 mA，螺距0.992：1，单圈转速0.5 s/circle，重建层厚5 mm，层间距5 mm。于对比剂注射后30 s、80 s分别行动脉期、静脉期扫描。

【CT 图像】（图 3-9-12）

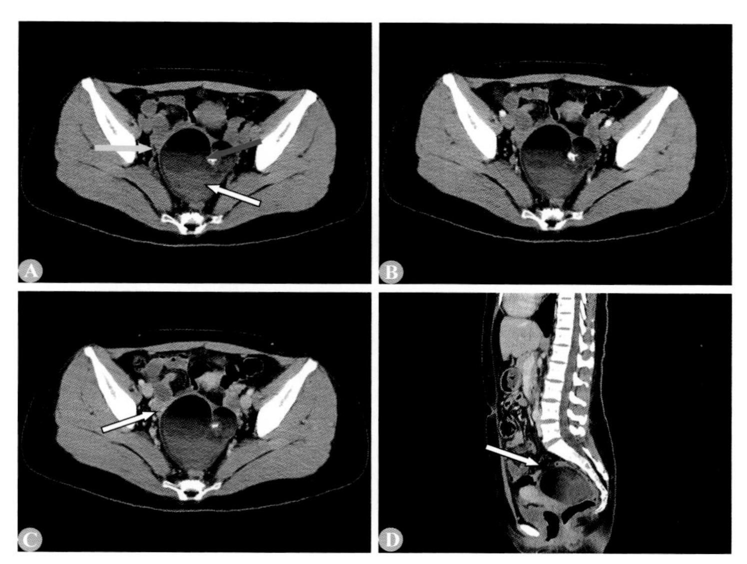

图3-9-12 成熟性畸胎瘤

A.CT平扫图像，盆腔内混杂密度占位（白箭头），形态较规则，边界清晰，内见钙化（蓝箭头）及脂液分层（黄箭头）；B.动脉期图像，病灶未见明确强化；C.静脉期图像，囊壁轻度强化，可见右侧“卵巢血管蒂征”阳性（白箭头）；D.矢状位MPR图像，病灶占据子宫直肠陷窝，压迫子宫及直肠、乙状结肠，内见明显脂液分层（白箭头）

【病理结果】

■ **手术经过** 经术前准备，行全身麻醉下单孔腹腔镜右卵巢囊肿剥除术+肠粘连松解术。术中见大网膜与右侧盆壁形成膜状粘连，粘连面积约5 cm×6 cm，分离粘连见：子宫前位、大小形态无明显异常；左卵巢大小、形态无明显异常；左输卵管外观无明显异常；右卵巢明显增大，大小约10 cm×9 cm×8 cm，内见一大小约9 cm×8 cm×8 cm的囊肿，囊壁光滑、囊内含大量淡黄色油脂样物质及毛发组织；右输卵管外观无明显异常。

■ **病理结果** 右卵巢囊肿成熟性囊性畸胎瘤。

【诊断要点】

成熟性畸胎瘤（mature teratoma，MT）是卵巢最常见的良性生殖细胞肿瘤。畸胎瘤可由三层多能生殖细胞产生的成熟或发育中的组织组成：外胚层（皮肤衍生物和神经组织）、中胚层（脂肪、骨、软骨、肌肉）和内胚层（胃肠道、支气管上皮和甲状腺组织），外胚层成分最多。MT通常呈囊性，外形为圆形或者类圆形，其内可见特征性脂肪密度影、液-脂平面、头结节、钙化灶、牙齿等。

CT上MT呈囊性，单房或多房，囊内脂肪密度影是良性畸胎瘤的特异性CT征象，可见脂-液平面，部分病例可见牙齿或钙化，毛发也比较常见。如果毛发皮脂混合，病灶密度较单纯脂肪高。MT的囊壁较少出现钙化。约92%的MT可在囊壁内见实性成分或隆起，称为头结节。如果有骨或牙齿，则往往位于该结节内。头结节是另一个相对特异性的征象，结节通常单个，也可以是多个，一般大小为1～4.5 cm，呈圆形或卵圆形，边界清晰，与囊壁呈锐角相交，结节密度可为液性或软组织，常无增强。60%结节中见脂肪，45%见钙化或牙齿，65%的病例可见源于结节的毛发。另外，头结节还是恶变好发部位，当头结节＞5 cm、实性、明显强化并与囊壁呈钝角相交，或囊壁呈“菜花状”突起或边缘不规则，特别是向外侵犯邻近的盆腔器官时是成熟畸胎瘤恶变的征象。

根据MT内部成分的不同，CT表现可分为5型：①液体为主型，肿瘤主要为水样液性，含少量脂肪，常位于边缘；②液脂型，含相近数量的液体和脂肪；③头结节型，肿瘤由脂肪成分及大小不等的头结节构成；④脂肪瘤型，肿瘤由密度不均匀或均匀的脂肪组织构成，调整窗宽窗位可清晰地显示瘤组织的不均匀密度；⑤囊肿型，完全由液性组织构成。

【鉴别诊断】

■ **卵巢囊腺瘤** 卵巢囊腺瘤缺乏脂肪、钙化的MT须与卵巢囊腺瘤鉴别，囊腺瘤可呈单房或多房，多数囊壁及分隔薄而均匀，部分囊壁及分隔可不规则增厚或小结节状突起，但一般很小，囊液呈均匀水样低密度或不同密度，取决于囊液的蛋白含量。而液体为主型的MT可能由于缺乏大体可见的脂肪而误诊，或漏诊位于囊壁的少量脂肪，而认为是卵巢囊腺瘤。

■ **子宫内膜异位囊肿** 子宫内膜异位囊肿可有规律性的腹痛，CT多表现为厚壁或薄壁囊性肿块，常见子囊，因周围结构纤维化及粘连，边缘多较为模糊，囊液密度较高，可见出血密度；MT通常无症状，CT常会有多胚层结构，囊壁较薄，边界清晰，其囊液呈水样低密度或脂肪密度。

■ **未成熟性畸胎瘤** 未成熟性畸胎瘤实性成分更多，脂肪含量更少，表现更复杂。镜下见分化程度不同的未成熟胚胎组织，主要为神经上皮组织，含未成熟神经管。其余未成熟成分包括幼稚的软骨和间叶组织。影像表现为体积较大的囊实性肿块，其中实性部分较多，其内散在钙化、脂肪密度，而囊性成分密度多均匀，几乎均为水样密度，增强实性部分明显强化。瘤内见散在不规则、条带状、点线状钙化及不规则、簇状、裂隙状脂肪，是提示诊断及与其他卵巢肿瘤鉴别诊断的重要征象。肿瘤标志物CAl25、CAl9-9、AFP可升高，约1/3未成熟畸胎瘤产生AFP，AFP轻度升高。

【病案点评】

MT是卵巢最常见的良性生殖细胞肿瘤，主要出现在20岁和30岁的妇女中，是45岁以下妇女中最常见的良性卵巢肿瘤。约72.2%的MT发生于单侧，右侧居多，约12%的MT发生于双侧。

患者通常无临床症状，常在盆腔CT检查中被偶然发现。少数患者可能出现腹痛、腹胀、腹盆部肿块或其他非特异性症状。MT的主要并发症是肿瘤破裂、扭转和恶变。少见并发症为卵巢静脉血栓性静脉炎，并导致脓毒血症或下腔静脉及肾静脉血栓形成。MT恶变发生率约1.5%~2%，通常由鳞状细胞癌组成，其他较少见的恶性肿瘤包括粘液癌及由呼吸道纤毛上皮引起的腺癌、黑色素瘤、类癌、甲状腺癌、少突胶质细胞瘤和肉瘤。术前发现MT恶变非常困难，影像学检查诊断的准确性不确定。肿瘤恶变通常是在手术后基于组织病理学的发现。

MT一般为单房囊性，但也可表现为多房囊性。在MT中，囊性成分通常以油性液体为主，包括皮脂、角蛋白和毛发，并被不同厚度的硬包膜包围。囊腔内存在脂肪是MT最具特异性的影像学表现。该病例为年轻女性，影像表现典型，诊断明确。增强扫描对MT的意义在于，与未成熟畸胎瘤及MT恶变鉴别，并能通过“卵巢血管蒂征”判断其来源，“卵巢血管蒂征”的准确率达95%以上。

手术切除是其主要治疗方式，但MT通常生长缓慢，一些学者认为<6 cm以下肿瘤可随访观察。

（贾凤林　　宁　刚）

二、卵巢癌伴腹盆腔转移

【病例 1 介绍】

患者女性，48岁，因“腹部胀痛4月余，阴道不规则流血半个月”入院。

■ **现病史**　患者4个月前无明显诱因出现食欲不振、饮食差，伴腹痛、腹胀，不伴经量改变、白带异常、阴道出血、尿频、尿痛、尿量减少、肛门坠胀感、畏寒、发热、恶心、呕吐、头晕、乏力、心悸、大小便习惯改变，于外院予以中药治疗，具体不详，未好转。半个月前患者出现阴道不规则流血，量少，色暗红，伴腹痛、腰痛。外院胸、全腹CT示“双侧附件区见混杂密度影，腹盆腔大量积液”。

■ **查体**　盆腔扪及>10 cm的实性肿瘤，轻压痛，表面不规则，固定，压迫直肠，双侧已达盆侧壁，子宫及双侧附件区触诊不满意。肝肋下未触及，脾肋下未触及，双肾未触及。

■ **实验室检查**　CA125 9631.3 U/mL（+），CA19-9 28.4 U/mL（-），CEA 1.5 ng/mL（-），AFP 4.7 ng/mL（-）。血常规、生化等无特殊。

■ **影像学检查**　盆腔增强CT（对比剂应用碘美普尔400），具体内容见下。

■ **入院诊断**　①卵巢癌？②盆腹腔结核？

■ **主要诊疗计划** 化疗后择期手术。

【CT 技术】

■ **对比剂注射方案** 碘美普尔400剂量2 mL/kg，速率2.0 mL/s。

■ **CT图像采集参数** GE Revolution CT，患者检查前适当充盈膀胱，去除金属异物，仰卧位，阴道填塞纱布，扫描范围从膈肌顶部至外阴下缘。扫描参数：GSI扫描模式，管电压80～140 kV，管电流300 mA，螺距0.992：1，单圈转速0.5 s/circle，重建层厚5 mm，层间距5 mm。于对比剂注射后30 s、80 s分别行动脉期、静脉期扫描。

【CT 图像】（图 3-9-13）

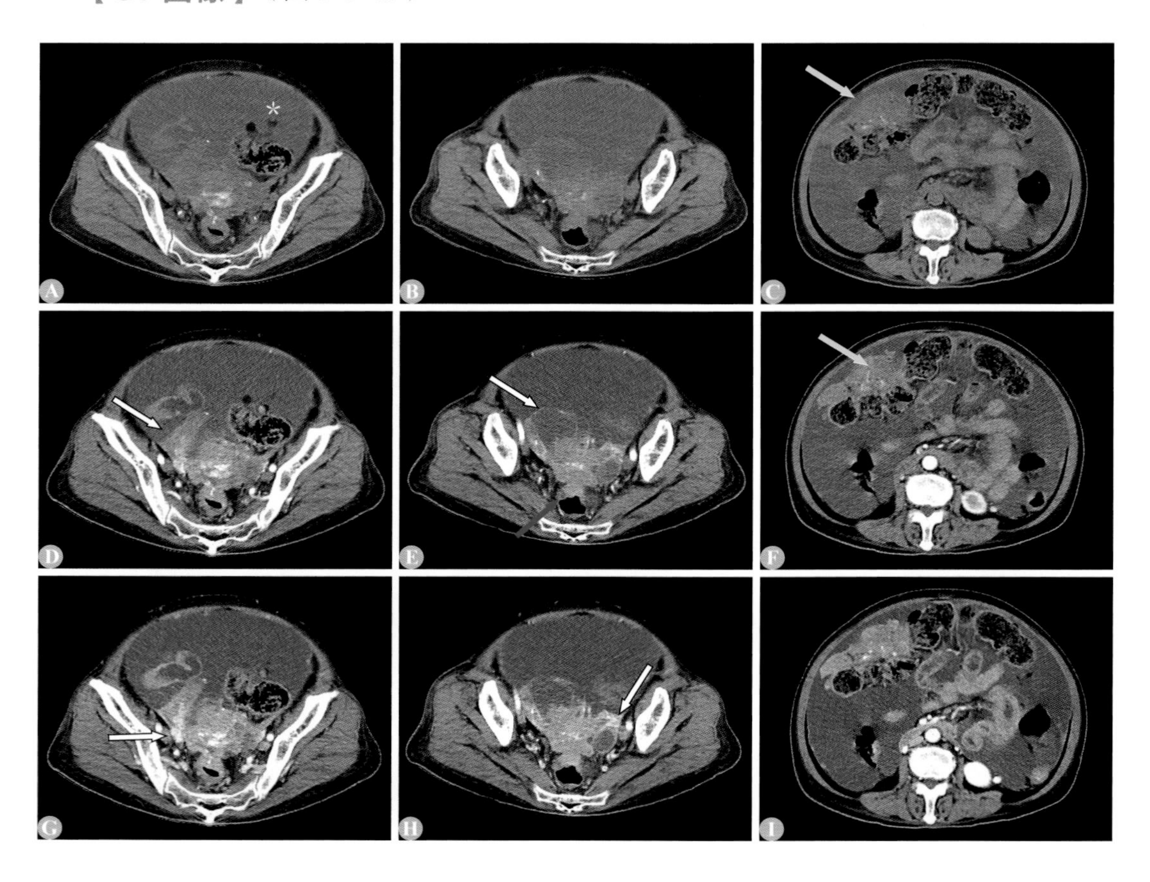

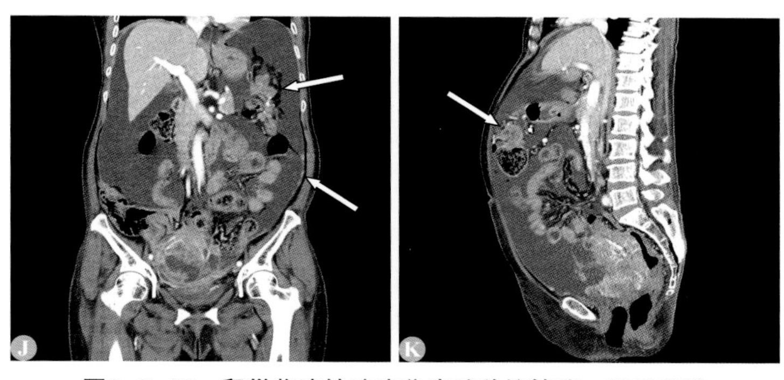

图3-9-13　卵巢浆液性腺癌盆腹腔种植转移，累及肠道

A～C.CT平扫图像，盆腔见不规则囊实性占位，内见散在“砂粒状”、结节状钙化影，直肠前壁与前方病灶分界不清，直肠前壁增厚，大网膜呈饼状增厚伴“砂粒状”钙化（黄箭头），可见大量腹腔积液（星号）；D～F.动脉期图像，占位实性明显强化，强化不均匀（白箭头），累及直肠前壁（蓝箭头），大网膜病灶明显强化（黄箭头），累及横结肠壁；G～I.静脉期图像，病灶进一步强化，盆腔占位可见双侧“卵巢血管蒂征”阳性（白箭头）；J.冠状位MPR图像，结肠脾曲旁、左侧腹膜上种植灶明显强化（白箭头），结肠脾曲肠壁受累；K.矢状位MPR图像，盆腔占位占据子宫直肠陷窝，累及子宫及后方直肠、乙状结肠前壁，大网膜病灶明显强化（白箭头），累及横结肠壁

【病理结果】

■ **手术经过**　患者三次术前化疗后，行全身麻醉下经腹子宫全切除+双侧输卵管卵巢切除+肠粘连松解+输尿管粘连松解+膀胱修补+恶性肿瘤细胞减灭+大网膜切除+阑尾切除+直肠癌根治+小肠部分切除+肠吻合术。术中见：盆腔内大量乳白色腹腔积液，约400 mL，大网膜多个质硬结节，大小2～5 cm，部分融合呈饼状，侵犯横结肠及胃结肠韧带，肝胃韧带结节大小约2 cm×2.5 cm，累及胃左动脉，脾结肠韧带肿块大小约5 cm×8 cm×5 cm，侵犯脾及结肠脾曲，小网膜囊见多发0.5～1 cm结节；腹膜、肠管、膀胱均散在大小不等的乳白色癌灶结节，盆腔内见一大小8 cm×9 cm的癌灶组织，质脆，广泛侵及子宫、双侧输卵管、卵巢，致使其失去正常的解剖结构形态，并与肠管、阑尾、输尿管、膀胱广泛致密粘连。直肠前壁被肿瘤侵犯达肌层，末段回肠2处被肿瘤侵犯并挛缩狭窄。

■ **病理结果**　左卵巢高级别浆液性腺癌伴砂粒体形成，癌转移至以下组织：左输卵管，右附件，子宫浆膜面及所附肌壁，左、右盆侧壁手术切缘，阑尾，大网膜，直肠壁及一侧断端切缘，部分小肠肠壁，肠表面结节，膀胱前壁结节。

免疫组化：IHC：CK7（+++）、CK20（−）、ER（部分+）、PR（−）、P53（−无义突变）、WT-1（+++）、P16（部分+）、CA125（+++）、Ki67（+约80%）。

【诊断要点】

卵巢恶性肿瘤发病率居妇科恶性肿瘤发病率的第三位，病理类型以高级别浆液性癌最常见。浆液性囊腺癌多为双侧发病，CT表现为腹盆腔较大肿块，呈囊性、囊实性或实性，间隔、囊壁厚薄不均，浆液性囊腺癌外表可光滑，也可穿破囊壁向外生长，形成肿瘤表面的乳头状突起；瘤体为单房或多房，可见从囊壁或间隔向囊外突出的结节或肿块，病变中可出现特征性“砂粒状”钙化灶，肿瘤内可见坏死区出血。增强扫描实性部分和囊壁、壁结节明显强化；易侵犯盆腔脏器，包括子宫、直肠、膀胱及盆壁等，并伴有腹膜、大网膜转移，盆腹腔种植转移常表现为腹膜结节状增厚，大网膜结节影或“饼状”大网膜，并容易伴发大量腹腔积液，肿瘤实性成分越多其恶性程度越大。血清CA125的明显升高，也提示上皮源性恶性肿瘤可能。

【鉴别诊断】

■囊腺瘤 浆液性囊腺瘤囊壁较薄、均匀，单房或多房，囊液一般较均匀，周围结构清晰。粘液性囊腺瘤多为单侧多房囊性占位，一般较浆液性囊腺瘤更大，由于囊腔内富含蛋白导致各房之间的密度不同是其典型表现，囊肿破裂进入腹腔形成假性腹腔黏液瘤。两者均无盆腹腔种植转移结节。

■颗粒细胞瘤 颗粒细胞瘤为性索间质肿瘤，可呈实性、囊实性包块，较少有壁结节，盆腹腔转移不常见，雌激素水平可升高。

■卵黄囊瘤（内胚窦瘤） 卵黄囊瘤（内胚窦瘤）为恶性生殖细胞源性肿瘤，多见于儿童及25岁以下青少年，病变生长迅速，肿块体积大，直径常>10 cm，常伴囊性变，钙化较少见，可伴出血坏死，增强后强化较明显，实性成分及囊壁内血管丰富，走行纡曲，AFP常升高。

■宫内膜囊肿 宫内膜囊肿患者有痛经，CT表现为多囊分隔状占位，可见子囊，囊内有出血信号或液液分层，未发生恶变时，通常无实性成分与周围结构粘连。

■盆腔结核 患者有结核感染史及结核中毒症状时鉴别不困难，但盆腔结核往往临床表现无特异性，影像表现与卵巢癌有较多类似之处，鉴别困难。腹膜平滑增厚、偏高密度腹腔积液、盆腔或附件钙化灶、淋巴结簇状肿大及CA125无大幅度升高，倾向结核可能。必要时需结合腹腔镜探查、活检。

■转移瘤 转移瘤有原发灶，卵巢转移瘤双侧多发，形态常较对称。

【病案点评】

卵巢恶性肿瘤发病率居妇科恶性肿瘤发病率的第三位，治疗后复发率高。大部分卵巢癌是散发性的，遗传性卵巢癌约占所有卵巢癌患者的15%。上皮性肿瘤最为常见，约占90%以上。性索间质肿瘤占5%～6%，生殖细胞肿瘤占2%～3%。在上皮源性卵巢癌中，高级别浆液性癌（high grade serous carcinoma，HGSC）占70%，子宫内膜样癌占10%，透明细胞癌占10%，黏液性癌占3%，低级别浆液性癌（low grade serous carcinoma，LGSC）<5%。交界性肿瘤不再沿用“低度恶性潜能肿瘤”的名称，其浸润性种植从组织形态学和生物学行为上更相似于LGSC。

卵巢癌多见于老年女性。早期多无明显症状，随着肿瘤的发展可出现纳差、恶心、腹痛、腹胀及腹部包块引起的其他一系列压迫症状，部分患者可伴有内分泌症状及伴瘤综合征。CT检查有助于卵巢癌的早期诊断及术前分期。

肿瘤标志物检测：包括CA125、人附睾蛋白4（Human epididymis protein 4，HE4）、CA19-9、AFP、CEA等；临床上常用CA125对卵巢癌进行术前评估、鉴别诊断，以及监测卵巢癌的复发。然而，CA125指标在子宫内膜异位症、子宫肌瘤、盆腔炎、腹膜炎等非卵巢病变中亦可升高。CA125对早期卵巢癌的检测敏感度较低，HE4在上皮性卵巢癌的检测中更具特异性。基于CA125和HE4检测的卵巢癌风险预测值（risk of ovarian malignancy algorithm，ROMA）对鉴别盆腔肿物的良恶性有帮助。确诊需病理组织学检查。治疗原则：以手术为主，辅助化疗，强调综合治疗。

（贾凤林　宁　刚　薛华丹　高　鑫　何泳蓝）

三、卵巢囊腺瘤

【病例介绍】

患者女性，69岁，因“体检发现盆腔包块10天”入院。

■ **现病史**　10天前患者在当地卫生院体检发现“盆腔包块”，未见检查单，具体不详，建议上级医院进一步诊治，患者无腹痛、腹胀等不适，自述近3年来尿频，夜尿增多，5 ~ 6次/晚。今在我院门诊行妇科超声提示：“宫腔内可见节育器回声，位置正常；双侧附件显示不清；子宫右前方可探及大小约15.5 cm × 11.9 cm囊性包块，诊断意见：子宫右前方囊性包块”。

■ **查体**　腹部外形微隆，腹壁柔软，无压痛，反跳痛。腹部偏右侧可触及大小约15 cm × 12 cm囊实性包块，边界清晰，活动度尚可，无压痛，肝脾肋下未触及，移动性浊音阴性，肠鸣音正常，4次/分。

■ **实验室检查**　未查及阳性指标。

■ **影像学检查**　盆腔增强CT：发现盆腔占位，囊腺瘤?（对比剂应用碘美普尔400，具体图像见下）。

■ **入院诊断**　盆腔包块。

【CT 技术】

■ **对比剂注射方案**　碘美普尔 400剂量0.8 mL/kg，速率3.0 mL/s。

■ **CT图像采集参数**　机型：SIEMENS SOMATOM Definition Flash双源128排，扫描管电压：120 ~ 140 kV，管电流252 ~ 428 mA，层厚5 mm。

■ **后处理技术**　MPR。

【CT图像】（图 3-9-14）

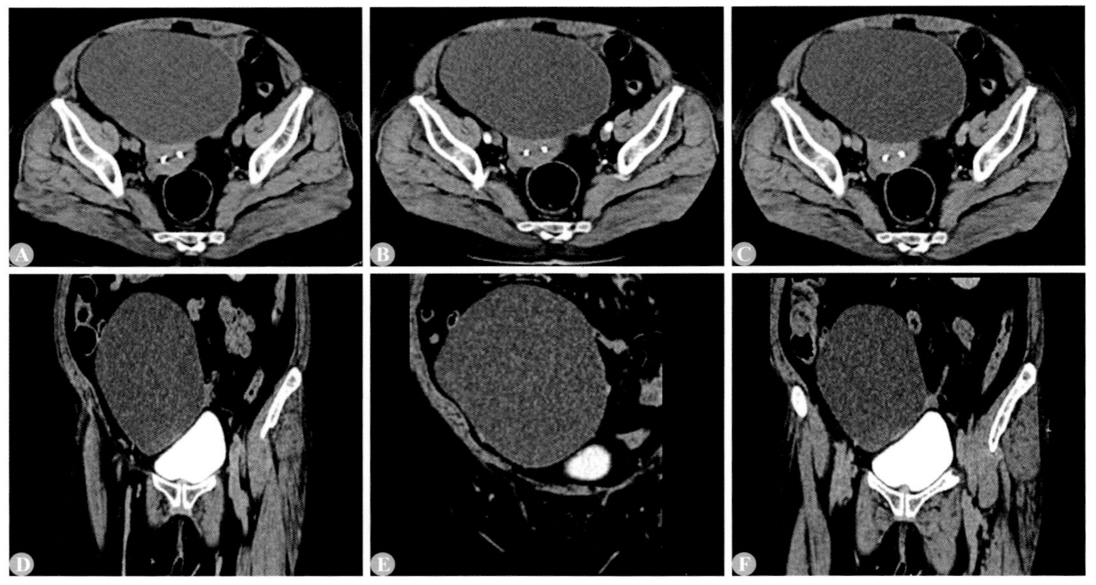

图3-9-14　浆液性囊腺瘤

A.CT轴位平扫图像，盆腔见类圆形水样密度影，密度均匀，边界清，周围脂肪间隙清晰，宫体受压；B、C.动脉期及静脉期示病灶未见明显强化，密度均匀，周围无明显肿大淋巴结；D～F.MPR示病灶无明显强化且周围脂肪间隙清晰，膀胱明显受压、推挤

【病理结果】

■**手术经过**　麻醉成功后，取平卧位，留置导尿，常规消毒、铺巾。切开皮肤、皮下组织、腹直肌前鞘，钝锐性分离腹直肌，打开腹膜。洗手探查：腹腔无腹腔积液，盆腹腔无粘连。子宫萎缩，光滑，色粉，左侧卵巢囊性增大，约15 cm×13 cm，囊壁薄而透明，光滑，遂行左侧卵巢+全子宫切除术。

■**病理结果**　（左侧附件）浆液性囊腺瘤。

【诊断要点】

■盆腔囊性肿块，水样密度，CT值约4 HU，边界清晰，邻近盆腔肠管受压。

■CT平扫可见肿块局部隆起，内部密度均匀减低，其内未见分隔，与周围脏器分界清晰，邻近腹壁腹膜未见明显增厚，与膀胱及输尿管未见明显相连。

■肿块增强扫描“未见明显强化”是典型的影像学表现，密度均匀，其内未见坏死、出血、囊变。

【鉴别诊断】

■**囊性畸胎瘤**　囊性畸胎瘤征象是病灶有脂性物质，其内含毛发、牙齿、钙化或骨骼，若囊壁出现结节，囊壁增厚，边缘不光滑，应考虑为恶变。

■ **卵巢纤维瘤**　卵巢纤维瘤瘤体大者可充满腹腔，表面光滑或呈多发结节状，其内可有变性区，呈囊性；良性卵巢纤维瘤可合并腹腔积液及胸腔积液，称麦格综合征，往往切除肿瘤后胸、腹腔积液自然消失。

■ **皮样囊肿**　皮样囊肿表现为囊壁薄厚不均匀，可有钙化，囊内可有脂肪密度。但缺乏上述表现的皮样囊肿不易鉴别。

■ **巧克力囊肿**　巧克力囊肿体积较大，密度较单纯囊肿高，边缘不规则，与盆腔内有粘连，有时可见多个囊肿，临床有痛经史。

【病案点评】

卵巢囊腺瘤/囊腺癌：是常见的卵巢肿瘤，来源于卵巢上皮组织。在病理上最常见的是浆液性和黏液性，多发生于育龄期妇女。根据组织学和临床表现可分为良性、边缘性（低度恶性可能）和恶性（癌）。良性多于恶性。肿瘤常见于附件区，还可见于子宫（膀胱）前上方及子宫旁。

典型的卵巢上皮肿瘤在影像上主要表现为单房或多房囊肿，如为恶性者则伴有不同比例的实性成分。因此，在影像学上可分为3型：Ⅰ型：囊性，呈单房或多房，均匀水样密度，壁薄而规则，无囊内赘生物；Ⅱ型：囊实性，包括两个亚型，一种以囊性为主，一种为混合型；Ⅲ型为实性。Ⅰ型多见于良性肿瘤，Ⅱ型可见于良性或恶性肿瘤，恶性肿瘤可表现为Ⅰ～Ⅲ型，尤以Ⅱ型多见。

浆液性囊腺瘤在卵巢上皮肿瘤中最常见，CT典型表现为较大的单房或多房囊肿，以单房为主，多房者的间隔也很纤细；壁薄、均匀光滑，囊内的CT值高于水，而低于软组织；增强扫描时无强化或仅有纤细的囊壁强化。

黏液性囊腺瘤较浆液性囊腺瘤少见，典型的常为多房型，且较浆液性者大。囊壁也较薄而光滑，但不均匀（较之浆液性），囊肿内密度也较均匀，CT值可比浆液性者高。要从CT表现上鉴别浆液性或黏液性囊腺瘤难度大。

浆液性囊腺癌或黏液性囊腺癌大多系从浆液性囊腺瘤或黏液性囊腺瘤恶变而来，是卵巢癌中最常见组织类型。卵巢恶性肿瘤的特征性表现为囊壁厚、不规则，有乳头状物突出囊外或突入囊内，肿瘤内的软组织成分比例大，并可伴有坏死。其中实性的、非脂肪的软组织密度结节或肿块是恶性最有力的证据。其他辅助表现有盆腔器官的侵犯或种植，腹腔积液和淋巴结肿大等。根据上述表现可与有光滑的薄壁、液性成分比例大的良性囊腺瘤鉴别。

（刘连锋　唐敏丽　张　媛）

四、前列腺癌

【病例介绍】

患者男性，60岁，因“尿急、尿频1年，血尿1周”入院。

■ **现病史** 患者出现尿急、尿频1年余，近1周来无明显诱因出现肉眼血尿。发病来患者饮食尚可，有消瘦，大便正常。

■ **查体** 腹软，无压痛、反跳痛，右侧髂窝触及2枚“鸡蛋”大小软组织肿块，质韧，直肠指检前列腺右后缘有隆起，表面欠光滑，活动度差。

■ **实验室检查** 前列腺特异性抗原（总PSA）32.1 ng/dL，游离前列腺特异抗原（fPSA）16.1 ng/dL。

■ **影像学检查** 盆腔增强CT（对比剂应用碘美普尔400），具体内容见下。

■ **入院诊断** 前列腺增生。

■ **主要诊疗计划** 拟行前列腺经直肠穿刺术明确诊断再拟定治疗方案。

【CT 技术】

■ **对比剂注射方案** 碘美普尔400剂量60 mL，注射速率4.0 mL/s。

■ **CT图像采集参数** 分别在注射对比剂后25 ~ 30 s、45 ~ 60 s、90 ~ 100 s做三期扫描，动静脉期采用双能量扫描（100/140 kV），延迟期采用120 kV常规扫描。

【CT 图像】（图 3-9-15）

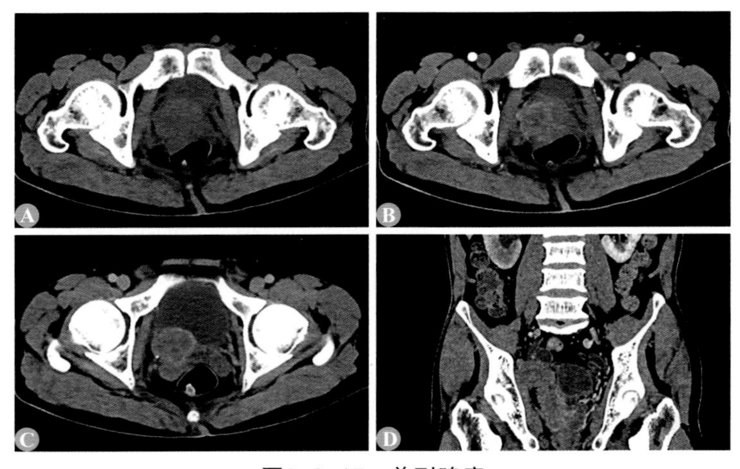

图3-9-15 前列腺癌

前列腺癌向上侵犯膀胱右侧壁，右侧输尿管下端受压，右侧髂内血管周围淋巴结转移。A.CT平扫横轴位示前列腺体积增大，右侧局部突向包膜外，与膀胱右后壁分界不清；B.动脉期横轴位示前列腺右侧结节呈不均匀强化，膀胱右后壁、直肠受压；C.静脉期横轴位示前列腺右侧病变呈中度强化，周围见包膜强化，病变部分突向膀胱，与右侧精囊腺分界不清；D.静脉期冠状位重建图像，前列腺右侧占位向上生长，侵犯膀胱右后壁、右侧精囊腺，右侧髂血管周围多发肿大淋巴结，为病灶的转移，右侧输尿管下段受压，中上段扩张

【病理结果】

经直肠多针前列腺穿刺取6块组织送病检，病理结果：前列腺腺癌。

【诊断要点】

前列腺癌（prostate cancer）是指发生在前列腺的上皮性恶性肿瘤。2004年WHO《泌尿系统及男性生殖器官肿瘤病理学和遗传学》中前列腺癌病理类型包括腺癌（腺泡腺癌）、导管腺癌、尿路上皮癌、鳞状细胞癌、腺鳞癌，其中前列腺腺癌占95%以上。

影像学检查：CT：早期前列腺癌仅可显示前列腺增大，而密度无异常改变。常规增强检查，前列腺组织与肿瘤组织强化程度类似；然而，动态增强检查的动脉期，有时肿瘤表现为富血供结节。对于进展期前列腺癌，CT能够显示肿瘤的被膜外侵犯，表现为正常前列腺形态消失，代之为较大的分叶状肿块。肿瘤侵犯精囊，造成精囊不对称、精囊角消失和精囊增大。膀胱受累时，膀胱底壁增厚，以致出现突向膀胱腔内的分叶状肿块。肿瘤侵犯肛提肌时，使其增厚。CT检查可发现盆腔淋巴结转移及远隔器官或骨的转移。MRI是前列腺癌分期的最佳影像检查方法，可确定前列腺被膜有无破坏、突破及精囊是否受侵，这对临床是否采取手术治疗和评估预后非常重要。正常前列腺被膜应是光滑连续的，当被膜局部表面不光整，连续性中断，被膜突出，两侧神经血管丛不对称，前列腺直肠角消失时，均指示被膜已受累。精囊受侵时，受累侧精囊增大并T_2WI上信号减低。MRI检查还可检出转移所致的盆腔淋巴结及其他部位淋巴结的增大，也易于发现其他器官和（或）骨转移。

【鉴别诊断】

早期局限于被膜内的前列腺癌，特别是中央带与移行带内的早期前列腺癌，需与良性前列腺增生鉴别。此外，慢性前列腺炎造成的局部纤维化、局限性梗死和前列腺内穿刺后出血，在MRI上可与早期前列腺癌有相似表现。动态增强MRI、DWI和MRS检查均有助于前列腺癌与良性前列腺增生的鉴别，特别是对检出和诊断位于中央带与移行带的早期前列腺癌具有较高的价值。对于进展期的前列腺癌，CT和MRI诊断并不困难，并可根据前述表现均能较为准确地显示肿瘤范围，据此进行肿瘤分期，还可用于评价各种治疗方法的疗效。

【病案点评】

前列腺癌发病率为9.92/10万，位于男性恶性肿瘤发病率的第六位。发病年龄在55岁前处于较低水平，55岁后逐渐升高，发病率随着年龄的增长而增长，高峰年龄是70～80岁。家族遗传型前列腺癌患者发病年龄稍早，年龄≤55岁的患者占43%。前列腺癌的发生与遗传因素有关，如果家族中无患前列腺癌的相对危险度为1，绝对危险度为8，则遗传型前列腺癌家族成员患前列腺癌的相对危险度为5，绝对危险度为35～45。此外，前列腺癌的发病与性活动、饮食习惯有关。性活动较多者患前列腺癌的风险增加。高脂肪饮食与发病也有一定关系。此外，前列腺癌的发病与种族、地区、宗教信仰可能有关。临床诊断前列腺癌主要依靠直肠指诊、血清PSA、经直肠前列腺超声和盆腔MRI检查，CT对诊断早期前列腺癌的敏感度低于MRI。因前列腺癌骨转移率较高，在制订治疗方案前通常还要进行核素骨扫描检查。确诊前列腺癌需要通过前列腺穿刺活检进行病理检查。

前列腺癌的恶性程度可通过组织学分级进行评估，最常用的是Gleason评分系统，依据前列腺癌组织中主要结构区和次要结构区的评分之和将前列腺癌的恶性程度划分为2～10分，分化最好的是1+1=2分，最差的是5+5=10分。MRI是前列腺癌分期的最佳影像检查方法，还可用于评价各种治疗方法的疗效。前列腺癌治疗原则：①抗雄激素治疗；②手术治疗。

（刘连锋　蔡　雷　张　媛）

第十章　腹部其他

第一节　腹主动脉疾病

一、腹主动脉瘤

【病例介绍】

患者男性，71岁，因“因反复腰部疼痛1年，加剧1天”入院。

■ **现病史**　患者1年前无明显诱因出现腰部疼痛不适，感腹股沟区胀痛，未放射至其他部位，1年来上述症状反复发作，1天前上述症状再发且加剧，门诊行腰椎CT检查提示腹主动脉瘤可能性大。

■ **查体**　生命征尚平稳，神志清楚，脊柱生理弯曲存在，活动正常，腰部压痛及叩击痛，腹股沟区轻压痛，无肿胀，余未见明显异常。

■ **实验室检查**　未见明显异常。

■ **影像学检查**　腹主动脉CTA（对比剂应用碘美普尔400），具体内容见下。

■ **入院诊断**　①腹主动脉瘤；②心脏支架术后；③高血压。

■ **主要诊疗计划**　完善相关实验室检查，予止痛、营养支持等相关对症处理。

【CT 技术】

■ **对比剂注射方案**　用双筒高压注射器经右肘静脉团注碘美普尔400，剂量50 mL，速率4.5 mL/s，待碘对比剂注射完成后以相同速率注入40 mL生理盐水进行冲洗。

■ **CT图像采集参数**　选择PHILIPS Brilliance 64排/128层CT，行腹主动脉CTA扫描，患者仰卧，取足先进体位，选择螺旋扫描模式，扫描范围为膈顶至耻骨联合下方水平，具体参数：管电压120 kV，管电流（自动毫安），螺距0.891，层厚1 mm，层间距0.5 mm，FOV 35 cm × 35 cm，矩阵512 × 512，ROI选为降主动脉（膈顶水平），采用阈值触发扫描，阈值150 HU，待系统自动监测ROI达到设定阈值，延迟5 s后扫描。

【CT图像】（图3-10-1）

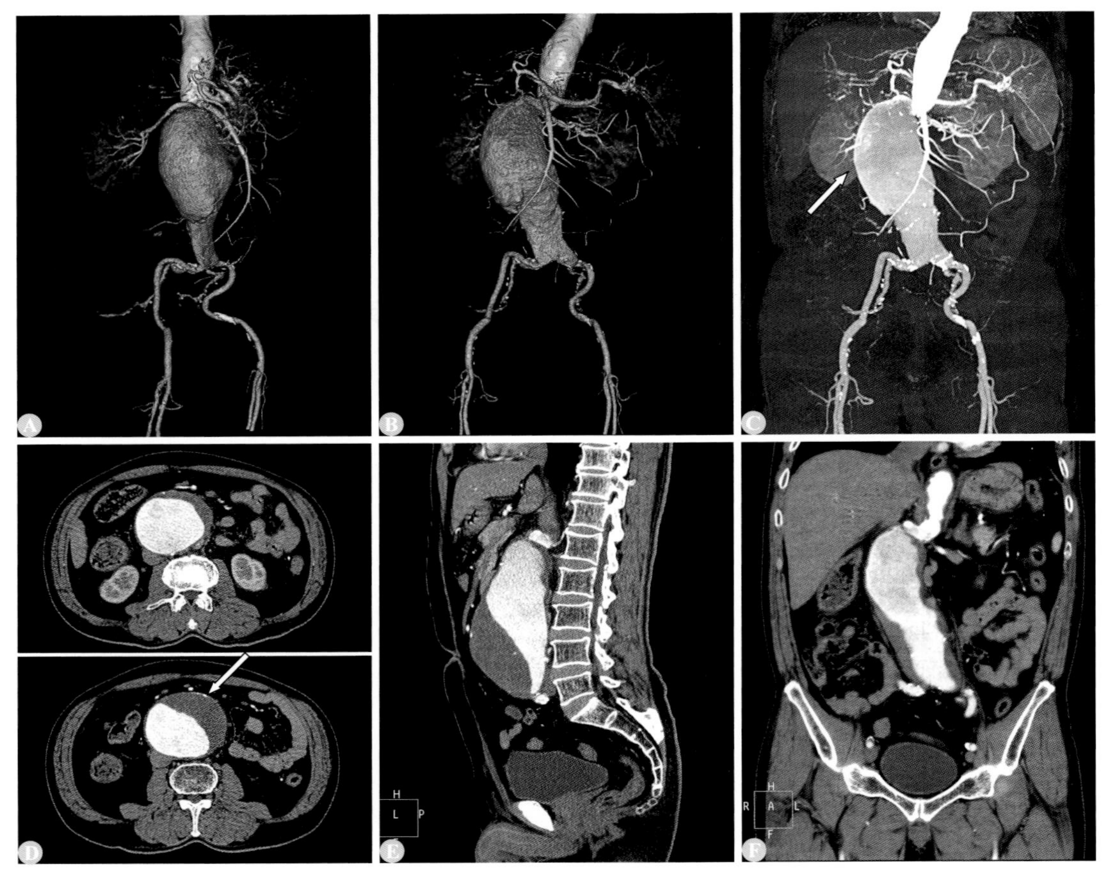

图3-10-1 腹主动脉瘤

腹主动脉瘤伴附壁血栓形成。A ~ C.VR及MIP图像，右肾动脉水平至髂总动脉起始部腹主动脉呈瘤样扩张（箭头）；D.增强轴位图像，增强后动脉瘤呈血管样强化，瘤腔左侧可见新月形无强化的附壁血栓，瘤壁可见斑点状钙化灶（箭头）；E、F.MPR图像，腹主动脉在L_1 ~ L_5椎体水平呈瘤样扩张，动脉瘤前后壁均可见无强化的附壁血栓，动脉瘤下端达髂总动脉起始部

【诊断依据】

患者老年男性，有高血压病史，近1年来无明显诱因出现腰部疼痛不适，腹股沟区胀痛。腹主动脉CTA示右肾动脉水平至髂总动脉起始部腹主动脉呈瘤样扩张，最大宽径约8 cm，直径超过近端主动脉的1.5倍，增强后动脉呈血管样强化，瘤腔侧壁可见无强化的附壁血栓，瘤壁可见多发斑点状钙化灶，可确诊为腹主动脉瘤。

【诊断要点】

腹主动脉瘤（abdominal aortic aneurysm，AAA）是指各种病因导致的主动脉管腔扩张大于正常主动脉的1.5倍，包括真性动脉瘤及假性动脉瘤。真性动脉瘤表现为主动脉呈膨胀性增宽，瘤体多呈囊状、梭形或梭囊状，与主动脉腔相连续，无明确瘤颈和内膜片，瘤腔内多有偏心性附壁血栓，血栓形态不规则；假性动脉瘤表现为主动脉呈偏心性增宽，瘤体大小不一，形态不规则，多呈“憩室样”，窄颈与主动脉腔相连。

本例患者为老年男性，有高血压病史，腰部疼痛不适，腹股沟区胀痛；腹主动脉CTA示主动脉明显瘤样扩张，呈囊状，直径超过近端主动脉的1.5倍，与主动脉腔相连，无明确瘤颈，瘤腔侧壁可见附壁血栓，瘤壁可见斑点状钙化灶，诊断真性主动脉瘤明确。

【鉴别诊断】

- 老年性主动脉纡曲、增宽真性腹主动脉瘤主要与老年性主动脉纡曲、增宽相鉴别，后者为管腔弥漫性扩张，且扩张程度相对较轻，而主动脉瘤呈瘤样扩张，超过病变近端主动脉管径的1.5倍。
- 真性腹主动瘤与假性腹主动脉瘤相鉴别，真性动脉瘤瘤体为主动脉腔的延续，呈瘤样扩张，瘤壁与主动脉壁连续，无破口；假性动脉瘤无正常血管壁结构，仅是血肿与周围组织粘连的纤维组织，与主动脉壁不连续，主动脉壁上有破口。

【病案点评】

引起腹主动脉瘤的最常见原因是动脉粥样硬化，其次为腹部外伤及感染、动脉中层囊性坏死、先天发育异常、梅毒等，其危险因素包括高血压、吸烟、慢性阻塞性肺疾病等。

腹主动脉瘤以老年男性多见，多数患者无症状，有症状者通常表现为脐周或中上腹部搏动性肿块、钝痛或胀痛。瘤体表面可有压痛和闻及收缩期杂音。腹主动脉瘤较大者可压迫周围脏器产生症状，如黄疸、肾绞痛或血尿等。当出现剧痛或休克症状时需警惕动脉瘤破裂的可能。

腹主动脉瘤以肾动脉平面分为两类：一类为发生在肾动脉水平以上的高位腹主动脉瘤，若累及胸主动脉称为胸腹主动脉瘤；另一类为肾动脉水平以下的腹主动脉瘤，后者多见。按病理解剖和瘤壁的组织结构将主动脉瘤分为真性和假性动脉瘤。真性动脉瘤是由于血管壁中层弹力纤维变性，形成局部薄弱区，在动脉压力作用下使动脉壁全层扩张或局限性向外膨凸形成的动脉瘤，血管壁的内、中、外层结构保持完整。假性动脉瘤多为外伤、手术、感染等原因导致血管壁缓慢撕裂，在血管周围形成局限性血肿，并与血管相通，其瘤壁不具有正常的动脉壁结构，由血管周围结缔组织、血栓构成。腹主动脉直径超过病变近端主动脉管径的1.5倍即可诊断为腹主动脉瘤。

多层螺旋CTA现已成为诊断腹主动脉瘤的首选影像检查技术，其具有强大的后处理功能，可通过VR、MIP、MPR等图像多方位、多角度观察瘤体形态、大小及范围，清晰显示瘤体内壁、附壁血栓及瘤体外的结构，能够精确显示瘤体与邻近腹主动脉血管及其分支的关系；对动脉瘤破裂出血的患者，CT可清楚显示腹膜后血肿或出血的部位和范围。主动脉CTA的图像质量主要取决于血管内的碘浓度，使用高浓度的对比剂（碘美普尔400）在保证图像质量的同时可降低给药速率及药物剂量，提高患者的舒适度，减低对比剂外渗及过敏反应风险。

随着老龄化的进展及群众健康体检意识的增强，近年来，腹主动脉瘤的发病率及检出率呈现逐年升高趋势，目前临床上尚无有效预防其发生及发展的药物，而手术治疗仍然是其唯一有效的治疗方式。手术的方式有开放手术及腔内修复手术，术前主动脉CTA检查结果的评估可为手术方式的选择提供重要信息。

（蔡　炳　　黄　丽）

二、主动脉硬化性闭塞症

【病例介绍】

患者男性，74岁，“发现血压高10年”为主诉入院。

■**现病史**　患者10年前体检时测血压170/90 mmHg，无头晕、头痛、视物旋转、恶心、呕吐、视物模糊，无听力下降、耳鸣，无黑蒙、晕厥、肢体偏瘫、抽搐、言语含糊、口角歪斜、大小便失禁，无心悸、胸闷、胸痛、气喘，无浮肿、排泡沫样尿、肉眼血尿，无下肢疼痛、间歇性跛行，无四肢无力、阵发性血压骤升、多汗、面色苍白等，规律服用“贝那普利10 mg每日1次”，偶测血压140/90 mmHg，今日就诊于我院门诊，测血压200/80 mmHg，感轻微头晕，无头痛、黑蒙、胸闷、眼花、乏力、偏瘫、胸闷、胸痛、气喘、尿泡沫增多等不适，门诊拟“①原发性高血压；②2型糖尿病”收住我院。

■**查体**　腹柔软，全腹无压痛、反跳痛，肝脾肋下未触及，墨菲征阴性，移动性浊音阴性，未闻及血管杂音，肠鸣音4次/分。双下肢无浮肿，双足背动脉搏动未触及。

■**实验室检查**　血糖6.29 mmol/L（+），甘油三脂1.06 mmol/L（-），胆固醇5.38 mmol/L（+），低密度脂蛋白4.05 mmol/L（+），载脂蛋白A 1.02 g/L（+），载脂蛋白B 1.16 g/L（+）。

■**影像学检查**　主动脉CTA（对比剂应用碘美普尔400），具体内容见下。

■**入院诊断**　①原发性高血压 3级 极高危；②2型糖尿病；③慢性支气管炎；④左前臂骨折内固定术后。

■**主要诊疗计划**　入院后完善相关检查，予控制血压、血糖，调脂，抗血小板聚集、调脂稳定斑块、改善循环、镇咳、化痰等处理，住院6天后患者血压、血糖控制平稳，咳嗽改善后出院。

【CT 技术】

■**对比剂注射方案**　碘美普尔400剂量70 mL，注射速率4.0 mL/s。

■**CT图像采集参数**　机型SIEMENS SOMATOM Definition Flash，管电压120 kV，采

用Care Dose 4D自动毫安调节技术，准直64 mm × 0.6 mm，层厚1.0 mm，间隔0.8 mm，矩阵512 × 512，FOV 200 ~ 320 mm，球管转速0.33 s/r。

【CT 图像】（图 3–10–2）

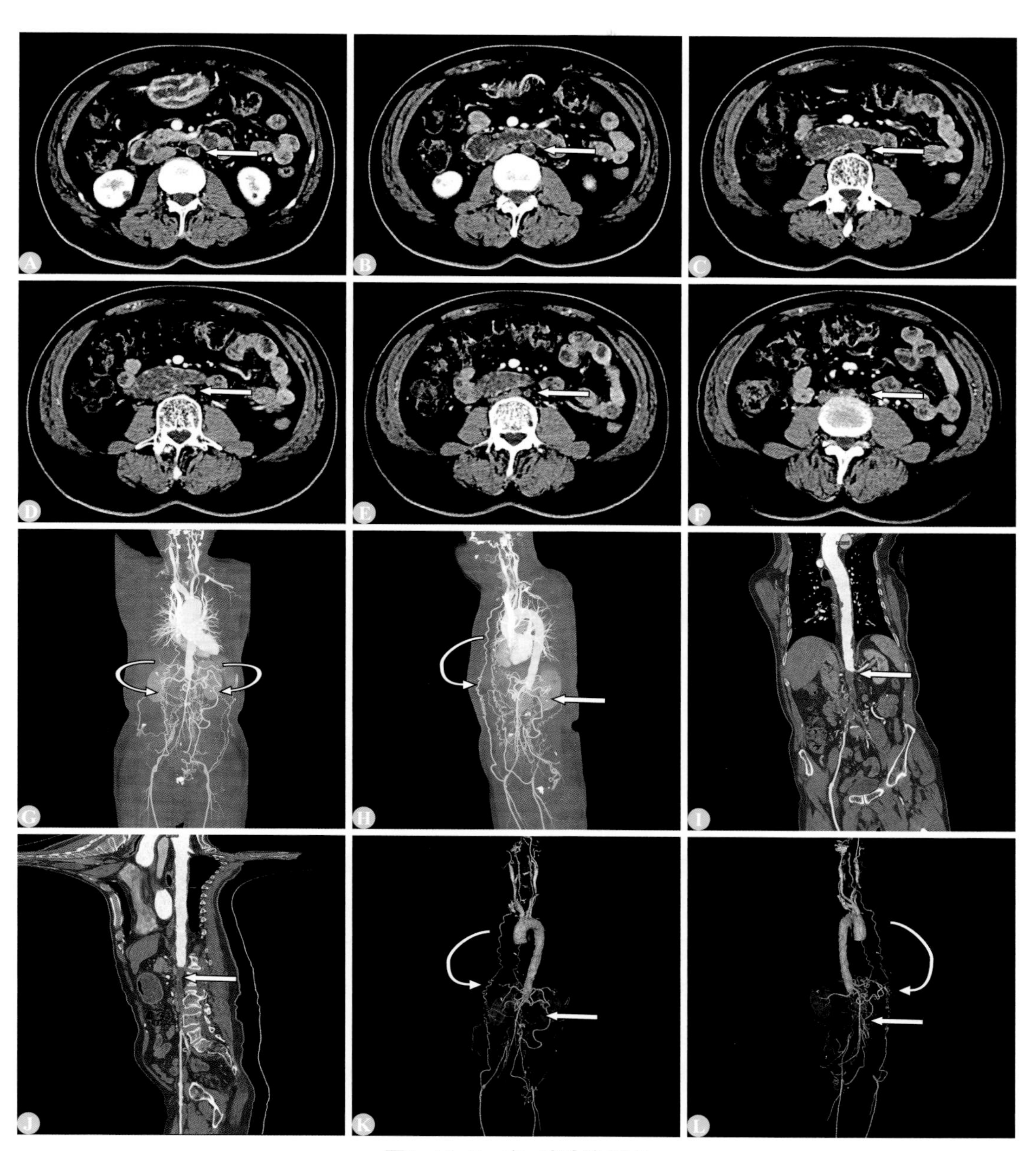

图3–10–2 主–髂动脉闭塞

腹主动脉–双侧髂总动脉闭塞。A ~ F.轴位图像，腹主动脉及双侧髂总动脉管腔内充满低密度未强化血栓（直箭头）；G、H.MIP图像及K、L.VR图像，腹主动脉及双侧髂总动脉闭塞未见显影（直箭头），腹壁供应血管及腹腔干、肠系膜上动脉、双侧髂血管侧支循环形成（弧形箭头）；I、J.MPR图像，腹主动脉及双侧髂总动脉闭塞，血管内充满低密度血栓、未见对比剂充盈

【诊断依据】

主–髂动脉闭塞的诊断标准：①腹主动脉和（或）双侧髂动脉完全闭塞；②本病多为慢性闭塞，可经常发现侧支循环；③典型的症状和体征是跛行和股动脉搏动减弱，与下肢动脉功能不全有关的症状，勃起功能障碍和体重减轻。

【诊断要点】

主–髂动脉闭塞（aortoiliac occlusive disease，AOD）在MSCT中的直接征象是腹主动脉内局部血栓充填、未见对比剂充盈。MSCT对闭塞的范围、腹主动脉腔内血栓的密度及腹主动脉壁结构的显示直观、清晰，对于急性及慢性AOD的鉴别诊断及基本病因可给予提示。慢性AOD患者闭塞范围明显大于急性AOD患者，血栓闭塞近端形态以中央缩窄型多见，周围见丰富的侧支循环形成。其原因可能是慢性AOD是原发血管粥样硬化病变或慢性进展性血栓形成粥样硬化所致，患者有时间建立有效的侧支循环。慢性AOD患者中均可见动脉壁多发钙化斑形成。急性AOD闭塞范围较小，血管壁光滑，闭塞近端呈水平截断，提示闭塞时间短，可能是急性栓塞合并血栓形成，对此类型行积极治疗效果更好。仅凭MSCT表现难以鉴别急性或慢性AOD，需要结合临床表现。

【鉴别诊断】

■ **主动脉夹层** 尤其是累及髂动脉的主动脉夹层，可以引起跛行和股动脉搏动减弱，临床症状与AOD相似。腹主动脉完全闭塞时，表现为低密度未强化的血栓充满整个血管腔，易于诊断、无须特殊鉴别。腹主动脉粥样硬化广泛斑块形成未完全闭塞时须与主动脉夹层鉴别。主动脉夹层CTA重建能够发现内膜的破裂口、动脉壁的真假两腔及重要分支动脉是否受累及，两种疾病易于鉴别。

【病案点评】

AOD是动脉粥样硬化性闭塞性疾病的一种罕见变种，其特征是腹主动脉和（或）双侧髂动脉完全闭塞。如果主动脉狭窄进展缓慢，可经常发现侧支循环。典型的症状是跛行、与下肢动脉功能不全有关的症状、勃起功能障碍和体重减轻。临床上常见的AOD多为慢性闭塞，主要由动脉粥样硬化斑块不断累积导致，亦可见于大动脉炎等自身免疫性疾病。动脉粥样硬化是中老年人致残和死亡的重要原因，脂质代谢障碍为动脉粥样硬化病变的基础，特点是受累动脉病变从内膜开始，一般先有脂质和复合糖类积聚、出血及血栓形成，继而纤维组织增生及钙质沉着，会导致动脉弹性降低，动脉粥样斑块形成，进而导致血管狭窄或闭塞，病变常累及大中动脉，一旦急性动脉闭塞发生时，该动脉所供应的组织和器官就会出现缺血和坏死。高危因素包括：高血压、高血糖、高脂血症、吸烟、年龄、性别及家族史。主–髂动脉闭塞性疾病又称为勒里什综合征（Leriche syndrome），是一种进展性的影响腹主动脉及双侧髂动脉的动脉粥样硬化性疾病。由于动脉闭塞发生是渐进性，有时间建立有效的侧支循环，因此，动脉闭塞的症状不典型，甚至身体无明显不适。侧支循环起源于体血管及脏器血管。最常见的体旁路是来源于腰动脉、髂腰动脉、骶动脉和腹壁下动脉供应旋髂深动脉的升支，并与髂外动脉形成交通。基本的脏器动脉旁路来源于肠系膜上、下动脉远端分支；肠系膜上动脉与直肠丛形成吻合供应髂内动脉。主-髂动脉闭塞性疾病通过CTA或常规血管造影得到诊断。常规血管造影受闭塞位置的影响，无法直接显示血管闭塞长度、侧支循环及闭塞段远端血管的显影情况。腹主动脉及髂动脉闭塞可表现为严重下肢间歇性跛行、静息痛、组织坏疽、缺血性神经病变和废用性肌肉萎缩等症状，给患者的工作和生活带来极大的痛苦和危害。

以往主-髂动脉闭塞性病变的治疗主要是通过主-髂动脉重建的外科手术来完成，如主-髂动脉内膜剥脱术，主-髂动脉和腋-股动脉人工血管旁路移植术等。然而，由于受外科手术对患者心、肺、肾功能条件的要求，病变波及范围、程度和术后可能出现的严重并发症的影响，以及患者对麻醉、手术创伤及危险的担忧等多种因素的限制，部分患者不能或不愿接受手术治疗。随着医学影像技术和介入治疗学的不断发展，近来多采用介入方法治疗腹主动脉合并髂动脉闭塞患者。介入的检查与治疗方法包括：腹主动脉及髂动脉、股动脉造影；动脉闭塞段开通；动脉溶栓治疗；闭塞血管成形术；血管内支架置入；术后溶栓及抗凝治疗。

（邢培秋　　余燕武　　彭晓澜）

第二节　肠系膜血管疾病

一、肠系膜上动脉夹层

【病例介绍】

患者男性，62岁，以“体检发现左肾肿瘤1月余”为主诉入院。

现病史　患者1个月前行泌尿系彩超提示“左肾窦实质性肿物，CA待除，前列腺钙化斑形成”。平素无肉眼血尿，无畏冷、发热，无尿频、尿急、尿痛，无排尿困难，门诊拟“左肾肿物”收住院。既往高血压病史10年，平素规律服用“尼群地平片10 mg，每日1次”，现血压控制尚可。

查体　T：37.1℃，P：82次/分，R：20次/分，BP：146/95 mmHg。心率80次/分，律齐，腹部视诊外形正常，触诊腹肌软，无压痛、反跳痛。双肾区无隆起，未触及异常包块，左肾区轻度叩击痛，右肾区无明显叩击痛。

■ **实验室检查** 总前列腺特异抗原、游离前列腺特异抗原、血常规、凝血功能、肝肾功能、尿常规、便常规未见明显异常，尿培养鉴定及药敏：无细菌生长。

■ **影像学检查** 肾动脉CTA：①左肾巨大占位：考虑恶性肿瘤；左肾动脉前干及其远端分支供血；②肠系膜上动脉夹层；③下段腹主动脉、双侧髂总动脉及其分支软硬斑形成并左髂内动脉轻度狭窄。

■ **入院诊断** ①左肾占位性病变（性质待查：左肾癌可能，其他待查）；②前列腺钙化斑形成；③高血压。

■ **主要诊疗计划** 全身麻醉下行左肾根治性切除术+左肾周粘连松解术。

【CT 技术】

■ **对比剂注射方案** 碘美普尔400剂量70 mL，注射速率4 mL/s。

■ **CT图像采集参数** 管电压80 ~ 120 kV，管电流158 ~ 170 mA。分动脉期、静脉期及延迟期进行扫描，层厚5 mm，重建层厚1 mm。

【CT 图像】（图 3-10-3）

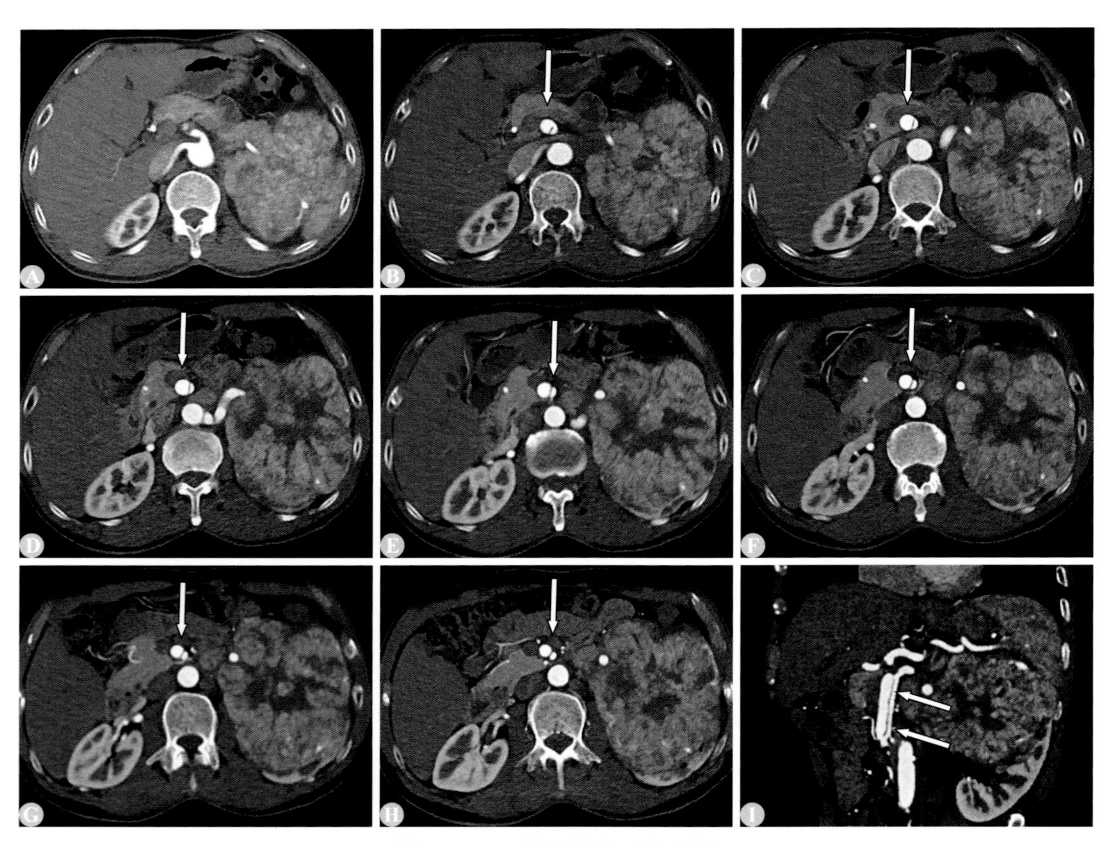

图3-10-3 肠系膜上动脉夹层

左肾癌病例，CT发现肠系膜上动脉夹层；A ~ H.动脉期图像，肠系膜上动脉见内膜瓣及双腔征（箭头）；I.冠状位重建图像，清楚显示肠系膜上动脉夹层及其累及范围

【诊断要点】

单纯发生于肠系膜上动脉的夹层（出现肠系膜上动脉夹层而未累及主动脉）又称孤立性肠系膜上动脉夹层（isolated superior mesenteric artery dissection，ISMAD），是一种肠系膜上动脉因内源性或外源性原因导致的内膜及中膜受损破裂，血液冲击血管裂口进入动脉壁内从而形成夹层；其病变范围仅限于肠系膜上动脉及其分支，不包括胸腹主动脉夹层病变累及肠系膜上动脉者。

临床诊断ISMAD约95%依靠增强CT检查，增强CT可清楚显示夹层位置、长度及远端血供情况。其特异性影像学表现包括：①肠系膜上动脉内见内膜片形成；②肠系膜上动脉内见双腔结构，双腔内对比剂充填；③肠系膜上动脉壁内可见半月形结构血栓，可伴龛影；④其他内脏动脉及主动脉腔通畅、无夹层。

【鉴别诊断】

SIDSMA需要与以下疾病鉴别。

肠系膜上动脉血栓 肠系膜上动脉血栓多发生于老年患者，多发生在动脉粥样硬化的基础上，这类患者常合并弥漫性动脉粥样硬化，如冠状动脉粥样硬化，严重外周动脉疾病和腹主动脉与髂动脉粥样硬化疾病等，病变常位于距肠系膜上动脉起始4 ~ 7 cm大的分支开口处。CT平扫表现为血管内稍高密度影，增强后在强化的血管影内显示为相对较低密度充盈缺损。ISMAD可见撕裂的内膜，病变多位于距肠系膜上动脉开口1.5 ~ 3.0 cm处并可见病变肠系膜上动脉周围脂肪间隙模糊及继发肠缺血等征象。

肠系膜上动脉附壁血栓 肠系膜上动脉附壁血栓常见于老年患者，常合并高血压，斑块内出血或表面血栓形成，使血管狭窄加重，动脉壁常伴钙化，CT表现为附壁血栓常不连续，欠规整，无破口及撕裂内膜显示。

肠系膜上动脉瘤 肠系膜上动脉瘤往往由动脉粥样硬化、先天性动脉肌纤维发育异常、大动脉炎、感染等引起。动脉瘤大多位于肠系膜上动脉起始部5 cm内，呈囊状或梭状，平扫可见动脉粥样硬化斑块，增强后动脉瘤囊状扩张。

【病案点评】

ISMAD为临床少见病例，在所有动脉夹层疾病中，ISMAD仅占6.9%，由于发病率低，早年靠尸检诊出病例0.06%；在外周动脉夹层中，ISMAD低于颈内动脉夹层。发病率男：女约5：1，平均发病年龄为55岁。

ISMAD病因尚不明确，可能病因包括高血压、动脉硬化、吸烟、暴饮暴食、酗酒、血管炎、血管肌纤维发育不良和动脉囊性中层坏死。肠系膜上动脉夹层的破口常位于距腹主动脉发出部位开口1.5 ~ 3 cm的解剖学位置。此部位周围有系带固定，是相对游离和固定部位的移行处。动脉血流在此易产生剪切力，容易导致血管内膜撕裂而发病。

ISMAD分型较多，包括Sakamoto分型、Yun分型、Zerbib分型、Li分型、Luan分型和

Xiong分型。目前常用的分型为Sakamoto分型，共分为4型：Ⅰ型：夹层部位假腔内血流通畅，可见近远2个内膜破口；Ⅱ型：夹层部位假腔呈囊状，内血流通畅，内膜只存在1个破口；Ⅲ型：夹层假腔内血栓形成，存在1个或数个溃疡样动脉内膜破口；Ⅳ型：假腔内完全血栓形成，内膜无溃疡样破口。

ISMAD根据临床表现分无症状型和有症状型。无症状型ISMAD多在体检时发现。有症状型ISMAD通常急性发病，主要为急性剧烈腹痛，以脐周痛常见，因局部夹层形成，肠系膜上动脉真腔受压，肠管出现缺血表现，缺血严重者可致肠管坏死，有腹膜炎征象。同时局部形成的炎症反应也可产生腹腔神经丛的内脏痛。

临床确诊ISMAD主要依赖CTA。

ISMAD的临床治疗目的是预防肠坏死和夹层的进展，早期稳定夹层血管，恢复肠道功能。治疗原则为先简单后复杂，先无创、微创治疗后有创治疗。目前对无症状患者常用的治疗主要为观察治疗。有症状患者治疗方式主要包括内科保守治疗、血管腔内治疗和外科手术治疗。有症状患者内科保守治疗的目的是防止肠系膜上动脉血栓形成闭塞，避免肠缺血坏死。治疗后假腔体积减小或闭塞，患者症状减轻提示预后良好。保守治疗具体方案：禁食水、扩血管、改善微循环、抗凝、抗血小板治疗。

本例患者因左肾肿瘤入院，CT检查发现ISMAD，CT清楚显示肠系膜上动脉内膜片形成及双腔结构，夹层部位假腔内血流通畅，可见近远2个内膜破口，未引起远侧血管的血流障碍。分型为Sakamoto分型Ⅰ型；临床上无相应的症状。治疗上采取内科保守治疗。

（詹阿来）

二、肠系膜上动脉压迫综合征

【病例介绍】

患儿女，15岁，因“间断右下腹痛1月余”入院。

■ **现病史** 患者自诉1个月前无明显诱因出现右下腹痛，伴乏力、头晕，无腹胀、腹泻，无恶心、呕吐，到当地医院就诊，行电子胃镜：“十二指肠溃疡伴胆汁反流”。给予止痛、护胃、抗感染治疗后，患者症状不见好转，遂出院。出院诊断为：“①十二指肠溃疡；②乙型病毒性肝炎”。今为求进一步诊治来我院。自发病以来，患者神志清，精神一般，大小便正常。近期体重未见明显变化。

■ **查体** 腹平坦，未见胃肠蠕动波，未见腹壁静脉曲张，右下腹压痛、反跳痛及肌紧张，肝脾肋下未触及，麦氏点无压痛，肝肾区叩击痛阴性，移动性浊音阴性。

■ **实验室检查** 红细胞计数3.39×10^{12}/L，血细胞比容32.2%，血红蛋白浓度105 g/L，

大便隐血试验（+），胃蛋白酶原Ⅰ 185.04 μg/L，胃蛋白酶原Ⅰ/Ⅱ 30.19。

■ **影像学检查**　腹部增强CT（对比剂应用碘美普尔400），具体内容见下。

■ **入院诊断**　①十二指肠溃疡；②乙型病毒性肝炎；③胆汁反流。

■ **主要诊疗计划**　对症治疗。

【CT 技术】

■ **对比剂注射方案**　采用德国ULRICH高压注射器A管经右侧肘静脉注射碘美普尔400，剂量70 mL，速率4.0 mL/s，再经B管以相同的速率注射40 mL生理盐水冲管。

■ **CT图像采集参数**　使用SIEMENS 128排双源CT扫描。扫描参数：管电压120 kV，管电流250 mA，层厚0.9 mm，重建间隔0.45 mm。采用团注跟踪程序自动触发技术在升主动脉选择ROI监测CT值，触发阈值100 HU。CT值达到阈值后立即行动脉期扫描，于注射对比剂开始后60 s行门脉期扫描，于注射对比剂开始后180 s行延迟期扫描。将扫描所得数据传至SIEMENS后处理工作站进行图像处理。

【CT 图像】（图 3-10-4）

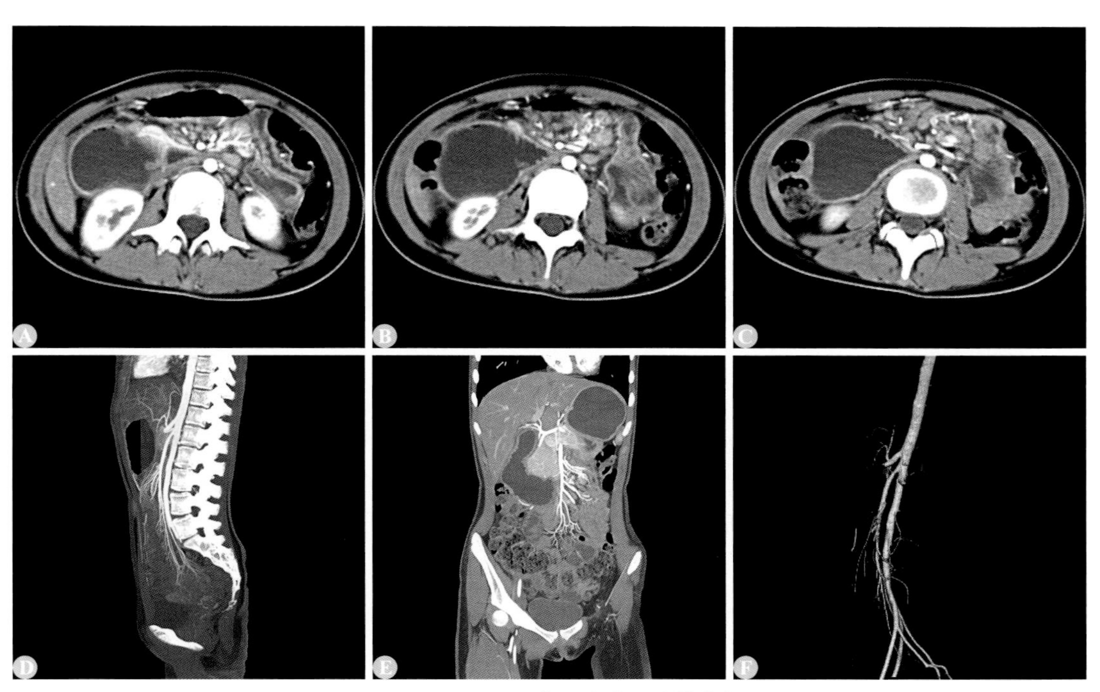

图3-10-4　肠系膜上动脉压迫综合征

A～C.CT增强扫描动脉期图像，肠系膜上动脉压迫十二指肠水平部致其近端肠管扩张、积液；D.矢状位重建示腹主动脉和肠系膜上动脉所形成的夹角减小，约16°；E.冠状位重建示肠系膜上动脉压迫十二指肠水平部，近端十二指肠及胃腔扩张积液；F.主动脉和肠系膜上动脉所形成的夹角减小

【诊断依据】

对于腹主动脉与肠系膜上动脉之间的夹角诊断标准的上限，文献标准不一。若该夹角<20°，伴有十二指肠水平段或升段的受压、管腔变窄，临床表现典型即可诊断。

【诊断要点】

肠系膜上动脉压迫综合征（superior mesenteric artery syndrome，SMAS）并非临床上的罕见病，且其症状不具有特异性，所以在临床诊疗中极易发生误诊。在正常情况下，十二指肠水平段多从腰3椎体前穿行，位于腹主动脉及其肠系膜上动脉的夹角之中，其远端又被十二指肠悬韧带所固定，其上方为左肾静脉横跨，其后方为腔静脉、椎体和腹主动脉，其前方被肠系膜根部内的肠系膜上血管神经束所横跨。肠系膜上动脉是消化系统最重要的动脉，在腹腔动脉下方发自腹主动脉前壁。向前向下走行，前方为脾静脉和胰体，后方借十二指肠水平段、左肾静脉与腹主动脉分开。肠系膜上动脉一般在第一腰椎水平处分出，正常者与腹主动脉多呈40°～60°。

CTA可直观地显示腹主动脉、肠系膜上动脉和十二指肠水平部三者之间的关系，在增强扫描后进行三维重建，通过MPR图像，特别是对于夹角位置、间距等细微处的表达更为准确、直观，可观察十二指肠水平段受压部位的横断面及冠状位图像，测量腹主动脉和肠系膜上动脉之间的距离，矢状位或斜矢状位测量腹主动脉和肠系膜上动脉所形成的夹角，能明确肠系膜上动脉对于十二指肠的压迫，横断面位置上能够清晰显示近端部位的肠腔留有扩张积液，同时排除造成相似临床症状的其他病变。

【鉴别诊断】

■ **十二指肠及其系膜占位**　十二指肠及其系膜占位为腹膜后肿瘤压迫十二指肠降部，Treitz韧带附近淋巴结肿大所引起的临床上表现与肠系膜上动脉综合征相似的疾病，经CTA检查不难鉴别。

■ **肠系膜缺血性疾病所致急腹症**　肠系膜缺血性疾病所致急腹症CTA能清晰显示肠系膜动、静脉，对肠系膜上动脉狭窄或闭塞、肠系膜上动脉栓塞、肠系膜上动脉血栓形成、肠系膜上静脉血栓形成进行全面评估，从而与SMAS相鉴别。

【病案点评】

SMAS是指十二指肠水平部或升部受肠系膜上动脉压迫所致的急、慢性肠梗阻，亦称肠系膜上动脉综合征、十二指肠血管压迫综合征、良性十二指肠淤滞症。这一病理概念最早是Rokitansky在1861年提出，Wilkie等于1927年报道后才引起重视，故SMAS亦称Wilkie病。其病因主要为：先天或后天性因素造成肠系膜上动脉与腹主动脉的夹角较小，且与腹主动脉间距过小，使肠系膜上动脉将十二指肠水平部压迫至椎体或腹主动脉而造成肠腔狭窄和梗阻。本病可发生于任何年龄，瘦长体型的中青年女性或长期卧床者多见，可分为急性、慢性两类。慢性SMAS病程一般较长，间歇性反复发作，主要为十二指肠梗阻的临床表现，即餐后上腹闷胀、恶心呕吐、呕吐物含胆汁及所进食物，可伴腹痛，呕吐后症状减轻或消失，类似于幽门梗阻；也偶见急性发病者，急性发病者一般见于脊柱手术后，发作时症状与慢性SMAS相似，但通常症状及体征更为严重且明显，如未及时诊断治疗，患者可因剧烈呕吐出现上消化道出血及一系列并发症。本病的突出特点为症状发作与体位有关，患者常可通过改变体位来减轻痛苦，如左侧卧位、俯卧位可使症状缓解，仰卧位时由于向后压迫症状加重。长期慢性发作患者可有消瘦、贫血等营养不良表现。对于消瘦的患者改善其营养状况可缓解症状。对于急性发作的患者，仍优先予保守治疗。手术治疗方法包括Treitz韧带松解术及十二指肠-空肠吻合术等。

（雷军强　闫瑞峰　刘念军　许永生　高玉岭）

三、非闭塞性肠系膜缺血

【病例介绍】

患者男性，31岁，因“腹痛近1天”入院。

现病史　患者1天前无明显诱因出现腹部疼痛，为持续性绞痛，伴腹泻2～3次，为黑色水样便，伴恶心，呕吐4次，为非喷射状呕吐，呕吐物为胃内容物，伴头昏、心慌，四肢乏力，不伴畏寒、发热，咳嗽、咳痰，呕血、胸闷、头痛、心前区压榨感、周身酸痛等。

查体　腹软，右中上腹部压痛，无反跳痛及肌紧张，右下腹压痛、反跳痛，无肌紧张，肝脾未满意触及，墨菲征阴性，移动性浊音阳性，肠鸣音减弱，1～3次/分。

实验室检查　血常规：淋巴细胞百分比13.4%，单核细胞百分比10.6%，中性粒细胞百分比75.6%，淋巴细胞绝对值0.61×10^9/L。凝血功能：纤维蛋白原4.04 g/L、D-二聚体2.71 mg/L、纤维蛋白（原）降解产物7.9 mg/L。

影像学检查　腹部彩超：脂肪肝，胆囊结石；双肾细小结石伴右肾微量积水，右侧输尿管上段扩张；中上腹及下腹部大量肠管回声，肠间积液，腹腔较多积液，最深约6.6 cm。增强CT（对比剂应用碘美普尔400），具体内容见下。

入院诊断　①腹痛待诊：肠系膜血管栓塞？其他？②腹盆腔积液原因待诊。

主要诊疗计划　完善相关检查、对症支持治疗。

【CT 技术】

对比剂注射方案　碘对比剂浓度400剂量80 mL，速率5 mL/s。

CT图像采集参数 采用SIEMENS二代双源CT进行扫描。扫描体位：头先进仰卧位，双臂上举抱头；扫描方式：螺旋扫描；扫描范围：膈肌上缘至耻骨联合下缘。FOV 45 cm；管电压：100 kV，管电流：自动毫安秒（CARE Dose 4D），探测器组合：128 mm × 0.6 mm，螺距0.9，球管转速0.5 s/rot，矩阵512 × 512。重建层厚0.75 mm，层间距0.5 mm，SAFIRE 5，重建算法：I26f（Angio）。采用团注跟踪法（Test Bolus），监测膈顶水平腹主动脉，触发阈值设置为150 HU；碘对比剂注射10 s后开始监测，靶血管CT监测值达触发阈值时自动启动扫描，启动时间5 s。

后处理技术 采用MMWP后处理工作站，以MPR显示腹主动脉、肾动脉、肠系膜上动脉、肝总动脉、脾动脉及其远端分支血管。

【CT图像】（图3-10-5）

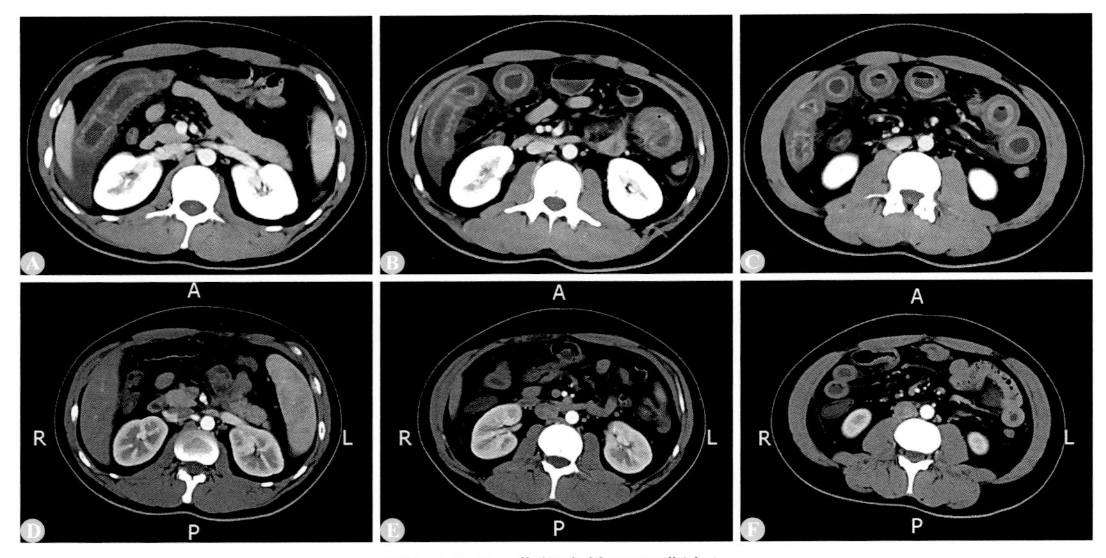

图3-10-5 非闭塞性肠系膜缺血

A ~ C.6月25日腹部增强CT空肠中远段肠壁增厚，增强扫描见黏膜呈明显强化，周围脂肪间隙模糊，腹腔游离液体密度影，其内肠系膜上动静脉稍扭曲，系膜密度增高；肠系膜上下动静脉内未见确切充盈缺损影；D ~ F.对症治疗后6月30日复查小肠管壁增厚较前范围缩小、程度减轻

【诊断要点】

非闭塞性肠系膜血管缺血（non-occlusive mesenteric ischemia，NOMI）是一种不涉及肠系膜血管血栓性梗阻的急性肠系膜缺血性疾病。影像学主要表现为肠管缺血的相关表现，如肠管壁的增厚、肠管的扩张积液、肠系膜渗出、肠壁积气等，但无肠系膜血管的闭塞。本例为青年男性，临床以急性持续性腹痛伴黑色水样便为主要症状，CT检查发现小肠管壁增厚伴黏膜强化、肠系膜密度增高、腹盆腔积液等缺血相关表现，但肠系膜上下动静脉内未见确切充盈缺损影，对症支持治疗后病情好转，综合考虑是由于肠系膜血管痉挛引起的NOMI。

【鉴别诊断】

主要与闭塞性肠系膜缺血进行鉴别，NOMI除了典型肠系膜缺血影像学表现，CTA示肠系膜动脉的缩窄、痉挛，而非肠系膜血管的闭塞或栓塞。

【病案点评】

NOMI是一种不涉及肠系膜血管血栓性梗阻的急性肠系膜缺血性疾病，占急性缺血性肠病的20%～30%，死亡率高。病因尚不明确，目前认为最常见的原因是心输出量不足导致内脏低灌注，反馈性激活交感神经系统，在增加心输出量的同时，周围血管包括肠系膜血管收缩，从而加重肠道低灌注，诱发肠道缺血再灌注损伤。NOMI好发于年龄＞50岁且合并急性心肌梗死、充血性心力衰竭、主动脉瓣关闭不全及慢性肾或肝疾病患者。与其他类型的肠系膜缺血性疾病相似，临床上大多表现为脐周疼痛进行性加重，演变为腹部持续性剧痛，部分患者可伴有恶心、呕吐、肛门停止排气排便等肠梗阻表现。腹痛严重但腹部体征轻微，随着病情进展可出现腹膜刺激症状。

实验室检查反应全身炎症反应的指标，如白细胞计数、C反应蛋白及降钙素原等增高，血液中的肌酸激酶（CK）、肌酸激酶同工酶（CK-MB）等不同程度增加，乳酸、肌酐及尿素氮也可升高。

NOMI的主要表现为典型的肠系膜缺血相关影像学表现。①肠壁增厚：是NOMI的常见表现，为环状向心性较均匀肿胀增厚，可出现肠壁分层，增强扫描病变肠管壁强化减弱或不强化，呈"靶征"；②肠梗阻：表现为肠腔扩张、积气积液伴气-液平；③肠壁及门静脉积气：肠腔压力增高和肠壁黏膜受损，气体进入肠壁和静脉表现为肠壁及门静脉积气，是肠管坏死不可逆的标志，常提示预后不良；④肠系膜密度增高、脂肪间隙模糊，可合并腹盆腔或肠间隙积液，但该征象可出现在大多数急腹症患者中，对肠系膜缺血的诊断不具特异性。CTA表现为肠系膜动脉主干和（或）多个分支缩窄、系膜血管扩张与缩窄交替出现，呈现"串珠样"表现、肠系膜血管弓痉挛、肠壁间血管充盈障碍，但肠系膜上下动静脉内无确切充盈缺损。

NOMI早期没有出现黏膜坏死的时候可不行手术治疗，可通过DSA进行肠系膜动脉内灌注扩血管药物，当经过扩血管治疗后患者腹痛不缓解或不能排除有肠管坏死发生时需要行剖腹探查，对于有明显肠管坏死表现的患者需及时剖腹探查切除坏死肠管。

（何其舟　余　飞　陈　旭）

第三节　肝动脉疾病

一、肝血管畸形

【病例介绍】

患者男性，59岁，因“反复右下腹疼痛3个月”入院。

■ **现病史**　患者3个月前无明显诱因出现右下腹闷痛，无向腰背部、肩部放射，无恶心、呕吐，无腹胀、腹泻、里急后重。

■ **查体**　神志清，皮肤黏膜色泽正常，鼻腔未见异常分泌物，口腔黏膜未见溃疡、出血，呼吸音清，未闻及干湿性啰音，腹肌软，右下腹轻压痛，无反跳痛，肝区无叩击痛。

■ **实验室检查**　总蛋白62.5 g/L，白蛋白39.7 g/L，谷草转氨酶9.2 U/L。

■ **影像学检查**　腹部增强CT（对比剂应用碘美普尔400），具体内容见下。

■ **入院诊断**　①慢性阑尾炎；②肠炎。

■ **主要诊疗计划**　完善相关检查，予抑酸、调节肠道菌群等治疗。

【CT 技术】

■ **对比剂注射方案**　用双筒高压注射器经右侧肘静脉团注碘美普尔400，剂量59 mL（根据体表面积计算），速率2.0 mL/s，待碘对比剂注射完成后以相同速率注入生理盐水30 mL冲洗。

■ **CT图像采集参数**　选择PHILIPS Brilliance 64排/128层CT，行肝CT平扫及增强扫描。患者仰卧，取足先进体位，选择螺旋扫描模式，扫描范围为膈顶至肝下缘，具体参数：管电压100 kV，管电流（自动毫安），螺距0.797，平扫层厚5.0 mm，层间距5.0 mm，重建层厚1.0 mm，层间距0.5 mm，增强扫描层厚1.5 mm，层间距0.75 mm，FOV 35 cm × 35 cm，矩阵512 × 512，ROI为降主动脉（膈面水平），采用阈值触发扫描，阈值为150 HU，待系统自动监测ROI达到设定阈值，延迟相应时间扫描（动脉期8 s、门脉期38 s、延迟期100 s）。

【CT 图像】（图 3-10-6）

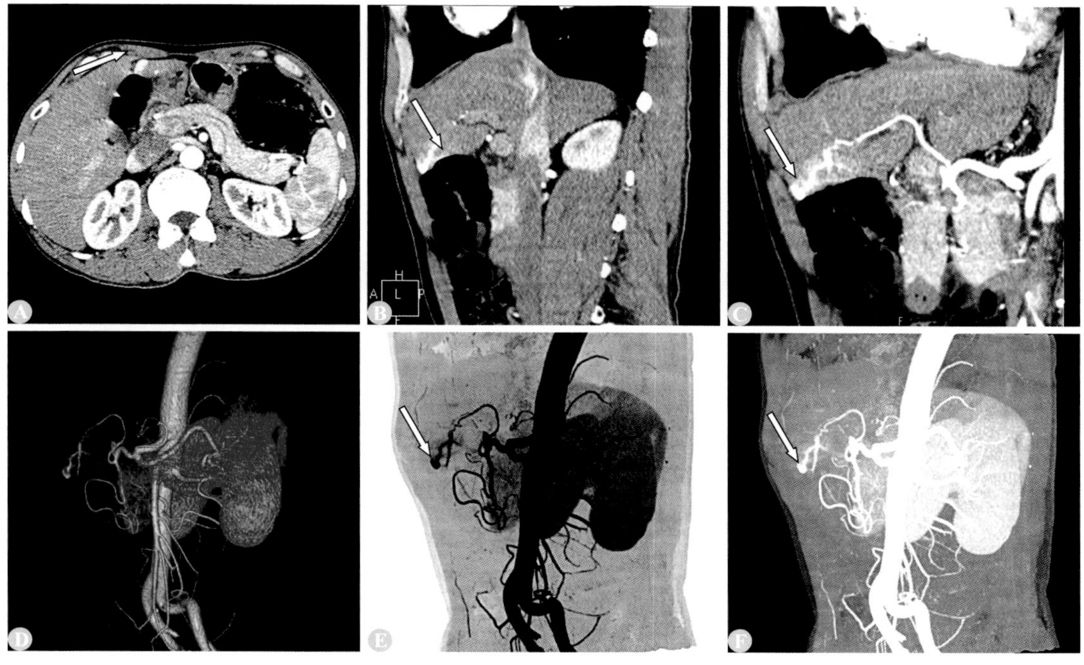

图3-10-6 肝血管畸形

A～C.CT横轴位、MPR、CPR图像，动脉期肝动脉左支远端局部扩张，周围见毛细血管扩张，肝局灶性异常灌注（箭头）；D～F.VR、MIP图像，肝动脉左支远端局部扩张（箭头）

【诊断依据】

患者为老年男性，无相关临床症状，无家族史，肝动脉左支远端局部扩张，周围见毛细血管扩张，肝局灶性异常灌注，皮肤、黏膜及其他脏器未见毛细血管扩张，诊断为特发性肝动脉畸形。

【诊断要点】

CT表现：动脉期肝动脉左支远端局部扩张，周围见毛细血管扩张，肝局灶性异常灌注。结合临床病史诊断为特发性肝动脉畸形。

【鉴别诊断】

■**肝感染性病变、布-加综合征、肝硬化、门静脉高压及门静脉海绵样变性等引起的肝血管异常改变** 主要从影像特征如肝动脉无增粗，结合临床表现予以鉴别。

■**肝富血供肿瘤性病变** 肝富血供肿瘤性病变，尤其病灶较小者，增强扫描可表现为全瘤明显强化，但未与肝动脉相连、周围未见毛细血管扩张。

【病案点评】

本病例为老年男性，无相关临床症状，无家族史，表现为肝动脉左支远端局部扩张，周围见毛细血管扩张，肝局灶性异常灌注，皮肤、黏膜及其他脏器未见毛细血管扩张，诊断为特发性肝动脉畸形。

肝血管畸形（liver vascular malformations，VMs）主要是指肝动脉畸形及由此引起肝血管及其他继发性的改变。肝血管畸形分为先天性和特发性两类，前者为遗传性出血性毛细血管扩张症（hereditary hemorrhagic telangiectasia，HHT）肝血管异常表现的一部分，较为多见，后者仅为肝血管畸形，而无其他部位或脏器的血管畸形。遗传性出血性毛细血管扩张症，又名Rendu-Osler-Weber综合征，是一种罕见的常染色体显性遗传疾病。其病理机制主要为血管壁变薄，弹力纤维及平滑肌缺乏，甚至内皮细胞缺乏，病变血管在轻微外力或管腔内血流压力下易扩张或破裂，其主要累及毛细血管、小静脉及中小动脉，表现为毛细血管扩张、动静脉畸形及动静脉瘘。其诊断标准参照2000年国际HHT基金科学顾问委员会制定的临床标准（也称Curaco诊断标准）：①鼻出血：表现为自发性、反复发生鼻出血；②皮肤黏膜毛细血管扩张：如嘴唇、舌头、手指、鼻部等处的多发毛细血管扩张；③内脏受累：肺动静脉瘘、肝动静脉分流、脑动脉畸形、脊髓动静脉畸形和伴或不伴有胃肠道出血的胃肠道毛细血管扩张；④家族史：根据上述诊断，直系亲属中至少有一位诊断HHT。符合上述4项中3项或以上即可确诊；具备2项者为疑诊。其中有文献报道HHT肝受累概率高达74%～79%，且多数患者无症状。

特发性肝动脉畸形，仅指肝动脉异常，而无其他脏器和部位相应的血管畸形，但同HHT相比，两者的肝动脉畸形改变是类似的。肝CT主要表现为：肝内毛细血管扩张，较大的融合血管团，肝内异常分流、肝灌注异常等，其中特征性表现即为肝总动脉和肝内毛细血管扩张。肝异常分流主要包括肝动脉-肝静脉分流、肝动脉-门静脉分流及门静脉-肝静脉分流3种类型。由于肝异常分流致肝血流动力学改变，随着病情进展，可引起心力衰竭、肝功能衰竭、门静脉高压、胆道坏死等并发症。本病例仅表现为肝动脉左支远端局部扩张，周围毛细血管扩张，局灶性异常灌注，结合临床病史诊断为特发性肝动脉畸形。

肝血管畸形诊断主要靠影像学检查，超声检查有一定的局限性，视野局限，不能显示畸形血管的整体观，而且对操作者技术水平依赖性高，DSA是检查本病的金标准，但其为有创检查且操作复杂，而螺旋CT多期增强、CTA、MRA为无创检查，可显示畸形血管的整体观、血流特征及空间关系，但是MRA检查时间较长，可出现呼吸伪影，螺旋CT检查快、易操作，并且可进行CT后重建技术，如MPR、MIP、VR、CPR等，能够直观显示畸形血管及其周围的关系，是目前肝血管畸形临床诊断、评估、筛查及随访的常用检查手段。

对于有症状的肝血管畸形患者，主要是进行介入血管栓塞治疗，而且接受血管栓塞治疗患者通常需要重复栓塞和外科手术，对于不能栓塞或栓塞不成功者，应考虑肝移植。

（蔡 炳 戴丽梅 杨云飞）

二、肝动静脉分流

【病例介绍】

患者男性，32岁，因“腹胀、腹痛3月余”入院。

■ **现病史** 患者3个月前无明显诱因出现腹部胀痛，以右上腹及剑突下为主，呈阵发性发作，疼痛无放射，无加重或缓解因素，全身乏力，食欲不佳。外院腹部CT：“肝内多发巨块型肝癌，门静脉左右分支癌栓，肝门区肿大淋巴结”。因患者肿块巨大，癌栓形成，未行特殊治疗。1天前患者感腹痛加剧，今来我院就诊。

■ **查体** 肝病面容。腹部外形正常，全腹软，无压痛及反跳痛，肝于右肋下5 cm、剑突下5 cm扪及，质中等，表面及边缘不齐，未触及肿块，无震颤及搏动感。

■ **实验室检查** AFP＞1000.0 ng/mL，D–二聚体4460 ng/mL，CA125 94.4 U/mL，白蛋白39.3 g/L，总胆红素24.5 μmol/L，直接胆红素9.1 μmol/L，间接胆红素15.4 μmol/L，谷丙转氨酶58.7 U/L，谷草转氨酶214.9 U/L，谷氨酰转移酶303.7 U/L，碱性磷酸酶158.3 U/L，乳酸脱氢酶264.9 U/L。

■ **影像学检查** 腹部增强CT（对比剂应用碘美普尔400），具体内容见下。

■ **入院诊断** ①原发性肝癌；②乙型病毒性肝炎。

■ **主要诊疗计划** 保肝、止痛、护胃、预防出血治疗。

【CT 技术】

■ **对比剂注射方案** 用双筒高压注射器经右侧肘静脉团注碘美普尔400，剂量75 mL，速率2.55 mL/s，注射完成后以相同速率注入生理盐水30 mL冲洗。

■ **CT图像采集参数** 选择PHILIPS Brilliance 64排/128层CT，行肝CT平扫及增强扫描。患者仰卧，取足先进体位，选择螺旋扫描模式，扫描范围为膈顶至肝下缘水平，具体参数：管电压为120 kV，管电流为自动毫安，螺距为0.797，平扫层厚5.0 mm，层间距5.0 mm，重建层厚1.0 mm，层间距0.5 mm，增强扫描层厚为1.5 mm，层间距0.75 mm，FOV 35 cm × 35 cm，矩阵512 × 512，ROI选为降主动脉（膈面水平），采用阈值触发扫描，阈值为150 HU，待系统自动监测感兴趣区达到设定阈值后，延迟相应时间扫描（动脉期8 s，门脉期38 s，延迟期100 s）。

第十章

【CT 图像】（图 3-10-7）

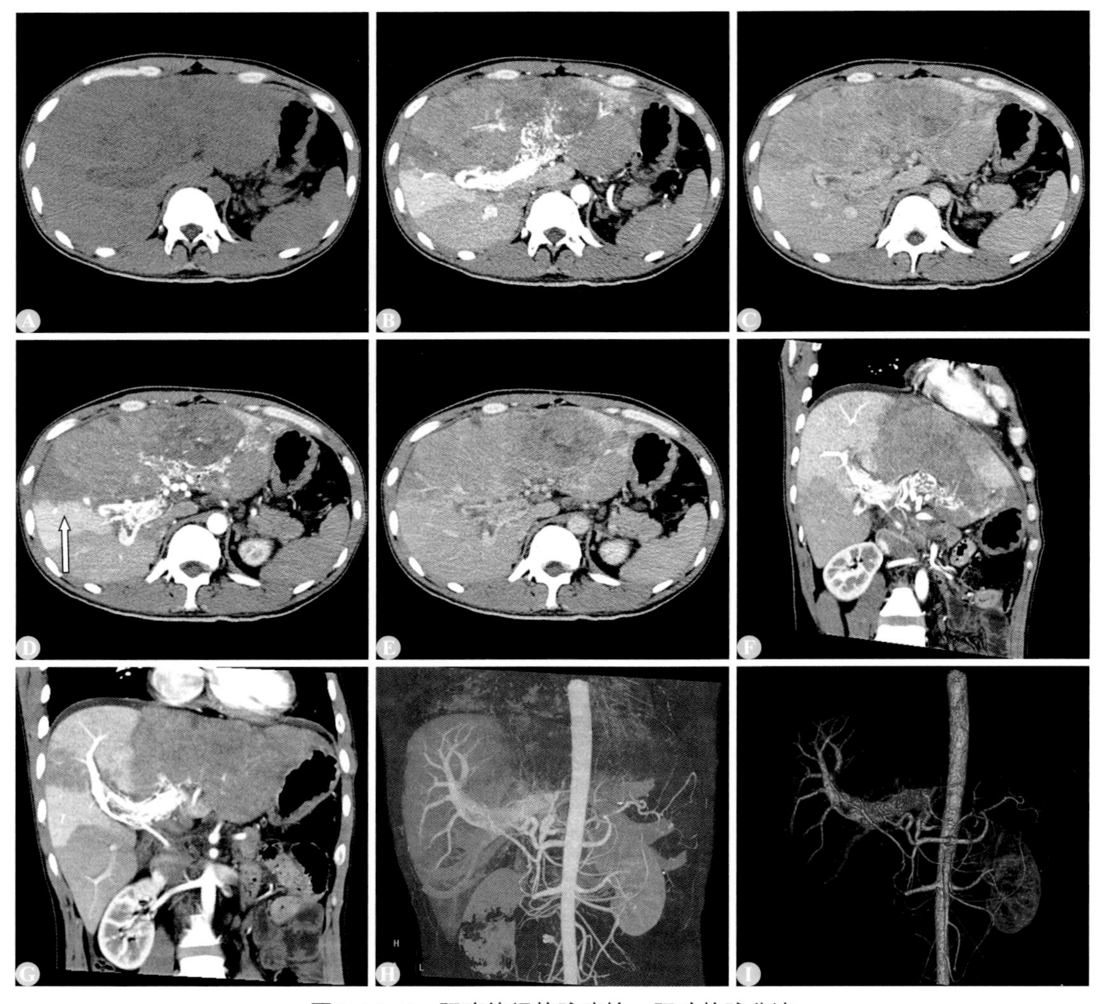

图3-10-7 肝癌伴门静脉癌栓、肝动静脉分流

A.CT平扫图像，门静脉增粗；B、D.动脉期图像，门静脉明显增宽，其内碘对比剂明亮充填，以主干及右支明显，其内可见条片状充盈缺损区，D图示肝门区肝动脉稍增粗并增多，肝右叶肿瘤所在肝叶的异常灌注（箭头）；C、E.门脉期图像，门静脉内充盈缺损区部分密度略缩小，余肝实质密度趋于较均匀一致；F～I.MPR、MIP、VR图像，均见肝动脉发自腹腔干动脉，肝动脉稍增粗、增多，并与增粗门静脉相交通、瘘口形成

附相似病例（图 3-10-8）

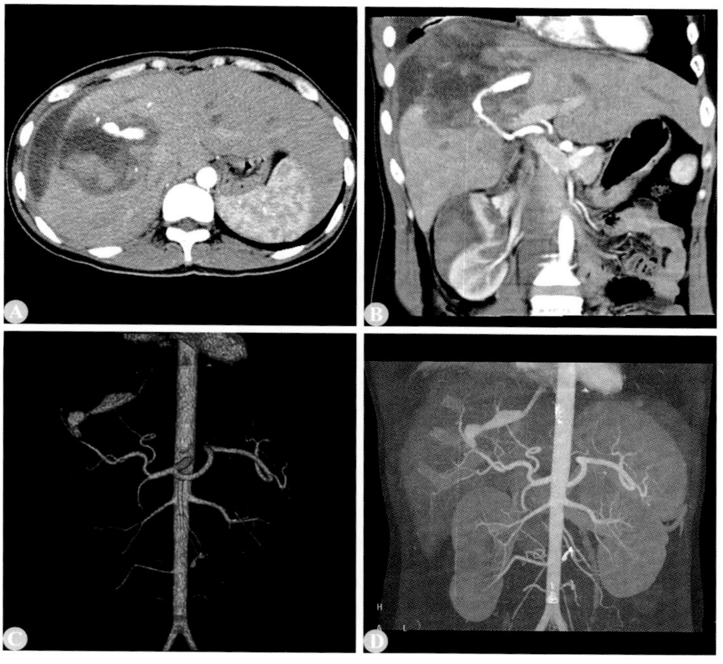

图3-10-8 肝破裂术后复查，肝动脉-肝静脉分流

肝破裂术后，肝动脉-肝静脉分流。A.动脉期图像，肝静脉提前显影，并与肝动脉相连；B ~ D.MPR、VR、MIP图像，肝动脉与肝静脉相连

【诊断依据】

患者乙型肝炎病史多年，肝CT扫描呈典型肝癌影像表现，结合实验室检查：AFP >1000.0 ng/mL，可确诊为肝癌。诊断：肝动脉-门静脉分流、门静脉癌栓形成，门脉高压。

【诊断要点】

肝动静脉分流（hepatic arterio venous shunt，HAVS）是肝动脉与门静脉或肝静脉之间的器质性或功能性异常通路，从而使肝动脉血经由通路直接进入门静脉或肝静脉。HAVS CT表现：在增强扫描中，肝动脉期时即见受累，门静脉或肝静脉与肝动脉同时显影，或门静脉主干早于脾静脉和肠系膜上静脉而提前显影，此为较可靠的诊断征象。本病例中可明确显示在肝动脉期肝动脉与门静脉同时显影。本病例为肿瘤性HAVS，分流量较大，动脉期显示肿瘤内及其周围、门静脉癌栓附近出现纡曲增粗、不规则排列的网状血管影，门静脉主干及分支动脉期较显著显影，肿瘤所在肝叶的非癌变实质出现明显强化，呈段分布，门脉期该区域密度与其他区域非癌变肝组织一致，动脉期肝癌病灶及脾强化不明显，这是由于窃血所致，本病例显示窃血征象较具特征。非肿瘤性HAVS可出现动脉期一过性肝实质异常强化，门脉期接近正常肝实质密度。

【鉴别诊断】

以动脉期一过性异常灌注为主要表现的非肿瘤性HAVS要与肝内富血供肿瘤性病变相鉴别，平衡期肿瘤通常表现为稍低密度，非肿瘤性HAVS表现为等密度，此期表现在鉴别诊断中有重要意义。HAVS还应注意与其他原因造成的肝一过性高灌注相鉴别，如胆囊炎、胆管周围炎等。当CT及MRI不能明确诊断时，血管造影、彩色多普勒超声亦具有一定的诊断价值。

【病案点评】

AHVS分为肝动脉-门静脉分流（artery-portal vein shunt，APVS）（图3-10-7）和肝动脉-肝静脉分流（artery-hepatic vein shunt，AHVS）（图3-10-8），前者更常见。有些报道指出AHVS与肝动静脉瘘不应混淆使用。肝动静脉瘘只是分流的一种形式，不能代表病理性分流的全部情况，用肝动静脉分流称之更全面。

病因可分为肿瘤性和非肿瘤性两大类；肿瘤性病因包括肝细胞癌、转移瘤、胆管细胞癌、血管瘤等；非肿瘤性病因包括肝损伤、介入性治疗（活检、射频消融、脓肿引流、胆汁引流）、肝硬化、动脉瘤破裂及先天性畸形等；多见于肝细胞癌，发生率为14%～63.2%。

肝动脉与门静脉同属于Glisson系统，解剖位置上比较接近，因此，APVS的发生率较AHVS的发生率高。HAVS的形成机制非常复杂，任何病理原因导致肝的三套血管之间的压力梯度逆转都会引起HAVS，通常有以下原因：①经肝窦的HAVS其发生主要与肝静脉回流受阻有关，此时门静脉为引流静脉；②经血管丛性HAVS为各种原因所致的门静脉受阻，导致侧支循环开放、增生；③经血管性HAVS为肿瘤组织直接侵犯、破坏血管壁，导致病理性血管形成，构成动静脉交通，这些病理性交通支是肿瘤引起动静脉分流的重要形式，也是肿瘤窃血的主要原因，本例HAVS原因就是肝癌伴门脉癌栓形成，导致侧支循环开放并病理性血管形成，肿瘤窃血较明显；④肝损伤及介入治疗后形成的HAVS。

HAVS根据部位可分为：①中央型：位于肝门部，肝动脉早期门静脉主干和（或）1级分支或肝静脉提早增强；②周围型：位于肝边缘，肝动脉晚期门静脉2级及以下分支提前增强；③混合型：为中央型加周围型的改变。

HAVS分流程度判断：重度分流表现为肝动脉早期肝动脉主干及分支显影，门静脉主干和（或）1级分支或肝静脉增强；中度分流表现为肝动脉晚期门静脉主干和（或）1级分支或肝静脉增强；轻度分流表现为肝动脉晚期门静脉2级及以下分支增强。

HAVS对机体的影响；APVS是产生和加重门静脉高压的重要原因，可导致门静脉高压型胃肠病，顽固性腹腔积液及肝性脑病的严重并发症，可危及生命；AHVS可增加心脏前负荷，诱发和加重肝肺综合征；在肝肿瘤中，HAVS是肿瘤向门静脉、肝静脉方向转移的通道，是小肝癌切除术后转移和复发的主要原因。

目前针对HAVS较有效的治疗方法为介入栓塞治疗，其意义在于阻断了肝动脉-门静脉分流，降低了门脉压，缓解由其产生的症状，可改善门静脉血流的离肝性状态，增加肝供血，改善肝功能，为患者行TACE或TAI治疗创造条件，降低分流所致的急性肺栓塞的发生概率，降低通过HAVS通道的肝内或肺内转移的发生率，因此，术前通过影像学来诊断和评价HAVS的类型及分度非常重要。

（蔡　炳　　魏　红）

第四节　门静脉、肝静脉疾病

一、门静脉瘤

【病例介绍】

患者男性，54岁，因“发现乙肝27年，乏力1周”入院。

■ **现病史**　患者27年前查出“乙肝”，未予以重视及诊治，6年前饮酒后出现恶心、呕吐，在当地医院治疗后好转，具体治疗方案不详，此后定期复查，于1周前自觉乏力明显，为进一步诊治，就诊于我院，以“乙型肝炎后肝硬化失代偿期”收入。此次病程中，患者神志清，精神欠佳，睡眠一般，食欲欠佳，大小便基本正常，近期体重未见明显变化。

■ **查体**　皮肤黏膜色泽正常，腹部外形正常，全腹软，无压痛及反跳痛，肝区叩痛，腹部未触及包块。

■ **实验室检查**　凝血酶原时间17.88 s（+），总胆红素57.8 μmol/L（↑），直接胆红素9.4 μmol/L（↑），间接胆红素48.4 μmol/L（↑），HBsAg 3494.000 COI（↑），AFP 2.2 ng/mL（-），CEA 3.5 ng/mL（-）。

■ **影像学检查**　腹部增强CT（对比剂应用碘美普尔400），具体内容见下。

■ **入院诊断**　①乙型肝炎后肝硬化失代偿期；②食管静脉曲张（中度）；③门静脉高压性胃病；④门静脉瘤形成；⑤胆囊结石，胆囊炎。

■ **主要诊疗计划**　明确诊断后给予抗病毒、保肝、降酶、促进肝细胞再生、抑酸、降压、降血糖等对症治疗，病情好转后患者及家属要求出院。

【CT 技术】

■ **对比剂注射方案**　空腹、饮水、训练吸气-屏气；使用SOMATOM Definition Flash 64排MSCT扫描仪。用高压注射器经肘静脉注射碘美普尔400，剂量55 mL，速率2.58 mL/s，注射完毕后以相同速率注射生理盐水20 mL冲洗。

■ **CT图像采集参数** 采用双能量扫描：上腹部CT扫描，观察病变范围，CT扫描层厚、层间距为0.7 mm，管电压120 kV，管电流250 mA；动脉期扫描用SmartPre检测膈顶处腹主动脉，当阈值达到100 HU时进行扫描：层厚及层间距为5.0 mm，管电压120 kV，管电流125 mA。动脉期扫描结束后延迟28 s（时间大约在注射对比剂后的55～60 s）开始门静脉期扫描，层厚及层间距为5.0 mm，管电压100/Sn140 kV，管电流132/108 mA，延迟期扫描：层厚及层间距为5.0 mm，管电压120 kV，管电流114 mA，动脉期螺距为0.6，门脉期螺距为0.75，延迟期螺距为0.6，将动脉期及门静脉的图像重建成层厚1 mm，层间距0.7 mm，传输到Syngo.via工作站。

【CT 图像】（图 3-10-9）

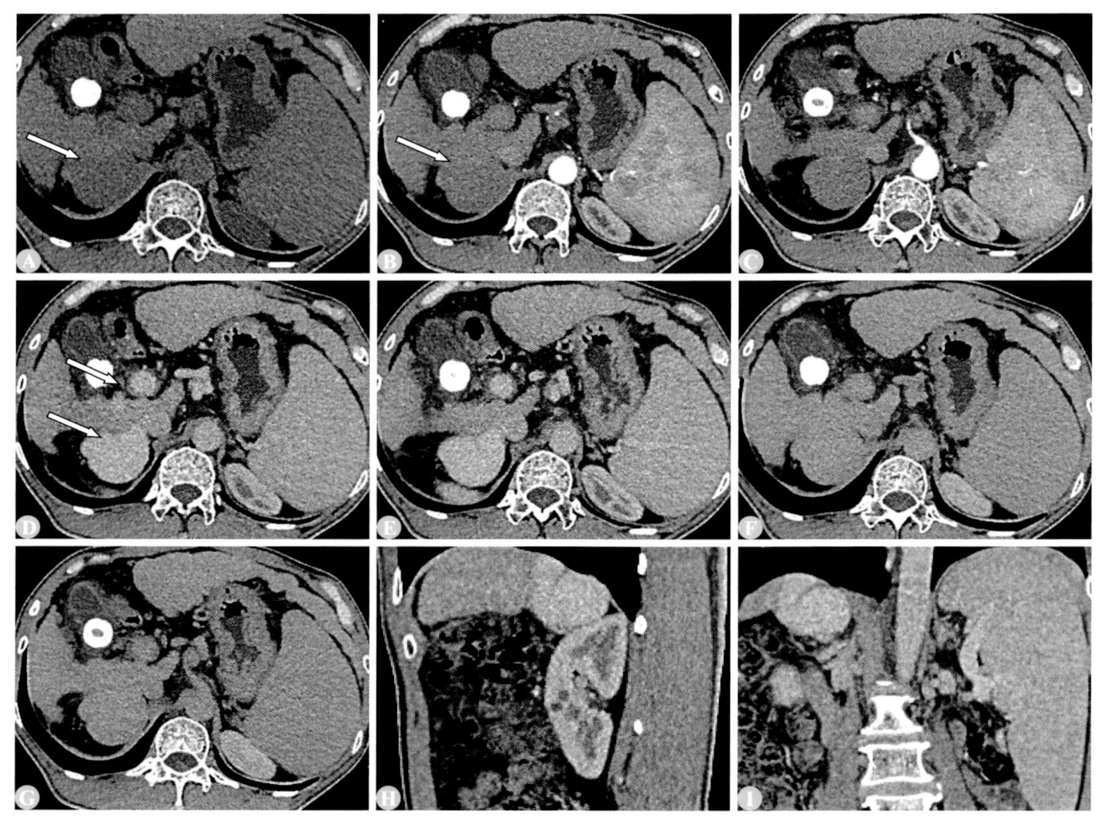

图3-10-9 门静脉右支门静脉瘤

A.CT平扫图像，肝右叶类圆形等密度影（箭头），边界清晰；B、C.动脉期图像，肝右叶病灶未见明显强化（箭头）；D、E.门脉期图像，肝右叶病灶明显、均匀强化，强化程度等同于同层面门脉（箭头）；F、G.延迟期图像，肝右叶病灶强化程度略减低，与同层面门脉强化程度一致；H、I.MIP重建矢状位与冠状位图像，可见瘤体与邻近静脉相交通，强化程度与载瘤静脉一致

【诊断依据】

患者有肝硬化、门静脉高压等相关高危因素，且典型影像学表现：门静脉局限性、

囊状扩张，直径大于同层邻近门静脉主干，增强扫描强化程度与载瘤静脉一致，并与相邻门静脉相交通等，诊断不难。

【诊断要点】

门静脉瘤（portal vein aneurysm，PVA）发病率低，约占全身静脉瘤的3%，但随着医学检查技术的提高，该病的检出率显著提高；根据肿瘤所在部位，可分为肝内型门静脉瘤和肝外型门静脉瘤，以肝外型门静脉瘤常见，其中又以SMV与脾静脉交汇处多见，有学者认为门静脉呈梭形或囊状扩张且管径明显大于邻近段正常的门静脉即可诊断门静脉瘤；也有学者发现正常人门静脉直径≤15 mm，肝硬化患者≤19 mm，因此认为肝外门静脉扩张横径超过20 mm，肝内门静脉横径超过15 mm可诊断为门静脉瘤；门静脉瘤形态多样，其中以梭形最为常见，囊状次之；CT平扫确诊较难，增强CT检查是确诊门静脉瘤的主要影像学检查方法，平扫主要表现为与大动脉相近的稍低密度影，增强强化程度与邻近载瘤静脉程度一致，囊状静脉瘤有时可见颈部与载瘤静脉交通，部分患者还可见瘤壁钙化、门静脉海绵样变性、血栓和动脉瘤等并发症。

【鉴别诊断】

■ **Abernethy畸形**　Abernethy畸形是一种先天性肝内外门静脉的异常，当先天性门静脉缺如合并肠系膜静脉异常分流时被称为肝外门腔分流，是一种罕见的先天性门静脉畸形，Abernethy畸形分为两种类型。Ⅰ型：肝完全无门静脉血灌注，门静脉缺失，胃肠、脾静脉血注入下腔静脉；Ⅰ型又分Ⅰa和Ⅰb亚型，Ⅰa型：SMV与脾静脉无汇合；Ⅰb型：SMV与脾静脉汇合后注入下腔静脉。Ⅱ型是门静脉血部分向肝脏灌注，CT增强检查可以明确诊断及鉴别诊断。

【病案点评】

门静脉瘤也称门静脉瘤样扩张，门静脉壁的内、中膜变薄，结构破坏是其组织病理学主要改变，多种因素均可引起门静脉瘤，可分为先天性门静脉瘤、获得性门静脉瘤两种类型，先天性门静脉瘤较为少见，先天性管壁发育不良为主要原因。临床以获得性门静脉瘤更为常见，引起门静脉管壁结构破坏的各种因素如穿刺、外伤、感染、包括肝硬化、外科手术、门静脉高压、肿瘤、血管介入治疗、肝移植、胆道系统结石及胰腺炎等均可引起获得性门静脉瘤，其中肝硬化、门静脉高压是其最危险因素，长期血流动力学改变致管壁内膜变薄、中膜代偿性增生肥大，继而引起纤维组织增生，最终致管壁变薄形成门静脉瘤样扩张；门静脉瘤多无明显临床症状，当瘤体较大，压迫邻近组织和器官或有血栓形成、瘤体破裂等并发症时，可出现疼痛、腹胀、黄疸、发热、胃肠道出血、体质量减轻等症状，巨大肝外型门静脉瘤有时可触及腹部肿块。此外，门静脉属支的门静脉瘤血流缓慢，易发生血栓，血栓导致血流循环进一步减慢或血栓脱落时引起回流端或肝内门静脉分支阻塞，加重门静脉高压，使门静脉瘤扩张程度进一步加重，血栓形成与巨大门静脉瘤进行性增大可能存在因果关系。

门静脉瘤实验室检查无特异性指标，部分患者可因基础疾病导致相应指标异常。

根据瘤体大小及其相关并发症和临床症状决定是否手术，最常见的并发症是血栓、瘤体即将破裂引起持续性腹疼痛和压迫邻近结构引起相应症状等，需手术治疗，文献对需手术治疗的门静脉瘤瘤体大小并无绝对标准，有文献报道，门静脉瘤直径>4 cm时需手术治疗；对于多数无症状患者，定期随访即可，如随访中患者出现症状加重或瘤体增大、有破裂征象和血栓形成等风险，需及时手术治疗，手术方案包括门静脉瘤切除术等，多用于无门静脉高压患者，脾切除、门静脉分流、肝移植等治疗手段多应用于合并门静脉高压的患者；对于部分有门静脉高压、肝硬化、胆道系统结石的患者，虽瘤体小，仍需密切随访观察，以防并发症发生。

（肖新广　　谷梅兰　　吕培培）

二、门静脉海绵样变

【病例介绍】

患者男性，68岁，因“间断恶心、呕吐2个月，加重1周”入院。

现病史　患者2个月前无明显诱因出现恶心、呕吐，晚饭后明显，呕吐为非喷射性，呕吐物为白色粘液，间断性发作。1周前恶心、呕吐加重，并伴有右上腹及后背部隐痛不适，间断发作，可自行缓解，可耐受，并有饮食差、乏力，“乙肝”病史数年，至我院门诊查上腹部彩超示肝多发占位，门诊以“恶心、呕吐待查，肝占位”为诊断收入我科，发病以来，患者神志清，精神欠佳，睡眠一般，食欲较前下降，大小便基本正常，体重下降约2.5 kg。

查体　皮肤黏膜色泽正常，腹部外形正常，全腹软，无压痛及反跳痛，肝区叩痛，腹部未触及包块。

实验室检查　AFP 80000.00 ng/mL（+），CEA 9.97 ng/mL（+），CA125 16.6 U/mL（-），CA19-9 21.91 U/mL（-）。

影像学检查　腹部增强CT（对比剂应用碘美普尔400），具体内容见下。

入院诊断　①肝恶性占位，肝癌可能性大；②门静脉主干及左支、下腔静脉癌栓形成；③门静脉海绵样变；④肝肾间隙占位，考虑转移可能。

主要诊疗计划　告知患者病情后行保守治疗，按“索拉非尼400 mg每日2次，口服”方案治疗，辅以抗肿瘤、增强免疫力、保肝等治疗，患者病情稳定，患者及家属要求出院。

【CT 技术】

■ **对比剂注射方案** 空腹、饮水、训练吸气-屏气；使用SOMATOM Definition Flash 64排MSCT扫描仪。用高压注射器经肘静脉注射碘美普尔400，剂量50 mL，速率2.5 mL/s，注射完毕后追加生理盐水 20 mL冲洗。

■ **CT图像采集参数** 采用双能量扫描：上腹部 CT扫描，观察病变范围，CT扫描层厚、层间距为0.7 mm，管电压120 kV，管电流250 mA；动脉期扫描用SmartPre检测膈顶处腹主动脉，当阈值达到100 HU时进行扫描：层厚及层间距5.0 mm，管电压120 kV，管电流218 mA，动脉期扫描结束后延迟28 s（时间大约在注射对比剂后的55 ~ 60 s）开始门静脉期扫描，层厚及层间距为5.0 mm，管电压100/Sn140 kV，管电流250/178 mA，延迟期扫描：层厚及层间距为5.0 mm，管电压120 kV，管电流114 mA，动脉期螺距为 0.6，门脉期螺距0.75，延迟期螺距0.6，将动脉期及门静脉的图像重建成层厚1 mm，层间距0.7 mm，传输到Syngo.via工作站。

【CT 图像】（图 3-10-10）

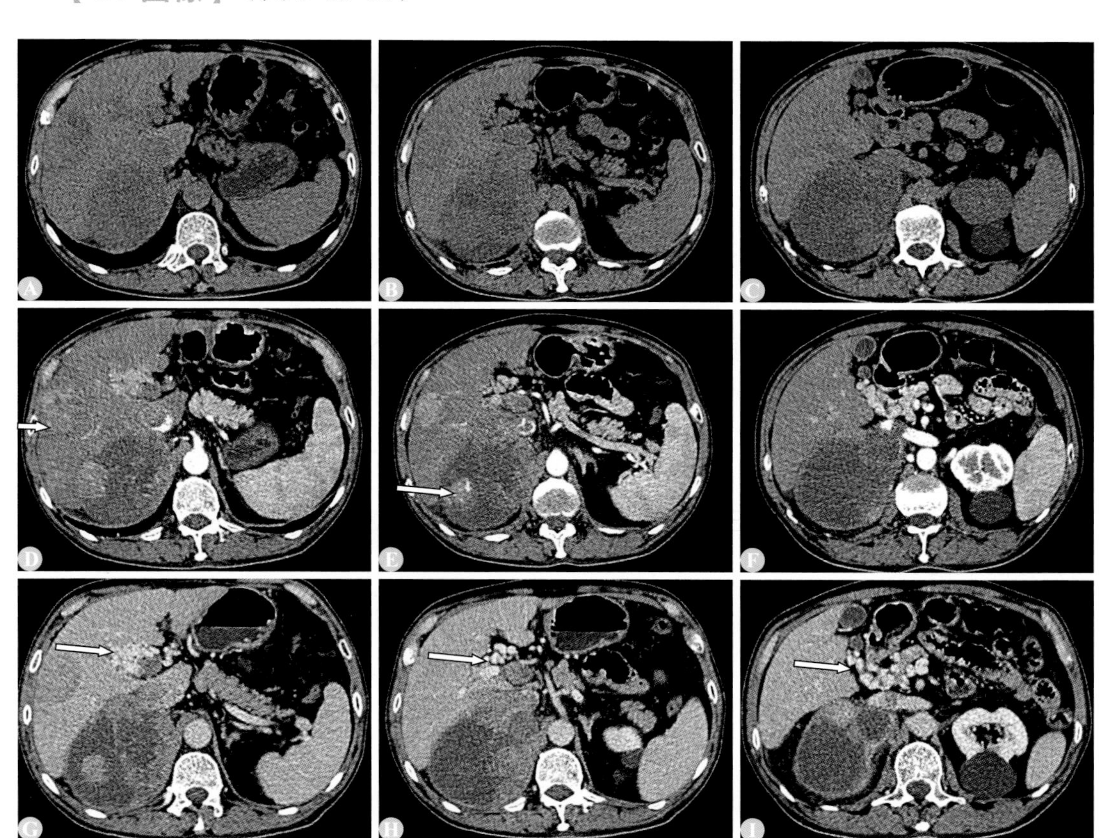

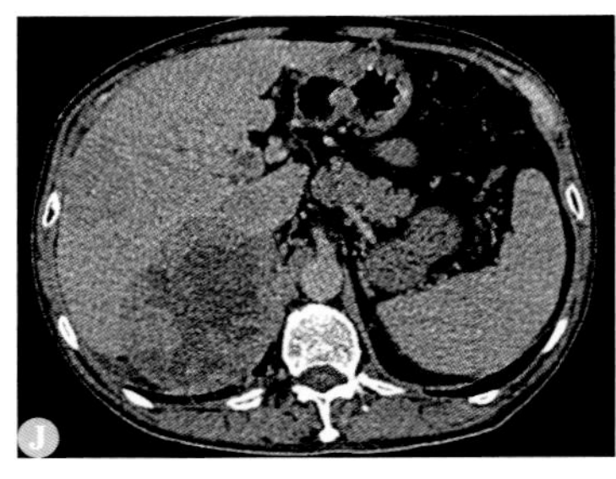

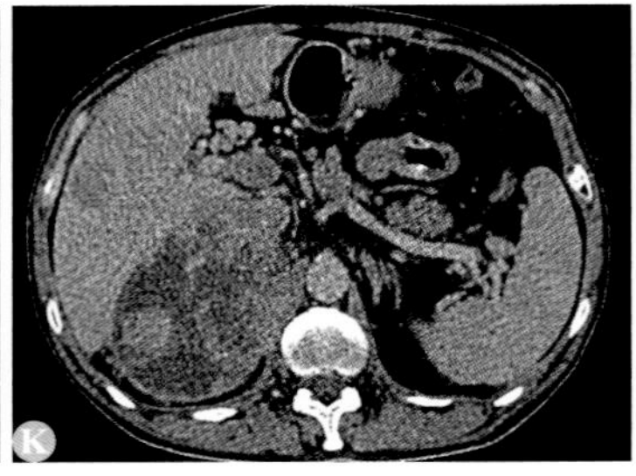

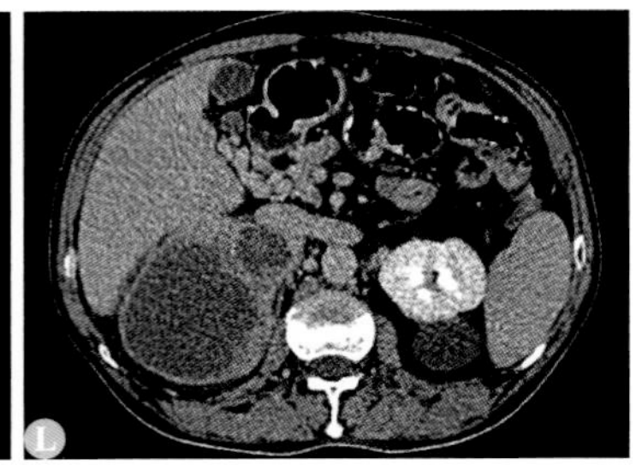

图3-10-10　门静脉海绵样变

肝、肝肾间多发占位并门脉癌栓形成，门静脉高压、海绵样变。A～C.CT平扫图像，肝、肝肾间低密度影，肝门区不规则软组织团块影；D～F.动脉期图像，肝病灶呈明显强化，肝肾间病灶呈不均均匀强化，肝门区纡曲增粗血管影（箭头）；G～I.门脉期图像，肝内病灶强化程度减低，门脉主干增宽并腔内充盈缺损影，肝门周围多发纡曲血管影，强化程度等同于门脉（箭头）；J～L.延迟期图像，肝内病灶强化程度低于肝实质，呈典型快进快出样强化，肝门周围纡曲增粗血管影，强化程度减低，肝肾间病灶明显不均匀强化

【诊断依据】

患者乙型肝炎病史数年，AFP、CEA明显增高，增强CT肝内病灶呈典型快进快出样强化，符合典型肝癌影像学强化方式，门静脉增宽且门静脉内充盈缺损影，肝肾间异常强化影，综合以上考虑肝癌并门静脉高压、癌栓形成，肝肾间（肾上腺）转移，肝门区多发纡曲血管影，门脉期强化程度等同于门脉，考虑门静脉高压并海绵样变。

【诊断要点】

门静脉海绵样变（cavernous transformation of portal vein，CTPV）是各种原因所致门静脉主干和（或）分支部分或完全阻塞而引起门静脉压力增高，机体为确保肝血流量和肝功能，而在肝门区形成大量的侧支循环血管丛以减轻门静脉高压的一种代偿性疾病，因其在大体标本上类似海绵状血管瘤而得名；临床分为原发性CTPV和继发性CTPV，原发性CTPV以儿童常见，主要与先天性发育异常有关，如肝门部门静脉主干及分支的结构先天发育异常、狭窄、闭塞及缺失等。继发性CTPV以成年人多见，常见病因多为门脉栓子、门静脉炎、肿瘤压迫、胆道结石等，其中以癌栓最为常见，另外，还有一部分原因不明；临床分型包括4型。Ⅰ型：CTPV无症状，无脾大；Ⅱ型：CTPV局限于门静脉，伴有Banti综合征；Ⅲ型：波及大部分肠系膜上动脉及脾静脉；Ⅳ型：波及整个门静脉系统；目前对于CTPV诊断尚无统一指标，但普遍认为有侧支循环开放、脾大等门静脉高压的表现及影像学上有门静脉侧支循环形成和CTPV征象等，即可诊断为CTPV；目前国内以门静脉部分或完全闭塞，在其走行区或周围出现3支以上的血管影作为CTPV的诊断标准。CT表现为正常门静脉结构走形紊乱、消失，平扫可见沿门静脉主干及其分支走行的成簇扩张的纡曲小血管影，严重者可表现为软组织肿块，增强扫描动脉期肝门区门静脉周边出现杂乱、纡曲的丛状血管影，门脉期可见扩张的门静脉内低密度栓子周围纡曲小血管影，即侧支血管广泛形成，强化程度与门静脉强化程度一致，伴发门静脉高压患者，可见到脐静脉、半奇静脉、腹腔及腹壁静脉等侧支循环的广泛开放。

【鉴别诊断】

CTPV的影像学表现典型，诊断相对较易，但有时仍需与肝门区的肿大淋巴结或肝门区肿瘤等病变鉴别，上述病变以肝门区肿块为主，密度可不均匀，且增强可有不同程度的不均质强化，常可追寻原发病史，鉴别诊断相对较易。

【病案点评】

CTPV最常见的病因为肝外门静脉阻塞，文献报道约一半以上的继发性CTPV是由栓子栓塞引起，其中以癌栓栓塞最常见。临床上根据引流区域和侧支血管分布情况，将其分为向肝性及离肝性侧支循环：向肝性侧支循环（门-门分流）为门静脉阻塞范围局限，其周围的侧支静脉越过阻塞部位将远端的血液引流入肝内门静脉分支，维持正常的门静脉血流灌注；而离肝性侧支循环（门-体分流）多为门静脉阻塞范围较大，向肝性侧支循环不足以减轻门静脉高压，而是将门静脉的部分血流引向压力较低的体循环，进而减低门静脉高压。CTPV可引起肝脏及胆系等病变，临床表现依病因而异，脾功能亢进、消化道出血等是CTPV的重要临床表现。肝癌门静脉海绵样变的直接CT征象是肝原发病灶并门静脉系统受压变窄、扩张、侧支血管形成等，间接CT征象是动脉期肝实质异常灌注。门静脉系统阻塞的CT平扫表现为门静脉系统增宽，增强动脉期肝边缘肝实质不均匀强化较显著，门脉期消失，机制是CTPV时对肝边缘区供血较少，机体作为补偿会增加肝动脉供血，故动脉期常可看到异常灌注区出现在肝周边，增强CT对CTPV侧支循环的开放情况显示清晰，还可观察肝形态有无异常、肝异常灌注是否存在、肝动脉-门静脉瘘有无形成等，对临床医师治疗方案的选取及后续预后工作的评估提供信心及依据。

CTPV尚无特异性的实验室检查，但肝功能、AFP、肝炎病毒学指标、D-二聚体、血常规、自身抗体等项目对于了解患者病因、评估机体整体状况和预后有重要临床价值。

对于如何治疗CTPV，目前国内外还未达成一致共识。无症状患者，常无须干预，定期观察复诊即可；伴有门静脉高压者，以降低门静脉压力、减少并发症为主要治疗目标，临床常以手术治疗为主；有症状的胆道系统患者，以治疗胆道梗阻为主。另外，继发性CTPV还要积极控制基础疾病以防止病变加重。

（肖新广　谷梅兰　吕培培）

三、布-加综合征

【病例介绍】

患者男性，70岁，因“腹胀2周”入院。

■ **现病史** 患者2周前无诱因出现腹胀，为持续性胀满不适，进食后加重，排便排气后无缓解，可耐受，伴饮食差、反酸、烧心、嗳气，今为求系统诊治来我院，无恶心呕吐、无腹胀、无发热寒战，无胸闷气促，无咳嗽咳痰等不适。

■ **查体** 皮肤、巩膜无黄染，腹部外形正常，全腹软，无压痛及反跳痛，肝区叩痛，腹部未触及包块。

■ **实验室检查** 总胆红素45.8 μmol/L（+），直接胆红素12.5 μmol/L（+）。

■ **影像学检查** 腹部增强CT（对比剂应用碘美普尔400），具体内容见下。

■ **入院诊断** ①下腔静脉肝段管腔纤细，肝中静脉显示不清，肝左右静脉显示可，考虑布-加综合征；②肝硬化、脾大、门静脉高压并侧支循环形成。

■ **主要诊疗计划** 行下腔静脉造影术。

【CT 技术】

■ **对比剂注射方案** 空腹、饮水、训练吸气-屏气；使用SOMATOM Definition Flash 64排MSCT扫描仪。用高压注射器经肘静脉注射碘美普尔400，剂量56 mL，速率2.8 mL/s，加生理盐水20 mL冲洗，速率2.8 mL/s。

■ **CT图像采集参数** 采用双能量扫描：上腹部CT扫描，观察病变范围，CT扫描层厚、层间距为0.7 mm，管电压120 kV，管电流250 mA；动脉期扫描用SmartPre检测膈顶处腹主动脉，当阈值达到100 HU时进行扫描：层厚及层间距为5.0 mm，管电压120 kV，管电流114 mA，动脉期扫描结束后延迟28 s（时间大约在注射对比剂后的55～60 s）开始门静脉期扫描：层厚及层间距为5.0 mm，管电压100/Sn140 kV，管电流116/99 mA，延迟期扫描：层厚及层间距为5.0 mm，管电压120 kV，管电流114 mA，动脉期螺距为 0.6，门脉期螺距为0.75，延迟期螺距为0.6，将动脉期及门静脉的图像重建成层厚1 mm，层间距0.7 mm，传输到Syngo.via工作站。

【CT 图像】（图 3-10-11）

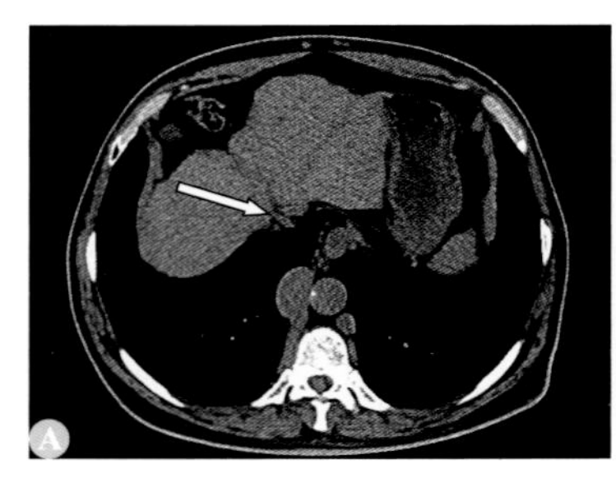

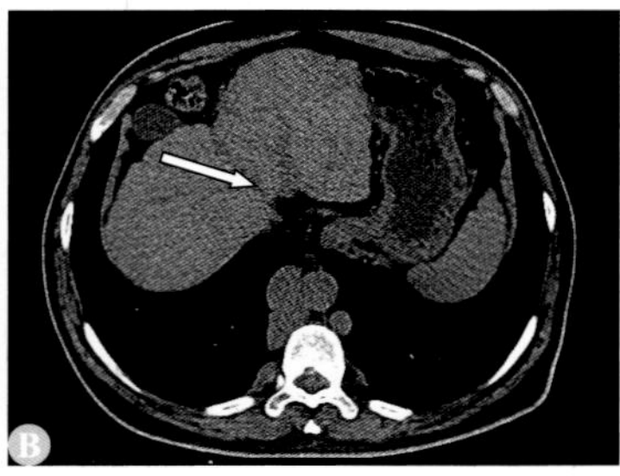

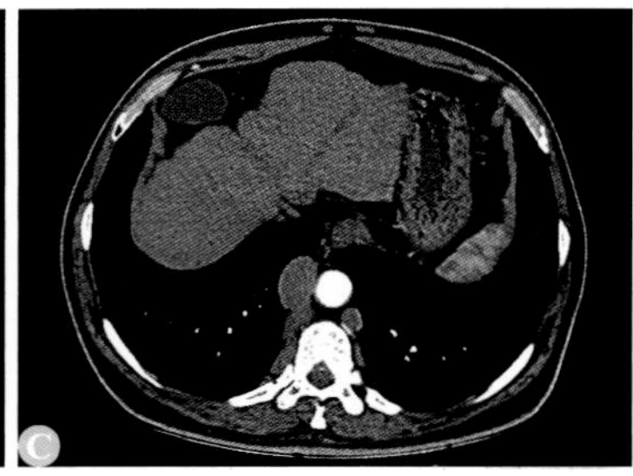

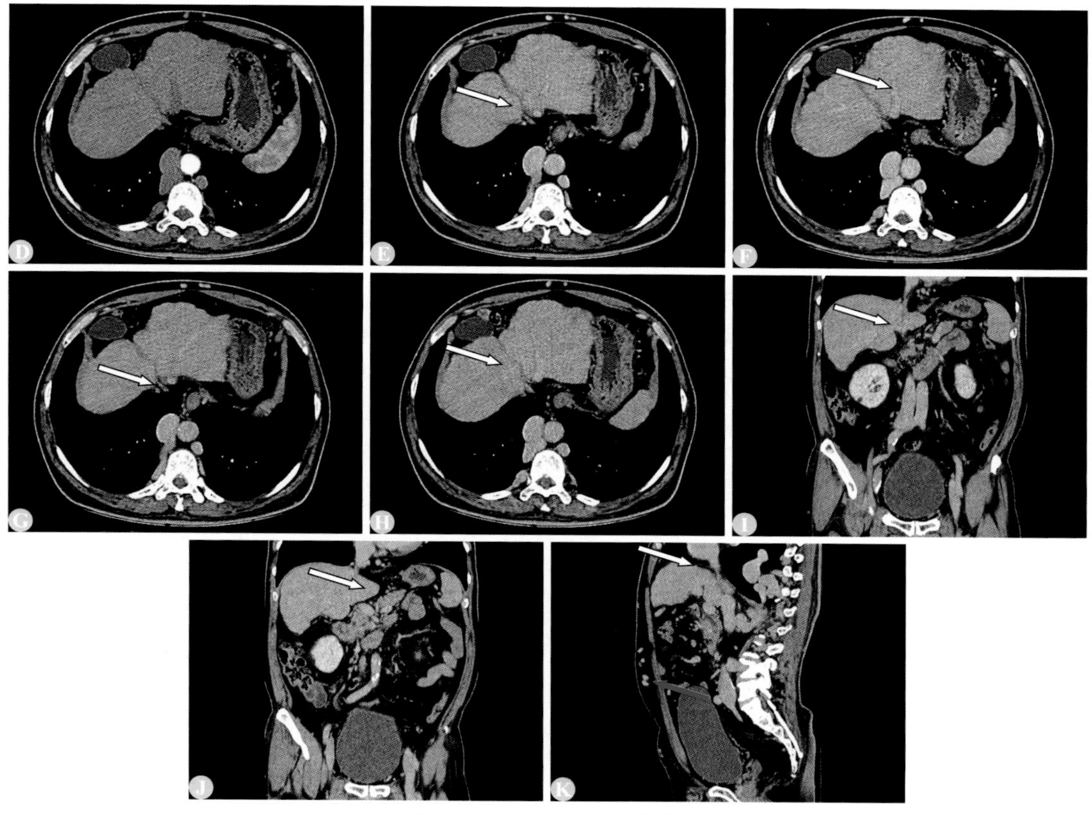

图3-10-11 布-加综合征

A、B.CT平扫图像，下腔静脉肝段纤细（白箭头）；C、D.动脉期图像，E、F.门脉期图像，肝硬化表现；G、H.延迟期图像，下腔静脉肝段纤细（图E、G箭头），肝中静脉未见显影（图H箭头），肝左静脉可见显影（图F箭头）；I～K.MPR图像，下腔静脉入肝段管腔纤细（白箭头），腹壁皮下多支侧支循环开放（蓝箭头）

【诊断依据】

■手术经过 患者仰卧位于DSA检查台上，常规右侧颈静脉穿刺区、右侧股静脉穿刺区消毒、铺巾，局部后分别穿刺右侧颈静脉及右侧股静脉，于右侧股静脉置入8 F鞘管，右侧颈静脉置入6 F鞘管，经股静脉鞘引入Pigtail导管至下腔静脉闭塞段，经颈静脉鞘管置入椎动脉导管，行对吻造影提示下腔静脉肝后段局部管腔闭塞，未见对比剂通过，长度约4 cm，局部可见侧支循环形成，经椎动脉导管置入泥鳅导丝反复尝试后均不能通过闭塞段，遂撤出导管导丝，拔除动脉鞘，局部加压包扎，患者安返病房。

■术中诊断 布-加综合征。

【诊断要点】

布-加综合征（Budd-Chiari syndrome，BCS）是由肝静脉（hepatic vein，HV）流出道和（或）肝后段下腔静脉部分或完全梗阻而引起的窦后性门静脉高压和（或）下腔静脉高压综合征。中国医师学会按照BCS的解剖学病因，将其分为3型：Ⅰ型（下腔静脉型）：包括Ⅰa型（膜性）和Ⅰb型（节段性）；Ⅱ型（肝静脉型）；Ⅲ型（混合型）。临床上也根据其病因分为原发性和继发性。也可按病情分为爆发型、急性型、亚急性型和慢性型。随着CT设备与技术的发展及对该病的诊断水平不断提高，临床对CT诊断BCS的应用价值越来越认可。CT对鉴别肝静脉、下腔静脉回流受阻是先天异常或继发于血栓、肿瘤或其他因素有优势。CT平扫表现为肝肿大，尤以尾状叶增大有特征性，呈弥漫性或不均匀低密度改变。增强CT肝中央部分斑片状强化，周围呈低密度，延迟扫描肝密度逐渐趋于均匀，呈等密度改变，病程较长者表现为肝体积缩小、边缘锯齿状改变，尾状叶增大；下腔静脉肝后段变细或不显影，同时部分患者可见下腔静脉内小斑点状、斑片状或大片状钙化，此征象被认为是下腔静脉型BCS的特征性表现，且大部分阻塞以下的下腔静脉管径增粗，有时部分患者可见充盈缺损的血栓影；肝静脉不显影或显影欠佳，表现为一条或两条密度较低的条管影向第二肝门汇集；另外肝静脉型还可见肝内侧支血管的出现，CT表现为“逗号征”，为走形不规律的纡曲粗大血管影或血管断面。下腔静脉型可出现肝外侧支循环开放，CT表现为脊柱旁、主动脉两侧出现纡曲增粗扩张的奇静脉和半奇静脉，前腹壁或两侧腹部多支纡曲增粗血管影，后期患者出现肝硬化、脾大、腹腔积液表现。

【鉴别诊断】

肝小静脉闭塞病　二者症状相似，肝小静脉闭塞病（hepatic venocclusive disease，HVOD）由肝小叶静脉及肝小静脉支内皮纤维化、肿胀诱发管腔狭窄、闭塞，肝细胞坏死、纤维化的血管性疾病，为肝循环的非血栓性梗阻，HVOD肝增强扫描门静脉期表现多为“地图样”强化，肝静脉狭窄或显示不清；且HVOD侧支循环开放较布-加综合征少见。

肝硬化　BCS患者腹腔积液明显，尤其是肝静脉闭塞后期出现的脾大、食管胃底静脉曲张及肝功能异常等，不易与肝硬化鉴别。肝硬化患者多有明确长期饮酒或肝炎病史，腹腔积液出现晚且易控制，腹壁及背部静脉曲张没BCS表现明显；BCS表现为进行性肝肿大，腹腔积液量大且迅速聚集，利尿效果不佳，常见胸腹壁及腰背部纡曲扩张静脉，同时双下肢静脉曲张及水肿等常见。

缩窄性心包炎　其呼吸困难、发绀、心率快、心音遥远、颈静脉怒张及肝颈静脉回流征阳性是BCS所不具备的，可疑时可行心电图、超声等鉴别诊断。

右心衰竭　右心衰竭也可表现为肝肿大并疼痛、腹腔积液、脾大等，但多数患者有心脏病史，且反复发作，心力衰竭控制后症状多有减轻，尤其是肝缩小、腹腔积液减少或消失等是其特征，而BCS仅用一般药物治疗时肿大的肝不会缩小，腹腔积液也难以减少或消失，行心电图等可鉴别诊断。

下肢静脉曲张　BCS下腔静脉阻塞时，可表现为双侧下肢静脉曲张，易与单纯性下肢静脉曲张混淆，因此，双下肢静脉曲张者，应常规行B超、下肢深静脉造影检查，以明确诊断。

【病案点评】

BCS是临床上比较少见的一种肝静脉流出道受阻的疾病，以中青年男性多见，在东方国家多见，多与获得性疾病及其他遗传因素相关。我国以山东、江苏、河南等地高发，其中以下腔静脉型多见，又以下腔静脉隔膜性阻塞最为多见，其次为肝静脉型，混合型较其他二型最少见。常见病因有先天性血管畸形、血液高凝状态致血栓形成、感染性炎症、腔内肺血栓阻塞（如肿瘤、异物）、外源性压迫（血肿、肿瘤）、血管壁病变、腹部外伤等。病理生理表现为各种原因所致的静脉阻塞，引起肝细胞变性、萎缩、坏死及小叶间隔纤维组织增生，从而引起门静脉周围肝细胞结节性再生、假小叶形成，最终导致肝硬化、门静脉高压，引起腹腔积液、侧支循环形成等。临床常表现为腹痛、腹胀、乏力、饮食差、肝区叩击痛、肝脾大及腹腔积液等门静脉高压症状和下肢肿胀、小腿色素沉着或溃疡、胸腹壁及躯干浅静脉曲张等下腔静脉阻塞症状。重症患者可有瘀血性肝硬化、肝功能衰竭、顽固性腹腔积液、食管胃底静脉曲张破裂出血等严重并发症，从而引发患者黄疸、消瘦、呕血、黑便等。静脉造影虽是诊断BCS的金标准，但因其创伤大且价格昂贵，临床上的应用受到限制，CT对BCS的直接及间接征象显示均有优势，且为无创检查，扫描速度快、检查时间短，且后处理技术对各种类型的侧支循环途径显示有重要意义，易被患者接受，为临床早期诊断及治疗提供可靠证据。

实验室检查无诊断特异性，多和基础病或其导致的门静脉高压相关，也有报道显示胆红素、白蛋白等相关实验室检查可作为提示预后的因素，但目前对此观点尚未达成广泛一致。

血管介入技术对BCS的治疗意义重大，国内介入治疗已经成为BCS的首选治疗方案，有成功率高、符合正常生理血流、不良后果少、临床疗效明确等优点。

（肖新广　谷梅兰　吕培培）

第十一章 骨骼肌肉系统

第一节 骨肿瘤

一、骨肉瘤

【病例介绍】

患儿女，12岁，因“左膝关节疼痛1月余”入院。

■ **现病史** 患儿1个月前无明显诱因出现左膝关节疼痛，呈持续性闷痛，无夜间痛，活动后加重，无发热、寒战，伴左小腿上段外侧肿胀，就诊于当地卫生院，予口服消肿止痛药物处理，无明显缓解。7天前因扭伤致左膝关节疼痛加剧，就诊于福清市某医院完善X线及MRI检查：“左胫骨上段骨肉瘤可能。建议转诊上级医院继续治疗”。今为求进一步诊疗，就诊于我院。门诊以“左胫骨恶性肿瘤待查”收住入院。发病以来，精神及睡眠可，饮食及大小便正常，体重无明显减轻。

■ **查体** 左小腿上段局部皮肤完整，无破溃、出血、窦道及静脉曲张。左小腿上段皮肤温度稍高，右侧小腿局部皮肤温度正常，左膝轻微压痛、叩击痛。左膝关节活动正常，左下肢肌力、皮肤感觉，肢端血运可。左膝下方周径最大约41 cm，健侧同等水平处周径约38 cm。余肢体未见明显异常。

■ **实验室检查** 血清碱性磷酸酶194 U/L（+）；血清乳酸脱氢酶198 U/L（+）；血清钙2.44 mmol/L（-），血清磷1.70 mmol/L（-），血红蛋白浓度127 g/L。

■ **影像学检查** ①膝关节增强CT（对比剂应用碘美普尔400），具体内容见下；②全身骨显像：全身多发骨放射性异常浓聚，考虑肿瘤多发骨转移可能；③膝关节X线正侧位片：左胫骨骨质破坏并软组织肿块，考虑骨肉瘤可能，建议进一步检查。

■ **入院诊断** 胫骨恶性肿瘤（左胫骨上段骨肉瘤可能）。

■ **主要诊疗计划** 胫骨活组织检查（左胫骨穿刺活检术）。

【CT技术】

■ **对比剂注射方案** 经前臂浅静脉高压团注碘美普尔400，剂量1.2 mg/kg，速率3.0 mL/s，延迟扫描时间设定为动脉期30 ~ 35 s和静脉期50 ~ 70 s。

■**CT图像采集参数**　使用GE Revolution 256 CT扫描机进行检查，检查前嘱咐患者保持肢体不动，扫描时先行平扫，扫描范围包括病灶上下各10 cm；管电压80 ~ 140 kV，管电流365 mA，旋转时间0.5 s，层厚5 mm，层间距为1 mm，矩阵512 × 512。

【CT 图像】（图 3-11-1）

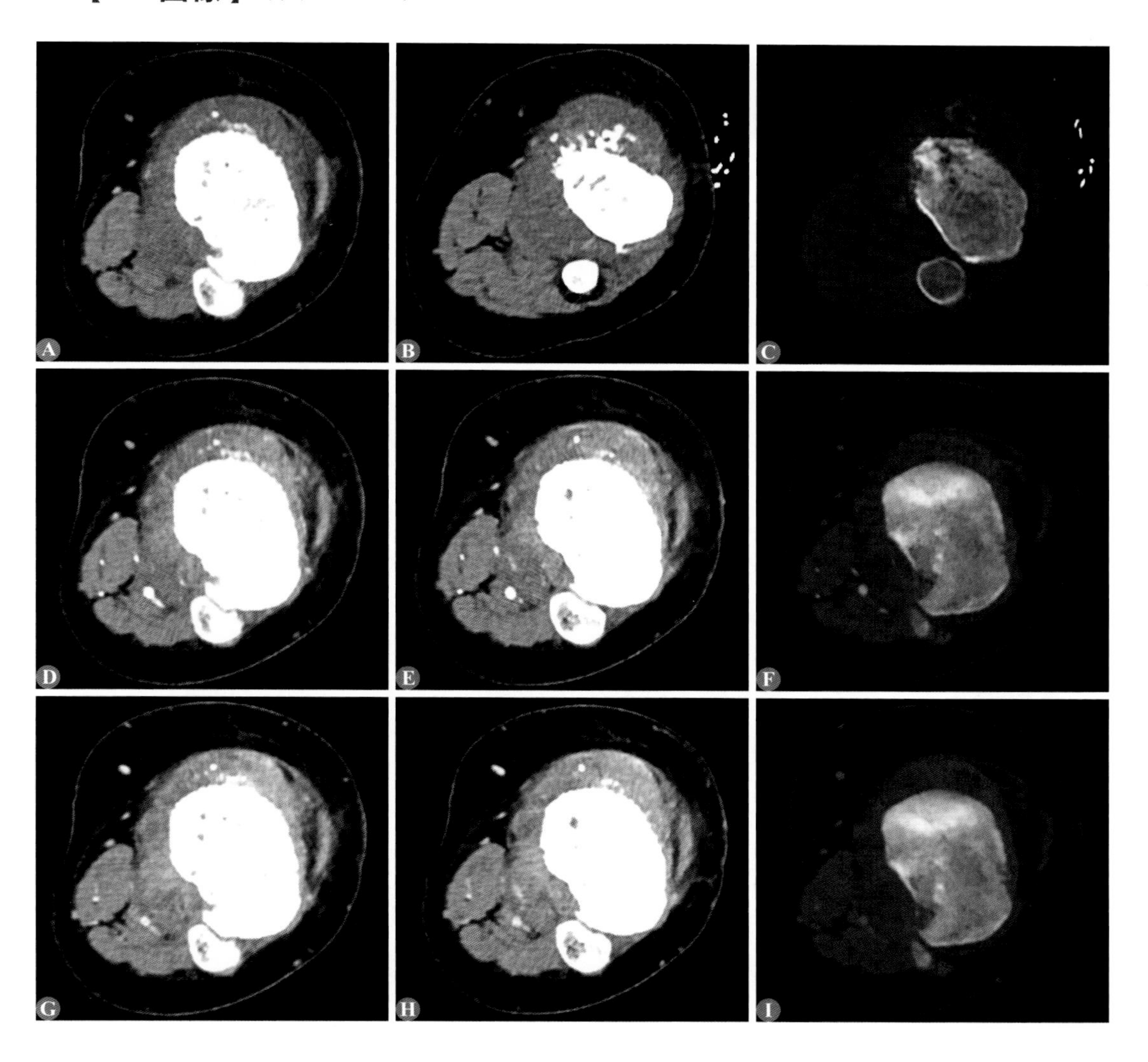

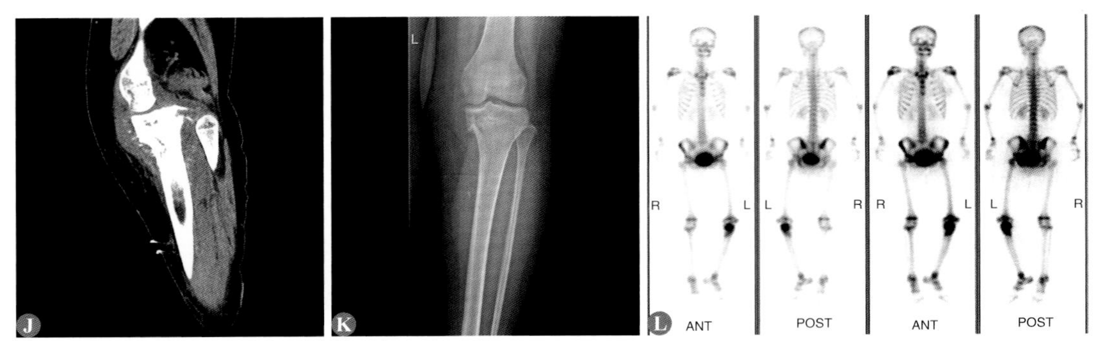

图3-11-1　左胫骨上段骨肉瘤

A～C.CT平扫图像，左侧胫骨近侧干骺端至骨骺可见斑片状和棉花团状密度增高影，边缘模糊，上下径约6 cm，骨干边缘见层状骨膜反应并可见Codman三角，周围软组织有肿块，软组织内可见瘤骨，肿块平扫CT值约38 HU；D～F.动脉期图像，增强扫描呈明显强化，动脉期CT值约98 HU；G～I.静脉期图像，静脉期CT值约97 HU；J.MPR图像；K.左膝正位片示左侧胫骨干骺端骨质破坏，可见斑片状和棉花团状密度增高影，边缘模糊，骨干边缘似可见层状骨膜反应；L.全身骨显像示左侧胫骨上段放射性异常浓聚

【病理结果】

■ **手术经过**　经术前准备及全科讨论，行胫骨活组织检查（左胫骨穿刺活检术）。于左胫骨平台下3 cm髌韧带内侧2 cm定位穿刺点，常规消毒铺巾，施麻后，用穿刺针进入皮肤，抵达骨外软组织包块局部，负压抽吸少量软组织肿瘤，留取送病理，穿刺针芯直达骨面，以锤子敲入骨髓腔内，旋转刮取后，负压下退出病灶，留取标本，多点穿刺后送病检。术程顺利，术中出血少，术后安返病房。

■ **病理结果**　（左胫骨肿物）结合影像学考虑骨肉瘤。免疫组化：Vimention（+++），CD99（+++），CD68（+++），CD20（+++），AACT（++），P53（-），Ki-67阳性率约40%，CyclinD1（-），EMA（-），CD34（-）。

【诊断要点】

骨肉瘤发病率占全部恶性骨肿瘤的首位（44.6%），以15～25岁人群多见，肿瘤好发于四肢长骨的干骺端，侵及骨髓腔产生不同程度的骨破坏和肿瘤成骨，病变向一侧或四周骨皮质浸润，可于一处或多处穿透骨皮质将骨膜掀起，并向周围软组织生长而形成肿块，伴不同程度的瘤骨。本例患者为青少年，左膝关节疼痛1月余，左侧胫骨近侧干骺端至骨骺骨质破坏，见斑片状和棉花团状密度增高影，边缘模糊，周围软组织有肿块，骨干边缘见层状骨膜反应及Codman三角，软组织内可见瘤骨；增强扫描肿块呈明显强化。综上，结合临床及影像学资料需考虑诊断为骨肉瘤。

【鉴别诊断】

■ **化脓性骨髓炎**　骨肉瘤与化脓性骨髓炎的征象有很多相似之处，如两者均有弥漫性骨质破坏、较明显的新生骨和广泛的骨膜反应。以下几点有助于鉴别：①骨髓炎的骨破坏、新生骨和骨膜反应从早期到晚期的变化是有规律的，而骨肉瘤的新生骨又可被破坏，骨膜反应不是趋向修复而是继续破坏；②骨髓炎的成骨和骨破坏是联系在一起的，即骨破坏的周围有骨增生，而增生的骨中有破坏。骨肉瘤的成骨和破坏不一定具有这种联系；③骨髓炎早期有较广泛的软组织肿胀，当骨破坏出现后肿胀反而消退；而骨肉瘤在穿破骨皮质后往往形成明显的软组织肿块；④动态观察，骨肉瘤是稳定进展，骨髓炎急性期进展迅速，而在慢性期发展缓慢，经治疗后可处于相对稳定状态。

■**骨纤维肉瘤**　骨纤维肉瘤发病年龄较大（25～45岁），好发于骨干，呈溶骨性破坏。少见骨质增生，骨膜反应一般较少，破坏区内无肿瘤骨形成。

■**尤文肉瘤**　尤文肉瘤发病年龄更小，好发于骨干，软组织肿块相对破坏区更大。

■**软骨肉瘤**　软骨肉瘤骨内缘呈“扇贝样”凹陷，可见软骨样基质钙化。

■**淋巴瘤**　淋巴瘤发病峰值年龄为50～70岁，恶性骨膜反应少见，肿瘤骨罕见，骨皮质破坏轻微而软组织肿块常较大。

此外，骨肉瘤还应与转移性骨肿瘤、骨巨细胞瘤鉴别。

【病案点评】

骨肉瘤（osteosarcoma）是瘤细胞能直接形成骨样组织或骨质的恶性肿瘤，骨肉瘤发病率占全部原发恶性骨肿瘤的首位（44.6%），占原发骨肿瘤的15.5%，发病年龄4～60岁，以15～25岁最多，占3/4以上。通常30岁以下好发于长管状骨，50岁以上多见于扁骨。在四肢长管状骨中以股骨下端（50%以上）和胫骨上端最为常见，占68%～80%以上，其次为肱骨和股骨近端。扁骨和不规则骨中以髂骨最多，其次为骶骨、胸骨、肋骨、脊椎和颅骨，手足短管状骨最少。在长管状骨中，干骺端为最好发部位，少数发生于骨干。主要临床表现为局部进行性疼痛、肿胀和运动障碍，疼痛初为间断性，以后为持续性，夜间尤甚。局部皮温增高、有压痛，并可见静脉扩张和水肿。

骨肉瘤可分为3种类型：①成骨型：有大量的肿瘤新生骨形成。X线见骨内大量云絮状、斑块状瘤骨，密度较高，明显时呈大片象牙质改变，软组织肿块内也有较多的瘤骨，骨破坏一般并不显著，骨膜增生较明显；②溶骨型：以骨质破坏为主。早期常表现为筛孔样骨质破坏，以后进展为虫蚀状、大片状骨破坏。广泛的溶骨性破坏易引起病理性骨折。一般仍可见少量瘤骨及骨膜增生，若瘤骨显示不明确，X线确诊就较困难；③混合型：即成骨型与溶骨型的X线征象并存。

本病例特点为青少年患者，左膝关节疼痛1月余，CT检查示左胫骨干骺端至骨骺明显骨质破坏并明显强化软组织肿块，局部可见肿瘤骨，全身骨显像示左侧胫骨上段放射性异常浓聚，符合骨肉瘤表现，诊断难度不大。

组织活检是确诊骨肉瘤的金标准。放射性核素扫描可判断骨肉瘤是否发生骨转移。血清碱性磷酸酶和乳酸脱氢酶等实验室检查结果是评价骨肉瘤患者预后的参考指标，但不能用于确诊。高水平的血清碱性磷酸酶和乳酸脱氢酶预示患者预后较差。

以往主要通过X线、CT、MRI、放射性核素骨扫描、组织活检、PET/CT等检查对骨肉瘤进行诊断及预后的评估。截肢术是治疗骨肉瘤的传统方法，但术后患者长期生存率（>5年）仅20%，且大部分患者存在严重的肢体功能障碍。目前，骨肉瘤的治疗手段主要包括保肢手术、新辅助化疗、个体化治疗和瘤段骨灭活回植术等。这些治疗方法不仅可以保留患者的肢体，而且可使患者长期生存率提高到80%。另有其他治疗方法，如细胞免疫治疗、基因治疗、干细胞治疗等，效果尚待进一步研究确认。

（游　斌　　潘　丹）

二、骨转移瘤

【病例介绍】

患者男性，83岁，因“左上臂肿痛伴活动受限1周”入院。

■现病史　患者1周前无明显诱因出现左上臂肿胀、疼痛，呈持续性刺痛，夜间为甚，活动时疼痛加重，无法入睡，伴有左上肢活动受限，无左上肢麻木、放射痛，就诊于当地医院，行X线检查：“左肱骨近段骨折（病理性？）”。予止痛治疗，疼痛稍减轻，但仍反复发作。既往史糖尿病病史4年余，平素口服“甲福明、阿卡波糖”，血糖控制可。

■查体　左上臂局部皮肤完整，无破溃、发红、瘀斑。左肱骨上段压痛明显，纵向叩击痛阳性；未触及明显骨擦感。左肘、肩关节因疼痛活动受限。左上肢远端肌力正常，左手各手指活动正常，左上肢皮肤感觉正常，肢端血运可。余肢体未见明显异常。

■实验室检查　CEA 1547.3 ng/mL（+），CA125 8.3 U/mL（-），CA19-9 290.16 U/mL（+），CA15-3 6.2 U/mL（-），游离前列腺特异性抗原0.22 ng/mL（-），总前列腺特异性抗原0.51 ng/mL（-）；血清碱性磷酸酶143 U/L（+），血清钙2.21 mmol/L（-），血清磷1.00 mmol/L（-）。

■影像学检查　①左侧肱骨增强CT（对比剂应用碘美普尔400），具体内容见下；②肺部CT平扫：双肺内多发结节影，考虑转移瘤；③全身骨显像：全身多发骨放射性异常浓聚，考虑肿瘤多发骨转移可能；④左侧肱骨MRI平扫+增强：左侧肱骨上段病理性骨折，考虑恶性肿瘤，转移瘤可能性大，请结合临床。

■入院诊断　①肿瘤性病理性骨折（左肱骨上段病理性骨折）；②肱骨肿物（左肱骨上段肿物待查）；③糖尿病。

■主要诊疗计划　拟行全身麻醉下左肱骨上段瘤段切除+肿瘤型假体置换术。

【CT 技术】

■ **对比剂注射方案**　经前臂浅静脉高压团注碘美普尔400，碘总量520 mgI/kg，速率3.5 mL/s，延迟扫描时间设定为动脉期28 ~ 32 s和静脉期50 ~ 70 s。

■ **CT图像采集参数**　使用GE Revolution 256 CT扫描机进行检查，检查前嘱咐患者保持肢体不动，扫描时先行平扫，扫描范围包括病灶上下各10 cm；管电压80 ~ 140 kV，管电流365 mA，旋转时间0.5 s，层厚5 mm，层间距为1 mm，矩阵512 × 512，螺距1.0。

【CT 图像】（图 3-11-2）

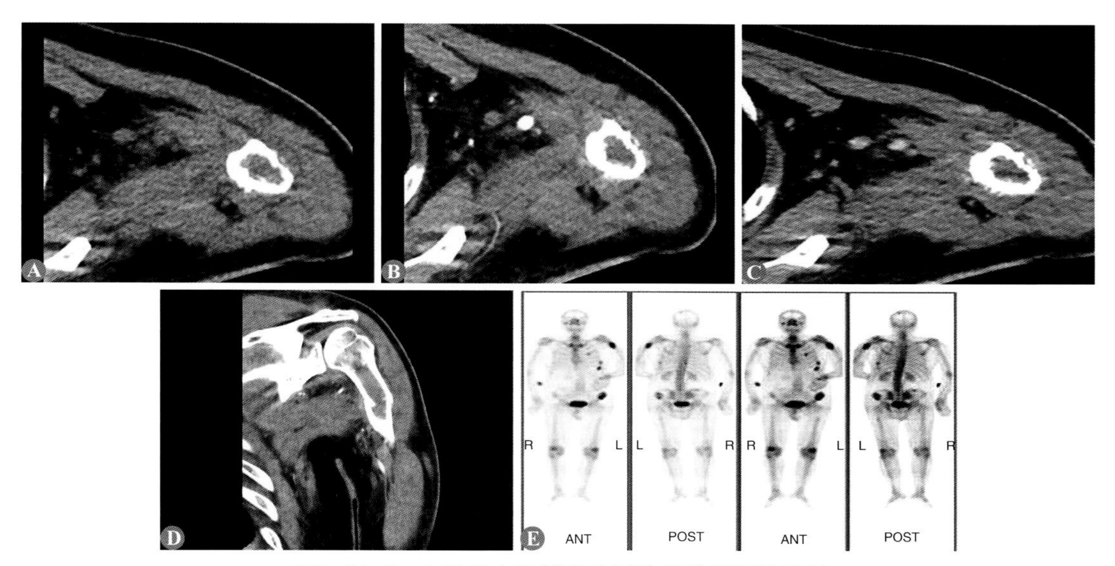

图3-11-2　左肱骨上段转移性骨肿瘤并病理性骨折

A.CT平扫图像，左侧肱骨上段骨皮质毛糙，局部不连续，断端稍错位，累及长度约5.5 cm，局部见骨膜反应，肱骨髓腔内见软组织密度影，平扫CT值约51 HU；B.动脉期图像，增强扫描呈中度强化，动脉期CT值约80 HU；C.静脉期图像，静脉期CT值约65 HU；D.MPR图像；E.全身骨显像示全身多发骨放射性异常浓聚，考虑肿瘤多发骨转移可能

【病理结果】

■ **手术经过**　经术前准备及全科讨论，行全身麻醉下左肱骨上段瘤段切除+肿瘤型假体置换术。探查见：肱骨上段骨折，局部软组织肿块形成。距肱骨关节面13 cm截断瘤骨，提起瘤段，切断背阔肌，外旋肱骨，在肿瘤包块外分离肿瘤，注意保护桡神经，切除内侧界及后侧后完整切除肿瘤。

■ **病理结果**　（左肱骨上段组织）转移性腺癌，癌组织侵及骨皮髓质及周围软组织。肱骨头及远端切缘未见癌组织。免疫组化：Ckpan（+++），CK7（-），CK20（+++），EMA（+++），CEA（+++），SATB-2（+++），Villin（+++），P53（+），Ki-67阳性率约90%，TTF-1（-），CyclinD1（-），Her-2（-）。结合免疫组化结果符合来源肠道的转移性腺癌。

【诊断要点】

转移性骨肿瘤（metastatic bone tumors，MBT）是指骨外其他组织、器官的恶性肿瘤，包括癌、肉瘤和其他恶性病变转移至骨的疾病，在全身各部转移瘤中居第三位，仅次于肺和肝。多见于中老年人，发病部位一般为有永久红骨髓的骨骼，如椎骨、股骨近端、肋骨、胸骨、骨盆、颅骨、肩带骨等。影像学表现可为溶骨性骨质破坏、骨质硬化或破坏与硬化并存的混合性改变。乳腺癌骨转移可为溶骨性骨质破坏、骨质硬化或混合病变；前列腺癌骨转移通常是硬化性的，但也可能是溶骨性或混合性；肺癌骨转移通常是溶骨性的，硬化性罕见；甲状腺癌和肾癌骨转移多为溶骨性，通常是孤立的；腺癌骨转移通常为溶骨性，很少硬化或有类似骨肉瘤的日光放射现象。

溶骨性转移瘤骨质破坏表现为骨松质或（和）骨皮质的低密度缺损区，边缘较模糊，无硬化，常伴有局限性软组织肿块；发生于长骨时，多位于骨干或邻近干骺端，一般无骨膜新生骨和软组织肿块，常并发病理性骨折。成骨性转移瘤常为多发，表现为骨松质内斑点状、片状、结节状或面团状高密度影，密度均匀，边界清楚或不清楚而逐渐移行于正常骨结构中，骨皮质多完整，骨轮廓多无改变，一般无软组织肿块，少有骨膜新生骨。发生于椎体成骨转移时，椎体常不被压缩、变扁。混合性转移瘤同时有溶骨性转移瘤和成骨性转移瘤的骨质改变。

本病例为老年男性，病灶位于左肱骨上段，影像学表现为溶骨性骨质破坏，边界不清，并发病理性骨折，首先考虑恶性骨肿瘤，而老年人恶性骨肿瘤以转移瘤多见，原发性恶性骨肿瘤相对少见，且患者肺部CT及全身骨显像均提示转移，故本病例首先考虑骨转移。

【鉴别诊断】

溶骨性骨转移需与多发性骨髓瘤相鉴别，溶骨性骨转移转移灶多大小不一、边缘模糊，常不伴明显的骨质疏松，病灶间骨质密度正常，发生于脊椎者，椎体多先受累，病变发展常累及椎弓根。而多发性骨髓瘤的病灶大小多较一致，呈穿凿样骨质破坏，常伴有明显的骨质疏松。多发性骨髓瘤患者血清球蛋白增高，骨髓穿刺示浆细胞增多，可找到骨髓瘤细胞，尿中可出现本-周蛋白。

【病案点评】

骨骼是癌症患者远处转移的好发部位，其发生率仅次于肺和肝而居第三位，好发于中老年人。恶性肿瘤在发生骨转移时可引起骨破坏从而产生一系列症状，如病理性骨折、骨髓功能下降、脊髓及神经根压迫、高血钙、癌性骨疼痛等，严重影响癌症患者的生活质量。实验室检查，成骨性骨转移碱性磷酸酶增高、血清钙、磷正常或偏低；溶骨性转移者血清钙、磷增高。本例患者为老年男性，既往并未发现恶性肿瘤病史，肱骨病理性骨折为首发症状，入院常规检查肺部CT发现肺部多发转移，提示患者可能有尚未发现的原发肿瘤。

转移性骨肿瘤大体切面见瘤组织多呈灰白色，常伴有出血、坏死。镜下骨转移瘤的形态结构一般与原发瘤相同。肾透明细胞癌、肝细胞癌、甲状腺滤泡癌可以从其形态判定组织来源；而肺、胃肠道、胰腺、胆道、乳腺、卵巢和前列腺来源的腺癌，仅从组织形态很难判断其原发灶。组织学形态和免疫组织化学在骨转移性腺癌的鉴别诊断中有重要价值。本病例病理及免疫组化结果符合来源于肠道的转移性腺癌。

结直肠癌骨转移的发生率为10%～15%，且预后较差，5年生存率甚至低于5%。结直肠癌骨转移最常见的表现是侵犯部位疼痛，伴或不伴有神经压迫症状。结直肠癌骨转移常合并其他脏器转移，最常见的是合并肺转移和肝转移。大部分结直肠癌骨转移表现为溶骨性破坏。

结直肠癌骨转移综合治疗的目标是：①改善生活质量，恢复功能；②预防或延缓骨相关事件（skeletal-related events，SREs）的发生；③延长生存时间。应根据患者的机体状况、肿瘤病理学类型、病变累及范围和发展趋势采取以全身治疗为主的综合治疗，包括骨保护药物（双膦酸盐等）应用、系统治疗（化疗、分子靶向治疗或免疫治疗）、放疗、手术及镇痛对症治疗。本例患者以左肱骨上段病理性骨折为首发症状，局部疼痛明显，严重影响生活，且保守治疗无效，治疗上先采取手术治疗，恢复患者运动功能、缓解疼痛、改善生活质量。

（*游　斌　蓝艺婷　杨海涛*）

第二节　软组织肿瘤

一、滑膜肉瘤

【病例介绍】

患者女性，62岁，因“发现右臀部肿物伴右下肢麻木1年”入院。

■ **现病史**　患者1年前发现右臀部肿块，伴右下肢后方麻木，夜间加重，未予重视，肿物逐渐增大，麻木逐渐加剧，无胸闷气促，无头痛头晕等不适，在我院门诊行MRI检查：“右臀部肿块，肉瘤可能”，门诊拟“臀部肿物”收治入院。

■ **查体**　右臀部可触及6 cm×10 cm包块，质地硬，不可推动，皮肤无静脉曲张和色素沉着，局部有压痛，髂腰肌、股四头肌肌力4级，足背伸趾屈肌肌力3级，右大腿、小腿、足背、足底感觉异常，余肢体未见明显异常。

■**实验室检查**　血常规、肝肾功能、电解质、凝血功能等检查未见异常。

■**影像学检查**　骨盆CT平扫+增强（对比剂应用碘美普尔400），MRI平扫+增强，具体内容见下。

■**入院诊断**　臀部肿物。

■**主要诊疗计划**　拟行右骨盆肿瘤切除+重建+臀大肌旋转皮瓣成形+右下肢血管神经探查术。

【CT 技术】

■**对比剂方案**　用高压注射器静脉注射碘美普尔400，剂量55～65 mL，速率3～4 mL/s，随后以相同速率注射生理盐水40～50 mL进行冲洗。

■**CT图像采集参数**　管电压100 kV，管电流200 mA，转速0.5 s，准直128 mm×0.6 mm，螺距1.2，卷积核B30f。

【CT、MRI 图像】（图 3-11-3）

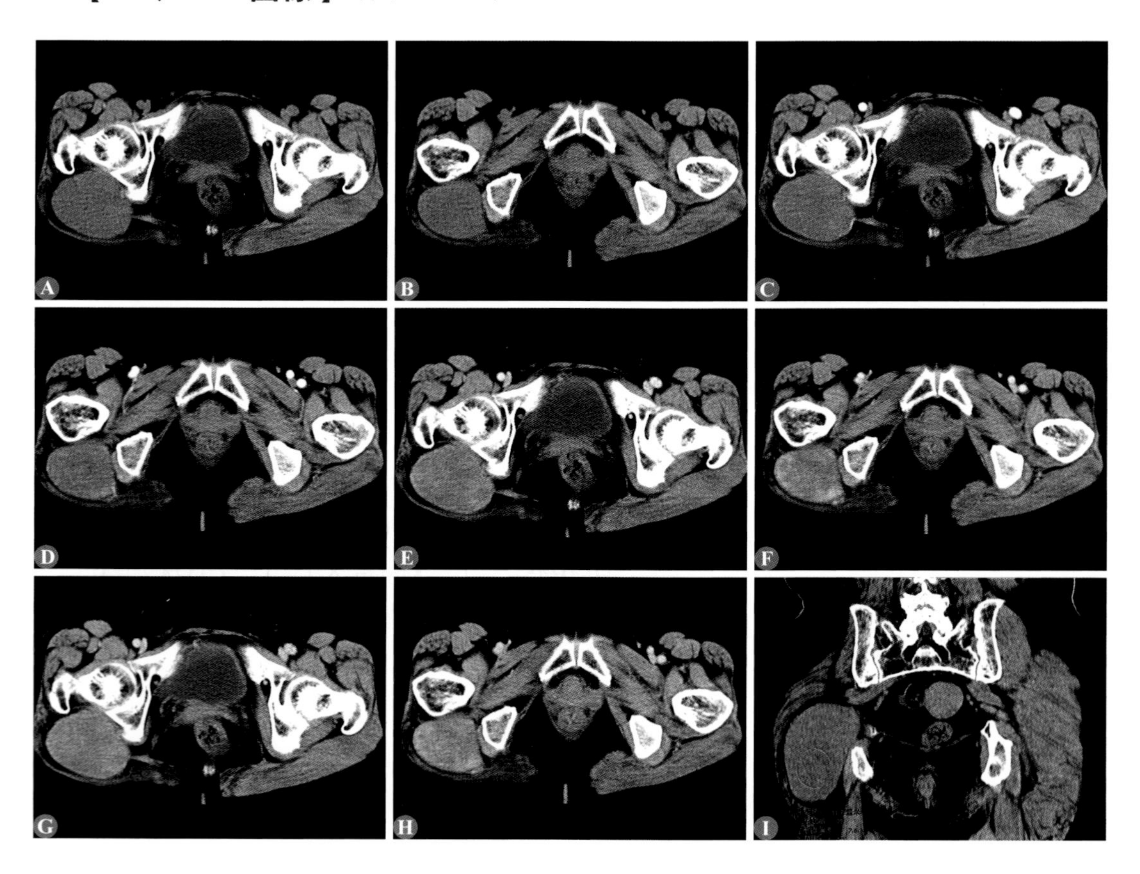

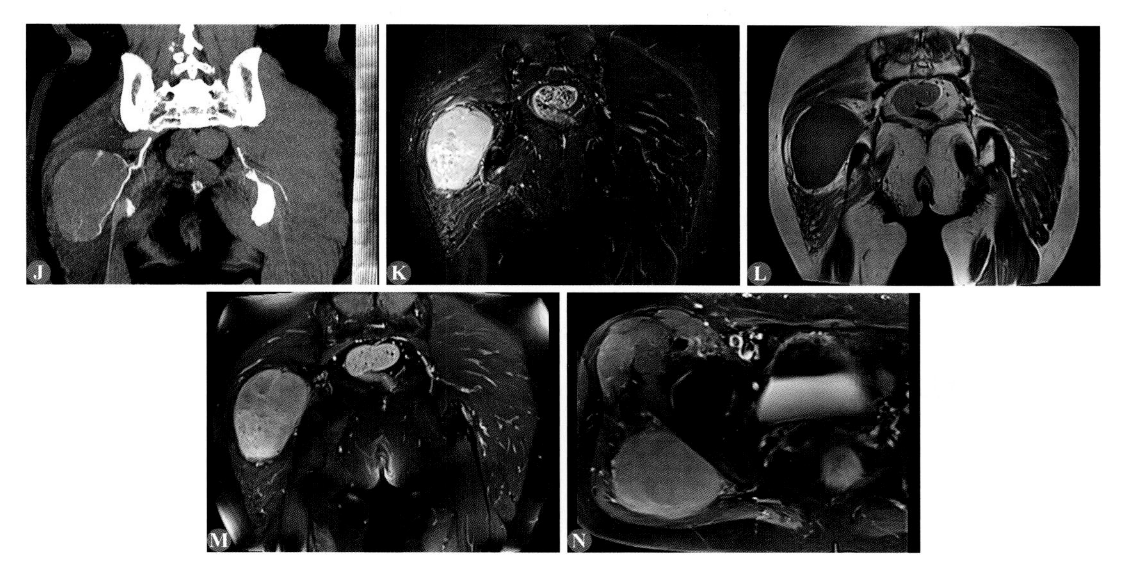

图3-11-3　右侧臀部滑膜肉瘤

A～J.CT图像；K～N.MRI图像。A、B.CT平扫软组织窗图像，左臀部肌间隙内见稍低密度团块，最大层面大小约为10.1 cm×7.3 cm×5.3 cm，密度较均匀，CT值约为34 HU，病灶位于臀大肌、臀中肌间隙，梨状肌下缘，右臀部肌肉较左侧萎缩，肿块与上孖肌局部边界欠清，占据坐骨神经所在间隙，向下达坐骨结节水平，邻近坐骨结节骨质似见侵蚀；C、D，E、F，G、H．分别为动脉期、静脉期、延时期图像，病灶内实性成分持续性、轻中度强化，前份实性成分CT值分别约为43 HU、50 HU、63 HU；I、J.冠状位重建及MIP图像，肿块上、下级可见髂内、外动脉分支供血；K、L.MRI T_2WI-fs、T_1WI，与肌肉相比，肿块T_1WI呈等稍高较均匀信号，T_2WI信号较混杂，以稍高信号为主，内夹杂点线状低信号及点片状高信号；M、N.冠状位及横轴位增强扫描图像，肿块呈较明显欠均匀强化

【病理结果】

■术中所见　术中见肿物位于臀大肌深面，质硬，边界不清，部分累及坐骨外板，范围13 cm × 8 cm。

■病理结果　（右骨盆）间叶来源恶性肿瘤，结合镜下形态及免疫组化，符合滑膜肉瘤（单相型）。免疫组化：Des（-），CK（灶+），EMA（+），Vim（3+），CD99（+），S100（-），bcl-2（3+），SMA（-），SOX10（-），STAT-6（-），Ki-67（10%+），GFAP（-），CD56（3+），HMB45（-），Melan-A（-），CD34（-）。

【诊断要点】

滑膜肉瘤（synovial sarcoma，SS）可发生于任何年龄，好发年龄为青壮年（15～40岁），男性多于女性，以下肢大关节周围深部软组织为好发部位，其中以髋关节周围最多见，其次为膝关节周围软组织，可能与大关节易受外伤为滑膜肉瘤的诱因之一有关。滑膜肉瘤影像学表现：体积较大，瘤内常见出血、坏死或囊变；形态为类圆形、椭圆形或不规则形，大部肿块边缘清晰或较清晰，可见假包膜，可能是肿瘤生长缓慢所致。肿瘤亦可沿关节囊、肌腱及腱鞘浸润生长，边缘模糊，并包绕或破坏邻近正常结构。因肿瘤巨大且常位于下肢大关节周围深部软组织内，可引起邻近骨质侵蚀破坏或压迫吸收。

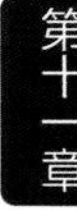

CT检查中约1/3的滑膜肉瘤可见边缘性钙化。在MRI检查中T_2WI及T_2抑脂图像上信号较有特征，肿瘤呈以高信号为主的混杂信号，可表现为“三重信号征”，即肿块内同时可见较明显低信号（类似肌肉）、等或稍高信号（类似骨髓及脂肪）和明显高信号（类似液体）3种信号，这与滑膜肉瘤复杂多变的组织成分有关，其中包括肿瘤实质纤维化、囊变坏死、瘤内新鲜出血、陈旧性出血并含铁血黄素沉着等。亦可表现为“卵石征”，即肿块表现为由多个稍高信号瘤结节融合而成的更大肿块，其内可见多发低信号分隔，而这些间隔可能由瘤结节之间残存的或增生的纤维组织构成。

本病例特点为中老年女性患者，临床有活动时疼痛症状。CT及MRI表现为右侧臀部臀大肌深面软组织内病灶，表现为边界较清楚的类椭圆形软组织肿块，未见明显分叶，病灶内部密度均匀，未见明显钙化，增强扫描病灶呈不均匀性轻中度渐进性持续性强化，提示病灶内部的血供丰富。该病例诊断滑膜肉瘤难度非常大，邻近肌肉以萎缩受压改变为主，仔细观察，其与上孖肌局部分界欠清及邻近坐骨支骨质细微侵蚀改变提示病灶的侵袭性，而且发病年龄相对稍大，大关节旁软组织占位，病变密度较均匀，T_2WI信号混杂不均，增强扫描呈不均匀轻中度或较明显强化，需考虑到滑膜肉瘤的可能。

【鉴别诊断】

■ **未分化多形性肉瘤**　未分化多形性肉瘤多为发生于中老年人四肢及躯干、部位较深的巨大分叶状软组织肿块，边界不清，钙化少见，瘤内可见分隔、囊变及出血、坏死。T_1WI呈中等信号，T_2WI呈不均匀高信号，增强扫描肿瘤实质部分强化明显；肿瘤内纤维成分含量较多时T_2WI可见到不规则的低信号，可作为鉴别点。

■ **侵袭性纤维瘤**　侵袭性纤维瘤好发于中年人，多见于大腿、腹壁、腹膜后，边界清晰，密度/信号较均匀，CT平扫密度一般低于肌肉，T_1WI、T_2WI均呈稍低信号，有利于鉴别，增强扫描呈渐进性轻度强化。

■ **纤维肉瘤**　纤维肉瘤一般在30～70岁发病率较高，平均发病年龄为45岁，最常发病的部位为大腿，大多数位于浅筋膜的深层，通常生长较快。CT表现为类圆形或分叶状软组织密度肿块影，肿瘤边界可清楚或不清楚，密度不均匀或均匀，见斑点状钙化。局部骨质可伴破坏。MRI表现肿块内可见以稍短T_1、长T_2为主的混杂信号影，抑脂序列以等高信号影为主，内可见线状长T_1、短T_2信号分隔，邻近软组织可见水肿。一般来说有巨大软组织肿块而骨质破坏较轻，发病年龄较滑膜肉瘤大。

■ **外周性原始神经外胚层肿瘤**　本病罕见，可发生于各个年龄阶段，但大多在35岁以前，平均年龄为20岁。表现为沿神经走行分布的不规则软组织肿块，侵袭性强。沿肌间隙生长，包绕血管和神经，并引起相应的临床症状，可以多发。在CT上呈等、低密度，病灶较大时其内密度不均匀，也可由于出血而有高密度区。病灶内通常无钙化，即使有也常为细小的、“针尖样”钙化，增强后呈不同程度强化。T_1WI信号为等低或低信号，其中发生于下肢软组织的病变低于周围正常肌肉信号，T_2WI信号呈不均匀增高，

Gd-DTPA增强后均为明显不均匀强化。影像表现缺乏特征性，遇到发生于青少年、边界欠清、快速增大的肿块应想到外周性原始神经外胚层肿瘤的可能。

【病案点评】

滑膜肉瘤是一种较少见的软组织恶性肿瘤，占软组织恶性肿瘤的5.6%～10%，误诊率很高。滑膜肉瘤并非来自滑膜细胞，而是由未分化间叶细胞发生的具有滑膜分化特点的恶性肿瘤；在2013年WHO软组织肿瘤分类中被定义为具有不同程度上皮分化的间叶组织肿瘤，瘤组织可有双相或单相分化的特征，依据其肿瘤组成及分化程度可分为双相型、单相上皮型、单相梭形细胞型、低分化型。滑膜肉瘤好发于青壮年，可发生于很多部位，包括头颈、腹膜后及纵隔，但最常发生于四肢，多邻近关节，尤其是下肢大关节深部软组织。这可能与外伤有关，因为创伤可能是该肿瘤发生的一个原因，运动时关节附近软组织容易受到损伤。少见于腹壁等部位，罕见于骨、关节腔。影像学表现与瘤体大小有关，瘤体＜5 cm时大部分可表现为密度/信号较均匀，肿瘤较大时易发生坏死、出血而致其密度/信号混杂。肿瘤常邻近关节，可沿着腱鞘、肌腱及肌间隙蔓延生长，对其形成包裹或侵犯，表现为分叶状软组织肿块（CT一般表现为类似或略低于肌肉密度的肿块，边缘清楚或不清楚）；20%～30%的滑膜肉瘤可见“边缘性钙化”，此为诊断的依据之一，呈斑点状或斑片状，有的形成不连续的骨壳。一般认为有钙化或骨化，多提示肿瘤恶性程度低，分化程度高。部分病例随病变进展钙化消失，提示肿瘤恶性程度增加；肿块均呈不均匀明显强化，多数表现为渐进性强化，此征象对滑膜肉瘤的诊断有一定意义。邻近骨质可出现侵蚀破坏也可不受累及。MRI T_1WI上肿块以等信号为主；部分病灶信号混杂，表现为肿瘤的高信号区为肿瘤内大的出血灶，低信号区为肿瘤的坏死和钙化，肿瘤实质通常为等信号；T_2WI上肿瘤表现为以高信号为主的混杂信号可出现“三重信号征”，即等低信号、稍高信号和明显高信号；病理组织学对比为肿瘤内陈旧性出血，含铁血黄素沉着和钙化表现为低信号，稍高信号为肿瘤的实质部分，明显高信号区域为肿瘤的大块坏死区和新鲜出血灶；但并不是所有的滑膜肉瘤均出现出血和坏死而表现为“三重信号征”。较具特征性的影像表现是T_2WI/STIR像中，肿瘤表现为结节状稍高信号，结节呈大小近似的“卵石状”，其间有“网格状”低信号间隔；有时在T_2WI还可见液-液平面（在本例中均出现）。

一般来说，四肢滑膜肉瘤预后好于身体其他部位，但如果肿瘤巨大（＞10 cm）、缺乏钙化并伴出血等提示预后差，应行肿瘤扩大切除术或截肢手术，术后行局部放疗及全身化疗。

该病发病率低，临床及影像表现缺乏特异性，需不断积累临床经验和鉴别诊断知识，才能提高对该类少见疾病的诊断水平。

（曾献军　　张　宁）

二、腺泡状软组织肉瘤

【病例介绍】

患者男性，28岁，因“发现大腿肿块进行性增大8年余，疼痛7天”入院。

■ **现病史** 8年前发现左大腿肿块，初始时“黄豆”大小，未予重视，近来出现疼痛症状，来我院诊疗。

■ **查体** 左大腿内侧触及一包块，质软，大小约6.5 cm × 6.5 cm，左下肢无明显感觉异常，末梢血运可，无压痛、肿胀，肌力正常，膝关节活动正常，余肢体未见明显异常。

■ **实验室检查** 血常规、肝肾功能、电解质、凝血功能等检查未见异常。

■ **影像学检查** 大腿CT平扫+增强（对比剂应用碘美普尔400），具体内容见下。

■ **入院诊断** 左下肢肿瘤。

■ **主要诊疗计划** 拟行软组织肿瘤穿刺活检，术后择期手术。

【CT 技术】

■ **对比剂方案** 用高压注射器静脉注射碘美普尔400，剂量55 ~ 65 mL，速率3 ~ 4 mL/s，随后以相同速率注射生理盐水40 ~ 50 mL进行冲洗。

■ **CT图像采集参数** 管电压100 kV，管电流200 mA，转速0.5 s，准直128 mm × 0.6 mm，螺距1.2，卷积核B30f。

【CT 图像】（图 3-11-4）

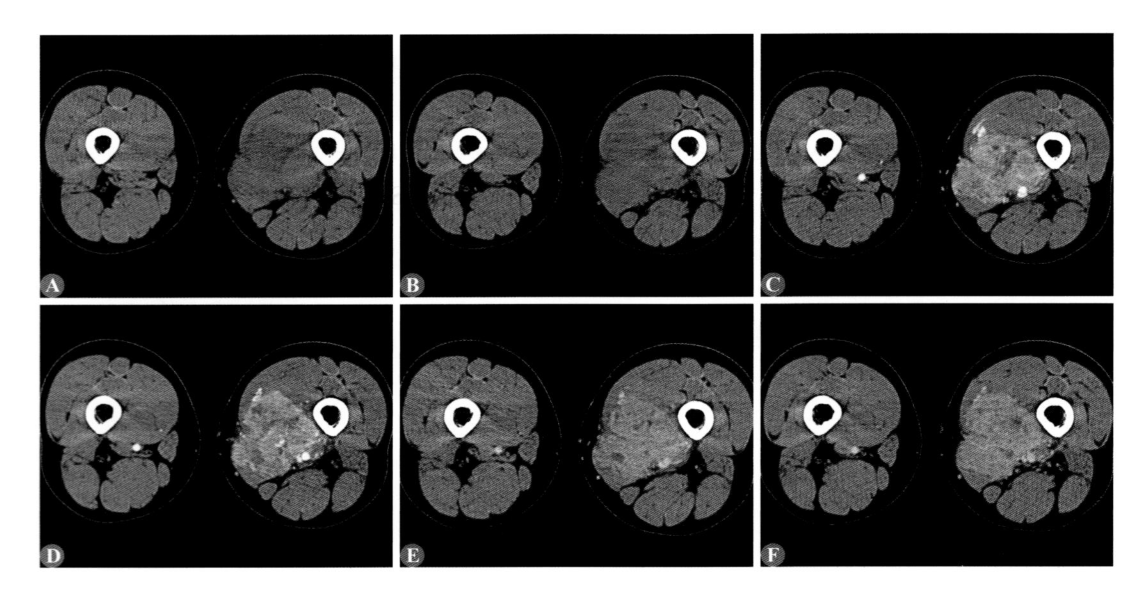

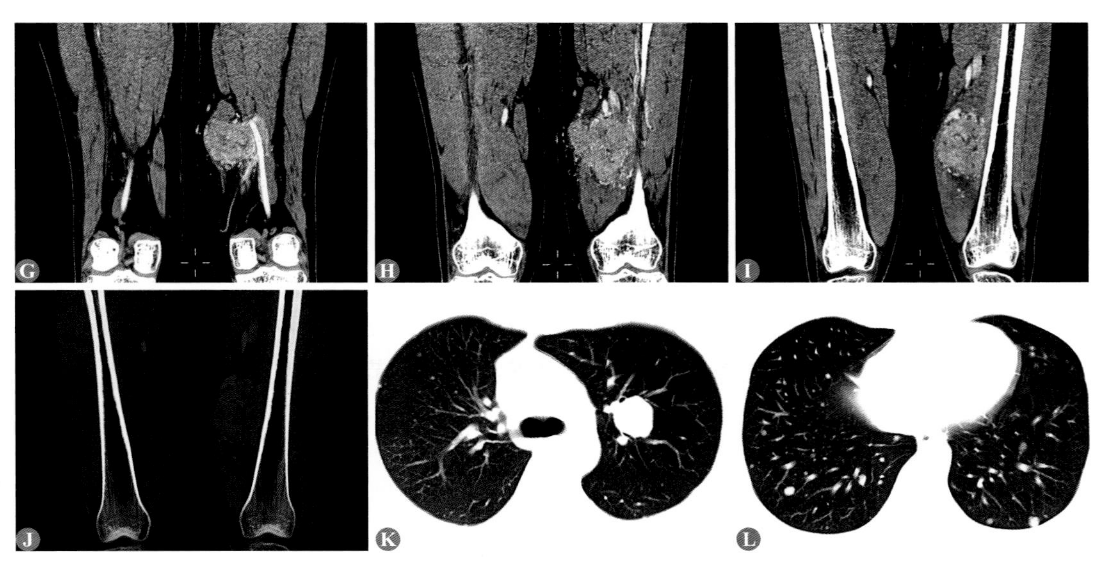

图3-11-4　左侧大腿腺泡状软组织肉瘤

A、B.平扫软组织窗图像，左大腿下段内侧肌群等低密度肿块，最大层面大小约7.5 cm×6.7 cm×8.2 cm，呈分叶状，平扫密度略低于肌肉，边界不清，密度不均匀，内见点状钙化，CT值约为48 HU，肿块位于股内侧肌及缝匠肌肌肉内；C、D，E、F.分别为动脉期、静脉期图像，病灶整体迅速明显强化，肿块内部及周围可见多支纡曲的血管影及线状、斑片状低密度影，静脉期及延迟期病灶强化程度略有下降，CT值分别约为92 HU、83 HU，肿块局部包绕股动脉，分界不清；G～I.冠状位重建软组织窗，肿块上下极多发纡曲血管，J.冠状位重建骨窗，邻近骨质未见侵蚀破坏；K、L.入院检查胸部CT，两肺见多发大小不一结节，边界清楚

【病理结果】

■ **术中所见**　术中见左大腿下段巨大软组织肿瘤，11 cm × 12 cm × 13 cm，界限不清，瘤体呈“鱼肉样”，血运非常丰富，肿瘤部分侵犯股动脉血管壁。

■ **病理结果**　（左大腿内侧下段）腺泡状软组织肉瘤。两断端未见病变残留。免疫组化：MyoD1（细胞质+），Ki-67（3%+），actin（−），CD34（−），CK（−），Des（−），EMA（−），HMB45（−），Melan-A（−），NSE（+−），S100（−），SMA（−），CgA（−），Syn（−），Vim（−）。特殊染色：PAS（+）。

【诊断要点】

本病例特点为青年患者，慢性病程。CT表现为左股骨下段内侧肌群区软组织肿块，边界欠清，呈浅分叶状，密度欠均匀，增强扫描肿块呈不均匀明显强化，邻近骨质未见异常改变，应首先考虑到软组织来源恶性肿瘤可能。再结合患者胸部CT可见两肺多发转移瘤，如若具有较丰富的影像学诊断经验，则应想到腺泡状软组织肉瘤的可能性，但因该病的发病率低，临床常忽视该肿瘤的诊断，同时影像学诊断经验缺乏，所以术前很难做出准确的定性诊断。

【鉴别诊断】

■**滑膜肉瘤** 滑膜肉瘤为好发于四肢深部的结节状或分叶状软组织肿块，须进行鉴别，但滑膜肉瘤往往邻近大关节，邻近骨质常有破坏，且内部无明显流空血管，体积较大时囊变更为显著。瘤内常见小灶状钙化，由于出血坏死和钙化，肿瘤在T_2WI上常出现“三重信号征”为其特点。

■**未分化软组织肉瘤** 未分化软组织肉瘤多为发生于四肢及躯干、部位较深的巨大分叶状软组织肿块，边界较清，瘤内可见分隔、囊变及出血，增强扫描肿瘤实质部分强化明显。但未分化软组织肉瘤常见于中老年人，肿瘤内纤维成分含量较多时呈渐进性持续性强化，可作为鉴别点。

■**纤维肉瘤** 该肿瘤内部和周边亦可见流空血管，与腺泡状软组织肉瘤有些类似，但其分化较为成熟部分在T_1WI和T_2WI均为等信号，不成熟部分则为T_1WI低信号、T_2WI高信号，且纤维肉瘤好发于中老年人，肿瘤易侵犯邻近骨骼，故不考虑。

■**肌肉内血管瘤** 肌肉内血管瘤质地较软，弥漫生长，边界欠清楚，无坏死区，常见钙化或静脉石。

【病案点评】

腺泡状软组织肉瘤（alveolar soft part sarcoma，ASPS）是一种罕见的软组织恶性肿瘤，在WHO 2020年第五版软组织肿瘤分类中归为未确定分化的恶性肿瘤。发病年龄较轻，高峰为15～35岁，多数文献报道女性多于男性。肿瘤可发生于身体任何部位：儿童好发于头颈部，尤以舌及眼眶多见；成年人则多见于四肢、躯干的骨骼肌或筋膜，尤其下肢大腿深部软组织。肿瘤生长缓慢，患者多无症状或有长期无痛性肿块病史，但初诊时远处转移发生率高，转移灶可在原发肿瘤之前发现，肺（38%）、骨（33%）、脑（33%）为最常见转移部位，淋巴结转移少见。CT平扫肿瘤一般呈等或稍低密度，增强表现为明显不均匀强化伴有大量的肿瘤血管生成，邻近肌肉、肌间隙和皮下常受侵等。MRI检查T_1WI上的高信号（可能与肿瘤内血流缓慢的丰富血窦有关）及肿瘤内部和周围血管流空信号的存在是ASPS的典型MRI特征。但由于该病发病率低，这些表现又缺乏特异性，需不断积累临床经验和鉴别诊断知识，提高对该类罕见疾病的诊断水平，确诊仍需依赖病理诊断。目前，对于ASPS的治疗主要依靠肿瘤的扩大切除，如果手术切除彻底则局部复发率较低，对化疗药物普遍不敏感，短期疗效较乐观，但长期预后较差，因此，有必要长期影像学随访。该病例术后随访满5年，术区未见复发，术后第四年发现脑转移。

本病例最终病理诊断为“（左大腿）腺泡状软组织肉瘤”。回顾患者临床表现与CT表现，如将病灶仔细分析，是一例比较典型的ASPS，病灶发生于青年患者的大腿深部软组织，病程长，临床症状不明显；病灶体积较大，分叶状，肿块周围尤其是上下极可见多发纡曲增粗的血管影，增强扫描呈不均匀明显强化，以动脉期强化明显；发现时已出现肺/脑部转移瘤。MRI对于显示肿瘤内部流空信号及T_1WI等稍高信号等特征性征象更具优势。本病例的诊断难点是该病的发病率低，临床常忽视该诊断，且女性多见，本例为男性。

（曾献军　　张　宁）

三、皮肤鳞状细胞癌骨侵犯

【病例介绍】

患者女性，69岁，因“左足皮肤坏死伴溃疡、出血3年余，加重1周”入院。

■ **现病史**　患者3年前无明显诱因出现左足皮肤坏死，伴局部出血、渗液，活动未受限，无下肢麻木、无力、放射痛，于家中自行换药，未进一步治疗。1周前左足皮肤坏死加重，伴足底皮肤溃疡糜烂，局部渗血、渗液。

■ **既往史**　小儿麻风病，遗留后遗症。

■ **查体**　左足后部巨大菜花状肿物，局部脓性渗出伴恶臭，周围皮肤红肿；左足底稍压痛，局部皮温升高，皮肤感觉减退，足趾活动受限，肢端血运正常。

■ **实验室检查**　未见明显异常。

■ **影像学检查**　①左足增强CT（对比剂应用碘美普尔400），具体内容见下；②足部CT平扫及增强：左足后部皮肤增厚伴软组织肿物形成，考虑恶性肿瘤性病变，皮肤鳞状细胞癌可能。

■ **入院诊断**　①左足软组织疾病（左足巨大软组织肿物伴感染、破溃）；②麻风后遗症。

■ **主要诊疗计划**　拟行全身麻醉下左小腿截肢术。

【CT 技术】

■ **对比剂注射方案**　经前臂浅静高压团注碘美普尔400，碘总量520 mgI/kg，速率3.5 mL/s，延迟扫描时间设定为动脉期28 ~ 32 s和静脉期50 ~ 70 s。

■ **CT图像采集参数**　使用GE Revolution 256 CT扫描机进行检查，检查前嘱咐患者保持肢体不动，扫描时先行平扫，扫描范围包括膝关节至足底；管电压80 ~ 140 kV，管电流365 mA，旋转时间0.5 s，层厚5 mm，层间距为1 mm，矩阵512 × 512。

■ **后处理技术**　扫描结束后，将CT原始图像进行MPR。

【CT 图像】（图 3-11-5）

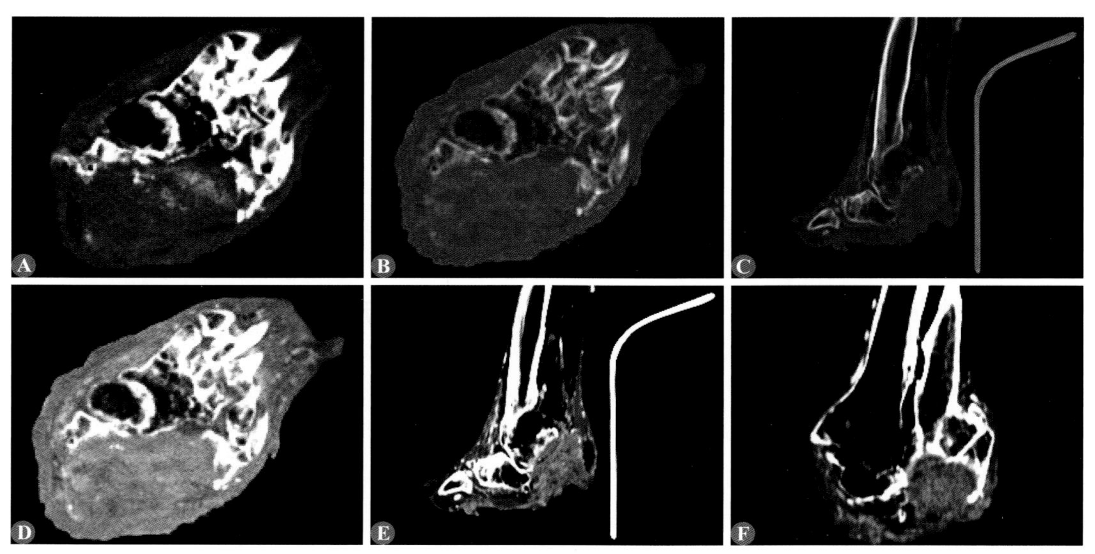

图3-11-5 左足后部皮肤鳞状细胞癌骨侵犯

A～C.CT平扫图像，左足后部皮肤增厚并形成软组织肿块，于深部生长浸润，侵犯跟骨、距骨、骰骨，平扫CT值约45 HU；D～F.动脉期图像，呈明显强化，动脉期CT值约80 HU，病变内部分坏死呈相对性低密度影

【病理结果】

- 经术前准备及全科讨论，行全身麻醉下左小腿截肢术。
- **病理结果** （左足）高分化鳞状细胞癌。

【诊断要点】

皮肤鳞状细胞癌多发于身体暴露部位，如头、面、颈、手背等部位，约占发病总数的81.1%。它的发生与长期日光暴晒、X射线及热辐射，经常接触石油、沥青、砷、焦油等化学物质或经久不愈的溃疡等因素有关。早期表现多为红斑状皮损，伴有鳞片状脱屑或痂皮形成，仅凭肉眼观察非但难以区分其组织学类型，而且易与牛皮癣、湿疹等良性皮肤疾患相混淆，常需靠病理检查才能确诊。

鳞状细胞癌可由角化病、黏膜白斑及其他癌前疾病转化而来。生长较快，早期即形成溃疡。有的呈结节样、乳头状或“菜花状”，向深部侵犯较小，基底可移动；有的呈“蝶状”，向深部浸润较明显，破坏性大，常累及骨骼。鳞状细胞癌合并感染时有黏稠脓液，伴恶臭、疼痛。鳞状细胞癌的恶性程度较高，较易转移，多见区域性淋巴结转移。

本病例特点为老年患者，病程较长。CT表现为足底部软组织密度肿块影，侵蚀足底骨质，与周围组织分界不清，粘连邻近皮肤及周围肌群，皮下脂肪间隙消失，病变区皮肤软组织增厚呈结节状，增强扫描病变明显强化，应首先考虑到软组织来源的恶性肿瘤病变，但是日常工作中对皮肤鳞状细胞癌的影像学诊断经验较少，故术前准确诊断较为困难。

【鉴别诊断】

■ **皮肤原位癌**　皮肤原位癌与皮肤鳞状细胞癌的CT表现十分相似，但皮肤原位癌有时中央部分可消退或形成瘢痕，一般不发生溃疡。

■ **基底细胞癌**　基底细胞癌与皮肤鳞状细胞癌的CT表现相似，但常见于放射线、无机砷接触史及慢性皮肤损害或长期户外工作者等。

■ **隆突性皮肤纤维肉瘤**　隆突性皮肤纤维肉瘤常发生于躯干浅表皮肤及皮下组织，其次为四肢、头颈部。呈圆形或类圆形，边缘较清晰，部分呈分叶状肿块，并向周围肌肉间隙生长，体积常较大。CT征象与皮肤鳞状细胞癌无差异，平扫一般密度较均匀，稍低于肌肉密度，一般无中心坏死及钙化、出血，增强扫描明显强化。MRI上病变T_1WI呈等或略低信号，信号较均匀；T_2WI病灶呈稍高信号，信号多不均，可伴小斑片状、条索状稍短T_2信号，具有一定特征性。

【病案点评】

皮肤鳞状细胞癌的治疗效果与其早期诊断密切相关，应注意高度可疑的早期恶性病变征兆：①经久不愈、时好时犯或有少量出血的皮肤溃疡；②凡日光性角化病出现流血、溃烂或不对称性结节突起等症状；③往日射线照过的皮肤或旧疮疤，窦道处出现溃破或结节突起时；④久不消退的红色皮肤瘢痕，其上显示轻度糜烂时警惕原位癌的可能。本例患者为老年女性，病史长达3年，皮肤溃疡长期不愈合，并出现骨质侵犯，符合皮肤鳞状细胞癌临床表现。

皮肤鳞状细胞癌影像学诊断经验较少，影像表现为恶性病变的特征，多由病理确诊。本例病变范围广泛，并出现骨质侵犯，CT对骨质破坏的评价具有较高敏感度，CT增强扫描时病变常呈明显强化，能更好地显示病变的边界与范围，以及转移性肿大淋巴结的显示较平扫CT明确，在术前规划手术范围方面具有优势，对疾病的诊疗具有较大临床意义。

（游　斌　　滕彬彬）

第十二章 四肢血管及介入

第一节 四肢血管病变

一、下肢血栓闭塞性脉管炎

【病例介绍】

患者女性，50岁，因“发现左下肢动脉血栓10天”入院。

■ **现病史** 患者10天因双侧膝关节疼痛不适就诊于外院，行下肢B超示“双下肢动脉粥样硬化并左侧动脉斑块形成，左侧腘动脉闭塞？”未予任何治疗。近10天来，患者左下肢无疼痛、麻木，无下肢冰凉感，左下肢略肿胀，皮肤无破溃，皮肤温度可，为求进一步诊治来我院，门诊以“左下肢动脉血栓”收入院。病程中，患者一般情况良好，无发热，偶感胸闷气短，无头晕头痛，饮食睡眠良好，大小便正常。

■ **查体** 左下肢无畸形，略肿胀，左下肢皮肤张力可，皮肤温度可，皮肤无破溃，左下肢Homans征（直腿伸踝试验）阳性，深静脉通畅试验阳性，左股动脉可触及，左腘动脉、胫后动脉、足背动脉搏动未触及，余肢体未及明确异常。

■ **影像学检查** 下肢增强CT（对比剂应用碘美普尔400），具体内容见下。

■ **入院诊断** ①左下肢血栓闭塞性脉管炎；②左下肢深静脉血栓；③高血压。

■ **主要诊疗计划** 下腔静脉造影滤器植入+左下肢动脉造影球囊扩张成形术。

【CT 技术】

■ **对比剂注射方案** 经右肘静脉以4.0 mL/s的速率先注入20 mL生理盐水，冲刷导管，随后以4.0 mL/s的速率高压团注70 mL碘美普尔400（体重1∶1.1），再以4.0 mL/s的速率注入40 mL生理盐水。

■ **CT图像采集参数** 扫描范围：从肾上极至足背；扫描方向：头侧–足侧；扫描方式：螺旋扫描，螺距0.6；管电流232 mA；管电压80 kV；触发阈值130 HU，延迟时间11.0 s；层厚0.75 mm；层间距0.75 mm；矩阵512 × 512。

■ **后处理技术** VR、MIP、MPR等。

【CT 图像】（图 3-12-1）

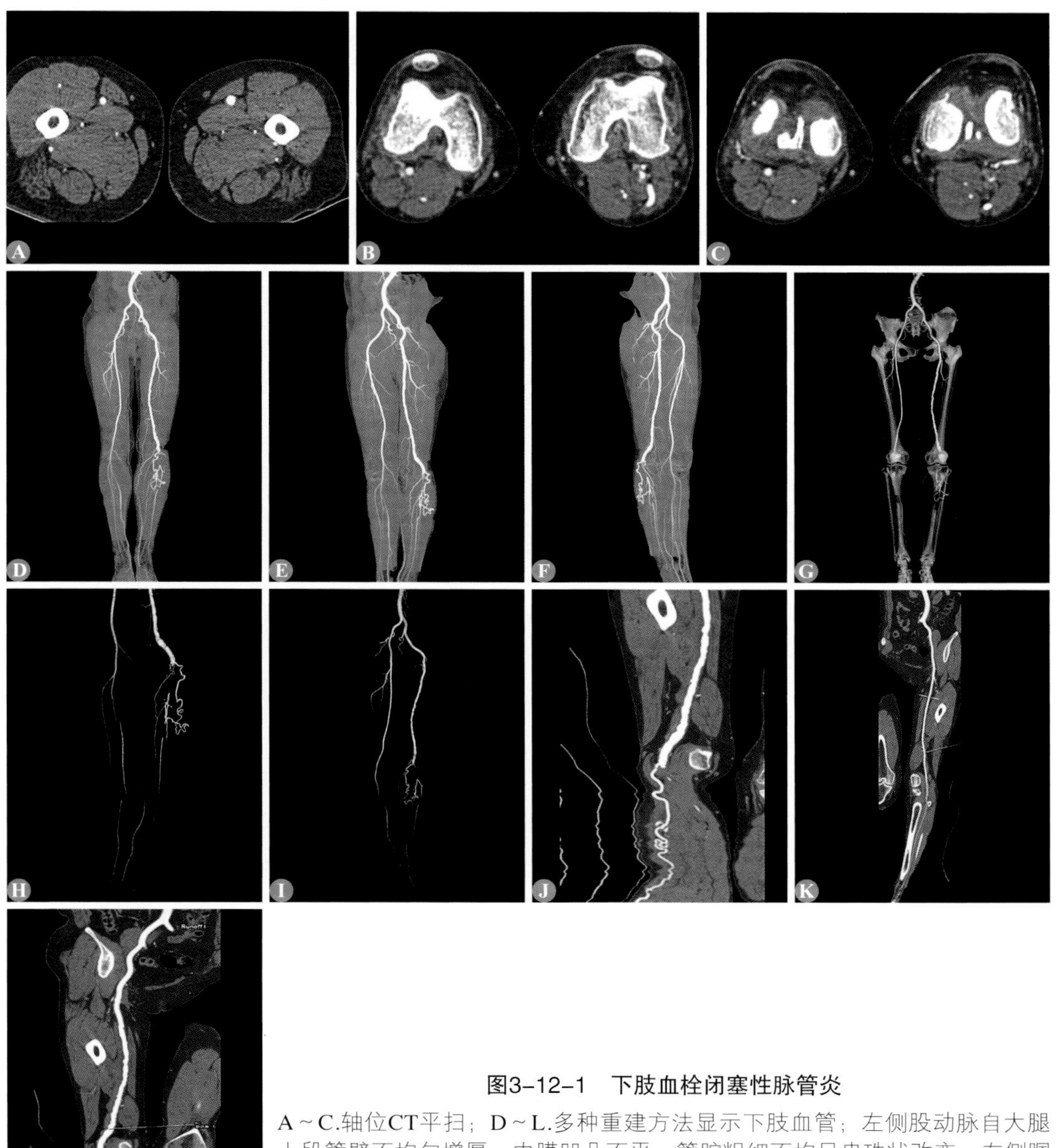

图3-12-1　下肢血栓闭塞性脉管炎

A～C.轴位CT平扫；D～L.多种重建方法显示下肢血管；左侧股动脉自大腿上段管壁不均匀增厚，内膜凹凸不平，管腔粗细不均呈串珠状改变。左侧腘动脉见腔内低密度充盈缺损填充，远段未见显影，可见藤蔓状侧支循环建立，左侧胫前动脉，胫后动脉，腓动脉末梢对比剂充盈不良，断续开放

【诊断要点】

血栓闭塞性脉管炎（thromboangiitis obliterans，TAO）多见于中青年男性，90%以上患者有吸烟史。它是一种慢性加剧的全身小、中动脉的闭塞性疾病，主要累及下肢动脉如腘动脉或胫后动脉、胫前动脉、腓动脉等，患者一般无高血压、糖尿病、冠心病史

等，动脉造影可见动脉无明显硬化、斑块，动脉显示光滑，呈节段性狭窄或闭塞状态。部分患者有游走性静脉炎病史。根据发病年龄，部位及造影所见可鉴别。

【鉴别诊断】

■下肢动脉硬化性闭塞症 （arteriosclerosis obliterans，ASO）多见于45岁以上中老年男性，90%以上患者有吸烟史，是一种慢性、周期性加剧的全身大中型动脉闭塞性疾病，主要累及下肢的大中动脉，约有40%的患者在发病的早期或发病过程中，小腿及足部反复发生游走性血栓性浅静脉炎，TAO患者一般均无高血压、糖尿病、冠心病史等，动脉造影可见动脉呈节段性狭窄或闭塞状态，根据发病年龄，部位及造影所见可与ASO相鉴别。

■下肢动脉急性血栓 下肢动脉急性栓塞势必来源于心脏、近端血管壁或其他来源的栓子，随着血流冲入并栓塞下肢动脉，继而引起肢体缺血甚至坏死的病理过程。临床表现往往发病急、症状重，典型表现为“5P征”，即疼痛（pain）、无脉（pulselessness）、苍白（pallor）、感觉异常（paresthesia）和麻痹（paralysis）。CTA表现为栓塞动脉突然截断，VR示动脉腔内局限性闭塞，远端无对比剂充盈，周围无明显侧支循环代偿，其他血管无明显粥样硬化表现。

■多发性大动脉炎 多发性大动脉炎多见于年轻女性，主要侵犯主动脉及其分支的起始部，如颈动脉，锁骨下动脉，肾动脉等。病变引起动脉狭窄或阻塞，出现脑部、上肢或下肢缺血症状，临床表现有记忆力减退、头痛、眩晕、昏厥、患肢发凉、麻木、酸胀、乏力、间歇性跛行，但无下肢静息痛及坏疽，动脉搏动可减弱或消失，血压降低或测不出，肾动脉狭窄即出现肾性高血压，如合并双侧锁骨下动脉狭窄，可有上肢低血压，下肢高血压；胸腹主动脉狭窄，产生上肢高血压，下肢低血压。在动脉狭窄附近有收缩期杂音，病变活动期有发热和红细胞沉降率增快等现象，根据患者的发病年龄及症状，体征，动脉造影等较易与ASO相鉴别。

【病案点评】

TAO是我国慢性周围血管疾病中最常见的病种。TAO是一种周围血管的慢性闭塞性炎症疾病，伴有继发性神经改变，主要发生于四肢的中、小动脉和静脉，以下肢尤为多见。其临床特点为患肢缺血、疼痛。间歇性跛行，受累动脉搏动减弱或消失，伴有游走性血栓浅表静脉炎，严重者有肢端溃疡或坏死。有的文献提出，45岁作为TAO和ASO这两种疾病的年龄分界线，嗜烟，出现上述下肢慢性缺血症状时，首先应考虑为TAO。约1/2患者出现游走性浅静脉炎。一般无高血压、高血脂和糖尿病史。

TAO患者病灶主要位于中、小动脉，在下肢主要累及股动脉以下血管，上肢主要累及肱动脉以下血管。TAO的影像学检查主要表现为管腔的狭窄和闭塞，周围有“树根状”的侧支循环，病变远近端的管壁光滑平整。螺旋样侧支血管是TAO最特征性的表现，其来源于病变区主干血管阻塞后营养血管的扩张。螺旋样侧支血管从阻塞部位到足的周围而无主干血管的显影表明预后不佳。

（陈　彤　　包丽静　　吴少鹏）

二、腘静脉静脉瘤

【病例介绍】

患者男性，21岁，因“发现右腘窝肿物1月余”入院。

■ **现病史**　患者1个月前无明显诱因发现右腘窝一肿物，轻微疼痛，伴膝关节轻度活动受限，久站时有酸胀感，休息时缓解，无发热、头晕、头痛、双下肢麻木等不适，遂在当地医院行右膝关节MRI示“右侧腘窝占位，考虑：①血管畸形；②血管瘤”。为求进一步治疗转诊至我院，门诊拟“右腘窝肿物”收入我科。

■ **查体**　右侧腘窝明显肿大，皮肤颜色正常，温度正常，无水泡及破溃，可触及一大小约4.8 cm × 3.0 cm × 2.5 cm肿物，质软，表面光滑，呈囊性，边界清楚，轻度压痛。右侧膝关节活动痛阳性，膝关节屈伸活动明显受限，下肢肌力、肌张力未见异常，足背动脉可扪及，末梢血运可。右侧膝关节侧方挤压试验阴性，抽屉试验阴性，麦氏征阴性。

■ **实验室检查**　未见明显异常。

■ **影像学检查**　右膝增强CT（对比剂应用碘美普尔400）及DSA，具体内容见下。

■ **入院诊断**　右侧腘窝肿物：静脉瘤？血管畸形？

■ **主要诊疗计划**　右侧腘静脉瘤切除术。

【CT 技术】

■ **对比剂注射方案**　在右膝关节上方约3 cm扎止血带，自右侧足背静脉以1.5 mL/s的速率注射碘美普尔400，剂量20 mL，以及生理盐水180 mL稀释。

■ **CT图像采集参数**　扫描范围从足背至腹主动脉肾动脉水平；扫描方向：足侧-头侧；扫描方式：螺旋扫描，螺距0.8；管电流250 mA；管电压120 kV；触发阈值130 HU，延迟时间11.0 s；层厚1.0 mm；层间距1.0 mm；矩阵512 × 512。注入稀释后的对比剂约11 ~ 12 s开始扫描。

【CT、DSA 图像】（图 3–12–2）

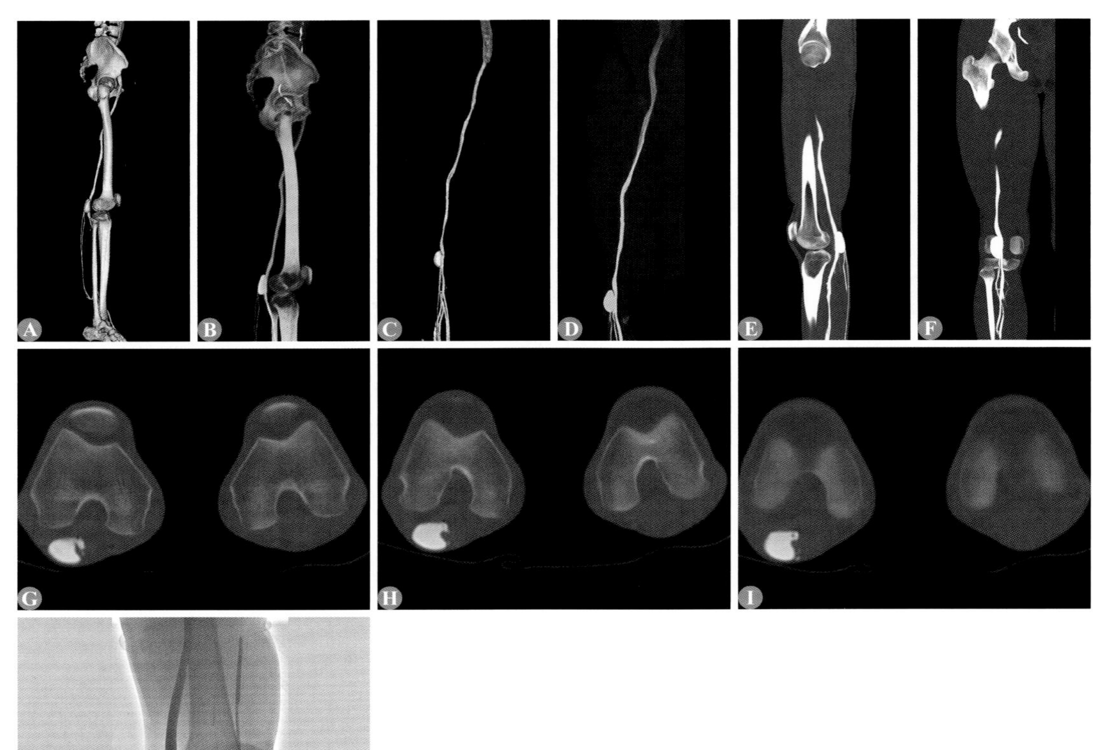

图3–12–2　右侧腘静脉静脉瘤

A～I.CTV图像，右侧腘静脉旁见瘤样明显强化影，强化程度与静脉相仿，与腘静脉相连；J.DSA图像，右下肢静脉造影可见腘静脉旁瘤样凸起

【病理结果】

■ **手术经过**　切开皮肤、皮下组织，见6 cm×5 cm静脉瘤，此为腘静脉一分支的扩张静脉瘤。小心分离静脉瘤，发现瘤体与腘静脉有较多分支相通，遂行右侧腘静脉切除术。腘静脉切除：仔细分离坐骨神经，腘动脉，将二者用牵引带牵引开，依次结扎腘静脉与静脉瘤相通分支，确保腘静脉无明显渗血。生理盐水反复冲洗切口后，腘静脉切口处使用纤丝止血纱布2块包埋止血。探查无活动性出血后，逐层缝合切口，切口皮下放置负压管1根接负压吸引球。切口敷料覆盖，包扎固定。

■ **病理结果**　（右侧腘窝静脉瘤）切除标本：送检畸形的脉管组织，伴出血及血肿形成，符合静脉畸形改变。

【诊断要点】

腘静脉瘤（popliteal venous aneurysm，PVA）是一种发病原因尚不明确的罕见病。彩色多普勒超声是其首选的无创检查方式，但因受检查者水平的限制，误、漏诊情况多见。CTV作为诊断腘静脉瘤重要的、无创的手段，可确定病变的解剖关系，同时，可运用计算机重建技术为手术方式提供准确的依据。腘静脉瘤为真性静脉瘤，静脉瘤一般为囊状或梭形，其中囊状较为常见。管径＞正常静脉的2倍（约5～7 mm）或正常腘静脉的3倍（＞20 mm）。部分可见血栓形成，密度根据血栓成分不同可呈低中高不等。好发部位以左下肢多见，约1/4患者为双侧发病，所以需同时双下肢检查。另若怀疑患者并发肺栓塞或血栓形成时，需行肺血管造影。

【鉴别诊断】

■ 腘窝囊肿　腘窝囊肿与腘静脉瘤临床均可出现腘窝肿物，两者彩超表现容易混淆，但行CTV或MRI检查即可鉴别。腘窝囊肿CT及MRI中表现为液性密度及信号特点，增强扫描无强化，CTV检查静脉未见明显异常。

【病案点评】

腘静脉瘤目前为止文献报道仅100余例，其定义仍然存在争议，较常见的是：当瘤体直径扩张至正常管径的2倍及以上时即定义为腘静脉瘤。

其发病机制尚不确定。外伤、急慢性炎症浸润管壁、静脉壁退行性变、静脉瘤内皮受损、血流状态等均可能与之有关。先天因素加上机械损伤可能是形成腘静脉瘤的主要原因。平滑肌细胞减少而纤维组织增多是较常见的病理改变，术后病理改变常可见内膜纤维增厚，中、外膜中性粒细胞浸润、静脉壁变薄等。

腘静脉瘤患者可见腘窝肿块、疼痛、压迫症状及静脉功能不全的表现。瘤体内血栓形成是其疼痛的原因。由于静脉血流速慢，且在瘤腔处会形成涡流，故易形成血栓；而腘静脉瘤位于膝关节周围，活动大而致血栓脱落概率增大；故其急性临床症状为急性肺栓塞症状，这是腘静脉瘤最常见的并发症。但部分患者可无任何症状。腘静脉瘤可发生在不同年龄段，女性略多于男性，这可能与雌激素在血管瘤发病过程中具有一定作用有关，血管瘤组织中可测出较高水平的雌激素。

腘静脉瘤的治疗方案主要为外科手术与抗凝药物治疗。腘静脉瘤主要风险为致死性肺栓塞，故一旦确诊需要积极治疗。瘤体直径＜20 mm，无附壁血栓的梭型腘静脉瘤或瘤体内血栓机化稳定，可定期随访复查或抗凝治疗防止血栓复发。但单纯抗凝治疗并不能避免肺栓塞的发生，抗凝治疗多用于存在血栓并发症的患者，且抗凝治疗并发症多而易导致血栓复发，所以手术仍是首选治疗方法。对于囊性腘静脉瘤，目前采取瘤壁切除联合侧壁缝合的手术方式，对于梭型腘静脉瘤，需完整切除瘤体再行血管重建术。

综上所述，腘静脉瘤是病因不明的罕见病，临床主要诊断方法为CTV，其有致命的肺栓塞风险，所以应早诊断、早治疗。

（许尚文　林晨琳　何瀚平　吴素莺）

第二节　介入治疗中的应用

一、下肢动脉急性栓塞

【病例介绍】

患者男性，64岁，因“发现右下肢冰凉10天”入院。

■ 现病史　患者20余天前因“突发左侧肢体力弱、言语含糊2天”就诊于我院神经内科诊断为“①右大脑半球梗死（大动脉粥样硬化性）；②右侧颈内动脉起始段重度狭窄；③脑动脉硬化”。10余天前在局部麻醉下行“右颈内动脉起始端重度狭窄球囊扩张成形术+支架置入术”。10天前无明显诱因出现右下肢体冰凉，无下肢跛行、活动障碍，无发热、色素沉着，无皮肤破溃、渗液，无胸闷、胸痛、气促，无恶心、呕吐，无腹痛、腹胀，无畏冷、发热，遂就诊于我院，门诊拟“右下肢动脉闭塞”收入我科。起病以来，患者精神尚佳，饮食、睡眠良好，大小便正常，体重无明显改变。

■ 既往史　高血压病史5年余，具体血压不详，未正规降压治疗，血压未监测；余未见明显异常。

■ 查体　右下肢皮温稍低，无肿胀，表面皮肤无色素沉着，局部皮温降低，局部压痛，无皮肤溃疡，足背动脉搏动明显减弱。深静脉通畅试验、交通静脉通畅试验均阴性。左下肢未见明显异常。

■ 实验室检查　D-二聚体325.00 μg/L，血浆纤维蛋白质4.74 g/L。

■ 影像学检查　双下肢CTA（对比剂应用碘美普尔400），具体内容见下。

■ 入院诊断　①右下肢动脉闭塞症？②右下肢深静脉血栓形成？③血栓闭塞性脉管炎？④腘动脉压迫综合征？⑤血管外膜囊肿？

■ 主要诊疗计划　拟行DSA介入下（髂动脉+右下肢动脉）造影+球囊导管扩张成形+尿激酶溶栓术。

【CT 技术】

■ 对比剂注射方案　用双筒高压注射器经肘正中静脉注射碘美普尔400，剂量1.5 mL/kg，速率5.0 mL/s。

■ CT图像采集参数　扫描管电压100 kV，管电流80 mA，螺距0.7，球管旋转时间0.5 s；扫描范围：L_3椎体水平至足尖。扫描方向：自上向下；原始层厚10 mm、层间距1.0 mm；重建层厚1.0 mm、层间距1 mm。扫描时间：监测点放L_3水平段腹主动脉，注入药物10 s后开始检测扫描，监测点CT值达100 HU阈值后2 s后开始自动扫描；总扫描时间约31 s。部分患存在动脉未充分填充显影、扫描偏早的情况，可通过追加第二组自膝关节至足尖的小腿血管扫描进行规避。

【CT 及 DSA 图像】（图 3-12-3）

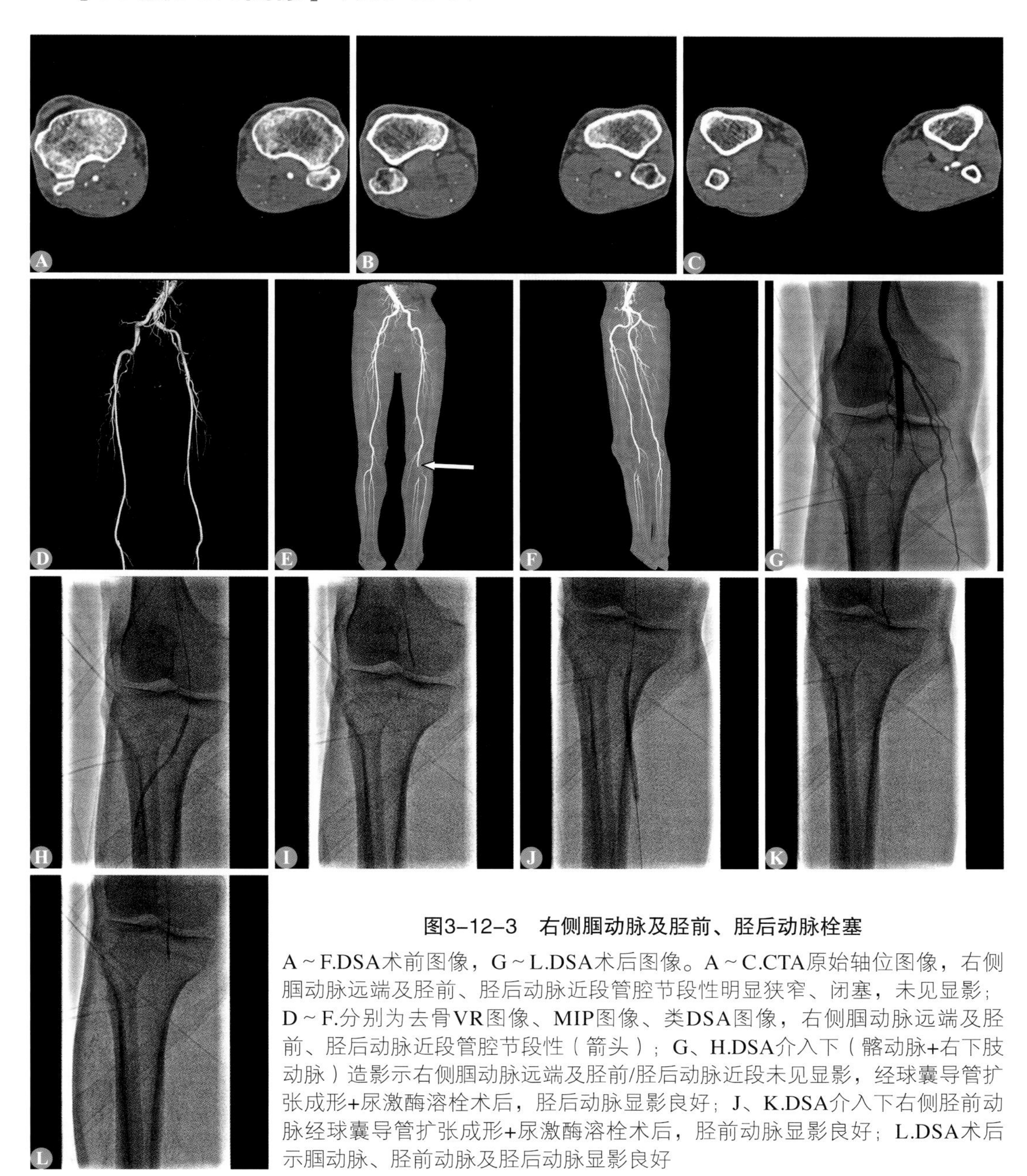

图3-12-3 右侧腘动脉及胫前、胫后动脉栓塞

A～F.DSA术前图像，G～L.DSA术后图像。A～C.CTA原始轴位图像，右侧腘动脉远端及胫前、胫后动脉近段管腔节段性明显狭窄、闭塞，未见显影；D～F.分别为去骨VR图像、MIP图像、类DSA图像，右侧腘动脉远端及胫前、胫后动脉近段管腔节段性（箭头）；G、H.DSA介入下（髂动脉+右下肢动脉）造影示右侧腘动脉远端及胫前/胫后动脉近段未见显影，经球囊导管扩张成形+尿激酶溶栓术后，胫后动脉显影良好；J、K.DSA介入下右侧胫前动脉经球囊导管扩张成形+尿激酶溶栓术后，胫前动脉显影良好；L.DSA术后示腘动脉、胫前动脉及胫后动脉显影良好

【诊断要点】

CT平扫：血管走行处可见节段性血管腔内密度增高或减低，相应血管外周围间隙稍毛糙、模糊。

CTA：栓塞处动脉突然截断，VR示动脉腔内局限性闭塞，远端无对比剂充盈，周围无明显侧支循环代偿，其他血管无明显粥样硬化表现。

右股骨DSA：右侧股浅动脉下段、右腘动脉未见显影，后行球囊成形扩张及溶栓术后腘动脉、胫前动脉及胫后动脉显影良好。

【鉴别诊断】

■ **血栓闭塞性脉管炎** TAO为节段性、炎性闭塞性血管病变，多累及四肢中小动静脉，以下肢为主，好发于青壮年吸烟男性，病程长、发展慢。其主要临床表现为间歇性跛行、感觉异常、营养障碍、溃疡或坏疽。CTA表现为下肢中小动脉节段性狭窄，在病变的动脉之间可见管壁光滑的正常动脉，并可见许多细小的侧支血管，未受累血管壁光滑，未见明显钙化或斑块。

■ **下肢动脉粥样硬化伴急性血栓形成** 下肢动脉粥样硬化即全身动脉粥样硬化在下肢动脉的局部表现，是最常见的周围动脉性疾病。病理表现为动脉内膜脂类沉积，形成粥样斑块并可继发血栓形成，使动脉弹性减低、管腔变窄或闭塞。高血压、高脂血症、吸烟、糖尿病及肥胖是导致其发病的主要因素，其中高血压是动脉粥样硬化的危险因子。常见临床表现为因患肢疼痛引起的间歇性跛行、患肢远侧动脉搏动减弱及患肢末端出现干性坏疽乃至形成溃疡。CT平扫：管壁不同程度的钙化斑及局限性低密度斑块。CTA重建：管壁多发钙化斑，管腔粗细不均匀，呈“锯齿样”或“串珠样”改变。闭塞时可出现“截断征”“杯口征”及“鼠尾征”等。狭窄程度判断：按狭窄处血管管径缩小至正常血管管径的百分比评估，轻度为＜50%，中度为50%～74%，重度为75%～99%，完全闭塞为100%。

■ **大动脉炎** 大动脉炎好发于主动脉及其分支起始部，好发于年轻女性，受累血管内膜增厚，导致血管狭窄、闭塞或血栓形成，部分患者可见动脉扩张、假性动脉瘤或主动脉夹层。

■ **腘动脉压迫综合征** 腘动脉压迫综合征是指肌肉和腘动脉解剖关系之间的异常，从而使患肢出现不同程度的动脉供血不足症状，腘肌或深部纤维带，通常为腓肠肌，压迫腘动脉导致远端供血不足而产生跛行。发病可急可慢，多见于30岁以上男性，多为双侧，典型表现为跑步或剧烈运动后发病，并有进行性加重的间歇性跛行。血管造影可见腘动脉的锥形狭窄，多出现于足跖屈位时，此时，肌肉收缩增厚可向心性压迫腘动脉，该征象在血管造影过程中可观察到。肌肉还可将腘动脉向内侧压迫移位。MRI上，特别是T_1序列上可以观察腘动脉的走形，以及它与邻近肌肉结构的关系，比如腘动脉被深部纤维束包绕或腘动脉位于腓肠肌内。治疗主要是处理压迫动脉的肌肉，比如手术切除肥厚肌肉。根据术后腘动脉的情况，可选择性进行血管介入术。

■ **血管外膜囊肿** 血管外膜囊肿是指位于大血管内膜下的富含胶冻样物质的异常粘液性囊肿。这些粘液样的囊肿可以导致血管管腔受压，出现血管阻塞的相关症状。腘动脉最常受累。其他也可受累的血管依次为：髂-股动脉，肱动脉、桡动脉和尺动脉，腘静脉，小隐静脉。囊肿可以单发，也可多发；可分叶，大小不等。囊肿不与血管腔相通；

囊液内富含透明质酸。年轻人或中年人多发。间歇性跛行是最常见的临床症状。

【病案点评】

急性下肢动脉栓塞是指来源于心脏、近端血管壁或其他来源的栓子，随血流冲入并栓塞下肢动脉，继而引起肢体缺血，甚至坏死的病理过程。

下肢动脉栓塞是一种血管外科疾病，如不及时治疗，可引起不可逆的肢体缺血，严重者可能导致截肢甚至死亡。下肢动脉栓塞的临床表现取决于阻塞的位置及侧支循环建立的情况，如在下肢血运正常的情况下，突然出现肢体动脉栓塞会导致急性下肢缺血症状，而在侧支循环完全建立的情况下，下肢甚至可无明显缺血症状。

下肢急性缺血，最先受累的是神经系统，感觉神经最早受累，其次是运动神经，所以，感觉消失是急性下肢动脉栓塞最早的症状体征之一，其次是运动神经受累造成的肌无力，最后是因为动脉灌注减少导致肌肉皮肤缺血症状——肌肉压痛，典型的下肢动脉栓塞体格检查可表现为“5P征”。起病急，肌肉压痛，特别是腓肠肌压痛是进展型缺血的体征，周围动脉搏动情况及皮温变化可帮助临床医师初步判断栓塞平面。结合患者典型的症状、体征及影像学检查结果，相对容易做出下肢动脉栓塞的诊断。高度怀疑下肢动脉栓塞，但无可疑栓子来源时，应与TAO、下肢动脉粥样硬化伴急性血栓形成，近端动脉夹层等可导致急性下肢缺血的疾病相鉴别。

根据患者临床表现，可将下肢缺血分为3级。

Ⅰ级：患肢活力良好，一般不会威胁肢体存活，无肌无力及感觉丧失，患者就诊时，缺血处于Ⅰ级的较少，可仅行药物治疗，如抗凝、外周溶栓、扩血管，改善微循环等。也可根据患者缺血的时间、阻塞的部位及肢体动脉条件选择手术取出栓子。

Ⅱ级：为存在威胁肢体的较严重缺血，大部分患者就诊时缺血程度处于该级别。根据患者静息痛、感觉缺失及肌无力的情况，又将Ⅱ级分为Ⅱa级和Ⅱb级。Ⅱa级：患肢活力处于临界状态，有轻度的感觉、运动障碍；Ⅱb级：患肢状态差，进展迅速，有严重的感觉、运动障碍。对于缺血处于Ⅱ级的患者，肢体出现急性严重缺血，需进行血运重建，才能保全肢体。对于Ⅱa级患者，因缺血损伤较轻，可选择手术取栓、腔内治疗或溶栓治疗；对于Ⅱb级的患者，因缺血更严重，病情进展较快，需尽早行手术取栓，或导管溶栓，经皮器械血栓切除。

Ⅲ级：已产生不可逆的肢体坏死，产生严重的感觉缺失或麻痹及严重的肌无力，甚至肌强直，已没有改善血供的可能，并且很可能产生横纹肌溶解。处于Ⅲ级的患者，血运重建不仅不能保存患者肢体，还可能因严重的肌红蛋白升高对患者产生严重的损害，甚至威胁生命。所以，这时截肢或保守治疗为主要治疗方式。

抗凝治疗：对于下肢动脉栓塞，最基础的治疗为抗凝治疗，抗凝治疗不仅可稳定已形成的血栓，还可预防继发性血栓形成、提高取栓术的效果。所以无论是轻度肢体缺血无须手术治疗者，还是无法耐受手术者，或是行手术取栓者，甚至是已出现肢体不可逆缺血的患者，抗凝都是最基础的治疗方式。

手术取栓：1963年，fogarty取栓导管的使用，使动脉栓塞的治疗迈向腔内治疗，这也是目前下肢动脉栓塞的标准治疗方式。这种方法允许临床医师在局部麻醉下取较小的切口完成手术，以迅速重建下肢血运。

血管腔内治疗：动脉栓塞患者多为高龄，基础疾病较多，难以耐受手术创伤，所以，临床医师也在不断探查更加微创的治疗方法，减少手术所致的并发症及死亡。目前导管溶栓及经皮器械血栓清除术越来越多地被临床医师使用和肯定。相关研究表明，与传统手术相比，导管溶栓降低了患者围手术期的死亡率，但对于动脉栓塞时间较长的患者，导管溶栓效果并不如传统手术。

（黄洪磊　张远辉　叶　飞）

二、锁骨下动脉分支假性动脉瘤

【病例介绍】

患者女性，39岁，因“上腹部疼痛半月余”入院。

■**现病史**　入院后在全身麻醉下行“胆囊切除+胆总管探查术”，手术顺利。于手术后第三天行深静脉置管。取仰卧位，常规消毒、铺巾，先定位于右侧颈内静脉。以2%利多卡因行表皮、皮下局部麻醉，取穿刺针，沿局部麻醉点刺入皮肤，无法探及颈内静脉，考虑静脉不充盈，穿刺难度大。遂改取右锁骨下静脉，同法进行穿刺，取出针芯，将导丝送入穿刺针，固定导丝，退出穿刺针，将引流管经导丝送入血管，退出导丝，可见右侧锁骨附近肿胀，考虑可能穿刺到锁骨下动脉，遂立即拔除导管，锁骨上窝、下窝局部按压20 min。穿刺术后第二天患者诉右锁骨下肿胀较前明显，遂行急诊CTA：“右锁骨下动脉分支假性动脉瘤形成”。

■**查体**　皮肤、巩膜黄染。腹部外形正常，全腹软，无压痛及反跳痛，右上腹部压痛，无明显反跳痛，肝、脾肋下未触及，墨菲征阳性，肝区、肾区无叩击痛，输尿管压痛点无压痛，移动性浊音阴性，肠鸣音正常，4次/分，未闻及振水音及血管杂音。

■**实验室检查**　CA19-9 2.1 U/mL（-），CEA 3.30 ng/mL（-），AFP 1.46 ng/mL（-），总胆红素29.1 μmol/L（+），丙氨酸氨基转移酶（IFCC法）152.7 U/L（+），门冬氨酸氨基转移酶（IFCC法）144.1 U/L（+）。

■**影像学检查**　胸部增强CT（对比剂应用碘美普尔400），具体内容见下。

■**诊断**　①胆囊多发结石伴急性胆囊炎；②右锁骨下动脉分支假性动脉瘤形成。

■**主要诊疗计划**　拟行局部麻醉下右锁骨下动脉假性动脉瘤介入栓塞术。

【CT 技术】

■ **对比剂注射方案**　先经右肘静脉以3.5 mL/s的速率注入20 mL生理盐水冲刷导管，随后以3.5 mL/s的速率高压团注60 mL碘美普尔400（体重1：1.2），再以4.0 mL/s的速率注入40 mL生理盐水。

■ **CT图像采集参数**　扫描范围从胸廓入口区至手掌；扫描方向：头侧-足侧；扫描方式：螺旋扫描，螺距0.8；管电流：200 mA；管电压：120 kV；触发阈值130 HU，延迟时间12.0 s；层厚1.0 mm；层间距1.0 mm；矩阵512×512。

【CT 图像】（图 3-12-4）

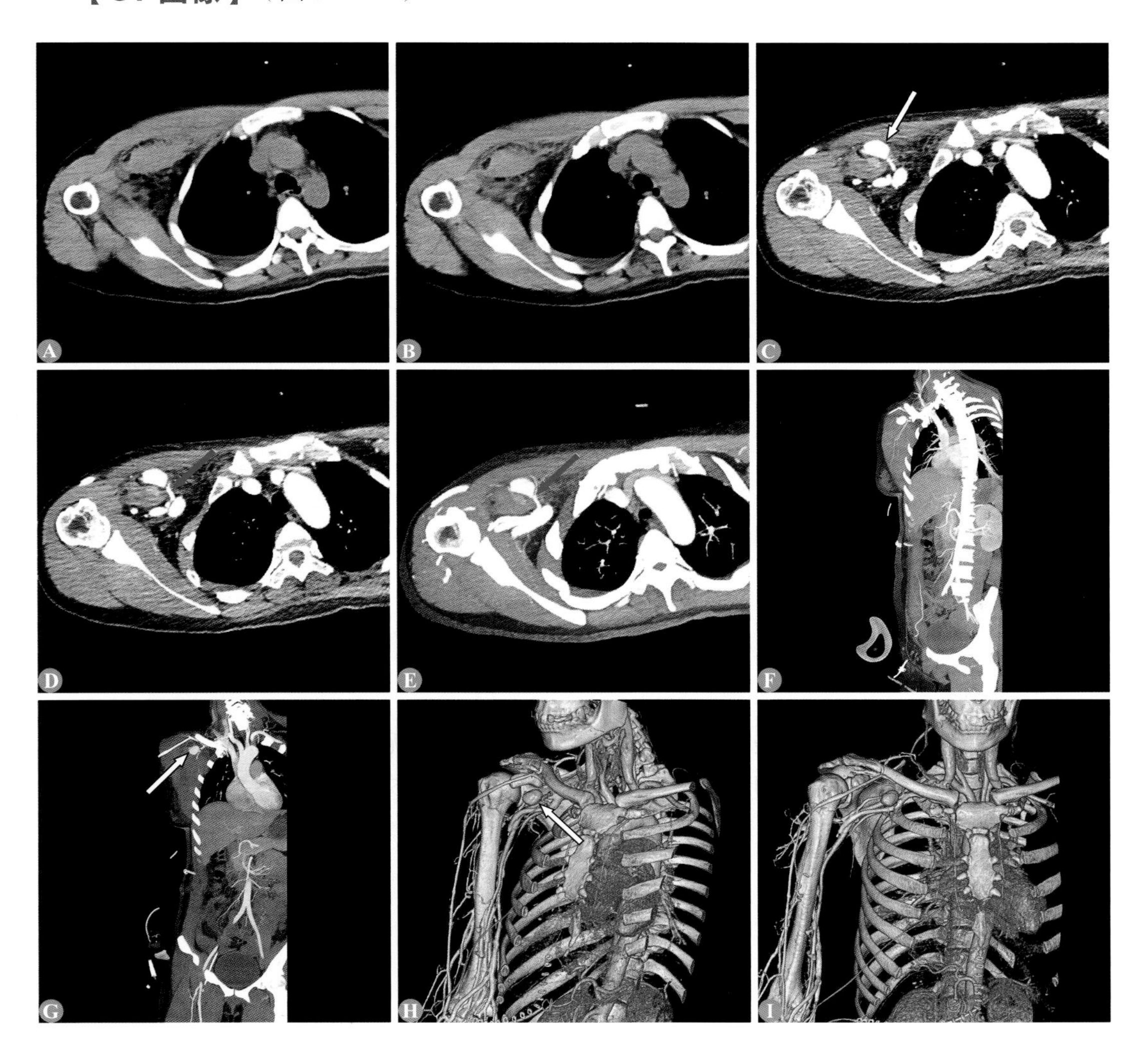

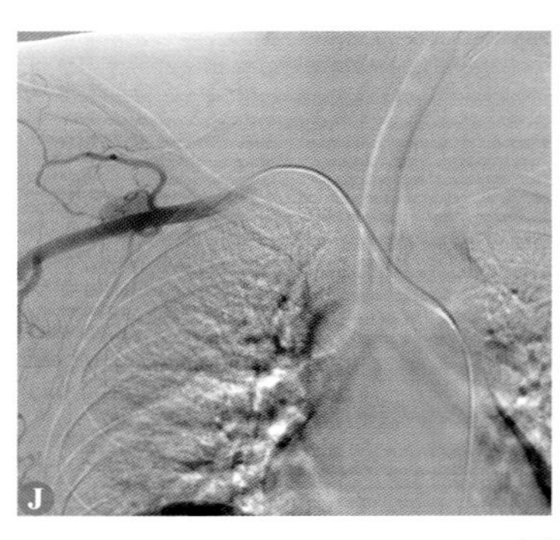
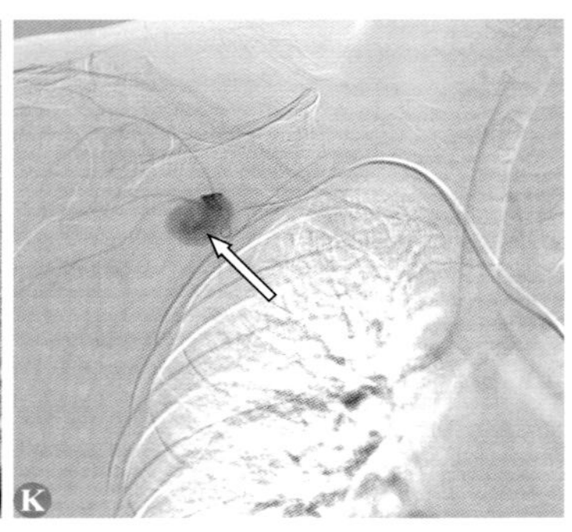
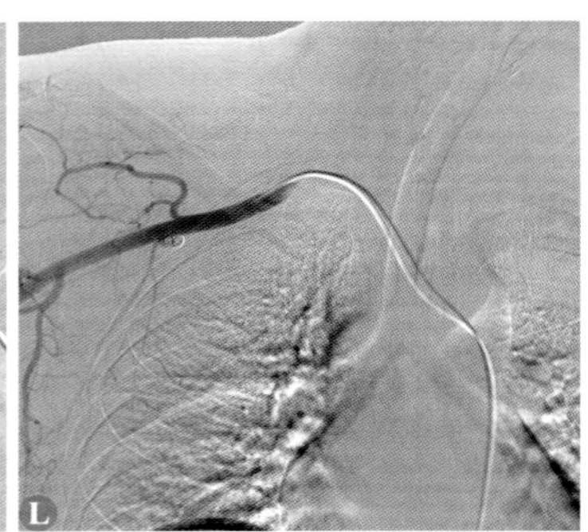

图3-12-4 锁骨下动脉分支假性动脉瘤

A、B.CT平扫右侧锁骨上窝斑片状等稍高密度影，周边边界不清、模糊；C、D.动脉期图像，E～G.MIP重建图像，H、I.VR图像，病灶（白箭头）与锁骨下动脉相通（蓝箭头），与锁骨下动脉同步强化，病灶呈包裹性改变，周围软组织肿胀；J、K.DSA造影图像，右侧锁骨下动脉分支远端可见类圆形的假性动脉瘤（白箭头）形成；L.弹簧圈栓塞术后图像，假性动脉瘤闭塞，未见明显染色

【诊断要点】

假性动脉瘤是指发生于动脉及其分支的假性动脉瘤，极容易破裂出血，有致命风险。假性动脉瘤是动脉破损形成纤维结缔组织包裹的与动脉破裂口相通的搏动性囊状结构，不具有动脉壁的外膜、中层弹力纤维和内膜3层结构。由于血管周围有较厚的软组织，动脉破损后于破口周围形成血肿，因动脉持续冲击力，使血管破口与血肿相通形成搏动性血肿，即假性动脉瘤。其以医源性损伤最常见，据报道，经皮动脉及介入治疗导管术后，假性动脉瘤的发生率为0.05%～0.5%；亦见于注射毒品和外伤。假性动脉瘤的主要CTA表现为扩张的囊腔，与相邻动脉同步同程度强化，囊腔内可有血栓形成。CT增强扫描不仅能显示假性动脉瘤瘤体的大小和瘤体内血栓，而且可显示母体血管流通向瘤体的破口。

【鉴别诊断】

■ **真性动脉瘤** 动脉瘤一般体积较小，动脉内腔多呈梭形膨大，边缘光滑，内可见附壁血栓，好发于大血管或血管返折处，可见“壳样”钙化。多无外伤史、动脉介入手术史或感染等其他基础病变。

■ **夹层动脉瘤** 夹层动脉瘤指从主动脉内膜撕裂血液进入主动脉中膜，使中膜分离，形成沿主动脉长轴方向扩展主动脉壁的真假两腔，增强后真腔迅速强化，假腔呈延迟性强化，剥脱的内膜呈线状充盈缺损。通过主动脉内膜撕裂形成破口及真假腔形成这两个诊断要点，即可确诊夹层动脉瘤。

【病案点评】

本例锁骨下动脉分支假性动脉瘤为医源性损伤。技术原因与穿刺部位选择不当、粗暴操作、压迫不充分等有关。患者自身原因包括：肥胖、高血压、动脉壁钙化严重等。

误穿是假性动脉瘤形成的重要原因之一。目前主要治疗方法有外科手术治疗及介入治疗。介入治疗包括单纯弹簧圈栓塞、单纯置入腹膜支架腔内隔绝、弹簧圈结合腹膜支架。本例患者为锁骨下动脉分支远端假性动脉瘤形成，CTA清晰显示了分支起始部与假性动脉瘤有一定的距离，所以治疗上仅需在分支的起始段单纯置入弹簧圈栓塞就可以隔绝假性动脉，无须置入腹膜支架，更加经济，并且完美保留了锁骨下动脉的通畅，术后也无须口服抗凝药物。

（许尚文 张 盼 黄 煌 羊章哲）

三、左肩部尤文肉瘤

【病例介绍】

患者男性，22岁，因“左肩尤文肉瘤术后复发”入院。

■ **现病史** 患者9个月前发现左肩肿物，呈“鸡蛋”大小，质地硬，无痛、无活动性，肩关节活动无异常，未重视，未诊治。3月余前患者起床后感左上肢酸软、乏力，无疼痛，其余肢体无异常不适，无头晕、头痛，无咳嗽、咳痰，无腹痛、腹胀、腹泻，无恶心、呕吐等。就诊于外院，完善相关检查后行“左肩肿物切除术”，手术顺利，术后左上肢仍有酸软、乏力。3个月前在福建省某医院左肩肿物术后病理会诊结果：恶性肿瘤伴大块坏死，结合免疫组化及分子检测结果“符合骨外尤文肉瘤/外周原始神经外胚层肿瘤。IHC：肿瘤细胞示CD99（+），CD56（部分弱+），CK（个别核旁+），FIL-1（部分弱+），Desmin（-），WT-1（-），分子检测：*EWSR1*基因分离检测阳性”。患者为进一步诊治就诊于我院，门诊拟“左肩部尤文肉瘤术后复发”收入我科。患者目前精神状态良好，体力正常，食欲正常，睡眠正常，体重无明显变化，大便正常，排尿正常。

■ **查体** 左肩部可见一长约8 cm手术瘢痕，切口恢复可，左肩部可扪及10 cm × 8 cm肿物，质地硬，活动度差，边界欠清，无压痛，肿物表面皮肤无发红、发热。

■ **影像学检查** 左肩部CTA（对比剂应用碘美普尔400），具体内容见下。

■ **入院诊断** 左肩尤文肉瘤术后复发。

■ **主要诊疗计划** 院内会诊意见：患者尤文肉瘤术后复发诊断明确，CT示病灶与周围组织关系欠清晰，且病灶较大，再次手术难以分离，病灶血供丰富，可先行介入化疗灌注及栓塞术，待病灶变小且与周围组织关系清晰再行择期手术治疗。

【CT 技术】

■对比剂注射方案：先经右肘静脉以3.5 mL/s的速率注入20 mL生理盐水，冲刷导管，随后以3.5 mL/s的速率高压团注65 mL碘美普尔400（体重1：1.2），再以4.0 mL/s的速率注入40 mL生理盐水。

■ CT图像采集参数：扫描范围从胸廓入口区至腕关节；扫描方向：头侧-足侧；扫描方式：螺旋扫描，螺距0.8；管电流200 mA；管电压120 kV；触发阈值130 HU，延迟时间12.0 s；层厚1.0 mm；层间距1.0 mm；矩阵512×512。

【CT图像】（图 3-12-5）

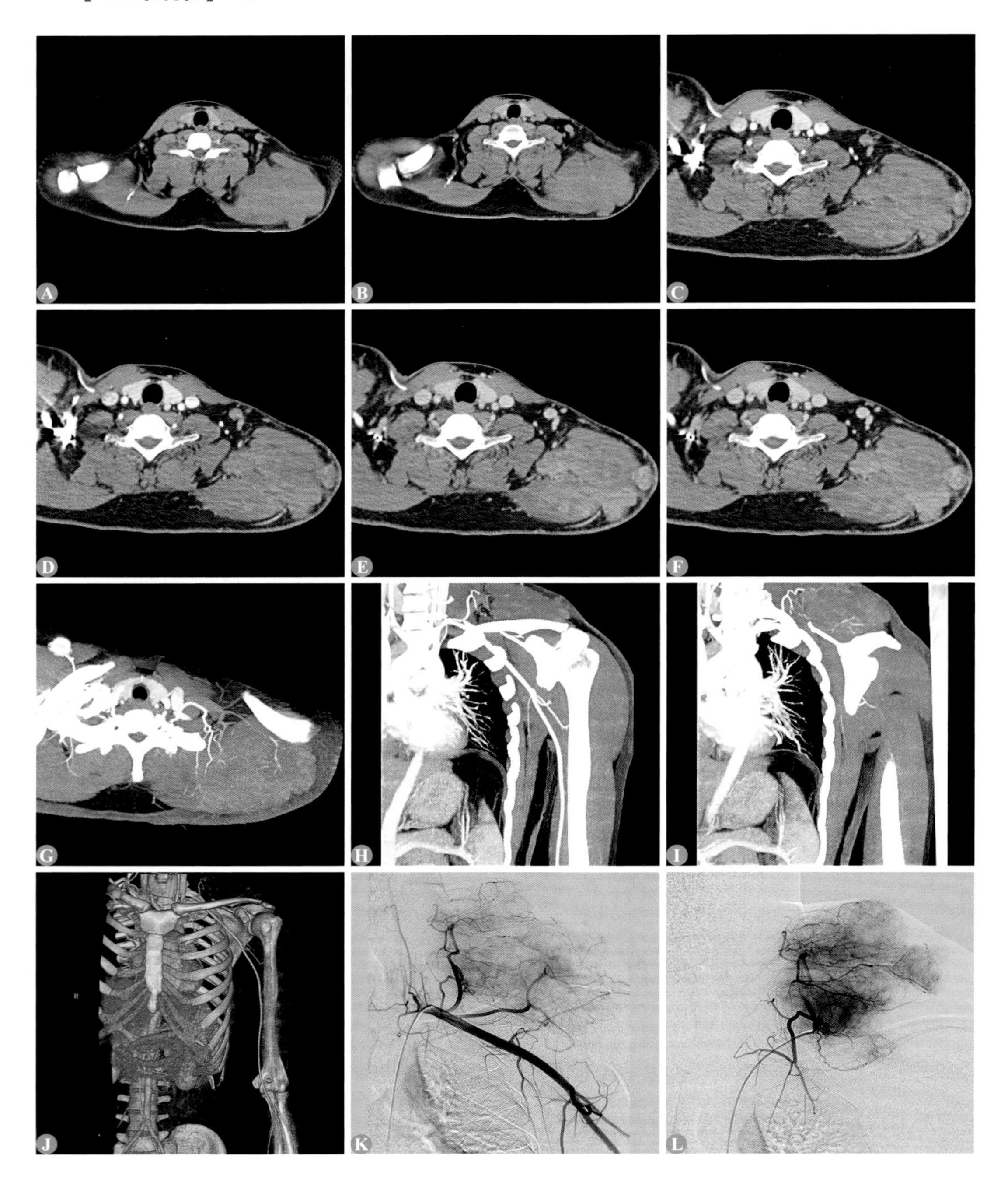

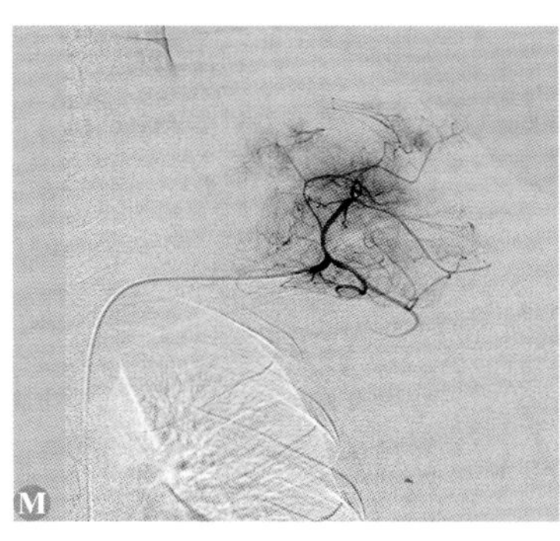
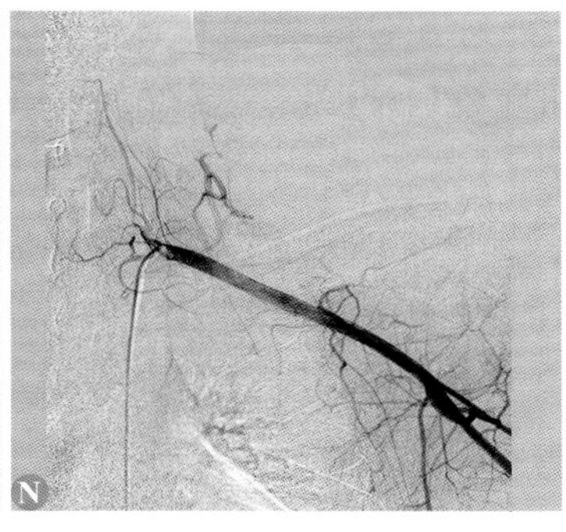

图3-12-5　左肩尤文肉瘤术后复发及介入治疗

A～J.术前CTA图像、K～N.DSA图像。A、B.平扫图像，左肩部可见团块状软组织影，大小约为14.1 cm×7.5 cm×6.4 cm，平扫CT值约为41 HU；C、D.动脉期图像，病灶呈不均均匀强化，与周边肌肉关系欠清；E、F.静脉期图像，病灶强化程度较动脉期略有增高；G～I.多平面重建MIP图像，可见病灶内血供丰富，锁骨下动脉多支血供参与供血；J.VR图像，锁骨下动脉多支血供参与供血；K～M.DSA造影图像，病灶内血供丰富，染色明显；N.动脉化疗灌注栓塞后图像，病灶染色基本消失，供血动脉闭塞

【病理结果】

恶性肿瘤伴大块坏死，结合免疫组化及分子检测：符合骨外尤文肉瘤/外周原始神经外胚层肿瘤。IHC：肿瘤细胞示CD99（+），CD56（部分弱+），CK（个别核旁+），FIL-1（部分弱+），Desmin（-），WT-1（-），分子检测：EWSR1基因分离检测阳性。

【诊断要点】

骨外尤文肉瘤影像学表现常无特异性。CT表现为低密度软组织肿块影，密度欠均匀；增强扫描可见不均匀强化。部分病例可发现邻近骨膜增生、骨皮质增厚或骨质侵蚀破坏，影像学需要与其他小圆细胞恶性肿瘤鉴别，如骨尤文肉瘤、横纹肌肉瘤等。

【鉴别诊断】

本例患者为术后复发，病理诊断明确，无须鉴别诊断。

【病案点评】

骨外尤文肉瘤（Extraskeletal Ewing sarcoma，EOE）是指生长在骨组织外的尤文肉瘤，由Tefft M.等在1969年首次报道，是一种极少见的小圆细胞性软组织恶性肿瘤，其临床表现，影像学、形态学及遗传学表现均与骨内尤文肉瘤相似。好发于10～30岁青少年，男女发病率为1.2：1，常见于躯干，尤以脊柱旁及腹膜后最多见。肿瘤生长迅速，恶性程度较高，早期即可经血行转移至肺、骨等其他器官，预后差，临床以疼痛为主，若累及神经或脊髓，可致进行性感觉及运动障碍。影像学表现无特异性，误诊率极高，主要表现为深部软组织内低密度肿块，边界尚清楚，无钙化及肿瘤骨，片状坏死多见，增强呈不均匀强化，压迫周围组织，可累及骨膜，但不出现“葱皮样”放射学征象，多不引起骨质破坏征象。病理上有一定特点，与骨尤文肉瘤一样，HE染色为蓝色小细胞，均存在染色体易位t（11：22）（q24：q12），二者表达相同的癌基因及HBA-71，以及免疫组化的CD99呈阳性。确诊多需依靠免疫组化及电镜检查。诊断需与其他小圆细胞肿瘤鉴别，如原始神经外胚层肿瘤，横纹肌肉瘤，淋巴瘤等。

（许尚文　张　盼　黄文芩　黄洪磊　刘振华）

四、血液透析通道造影、狭窄扩张术

【病例介绍】

患者女性，38岁，因“尿毒症”收入院。

■**现病史**　患者14年前因“心力衰竭”入院，检查发现“系统性红斑狼疮、狼疮性肾炎、尿毒症”，平素口服“泼尼松、骨化三醇胶丸”及血液透析治疗，在我院规律血液透析9年余，3次/周，病情控制平稳，4年前因血液透析继发贫血，平素促红细胞生成素治疗，控制尚可。1年前于外院行“左上肢血管造瘘术”。

■**查体**　发育正常，营养良好，贫血貌，表情自然，自主体位，神志清醒，查体合作。全身皮肤黏膜正常，无黄染，无皮疹、皮下出血、皮下结节、瘢痕，毛发分布均匀，皮下无水肿，无肝掌、蜘蛛痣。

■**实验室检查**　尿素氮28.5 mmol/L（+），肌酐1031.0 μmol/L（+），尿酸590.9 μmol/L（+）。

■**影像学检查**　增强CT（对比剂应用碘美普尔400），具体内容见下。

■**入院诊断**　①尿毒症；②左上肢血管造瘘术后；③系统性红斑狼疮；④狼疮性肾炎？

■**主要诊疗计划**　血液透析。

【CT 技术】

■**对比剂注射方案**　先经右肘静脉以3.0 mL/s的速率注入20 mL生理盐水冲刷导管，随后以3.0 mL/s的速率高压团注碘美普尔400，剂量74 mL（体重1∶1.2），再以3.5 mL/s的速率注入40 mL的生理盐水。

■**CT图像采集参数**　扫描范围从胸廓入口区至手掌；扫描方向：头侧–足侧；扫描方式：螺旋扫描，螺距0.8；管电流250 mA；管电压120 kV；触发阈值130 HU，延迟时间11.0 s；层厚1.0 mm；层间距1.0 mm；矩阵512×512。

【CT 及 DSA 图像】（图 3-12-6）

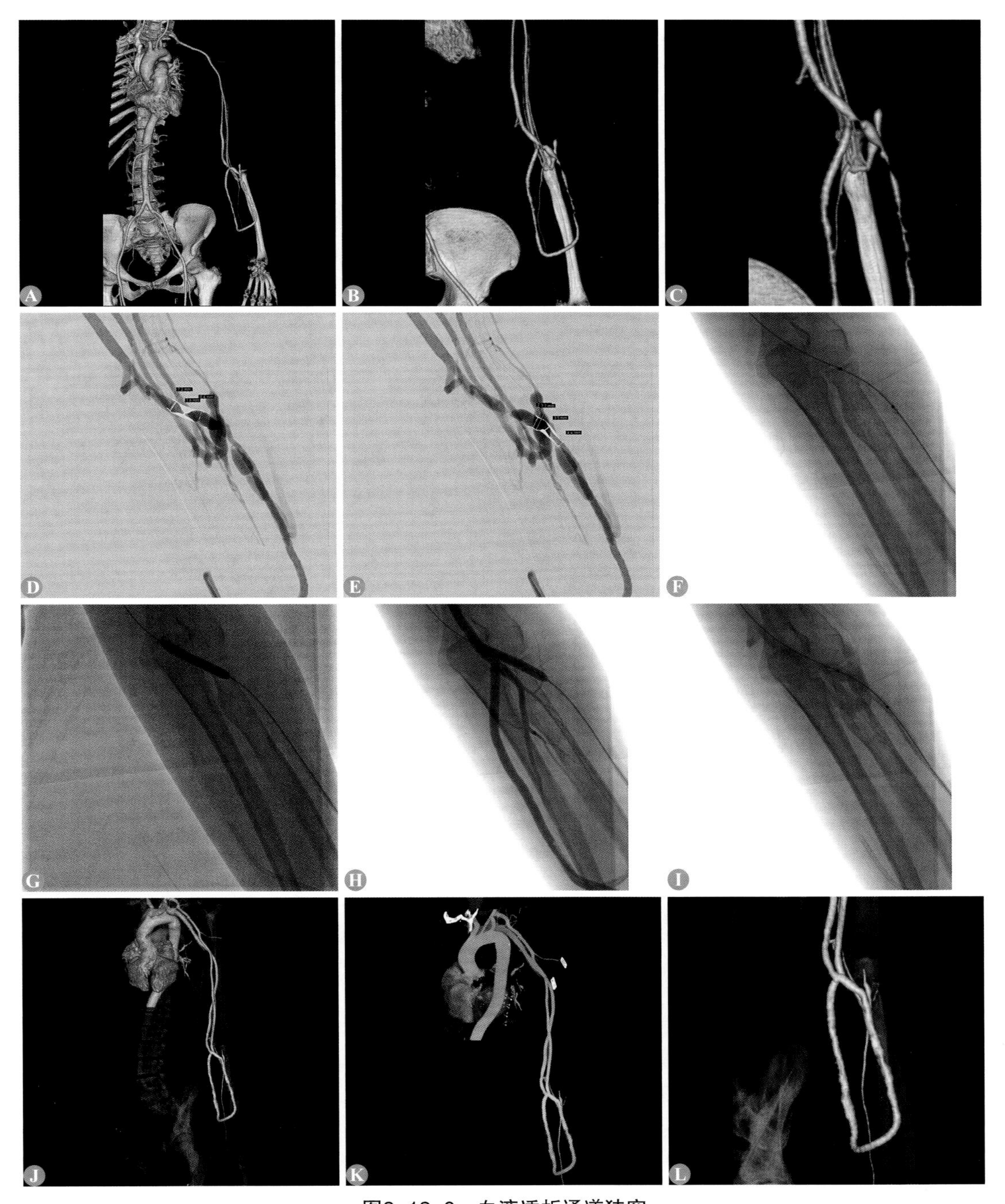

图3-12-6　血液透析通道狭窄

A～C.CTA重建图像，血液透析通道狭窄；D～I.DSA图像，血液透析通道狭窄并行球囊扩张术；J～L.狭窄段球囊扩张后CTA复查图像，血液透析通道基本通畅

【诊断要点】

通过CT血管重建及DSA可直接诊断，无须鉴别诊断。

【病案点评】

血液透析（hemodialysis，HD）是急慢性肾功能衰竭患者肾替代治疗方式之一。它通过将体内血液引流至体外，在透析器中，血液与含机体浓度相似的电解质溶液（透析液）进行物质交换，清除体内的代谢废物、维持电解质和酸碱平衡，同时清除体内过多的水分，并将经过净化的血液回输的整个过程称为血液透析。建立和维护良好的血液净化的血管通路，是保证血液净化顺利进行和充分透析的首要条件。

根据患者病情的需要和血液净化方式，血管通路分为紧急血液透析（临时性）的血管通路和维持性（永久性）血管通路。前者主要采用中心静脉留置导管或直接穿刺动脉及静脉，后者为动静脉内瘘或长期中心静脉留置导管。理想的血管通路在血液透析时应有足够的血流量，穿刺方便，持久耐用，各种并发症少。血管通路设计时应根据患者肾功能衰竭的原发病因、可逆程度、年龄、患者单位及医院条件来选择临时性血管通路还是永久性血管通路等。

原则：先上肢，后下肢；先非惯用侧，后惯用侧；先远心端后近心端。一般先选择非优势上肢，以方便患者日常生活，减少内瘘潜在的损伤，失败后则可选用优势上肢。双上肢自体动静脉内瘘均失败后，再选择移植血管。

动静脉内瘘术是一种血管吻合的小手术，将前臂靠近手腕部位的动脉和邻近的静脉作一缝合，使吻合后的静脉中流动着动脉血，形成一个动静脉内瘘。动静脉内瘘的血管能为血液透析治疗提供充足的血液，为透析治疗的充分性提供保障，是血液透析患者的“生命线”。

血栓形成是导致动静脉内瘘闭塞的主要原因，肢体受压、反复穿刺导致血管内膜损伤、血压急剧下降、不当穿刺与压迫等均是导致血栓形成的因素。

此外，内瘘感染、动脉瘤、心力衰竭或心动过缓等均是导致动静脉内瘘闭塞的因素。

近几年血管腔内技术不断发展，造影检查可发现吻合口狭窄等，可行介入下球囊扩张，解决动静脉内瘘闭塞问题。

（许尚文　查晓峰　黄信颖）